# 2019
# 黑龙江省肿瘤登记年报

## Heilongjiang Cancer Registry Annual Report

曲国蕃　宋冰冰　主编

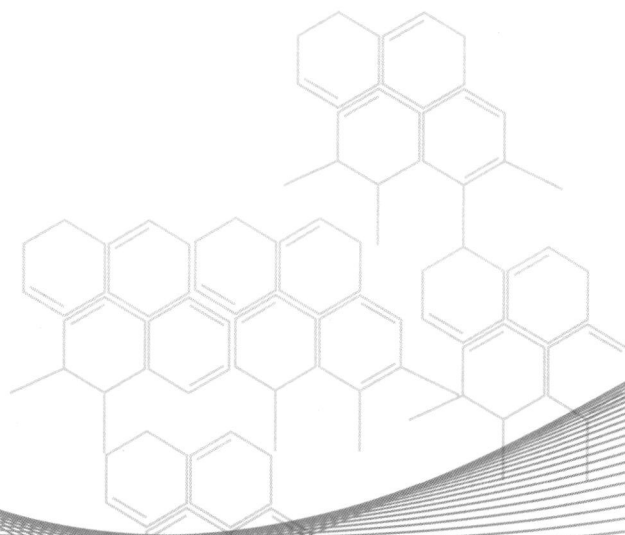

黑龙江科学技术出版社
HEILONGJIANG SCIENCE AND TECHNOLOGY PRESS

图书在版编目(CIP)数据

2019 黑龙江省肿瘤登记年报/曲国蕃,宋冰冰主编
. - - 哈尔滨:黑龙江科学技术出版社,2020.11
ISBN 978 - 7 - 5719 - 0753 - 2

Ⅰ. ①2… Ⅱ. ①曲… ②宋… Ⅲ. ①肿瘤 - 卫生统计
- 黑龙江省 - 2019 - 年报 Ⅳ. ①R73 - 54

中国版本图书馆 CIP 数据核字(2020)第 204112 号

**2019 黑龙江省肿瘤登记年报**

2019 HEILONGJIANG SHENG ZHONGLIU DENGJI NIANBAO

曲国蕃　宋冰冰　主编

| | |
|---|---|
| 责任编辑 | 王　姝 |
| 封面设计 | 佟　玉 |
| 出　　版 | 黑龙江科学技术出版社 |
| | 地址:哈尔滨市南岗区公安街 70 - 2 号　邮编:150007 |
| | 电话:(0451)53642106　　　传真:(0451)53642143 |
| | 网址:www.lkcbs.cn |
| 发　　行 | 全国新华书店 |
| 印　　刷 | 哈尔滨午阳印刷有限公司 |
| 开　　本 | 787 mm×1092 mm　1/16 |
| 印　　张 | 17.25 |
| 字　　数 | 450 千字 |
| 版　　次 | 2020 年 11 月第 1 版 |
| 印　　次 | 2020 年 11 月第 1 次印刷 |
| 书　　号 | ISBN 978 - 7 - 5719 - 0753 - 2 |
| 定　　价 | 110.00 元 |

# 前　言

　　肿瘤登记是一项系统性、经常性搜集、储存、整理、统计分析和评价肿瘤发病、死亡及生存资料的统计制度，是肿瘤防治工作中最基本，也是最重要的工作。通过分析肿瘤登记数据，了解恶性肿瘤在不同时间、空间以及人群的分布特征，能为黑龙江省肿瘤预防与控制、肿瘤病因学研究、防癌健康教育、癌症早诊早治干预措施的实施及预防效果的评价提供科学依据。

　　2019年黑龙江省癌症中心负责编写了《2018黑龙江省肿瘤登记年报》，分析了2015年黑龙江省恶性肿瘤流行特征，为黑龙江省肿瘤防治和科学研究提供了最新的基础资料，2020年黑龙江省癌症中心对黑龙江省各登记处上报的2016年肿瘤登记数据进行审核，将质量较好的10个登记处数据合并编写成《2019黑龙江省肿瘤登记年报》，数据具有一定的代表性。

　　《2019黑龙江省肿瘤登记年报》共7部分，包括概述、肿瘤登记方法和常用统计学指标、数据质量评价、黑龙江省肿瘤登记地区恶性肿瘤发病与死亡情况、各部位恶性肿瘤的发病与死亡情况、黑龙江省肿瘤登记地区主要恶性肿瘤发病与死亡情况、附录。

　　《2019黑龙江省肿瘤登记年报》的顺利出版标志着黑龙江省肿瘤登记工作迈入了常态化、制度化的轨道，随着黑龙江省肿瘤登记覆盖范围不断扩大，肿瘤登记数据质量不断提高，本年报不仅为黑龙江省肿瘤预防、治疗提供重要参考，也为促进黑龙江省肿瘤防治事业发展提供科学依据。

# 目　　录

# 第一章 概 述

恶性肿瘤已经成为威胁人类健康的主要疾病之一,控制癌症是全球的卫生战略重点。自 2008 年卫生部设立肿瘤登记随访项目,在全国 31 个省(自治区、直辖市)逐步开展以人群为基础的肿瘤发病、死亡和生存的信息收集工作。

黑龙江省肿瘤登记机构成立于 20 世纪 80 年代,早期参与了 1973—1975 年《中国人口主要死因地图集》的编写。此后,黑龙江省癌症中心(原黑龙江省肿瘤防治办公室)还参加了《中国试点市县恶性肿瘤的发病与死亡》三个卷次的编写。通过这些科研项目的历练,黑龙江省逐步建立了立足于本省的肿瘤登记系统,并不断扩大肿瘤登记覆盖人群,目前黑龙江省共有 12 个肿瘤登记处,包括哈尔滨市南岗区、哈尔滨市道里区、哈尔滨市香坊区、牡丹江市东安、牡丹江市阳明区、牡丹江市爱民区、牡丹江市西安区共 7 个城市登记处,海林市、五常市、尚志市、同江市和勃利县共 5 个农村登记处。其中哈尔滨市南岗区和道里区肿瘤登记工作开展较早,黑龙江省癌症中心已将哈尔滨市南岗区和道里区的肿瘤登记数据分别整理成《哈尔滨市南岗区恶性肿瘤发病和死亡分析研究(1992—2007)》《哈尔滨市道里区恶性肿瘤发病和死亡分析研究(2003—2012)》出版,在 2019 年年底还出版了《2018 黑龙江省肿瘤登记年报》,年报的出版标志着我省肿瘤登记工作进入了常态化和制度化。

本书不仅对 2016 年黑龙江省肿瘤登记数据进行整埋分析,揭示黑龙江省癌症发病与死亡的分布状况以及流行趋势,也将为黑龙江省制订肿瘤防治计划和卫生事业规划提供数据参考。

# 第二章　肿瘤登记方法和常用统计学指标

肿瘤登记报告是一项按一定的组织系统经常性地搜集、贮存、整理、统计分析和评价肿瘤发病、死亡及生存资料的统计制度。目的是描述癌症危害的范围和特征，为政府和卫生行政部门制定癌症防治策略、规划与计划，监测和评估防治效果，癌症的防治和研究提供依据。

## 一、建立肿瘤登记报告制度，设立肿瘤登记处

肿瘤登记处是负责连续性收集、贮存、整理、统计、分析所在地区恶性肿瘤的发病、死亡及生存信息资料的部门，一般设在所在地区疾控中心或专业肿瘤防治机构。

肿瘤登记处应配备相应的工作人员、设备及经费。同时制定肿瘤登记报告实施细则，以保证此项工作的建立和长期的正常运行。建立肿瘤新发病例和死亡病例发现途径，与基层医疗保健网络、有肿瘤诊疗能力的医疗机构建立工作关系，以完善的生命统计资料为基础，开展死亡补充发病登记工作以及随访工作，并定期从公安、统计部门取得人口资料。

## 二、肿瘤登记资料收集方法和内容

肿瘤病例收集主要来源：①各级医疗机构门诊、住院报告确诊的新发恶性肿瘤病例（包括中枢神经系统的良性肿瘤）；②医疗机构开具"死亡医学证明书"的同时填写"肿瘤死亡病例随访表"；③肿瘤登记处从全死因登记系统中摘录肿瘤死亡病例，与肿瘤发病、死亡报卡核对，对尚未登记的肿瘤病例进行补充登记；④肿瘤登记处对收到的肿瘤卡片进行确认、剔除重卡、电脑录入等整理工作。

### 1. 人口资料

人口资料的收集是肿瘤登记的基本内容之一。人口资料的来源主要有两个渠道：一是利用人口普查资料，推荐使用第五次人口普查的人口资料；二是由公安、统计部门逐年提供相应的人口资料。

### 2. 新发病例资料

肿瘤新病例的报告范围是全部恶性肿瘤（ICD-10：C00-C96）和中枢神经系统良性肿瘤及中枢神经系统动态未定的肿瘤（ICD-10：D32-D33.9；D42.0-D43.9）。肿瘤登记处收集资料的基本方法是由各医疗机构中诊治肿瘤病例的医务人员填写肿瘤登记报告卡，经医院汇总后统一报送至肿瘤登记处。要求登记处所辖区域的全部医疗机构按时上报新诊断病例资料。

基本项目：姓名、性别、年龄、出生日期、居住地址、户籍地址、肿瘤名称、肿瘤部位（亚部位）、组织（细胞）学类型、诊断日期、诊断单位、诊断依据、死亡日期；如有条件时还要求填报诊断时分期、治疗方法、最后接触时间、生存状态等随访资料。

### 3. 死亡病例资料

肿瘤死亡登记报告必须在健全的人口死因登记报告制度的基础上进行。肿瘤登记处定期获得在肿瘤登记报告覆盖范围内的居民最终死亡原因的死亡医学证明书或死亡数据库，与肿瘤发病数据库进行核对、查实、剔除重复、死亡补充发病，以确保肿瘤发病登记报告数据的完整性和有效性。

全死因资料还可以为肿瘤登记提供死于非肿瘤原因的肿瘤病例的死亡资料，是肿瘤病例生

存资料的主要来源。登记处可定期将肿瘤登记数据与全死因登记资料核对。

### 4. 数据的录入与管理

黑龙江省各肿瘤登记处采用国际癌症登记协会(International Association of Cancer Registries, IACR)推荐的单机录入软件 CanReg4 统一对数据进行录入和管理,并由黑龙江省癌症中心汇总整理、审核和统计。2019 年开始使用国家癌症中心开发的中国肿瘤登记平台。

## 三、肿瘤登记工作流程

由各医疗机构中负责诊治肿瘤病例的医务人员填写肿瘤报告卡片或表格,经医院汇总后定期报送到肿瘤登记处。部分新发病例是由登记处派遣工作人员定期主动到各医疗单位查阅肿瘤新病例的诊疗病史,摘录于统一的肿瘤病例登记表中。

### 1. 城市地区

新发病例报告单位包括登记处所属辖区内所有医疗机构。由于肿瘤诊断需要一定的条件,根据黑龙江省医疗机构的实际情况,目前黑龙江省肿瘤的报告单位为辖区省、市、区、县级综合医院。各地可根据具体情况要求街道医院、卫生院和社区卫生服务中心参加,应按照以下要求进行病例报告:

(1)医院门诊部、住院部、肿瘤诊断有关科室的首诊医生,对当日确诊的肿瘤病例(户籍收集范围内的)及时填写肿瘤报告卡,并在患者病历上注明"肿瘤已报"。

(2)有关各科设专人汇总,负责每日肿瘤报告卡的收集、整理和质量检查,登记后送交院内分管肿瘤报病工作的保健科,保健科汇总各科室报送的肿瘤报告卡,并登记于"恶性肿瘤报告登记册"或相应的电子文档,恶性肿瘤报告登记册(或相应电子文档)应妥善保管,以备核查。

(3)医院保健科在恶性肿瘤报告登记册登记后,经质量审核后将肿瘤卡集中送往所在辖区的肿瘤登记部门。

### 2. 农村地区

在农村地区建立村－镇(乡)－县(市)三级登记报告网络开展肿瘤登记工作。建立与健全肿瘤新病例与肿瘤死亡病例"两本账"和肿瘤月报表"一张表",按照以下要求进行病例报告:

(1)村卫生室(服务站):所有乡村医生均有及时报告肿瘤新病例和死亡病例的义务。凡属所在村的肿瘤病例,经核实患者的基本情况后,填写于所在村的"肿瘤登记簿"中,并于指定的报告日期内报告给所在的乡镇卫生所(医院)。

(2)乡镇卫生所(医院):有一名业务人员专职(兼职)负责具体工作,收集本地门诊、住院接受诊断和治疗的肿瘤病例,接收辖区乡村医生的报告,填写"肿瘤登记簿"。可采用"肿瘤月报表"的形式或直接填写肿瘤报告卡的形式上报所在的县(市)级机构(肿瘤登记处)。

(3)县(市)级机构(肿瘤登记处):配备专人直接负责资料的收集、整理、手工建卡及计算机录入,日常工作出 2~3 人处理。肿瘤登记处应对下级机构(乡镇)人员进行经常性的指导、检查及业务培训;同时要收集或摘录县(市)各医疗机构病案室中的记录资料(或由病案室按月报告)。

### 3. 各类医疗保险机构和生命统计部门是肿瘤登记资料另一重要收集渠道

我国目前城市和农村各类医疗保险制度如城/镇职工医疗保险、城/镇全民医疗保险、新型农村合作医疗保险等日趋完善,覆盖人群日益广泛,医疗保险档案信息准确详细,成为新的肿瘤登记病例的来源之一。肿瘤登记部门应与医疗保险部门建立常态工作联系,定期从医保部门获取新发恶性肿瘤病例信息。

## 四、肿瘤登记资料整理与随访

### 1. 报告卡验收

登记处工作人员收到各报告单位上报的肿瘤报告卡后,应剔除非恶性肿瘤和非本地户籍的病例,检查卡面书写情况,发现漏填、项目不完整或内容可疑,应退回报告单位重新填写。

### 2. 报告卡编码

肿瘤分类编码是报告卡编码的最重要的部分,目前国内外肿瘤登记处一般采用世界卫生组织(World Health Organization,WHO)编制的国际疾病分类(Internation Classification of Diseases,ICD)第 10 版(以下简称 ICD - 10)中肿瘤部分或国际疾病分类肿瘤学分册(International Classification of Diseases for Oncology,ICD - O)第 3 版(以下简称 ICD - O - 3)系统编码。肿瘤登记处要求发病报告卡使用 ICD - 10 和 ICD - O - 3 进行联合编码,死亡报告卡采用 ICD - 10 编码,并采用 ICD - 10 对登记资料进行统计分类。

### 3. 死亡补充发病

为减少漏报例数,肿瘤登记处应每年将收集的肿瘤死亡资料与肿瘤发病资料进行核对,对只有死亡报告卡而没有发病报告卡(即发病漏报)的病例应进行追溯调查,获得相关诊断信息(肿瘤的部位、病理学类型、诊断日期等),补充填写肿瘤发病报告卡。

### 4. 剔除重复卡

恶性肿瘤患者常同时到几个医院就诊,重复报告机会多,因此在整理报告卡时应剔除重复报告卡。重复卡的定义是姓名、性别、地址、诊断和出生年月日相同,或年龄相近。如果遇到出生日期、性别、地址和诊断相同,姓名音同字不同,或姓名不同的病例,应予以核实。

### 5. 报告卡的存放

报告卡经编码、剔重并完成年度统计后,应按照一定的规则存放,以备核查。各肿瘤登记处应根据实际情况制定相应的原始报告卡存放规则(包括存放顺序、存放期限等)。

## 五、肿瘤登记资料评价和报告撰写

### 1. 登记资料质量的评价

评价肿瘤登记资料的质量包括四个方面:可比性、有效性、完整性和时效性。评价登记报告质量的主要指标:形态学诊断确认的比例、只有死亡证明书比例、死亡发病比、未指明部位的肿瘤新病例所占百分比、常见恶性肿瘤的逐年发病率是否基本稳定,以及人口资料评价指标、性别年龄构成、性别比等。

### 2. 常规分析报告和专题报告

定期编写肿瘤登记资料的分析报告是肿瘤登记机构最重要的职能之一。肿瘤登记报告的内容主要有肿瘤登记机构介绍、登记地区及人口的描述、登记的肿瘤分类、某一时期内登记的恶性肿瘤新病例和死亡数,按性别、年龄分组,对常见肿瘤部位的登记例数、发病率(死亡率)和标化发病率(死亡率)进行统计分析。

## 六、常用统计分析指标

### 1. 年平均人口数

年平均人口数是计算发病(死亡)率指标的分母,计算一年内每一天暴露于发病(死亡)危险的生存人数之和除以年内天数,但实际上很难掌握每一天的生存人数,因而常用年初和年末人口数的算术平均数作为年平均人口数的近似值。

$$年均人口数 = \frac{年初（上年末）人口数 + 年末人口数}{2}$$

年中人口数指 7 月 1 日零时人口数,如果人口数变化均匀,年中人口数等于年平均人口数,可以用年中人口数代替年平均人口数。

**2. 性别年龄别人口数**

性别年龄别人口数是指按男、女性别和不同年龄分组的人口数,通常可以利用人口普查资料的性别年龄别人口构成比作为非人口普查年份推算的依据,但离人口普查年越远,年龄别人口数的推算结果越不准确,我们建议用"内插法"推算。

性别年龄的分组,规定以 5 岁年龄别:0－岁、1－岁、5－岁、10－岁……75－岁、80－岁和 85＋岁。

**3. 发病（死亡）率**

发病（死亡）率又称为粗发病（死亡）率,是反映人口发病（死亡）情况最基本的指标,是指某年该地登记的每 10 万人口恶性肿瘤新发病例（死亡）数,反映人群发病（死亡）水平。

$$发病（死亡）率 = \frac{某年某地恶性肿瘤新发病例（死亡）数}{某年某地年平均人口数} \times 100\,000（1/10\,万）$$

**4. 性别年龄别发病（死亡）率**

人口的性别、年龄结构是影响恶性肿瘤发病（死亡）水平的重要因素,性别年龄别发病（死亡）率是统计研究的重要指标,反映人口发病（死亡）随年龄增长的动态过程,性别年龄别发病（死亡）率也是计算寿命表、计算标化率等所必需的数据。

$$男（女）性某年龄组发病（死亡）率 = \frac{男（女）性某年龄组发病（死亡）人数}{男（女）性同年龄组人口数} \times 100\,000（1/10\,万）$$

**5. 年龄标准化发病（死亡）率**

粗发病（死亡）率受人口年龄构成的影响较大,因此在对比分析不同地区的发病（死亡）率或同一地区人群不同时期的发病（死亡）水平时,为消除人口年龄结构对发病（死亡）水平的影响,需要计算按年龄标准化发病（死亡）率,即指按照某一标准人口的年龄结构所计算的发病（死亡）率。本年报计算的中国人口标化率是采用 2000 年全国人口普查的人口构成,世界人口标化率采用 Segi's 世界人口构成。表 2－1 为中国人口和世界人口年龄构成,可供计算年龄标化率时选用。

表 2 – 1　中国和世界标准人口构成

| 年龄组（岁） | 中国人口构成（2000 年） | 世界人口构成（Segi's） |
|---|---|---|
| 0 – | 13 793 799 | 2 400 |
| 1 – | 55 184 575 | 9 600 |
| 5 – | 90 152 587 | 10 000 |
| 10 – | 125 396 633 | 9 000 |
| 15 – | 103 031 165 | 9 000 |
| 20 – | 94 573 174 | 8 000 |
| 25 – | 117 602 265 | 8 000 |
| 30 – | 127 314 298 | 6 000 |
| 35 – | 109 147 295 | 6 000 |
| 40 – | 81 242 945 | 6 000 |
| 45 – | 85 521 045 | 6 000 |
| 50 – | 63 304 200 | 5 000 |
| 55 – | 46 370 375 | 4 000 |
| 60 – | 41 703 848 | 4 000 |
| 65 – | 34 780 460 | 3 000 |
| 70 – | 25 574 149 | 2 000 |
| 75 – | 15 928 330 | 1 000 |
| 80 – | 7 989 158 | 500 |
| 85 + | 4 001 925 | 500 |
| 合计 | 1 242 612 226 | 100 000 |

年龄标化发病（死亡）率的计算（直接法）：

（1）计算年龄组发病（死亡）率。

（2）以各年龄组发病（死亡）率乘以相应的标准人口年龄构成百分比，得到相应的理论发病（死亡）数。

（3）将各年龄组的理论发病（死亡）数相加之和，除以标准人口构成，即得到年龄标化发病（死亡）率。

$$标准化发病（死亡）率 = \frac{\sum 标准人口年龄构成 \times 年龄别发病（死亡）率}{\sum 标准人口年龄构成}$$

### 6. 分类构成

表 2 – 2 和表 2 – 3 为国际上常用的恶性肿瘤 ICD – 10 分类统计表。各类恶性肿瘤发病（死亡）构成百分比可以反映各类恶性肿瘤对居民健康危害的情况。恶性肿瘤发病（死亡）分类构成百分比的计算公式如下：

$$某恶性肿瘤构成 = \frac{某恶性肿瘤发病（死亡）人数}{总发病（死亡）人数} \times 100\%$$

表 2 - 2　常用恶性肿瘤分类统计表(细分类)

| 部位 | ICD - 10 编码范围 | 部位 | ICD - 10 编码范围 |
|---|---|---|---|
| 唇 | C00 | 子宫颈 | C53 |
| 舌 | C01 - C02 | 子宫体 | C54 |
| 口 | C03 - C06 | 子宫,部位不明 | C55 |
| 唾液腺 | C07 - C08 | 卵巢 | C56 |
| 扁桃腺 | C09 | 其他女性生殖器 | C57 |
| 其他口咽 | C10 | 胎盘 | C58 |
| 鼻咽 | C11 | 阴茎 | C60 |
| 喉咽 | C12 - C13 | 前列腺 | C61 |
| 咽,部位不明 | C14 | 睾丸 | C62 |
| 食管 | C15 | 其他男性生殖器 | C63 |
| 胃 | C16 | 肾 | C64 |
| 小肠 | C17 | 肾盂 | C65 |
| 结肠 | C18 | 输尿管 | C66 |
| 直肠 | C19 - C20 | 膀胱 | C67 |
| 肛门 | C21 | 其他泌尿器官 | C68 |
| 肝脏 | C22 | 眼 | C69 |
| 胆囊及其他 | C23 - C24 | 脑,神经系统 | C70 - C72 |
| 胰腺 | C25 | 甲状腺 | C73 |
| 鼻,鼻窦及其他 | C30 - C31 | 肾上腺 | C74 |
| 喉 | C32 | 其他的内分泌腺 | C75 |
| 气管,支气管,肺 | C33 - C34 | 霍奇金病 | C81 |
| 其他胸腔器官 | C37 - C38 | 非霍奇金淋巴瘤 | C82 - C85,C96 |
| 骨和关节软骨 | C40 - C41 | 免疫增生性疾病 | C88 |
| 皮肤黑色素瘤 | C43 | 多发性骨髓瘤 | C90 |
| 其他皮肤 | C44 | 淋巴样白血病 | C91 |
| 间皮瘤 | C45 | 髓样白血病 | C92 - C94 |
| 卡波西肉瘤 | C46 | 白血病,未特指 | C95 |
| 周围神经,其他结缔组织 | C47,C49 | 其他的或未指明部位的 | O&U |
| 乳房 | C50 | 所有部位合计 | ALL |
| 外阴 | C51 | 所有部位除外 C44 | ALLbC44 |
| 阴道 | C52 | | |

表 2 - 3　常用恶性肿瘤分类统计表(大类)

| 部位 | ICD - 10 编码范围 | 部位 | ICD - 10 编码范围 |
|------|------------------|------|------------------|
| 口腔和咽喉(除外鼻咽) | C00 - C10;C12 - C14 | 子宫颈 | C53 |
| 鼻咽 | C11 | 子宫体及子宫部位不明 | C54 - C55 |
| 食管 | C15 | 卵巢 | C56 |
| 胃 | C16 | 前列腺 | C61 |
| 结直肠肛门 | C18 - C21 | 睾丸 | C62 |
| 肝脏 | C22 | 肾及泌尿系统不明 | C64 - C66,C68 |
| 胆囊及其他 | C23 - C24 | 膀胱 | C67 |
| 胰腺 | C25 | 脑,神经系统 | C70 - C72 |
| 喉 | C32 | 甲状腺 | C73 |
| 气管,支气管,肺 | C33 - C34 | 淋巴瘤 | C81 - C85,C88,C90,C96 |
| 其他的胸腔器官 | C37 - C38 | 白血病 | C91 - C95 |
| 骨 | C40 - C41 | 不明及其他恶性肿瘤 | OPU |
| 皮肤的黑色素瘤 | C43 | 所有部位合计 | ALL |
| 乳房 | C50 | 所有部位除外 C44 | ALLbC44 |

**7. 累积发病(死亡)率**

累积发病(死亡)率是指某病在某一年龄阶段内按年龄(岁)的发病(死亡)率进行累积的总指标。累积发病(死亡)率消除了年龄构成不同的影响,故不需要标准化便可以与不同地区直接进行比较。可以纵向观察疾病和因素的动态变化及对防治效果进行评价。常用于肿瘤、心血管病等慢性病的研究。恶性肿瘤一般是计算 0 ~ 64 岁、0 ~ 74 岁的累积发病(死亡)率。

$$累积发病(死亡)率 = \left[ \sum (年龄组发病(死亡)率 \times 年龄组距) \right] \times 100\%$$

**8. 截缩发病(死亡)率**

通常对肿瘤是截取 35 ~ 64 岁这一易发年龄段计算,其标准人口构成是世界人口。截缩发病(死亡)率适用于恶性肿瘤和老年慢性疾病,因为这些病在 35 岁以前是少发的,而在 65 岁以后其他疾病较多,干扰较大,所以采用 35 ~ 64 岁这一阶段的发病(死亡)率比较确切,便于比较。

$$截缩发病(死亡)率 = \frac{\sum 截缩段各年龄组发病(死亡)率 \times 各段标准年龄构成}{\sum 各段标准年龄构成} \times 100\%$$

# 第三章　数据质量评价

## 一、本次年报数据覆盖地区

本次年报纳入黑龙江省 10 个肿瘤登记处上报的数据。10 个肿瘤登记处中,地级以上城市(城市地区)7 个,县和县级市(农村地区)3 个。城市地区为哈尔滨市南岗区、哈尔滨市道里区、哈尔滨市香坊区、牡丹江市东安区、牡丹江市阳明区、牡丹江市爱民区和牡丹江市西安区。农村地区分别为海林市、尚志市和勃利县(表 3 – 1)。

表 3 – 1　黑龙江省肿瘤登记处名单

| 肿瘤登记处 | 区域代码 | 登记处名称 | 覆盖人口(人) |
|---|---|---|---|
| 哈尔滨市南岗区 | 230103 | 哈尔滨市南岗区疾控中心 | 1 014 765 |
| 哈尔滨市道里区 | 230102 | 哈尔滨市道里区疾控中心 | 744 022 |
| 哈尔滨市香坊区 | 230110 | 哈尔滨市香坊区疾控中心 | 745 820 |
| 牡丹江市东安区 | 231002 | 牡丹江市东安区疾控中心 | 197 108 |
| 牡丹江市阳明区 | 231003 | 牡丹江市阳明区疾控中心 | 226 975 |
| 牡丹江市爱民区 | 231004 | 牡丹江市爱民区疾控中心 | 271 933 |
| 牡丹江市西安区 | 231005 | 牡丹江市西安区疾控中心 | 246 453 |
| 海林市 | 231083 | 海林市疾控中心 | 395 972 |
| 尚志市 | 230183 | 尚志市疾控中心 | 591 491 |
| 勃利县 | 230921 | 勃利县疾控中心 | 299 189 |

## 二、本次年报数据覆盖人口

黑龙江省 10 个肿瘤登记处覆盖人口 4 733 728 人,约占 2016 年黑龙江省总人口的 12.4%。其中男性 2 337 946 人,女性 2 395 782 人。城市地区人口 3 447 076 人,其中男性 1 678 249 人,女性 1 768 827 人。农村地区人口 1 286 652 人,其中男性 659 697 人,女性 626 955 人(图 3 – 1 ~ 图 3 – 3)。

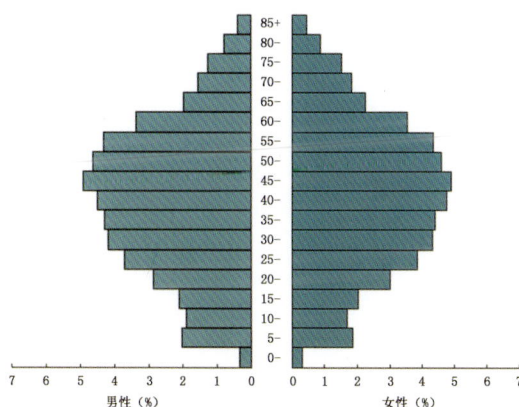

图 3 – 1　黑龙江省肿瘤登记地区人口金字塔

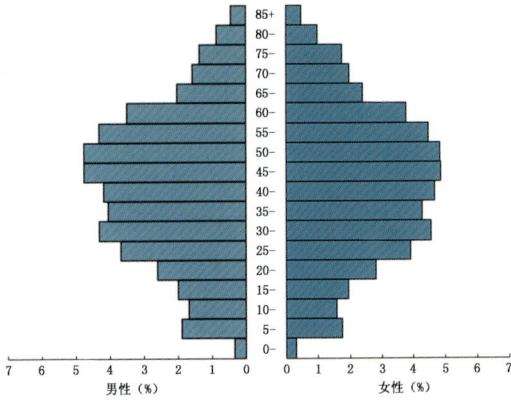

图 3 - 2 黑龙江省肿瘤登记
城市地区人口金字塔

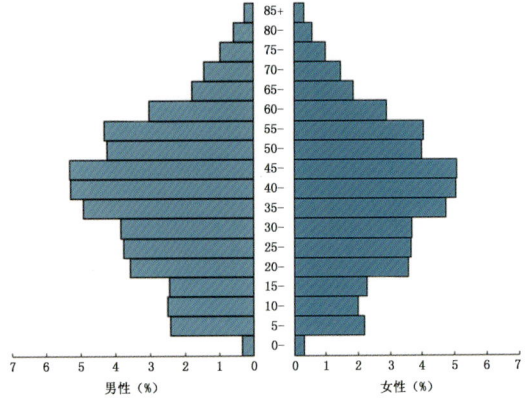

图 3 - 3 黑龙江省肿瘤登记
农村地区人口金字塔

### 三、本次年报时间范围

本次年报收集黑龙江省 10 个肿瘤登记处所在地区 2016 年 1 月 1 日—12 月 31 日全年恶性肿瘤及中枢神经良性肿瘤的新发和死亡病例,以及各年龄段中的年中人口数据。

### 四、质量控制

#### 1. 病理诊断比例(MV%)

病理诊断比例为病理组织学诊断的病例占全部病例的百分比,因为病理组织学诊断的可靠性最高。国家癌症中心要求 MV% 在 55% ~ 95% 之间可以接受,66% ~ 85% 说明质量较高,过高或者过低均不符合要求。

#### 2. 只有死亡医学证明比例(DCO%)

DCO 是指仅有死亡医学证明书的病例,意味着病例生前没有肿瘤的诊疗记录或者无法获得诊疗信息,更不可能有形态学检查的结果。病例的发病日期只能是死亡日期。因此,DCO% 越高,说明资料的有效性越差。

#### 3. 同期登记的恶性肿瘤死亡数与新病例数之比(M/I)

死亡/发病比(M/I)既是评价完整性的指标,也是评价可靠性的重要指标,M/I 与癌症的总体生存率相关。愈后较差的癌症如肝癌、肺癌、胰腺癌、食管癌等,M/I 接近 1,而乳腺癌、皮肤癌、宫颈癌等愈后较好的 M/I<1;若 M/I>1,可能出现在一些发病率较低、生存期较短的恶性肿瘤,另一种可能说明新发病例有漏报。国家癌症中心认为 M/I 在 0.55 ~ 0.85 之间是可以接受的范围,0.6 ~ 0.8 之间说明登记数据质量较高。M/I 过低提示发病可能有重卡或死亡有漏报,过高提示发病可能有漏报。从男女性别看,男性 M/I 普遍比女性高,这与男女不同恶性肿瘤发病率有关,女性乳腺癌、宫颈癌发病率比较高,而愈后比较好。

黑龙江省肿瘤登记数据质量从以上几个方面进行评价,详细指标如表 3 - 2 所示。

表 3 – 2 **2016 年黑龙江省肿瘤登记地区肿瘤登记质量控制指标**

| 地区 | 项目点 | 发病率(1/10$^5$) | 死亡率(1/10$^5$) | MV(%) | DCO(%) | M/I |
|---|---|---|---|---|---|---|
| 城市 | 哈尔滨市道里区 | 304.96 | 193.14 | 71.22 | 0.13 | 0.63 |
| | 哈尔滨市南岗区 | 317.22 | 196.70 | 76.55 | 2.49 | 0.62 |
| | 哈尔滨市香坊区 | 314.28 | 182.89 | 91.72 | 0.00 | 0.58 |
| | 牡丹江市东安区 | 294.25 | 213.59 | 88.28 | 0.00 | 0.73 |
| | 牡丹江市阳明区 | 276.68 | 199.58 | 87.10 | 0.00 | 0.72 |
| | 牡丹江市爱民区 | 331.33 | 211.08 | 78.91 | 2.00 | 0.64 |
| | 牡丹江市西安区 | 352.60 | 189.08 | 65.59 | 0.69 | 0.54 |
| 农村 | 尚志市 | 172.45 | 133.56 | 80.69 | 0.00 | 0.77 |
| | 勃利县 | 254.02 | 163.11 | 88.95 | 3.29 | 0.64 |
| | 海林市 | 240.17 | 176.78 | 72.34 | 2.21 | 0.74 |
| 全省 | | 286.05 | 153.73 | 79.44 | 1.13 | 0.64 |

# 第四章　黑龙江省肿瘤登记地区
# 恶性肿瘤发病与死亡情况

## 一、全部恶性肿瘤(ICD－10:C00－C96)发病情况

### 1. 全部恶性肿瘤发病率

黑龙江省肿瘤登记地区 2016 年新发病例数 13 541 例(男性 6 919 例,女性 6 622 例)。其中城市地区 10 810 例,占新发病例数的 79.83%。农村地区 2 731 例,占新发病例数的 20.17%。黑龙江省肿瘤登记地区 2016 年发病率为 286.05/10 万(男性 295.94/10 万,女性 276.40/10 万),中国人口标化率(用中国 2000 年人口普查的标准人口构成,下称"中标率")为168.11/10 万,世界人口标化率(用 Segi's 世界标准人口构成,下称"世标率")为 164.69/10 万。0~74 岁累积率为18.55%。

城市地区发病率为 313.60/10 万(男性 323.85/10 万,女性 303.87/10 万),中标率为177.90/10 万,世标率为 173.88/10 万。0~74 岁累积率为 19.61%。

农村地区发病率为 212.26/10 万(男性 224.95/10 万,女性 198.90/10 万),中标率为141.69/10 万,世标率为 139.97/10 万。0~74 岁累积率为 15.52%(表 4－1)。

表 4－1　2016 年黑龙江省肿瘤登记地区恶性肿瘤发病情况

| 地区 | 性别 | 病例数 | 粗率<br>(1/10⁵) | 中标率<br>(1/10⁵) | 世标率<br>(1/10⁵) | 累积率<br>0~74 岁(%) |
|------|------|--------|------|------|------|------|
| 全省 | 合计 | 13 541 | 286.05 | 168.11 | 164.69 | 18.55 |
|      | 男性 | 6 919 | 295.94 | 173.45 | 173.11 | 20.05 |
|      | 女性 | 6 622 | 276.40 | 164.46 | 158.00 | 17.29 |
| 城市 | 合计 | 10 810 | 313.60 | 177.90 | 173.88 | 19.61 |
|      | 男性 | 5 435 | 323.85 | 182.62 | 181.98 | 21.15 |
|      | 女性 | 5 375 | 303.87 | 175.07 | 167.78 | 18.38 |
| 农村 | 合计 | 2 731 | 212.26 | 141.69 | 139.97 | 15.52 |
|      | 男性 | 1 484 | 224.95 | 149.72 | 150.50 | 17.04 |
|      | 女性 | 1 247 | 198.90 | 134.12 | 129.92 | 14.01 |

### 2. 全部恶性肿瘤年龄别发病率

2016 年黑龙江省肿瘤登记地区恶性肿瘤发病率在 0~25 岁年龄组处于较低水平,25~60岁年龄组上升明显,在 65~75 岁年龄组发病率趋于平稳,在 80 岁年龄组达到高峰,为 1 289.30/10 万。女性发病率在 25~50 岁年龄组高于男性,但在 55~85 岁年龄组男性高于女性(图4－1,表4－2)。

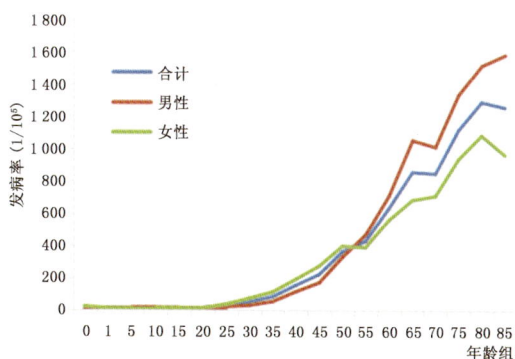

图 4 - 1 2016 年黑龙江省肿瘤登记地区恶性肿瘤年龄别发病率(1/10⁵)

表 4 - 2 2016 年黑龙江省肿瘤登记地区恶性肿瘤年龄别发病率(1/10⁵)

| 年龄组(岁) | 合计 | 男性 | 女性 |
| --- | --- | --- | --- |
| 0 – | 9.62 | 0.00 | 20.03 |
| 1 – | 8.62 | 8.42 | 8.83 |
| 5 – | 11.13 | 16.01 | 5.81 |
| 10 – | 12.64 | 13.65 | 11.51 |
| 15 – | 9.93 | 9.22 | 10.66 |
| 20 – | 11.79 | 12.83 | 10.81 |
| 25 – | 27.88 | 20.43 | 35.11 |
| 30 – | 50.38 | 28.54 | 71.60 |
| 35 – | 82.25 | 52.62 | 111.19 |
| 40 – | 153.49 | 114.62 | 190.13 |
| 45 – | 220.93 | 170.02 | 271.90 |
| 50 – | 362.05 | 328.41 | 395.92 |
| 55 – | 426.99 | 467.23 | 387.03 |
| 60 – | 631.05 | 707.98 | 557.36 |
| 65 – | 855.04 | 1 051.83 | 681.66 |
| 70 – | 846.29 | 1 010.73 | 706.71 |
| 75 – | 1 116.03 | 1 334.38 | 935.18 |
| 80 – | 1 289.30 | 1 516.55 | 1 081.92 |
| 85 + | 1 256.26 | 1 582.35 | 961.91 |
| 合计 | 286.05 | 295.94 | 276.40 |

### 3. 发病率前 10 位的恶性肿瘤

2016 年黑龙江省肿瘤登记地区恶性肿瘤发病率肺癌居首位,发病率为 65.23/10 万,占全部新发恶性肿瘤的 22.80%。第 2~10 位分别为乳腺癌、结直肠癌、肝癌、甲状腺癌、胃癌、宫颈癌、卵巢癌、胰腺癌和子宫体癌。男性恶性肿瘤发病率居首位的是肺癌,发病率为 80.54/10 万,其次为结直肠癌、肝癌、胃癌、食管癌、胰腺癌、膀胱癌、肾癌、甲状腺癌和前列腺癌。女性恶性肿瘤发病率居首位的是肺癌,发病率为 50.30/10 万,其次为乳腺癌、甲状腺癌、结直肠癌、宫颈癌、肝癌、胃癌、卵巢癌、子宫体癌和胰腺癌(图 4-2,图 4-3,表 4-3)。

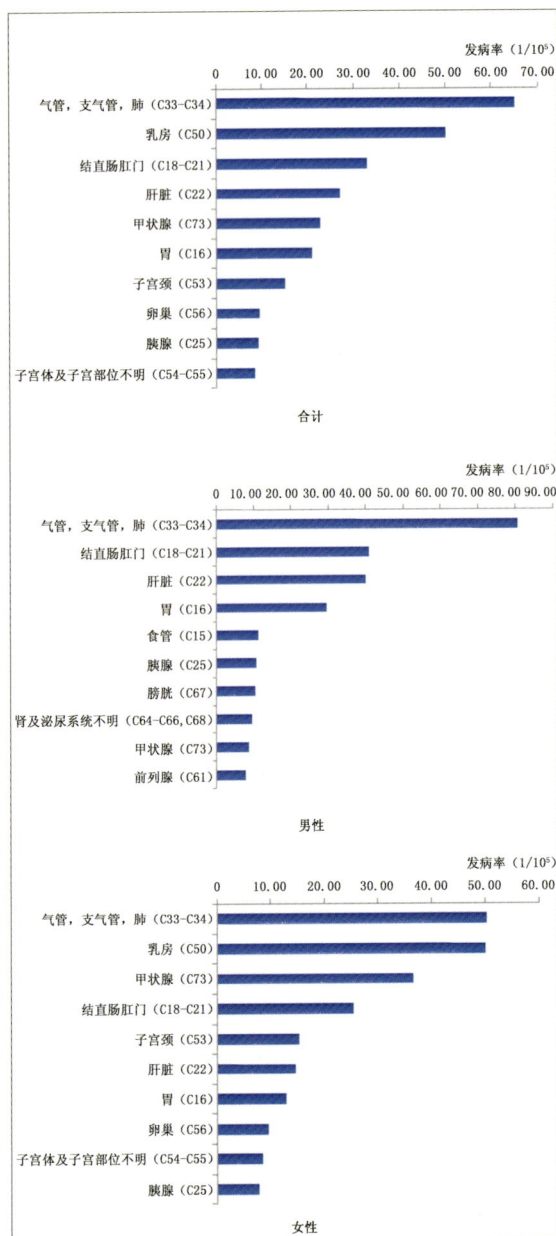

图 4-2 黑龙江省肿瘤登记地区
前 10 位恶性肿瘤发病率

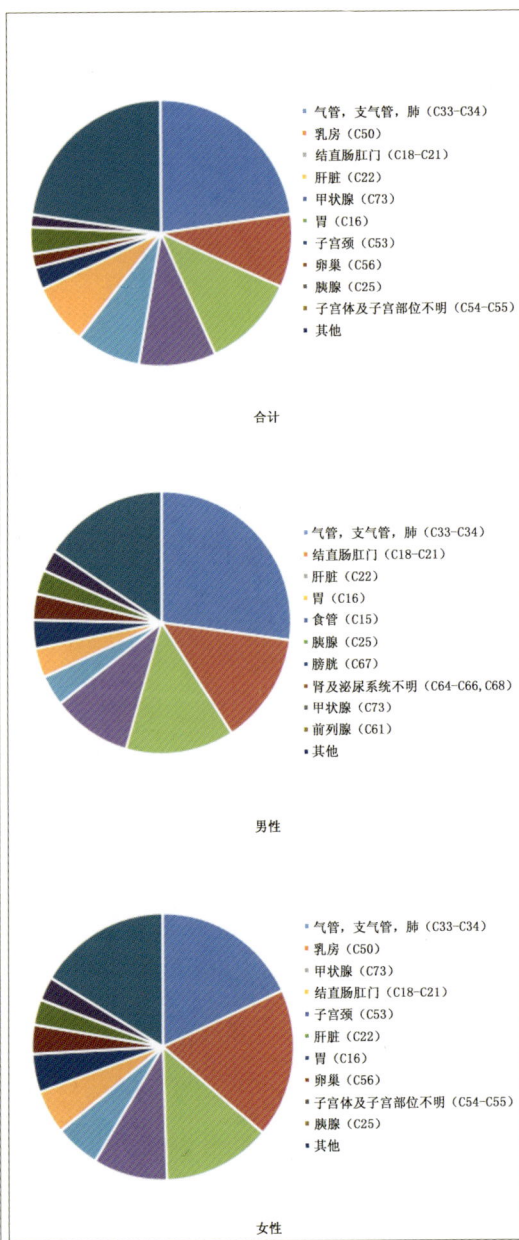

图 4-3 黑龙江省肿瘤登记地区
恶性肿瘤发病构成(%)

表 4-3　2016 年黑龙江省肿瘤登记地区恶性肿瘤发病率前 10 位

| 顺位 | 合计 | | | | 男性 | | | | 女性 | | | |
|---|---|---|---|---|---|---|---|---|---|---|---|---|
| | 部位 | 发病率 (1/10⁵) | 构成 (%) | 中标率 (1/10⁵) | 部位 | 发病率 (1/10⁵) | 构成 (%) | 中标率 (1/10⁵) | 部位 | 发病率 (1/10⁵) | 构成 (%) | 中标率 (1/10⁵) |
| 1 | 气管,支气管,肺 | 65.23 | 22.80 | 35.05 | 气管,支气管,肺 | 80.54 | 27.21 | 44.78 | 气管,支气管,肺 | 50.30 | 18.20 | 26.09 |
| 2 | 乳房 | 50.00 | 8.92 | 31.43 | 结直肠肛门 | 40.81 | 13.79 | 22.84 | 乳房 | 50.00 | 18.09 | 31.43 |
| 3 | 结直肠肛门 | 32.98 | 11.53 | 17.89 | 肝脏 | 40.08 | 13.54 | 23.25 | 甲状腺 | 36.73 | 13.29 | 27.27 |
| 4 | 肝脏 | 27.25 | 9.53 | 15.30 | 胃 | 29.60 | 10.00 | 16.80 | 结直肠肛门 | 25.34 | 9.17 | 13.34 |
| 5 | 甲状腺 | 22.92 | 8.01 | 17.28 | 食管 | 11.25 | 3.80 | 6.20 | 子宫颈 | 15.28 | 5.53 | 9.42 |
| 6 | 胃 | 21.12 | 7.38 | 11.66 | 胰腺 | 10.65 | 3.60 | 5.98 | 肝脏 | 14.73 | 5.33 | 7.75 |
| 7 | 子宫颈 | 15.28 | 2.70 | 9.42 | 膀胱 | 10.35 | 3.50 | 5.84 | 胃 | 12.86 | 4.65 | 6.96 |
| 8 | 卵巢 | 9.68 | 1.71 | 5.84 | 肾及泌尿系统不明 | 9.50 | 3.21 | 5.48 | 卵巢 | 9.68 | 3.50 | 5.84 |
| 9 | 胰腺 | 9.27 | 3.24 | 5.03 | 甲状腺 | 8.77 | 2.96 | 7.06 | 子宫体及子宫部位不明 | 8.56 | 3.10 | 5.01 |
| 10 | 子宫体及子宫部位不明 | 8.56 | 1.51 | 5.01 | 前列腺 | 7.96 | 2.69 | 4.29 | 胰腺 | 7.93 | 2.87 | 4.13 |
| | 全部 | 286.05 | 100.00 | 168.11 | 全部 | 295.94 | 100.00 | 173.45 | 全部 | 276.40 | 100.00 | 164.46 |

#### 4. 城市地区恶性肿瘤发病率前 10 位

2016 年黑龙江省肿瘤登记城市地区恶性肿瘤发病率居首位的是肺癌,发病率为 68.90/10 万,占城市地区全部恶性肿瘤发病的 21.97%。第 2~10 位依次为乳腺癌、结直肠癌、肝癌、甲状腺癌、胃癌、宫颈癌、卵巢癌、前列腺癌和胰腺癌。男性恶性肿瘤发病率居首位的是肺癌,发病率为 86.04/10 万,其次为结直肠癌、肝癌、胃癌、膀胱癌、肾癌、胰腺癌、食管癌、甲状腺癌和前列腺癌。女性恶性肿瘤发病率居首位的是乳腺癌,发病率为 56.99/10 万,其次为肺癌、甲状腺癌、结直肠癌、宫颈癌、肝癌、胃癌、卵巢癌、子宫体癌和胰腺癌(图 4-4,图 4-5,表 4-4)。

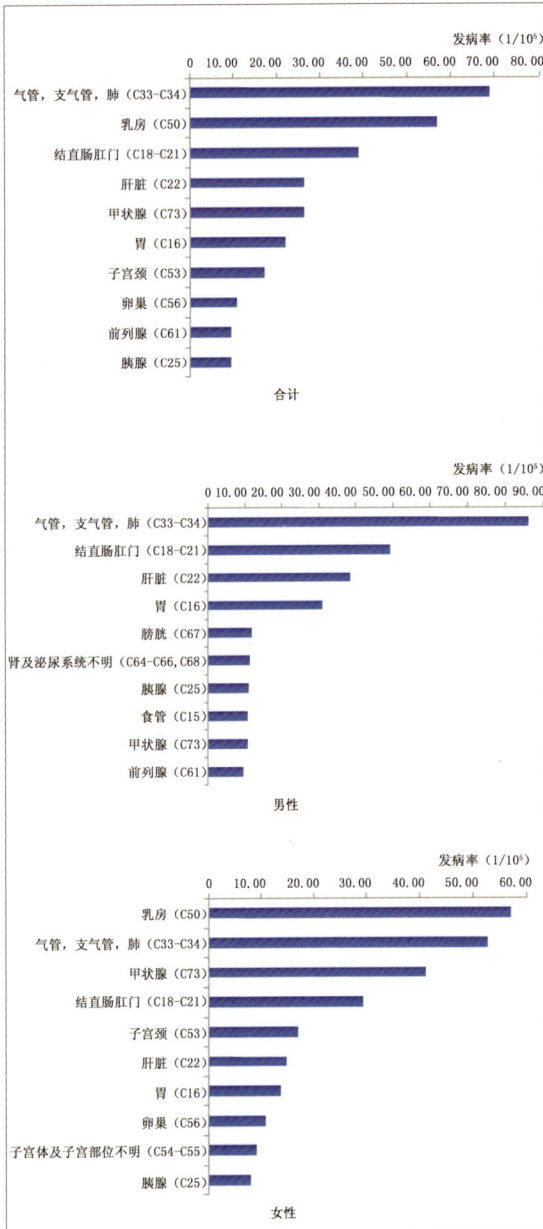

图 4-4 黑龙江省肿瘤登记城市地区
前 10 位恶性肿瘤发病率

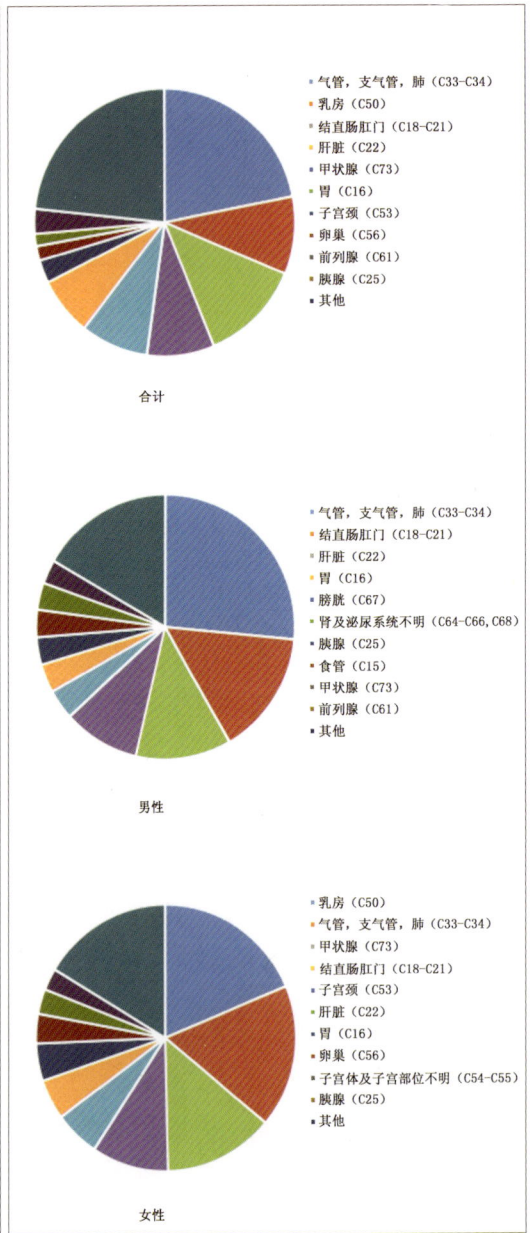

图 4-5 黑龙江省肿瘤登记城市地区
恶性肿瘤发病构成(%)

表 4-4　2016 年黑龙江省肿瘤登记城市地区恶性肿瘤发病率前 10 位

| 顺位 | 合计 | | | | 男性 | | | | 女性 | | | |
| --- | --- | --- | --- | --- | --- | --- | --- | --- | --- | --- | --- | --- |
| | 部位 | 发病率 (1/10⁵) | 构成 (%) | 中标率 (1/10⁵) | 部位 | 发病率 (1/10⁵) | 构成 (%) | 中标率 (1/10⁵) | 部位 | 发病率 (1/10⁵) | 构成 (%) | 中标率 (1/10⁵) |
| 1 | 气管,支气管,肺 | 68.90 | 21.97 | 34.99 | 气管,支气管,肺 | 86.04 | 26.57 | 45.46 | 乳房 | 56.99 | 18.75 | 34.96 |
| 2 | 乳房 | 56.99 | 9.40 | 34.96 | 结直肠肛门 | 49.28 | 15.22 | 26.22 | 气管,支气管,肺 | 52.63 | 17.32 | 25.63 |
| 3 | 结直肠肛门 | 39.05 | 12.45 | 20.13 | 肝脏 | 38.61 | 11.92 | 21.54 | 甲状腺 | 41.33 | 13.60 | 30.48 |
| 4 | 肝脏 | 26.46 | 8.44 | 14.21 | 胃 | 31.04 | 9.59 | 16.55 | 结直肠肛门 | 29.34 | 9.66 | 14.71 |
| 5 | 胃 | 26.37 | 8.41 | 19.87 | 膀胱 | 11.92 | 3.68 | 6.42 | 子宫颈 | 17.13 | 5.64 | 10.36 |
| 6 | 肾及泌尿系统不明 | 22.19 | 7.08 | 11.51 | 肾及泌尿系统不明 | 11.38 | 3.51 | 6.22 | 肝脏 | 14.93 | 4.91 | 7.46 |
| 7 | 胰腺 | 17.13 | 2.80 | 10.36 | 胰腺 | 10.90 | 3.37 | 5.85 | 胃 | 13.79 | 4.54 | 7.04 |
| 8 | 食管 | 10.85 | 1.78 | 6.31 | 食管 | 10.79 | 3.33 | 5.58 | 卵巢 | 10.85 | 3.57 | 6.31 |
| 9 | 甲状腺 | 9.47 | 1.47 | 4.74 | 甲状腺 | 10.61 | 3.28 | 8.74 | 子宫体及子宫部位不明 | 9.16 | 3.01 | 5.18 |
| 10 | 前列腺 | 9.43 | 3.01 | 4.85 | 前列腺 | 9.47 | 2.93 | 4.74 | 胰腺 | 8.03 | 2.64 | 3.91 |
| | 全部 | 313.60 | 100.00 | 177.90 | 全部 | 323.85 | 100.00 | 182.62 | 全部 | 303.87 | 100.00 | 175.07 |

### 5. 农村地区恶性肿瘤发病率前 10 位

2016 年黑龙江省肿瘤登记农村地区恶性肿瘤发病率居首位的是肺癌,发病率为 55.42/10 万,占农村地区全部恶性肿瘤发病的 26.11%。第 2~10 位依次为乳腺癌、肝癌、胃癌、结直肠癌、甲状腺癌、宫颈癌、胰腺癌、子宫体癌和食管癌。男性恶性肿瘤发病率居首位的是肺癌,发病率为 66.55/10 万,其次为肝癌、胃癌、结直肠癌、食管癌、胰腺癌、膀胱癌、肾癌、喉癌和前列腺癌。女性恶性肿瘤发病率居首位的是肺癌,发病率为 43.70/10 万,其次为乳腺癌、甲状腺癌、肝癌、结直肠癌、胃癌、宫颈癌、胰腺癌、子宫体癌和卵巢癌(图 4-6,图 4-7,表 4-5)。

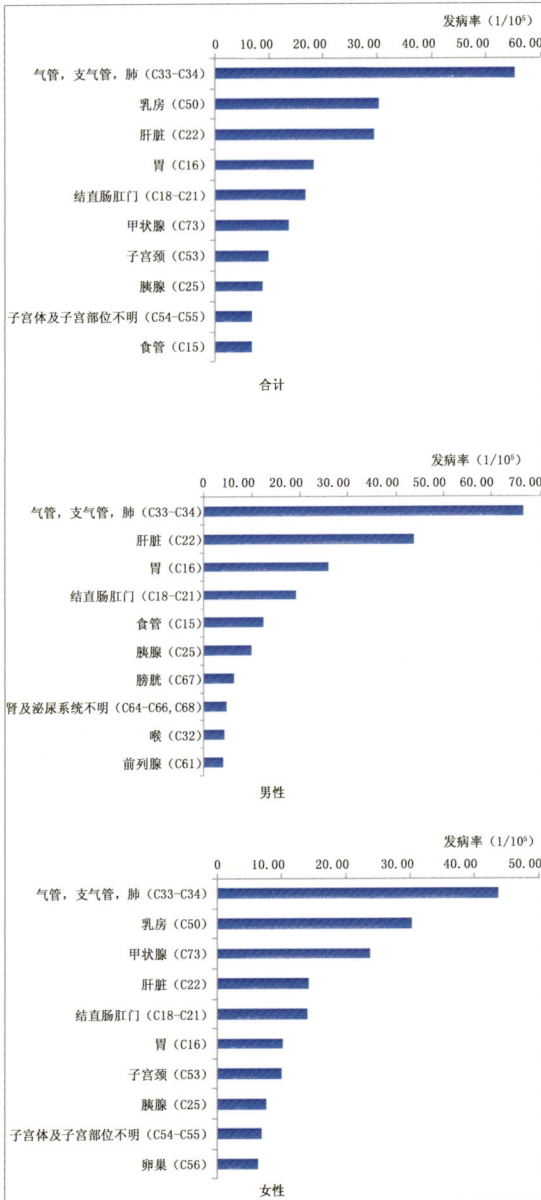

图 4-6 黑龙江省肿瘤登记农村地区
前 10 位恶性肿瘤发病率

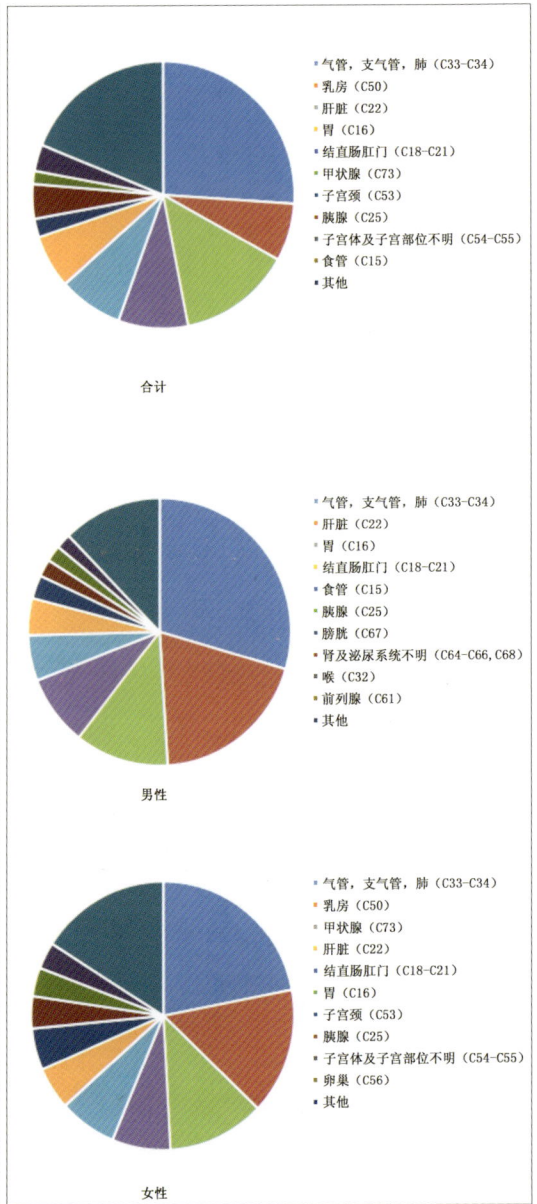

图 4-7 黑龙江省肿瘤登记农村地区
恶性肿瘤发病构成(%)

表4－5　2016年黑龙江省肿瘤登记农村地区恶性肿瘤发病率前10位

| 顺位 | 合计 | | | | 男性 | | | | 女性 | | | |
|---|---|---|---|---|---|---|---|---|---|---|---|---|
| | 部位 | 发病率(1/10⁵) | 构成(%) | 中标率(1/10⁵) | 部位 | 发病率(1/10⁵) | 构成(%) | 中标率(1/10⁵) | 部位 | 发病率(1/10⁵) | 构成(%) | 中标率(1/10⁵) |
| 1 | 气管,支气管,肺 | 55.42 | 26.11 | 35.91 | 气管,支气管,肺 | 66.55 | 29.58 | 43.70 | 气管,支气管,肺 | 43.70 | 21.97 | 28.04 |
| 2 | 乳房 | 30.31 | 7.03 | 20.47 | 肝脏 | 43.81 | 19.47 | 28.48 | 乳房 | 30.31 | 15.24 | 20.47 |
| 3 | 肝脏 | 29.38 | 13.84 | 18.94 | 胃 | 25.92 | 11.52 | 17.76 | 甲状腺 | 23.77 | 11.95 | 18.50 |
| 4 | 胃 | 18.26 | 8.60 | 12.29 | 结直肠肛门 | 19.25 | 8.56 | 12.59 | 肝脏 | 14.20 | 7.14 | 9.09 |
| 5 | 结直肠肛门 | 16.71 | 7.87 | 10.71 | 食管 | 12.43 | 5.53 | 8.09 | 结直肠肛门 | 14.04 | 7.06 | 8.78 |
| 6 | 甲状腺 | 13.68 | 6.44 | 10.49 | 胰腺 | 10.00 | 4.45 | 6.46 | 胃 | 10.21 | 5.13 | 6.77 |
| 7 | 子宫颈 | 10.05 | 2.31 | 6.74 | 膀胱 | 6.37 | 2.83 | 4.05 | 子宫颈 | 10.05 | 5.05 | 6.74 |
| 8 | 胰腺 | 8.86 | 4.17 | 5.75 | 肾及泌尿系统不明 | 4.70 | 2.09 | 3.28 | 胰腺 | 7.66 | 3.85 | 4.99 |
| 9 | 子宫体及子宫部位不明 | 6.86 | 1.57 | 4.46 | 喉 | 4.40 | 1.95 | 2.80 | 子宫体及子宫部位不明 | 6.86 | 3.45 | 4.46 |
| 10 | 食管 | 6.84 | 3.22 | 4.43 | 前列腺 | 4.09 | 1.82 | 2.80 | 卵巢 | 6.38 | 3.21 | 4.29 |
| | 全部 | 212.26 | 100.00 | 141.69 | 全部 | 224.95 | 100.00 | 149.72 | 全部 | 198.90 | 100.00 | 134.12 |

## 二、全部恶性肿瘤(ICD10:C00－C96)死亡情况

### 1. 全部恶性肿瘤死亡率

2016 年黑龙江省肿瘤登记地区恶性肿瘤死亡例数为 8 689 例(男性 5 203 例,女性 3 486 例),其中城市地区 6 711 例,农村地区 1 978 例。2016 年黑龙江省肿瘤登记地区恶性肿瘤死亡率为 183.56/10 万,中标率为 99.89/10 万,世标率为 99.78/10 万,0~74 岁累积率为 10.95%。其中男性死亡率为 222.55/10 万,女性为 145.51/10 万。

城市地区恶性肿瘤死亡率为 194.69/10 万(男性 235.72/10 万,女性 155.75/10 万),中标率为 99.76/10 万,世标率为 99.56/10 万,0~74 岁累积率为 10.88%。

农村地区恶性肿瘤死亡率为 153.73/10 万(男性 189.03/10 万,女性 116.60/10 万),中标率为 100.74/10 万,世标率为 101.04/10 万,0~74 岁累积率为 11.22%(表 4－6)。

表 4－6　2016 年黑龙江省肿瘤登记地区恶性肿瘤死亡情况

| 地区 | 性别 | 病例数 | 粗率 (1/10$^5$) | 中标率 (1/10$^5$) | 世标率 (1/10$^5$) | 累积率 0~74 岁(%) |
|---|---|---|---|---|---|---|
| 全省 | 合计 | 8 689 | 183.56 | 99.89 | 99.78 | 10.95 |
| | 男性 | 5 203 | 222.55 | 124.64 | 125.52 | 14.20 |
| | 女性 | 3 486 | 145.51 | 77.13 | 76.04 | 7.98 |
| 城市 | 合计 | 6 711 | 194.69 | 99.76 | 99.56 | 10.88 |
| | 男性 | 3 956 | 235.72 | 124.77 | 125.69 | 14.23 |
| | 女性 | 2 755 | 155.75 | 77.41 | 76.10 | 7.92 |
| 农村 | 合计 | 1 978 | 153.73 | 100.74 | 101.04 | 11.22 |
| | 男性 | 1 247 | 189.03 | 124.90 | 125.85 | 14.13 |
| | 女性 | 731 | 116.60 | 76.34 | 76.08 | 8.26 |

### 2. 全部恶性肿瘤(C00－C96)年龄别死亡率

2016 年黑龙江省肿瘤登记地区恶性肿瘤年龄别死亡率在 0~35 岁组处于较低水平,35 岁组后上升明显,85 岁组达到高峰,死亡率为 1 468.19/10 万。男性在各年龄段死亡率均高于女性(表 4－7,图 4－8)。

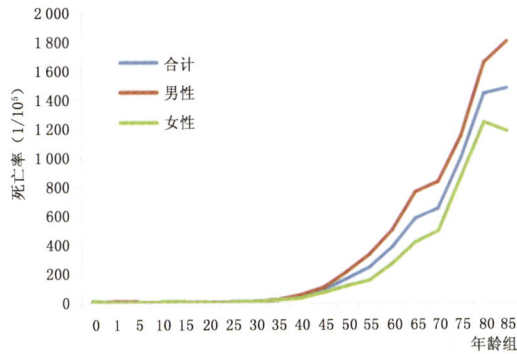

图 4 − 8　2016 年黑龙江省肿瘤登记地区恶性肿瘤年龄别死亡率($1/10^5$)

表 4 − 7　2016 年黑龙江省肿瘤登记地区恶性肿瘤年龄别死亡率($1/10^5$)

| 年龄组(岁) | 合计 | 男性 | 女性 |
|---|---|---|---|
| 0 − | 6.42 | 0.00 | 13.35 |
| 1 − | 5.75 | 9.82 | 1.47 |
| 5 − | 3.34 | 3.20 | 3.49 |
| 10 − | 6.02 | 2.27 | 10.23 |
| 15 − | 5.75 | 6.15 | 5.33 |
| 20 − | 2.95 | 4.53 | 1.44 |
| 25 − | 7.19 | 5.25 | 9.06 |
| 30 − | 9.72 | 10.38 | 9.08 |
| 35 − | 20.00 | 20.74 | 19.27 |
| 40 − | 40.60 | 52.23 | 29.64 |
| 45 − | 87.27 | 104.66 | 69.86 |
| 50 − | 162.17 | 210.01 | 114.00 |
| 55 − | 240.06 | 328.42 | 152.31 |
| 60 − | 379.45 | 496.88 | 266.97 |
| 65 − | 574.48 | 758.38 | 412.48 |
| 70 − | 644.95 | 828.36 | 489.26 |
| 75 − | 988.92 | 1 141.07 | 862.91 |
| 80 − | 1 431.70 | 1 646.77 | 1 235.42 |
| 85 + | 1 468.19 | 1 792.25 | 1 175.67 |
| 合计 | 183.56 | 222.55 | 145.51 |

### 3.死亡率前10位的恶性肿瘤

2016年黑龙江省肿瘤登记地区恶性肿瘤死亡率居首位的是肺癌,死亡率为60.42/10万,占全部恶性肿瘤死亡病例的32.92%。第2~10位依次为肝癌、结直肠癌、胃癌、乳腺癌、胰腺癌、宫颈癌、卵巢癌、食管癌和前列腺癌。男性恶性肿瘤死亡率居首位的是肺癌,死亡率为75.66/10万,其次为肝癌、胃癌、结直肠癌、胰腺癌、食管癌、前列腺癌、膀胱癌、肾癌和喉癌。女性恶性肿瘤死亡率居首位的是肺癌,死亡率为45.54/10万,其次为肝癌、结直肠癌、乳腺癌、胃癌、胰腺癌、宫颈癌、卵巢癌、脑瘤和肾癌(图4-9,图4-10,表4-8)。

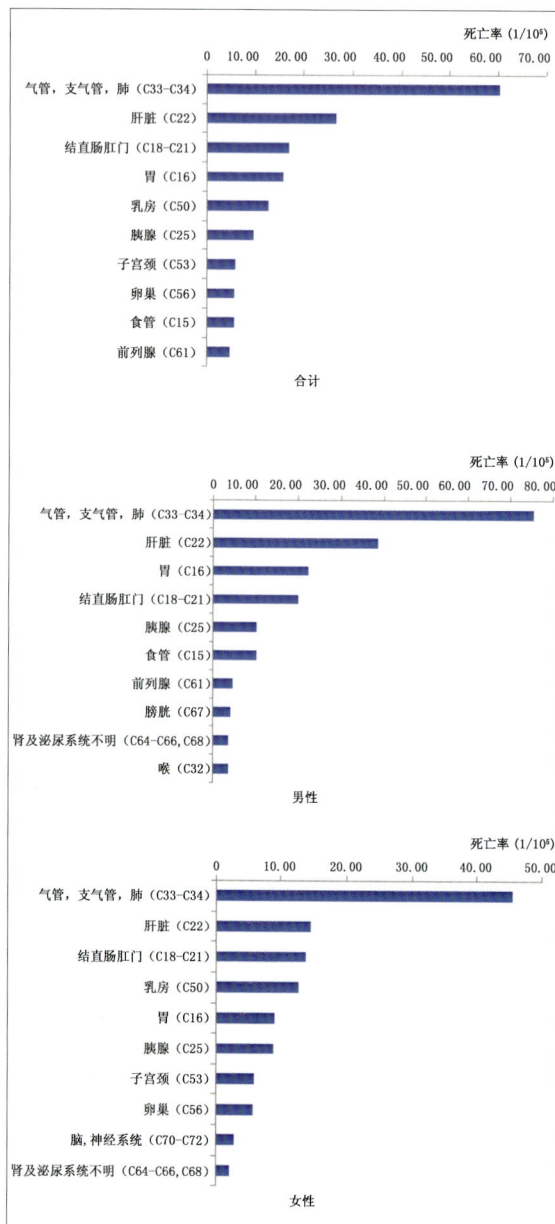

图4-9　黑龙江省肿瘤登记地区
前10位恶性肿瘤死亡率

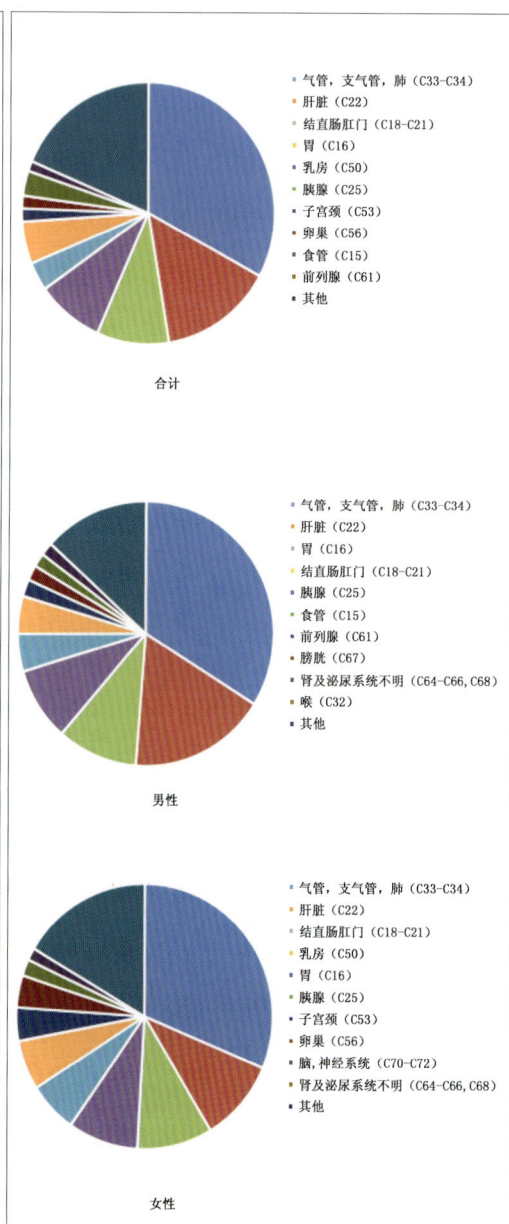

图4-10　黑龙江省肿瘤登记地区
恶性肿瘤死亡构成(%)

表4-8　2016年黑龙江省肿瘤登记地区恶性肿瘤死亡率前10位

| 顺位 | 合计 | | | | 男性 | | | | 女性 | | | |
|---|---|---|---|---|---|---|---|---|---|---|---|---|
| | 部位 | 死亡率(1/10⁵) | 构成(%) | 中标率(1/10⁵) | 部位 | 死亡率(1/10⁵) | 构成(%) | 中标率(1/10⁵) | 部位 | 死亡率(1/10⁵) | 构成(%) | 中标率(1/10⁵) |
| 1 | 气管,支气管,肺 | 60.42 | 32.92 | 31.76 | 气管,支气管,肺 | 75.66 | 34.00 | 41.57 | 气管,支气管,肺 | 45.54 | 31.30 | 22.72 |
| 2 | 肝脏 | 26.47 | 14.42 | 14.68 | 肝脏 | 38.58 | 17.34 | 22.07 | 肝脏 | 14.65 | 10.07 | 7.66 |
| 3 | 结直肠肛门 | 16.88 | 9.20 | 8.74 | 胃 | 22.50 | 10.11 | 12.53 | 结直肠肛门 | 13.77 | 9.47 | 6.87 |
| 4 | 胃 | 15.70 | 8.55 | 8.36 | 结直肠肛门 | 20.06 | 9.01 | 10.79 | 乳房 | 12.81 | 8.81 | 7.17 |
| 5 | 乳房 | 12.81 | 3.56 | 7.17 | 胰腺 | 10.35 | 4.65 | 5.71 | 胃 | 9.06 | 6.22 | 4.57 |
| 6 | 胰腺 | 9.59 | 5.22 | 5.11 | 食管 | 10.27 | 4.61 | 5.53 | 胰腺 | 8.85 | 6.08 | 4.55 |
| 7 | 子宫颈 | 5.93 | 1.63 | 3.58 | 前列腺 | 4.66 | 2.09 | 2.28 | 子宫颈 | 5.93 | 4.07 | 3.58 |
| 8 | 卵巢 | 5.72 | 1.58 | 3.12 | 膀胱 | 4.15 | 1.86 | 2.16 | 卵巢 | 5.72 | 3.93 | 3.12 |
| 9 | 食管 | 5.64 | 3.07 | 2.95 | 肾及泌尿系统不明 | 3.72 | 1.67 | 2.10 | 脑,神经系统 | 2.92 | 2.01 | 1.79 |
| 10 | 前列腺 | 4.66 | 1.25 | 2.28 | 喉 | 3.59 | 1.61 | 1.96 | 肾及泌尿系统不明 | 2.21 | 1.52 | 1.13 |
| | 全部 | 183.56 | 100.00 | 99.89 | 全部 | 222.55 | 100.00 | 124.64 | 全部 | 145.51 | 100.00 | 77.13 |

#### 4. 城市地区恶性肿瘤死亡率前 10 位

2016 年黑龙江省肿瘤登记城市地区恶性肿瘤死亡率居首位的是肺癌,死亡率为 62.95/
10 万,占城市地区全部恶性肿瘤死亡的 32.33%,其次为肝癌、结直肠癌、胃癌、乳腺癌、胰腺癌、
卵巢癌、宫颈癌、食管癌和前列腺癌。男性恶性肿瘤死亡率居首位的是肺癌,死亡率为 79.01/
10 万,其次为肝癌、胃癌、结直肠癌、胰腺癌、食管癌、前列腺癌、膀胱癌、口腔咽喉恶性肿瘤和肾
癌。女性恶性肿瘤死亡率居首位的是肺癌,死亡率为 47.72/10 万,其次为结直肠癌、乳腺癌、肝
癌、胃癌、胰腺癌、卵巢癌、宫颈癌、脑瘤和肾癌(图 4 - 11,图 4 - 12,表 4 - 9)。

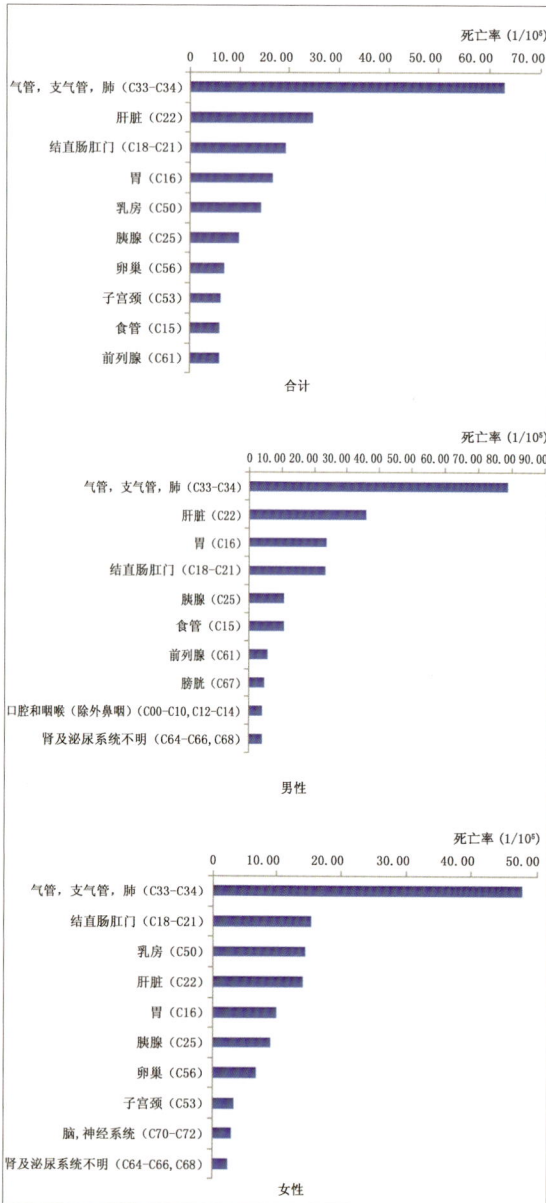

图 4 - 11　黑龙江省肿瘤登记城市地区
前 10 位恶性肿瘤死亡率

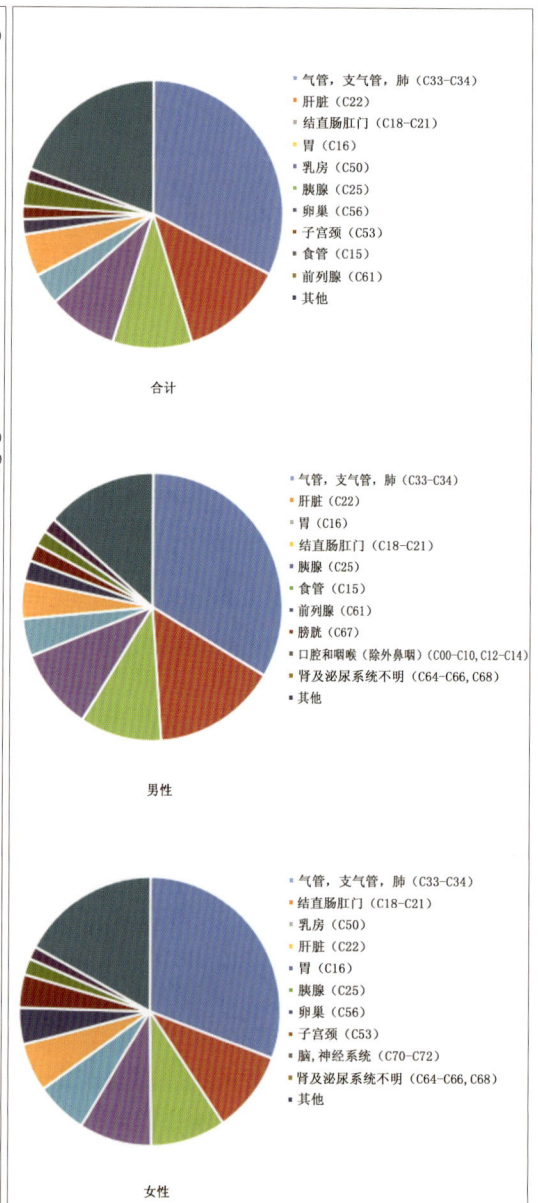

图 4 - 12　黑龙江省肿瘤登记城市地区
恶性肿瘤死亡构成(%)

表4-9 2016年黑龙江省肿瘤登记城市地区恶性肿瘤死亡率前10位

| 顺位 | 合计 | | | | 男性 | | | | 女性 | | | |
|---|---|---|---|---|---|---|---|---|---|---|---|---|
| | 部位 | 死亡率 (1/10⁵) | 构成 (%) | 中标率 (1/10⁵) | 部位 | 死亡率 (1/10⁵) | 构成 (%) | 中标率 (1/10⁵) | 部位 | 死亡率 (1/10⁵) | 构成 (%) | 中标率 (1/10⁵) |
| 1 | 气管,支气管,肺 | 62.95 | 32.33 | 30.91 | 气管,支气管,肺 | 79.01 | 33.52 | 40.90 | 气管,支气管,肺 | 47.72 | 30.64 | 21.96 |
| 2 | 肝脏 | 24.80 | 12.74 | 13.05 | 肝脏 | 36.17 | 15.34 | 19.69 | 结直肠肛门 | 15.32 | 9.84 | 7.15 |
| 3 | 结直肠肛门 | 19.29 | 9.91 | 9.36 | 胃 | 23.89 | 10.14 | 12.49 | 乳房 | 14.47 | 9.29 | 7.67 |
| 4 | 胃 | 16.74 | 8.60 | 8.33 | 结直肠肛门 | 23.48 | 9.96 | 11.82 | 肝脏 | 14.02 | 9.00 | 6.91 |
| 5 | 乳房 | 14.47 | 3.84 | 7.67 | 胰腺 | 10.79 | 4.58 | 5.59 | 胃 | 9.95 | 6.39 | 4.68 |
| 6 | 胰腺 | 9.89 | 5.08 | 4.93 | 食管 | 10.73 | 4.55 | 5.47 | 胰腺 | 9.05 | 5.81 | 4.34 |
| 7 | 卵巢 | 6.90 | 1.82 | 3.64 | 前列腺 | 5.84 | 2.48 | 2.63 | 卵巢 | 6.90 | 4.43 | 3.64 |
| 8 | 子宫颈 | 6.22 | 1.64 | 3.56 | 膀胱 | 4.89 | 2.07 | 2.37 | 子宫颈 | 6.22 | 3.99 | 3.56 |
| 9 | 食管 | 5.92 | 3.04 | 2.92 | 口腔和咽喉(除外鼻咽) | 4.29 | 1.82 | 2.28 | 脑,神经系统 | 3.05 | 1.96 | 1.91 |
| 10 | 前列腺 | 5.84 | 1.46 | 2.63 | 肾及泌尿系统不明 | 4.23 | 1.79 | 2.25 | 肾及泌尿系统不明 | 2.43 | 1.56 | 1.16 |
| | 全部 | 194.69 | 100.00 | 99.76 | 全部 | 235.72 | 100.00 | 124.77 | 全部 | 155.75 | 100.00 | 77.41 |

### 5. 农村地区恶性肿瘤死亡率前 10 位

2016 年黑龙江省肿瘤登记农村地区恶性肿瘤死亡率居首位的是肺癌,死亡率为 53.63/10 万,占农村地区全部恶性肿瘤死亡的 34.88%。其次为肝癌、胃癌、结直肠癌、胰腺癌、乳腺癌、宫颈癌、食管癌、脑瘤和白血病。男性恶性肿瘤死亡率居首位的是肺癌,死亡率为 67.15/10 万,其次为肝癌、胃癌、结直肠癌、胰腺癌、食管癌、喉癌、脑瘤、肾癌和淋巴瘤。女性恶性肿瘤死亡率居首位的是肺癌,死亡率为 39.40/10 万,其次为肝癌、结直肠癌、胰腺癌、乳腺癌、胃癌、宫颈癌、白血病、脑瘤和卵巢癌(图 4 - 13,图 4 - 14,表 4 - 10)。

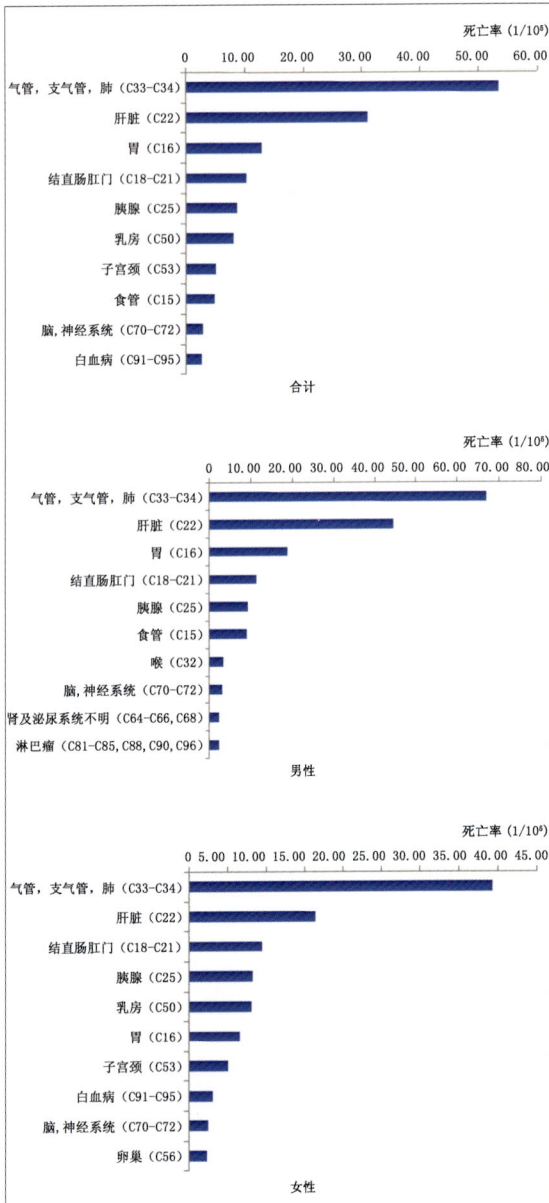

图 4 - 13　黑龙江省肿瘤登记农村地区
前 10 位恶性肿瘤死亡率

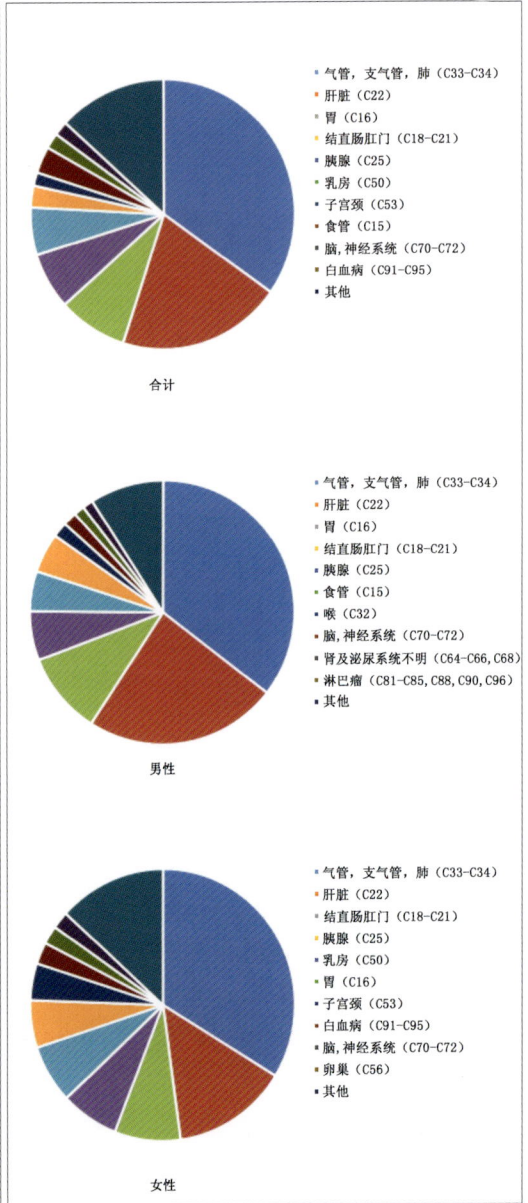

图 4 - 14　黑龙江省肿瘤登记农村地区
恶性肿瘤死亡构成( % )

表4-10　2016年黑龙江省农村肿瘤登记地区恶性肿瘤死亡率前10位

| 顺位 | 合计 | | | | 男性 | | | | 女性 | | | |
|---|---|---|---|---|---|---|---|---|---|---|---|---|
| | 部位 | 死亡率(1/10$^5$) | 构成(%) | 中标率(1/10$^5$) | 部位 | 死亡率(1/10$^5$) | 构成(%) | 中标率(1/10$^5$) | 部位 | 死亡率(1/10$^5$) | 构成(%) | 中标率(1/10$^5$) |
| 1 | 气管,支气管,肺 | 53.63 | 34.88 | 34.69 | 气管,支气管,肺 | 67.15 | 35.53 | 44.07 | 气管,支气管,肺 | 39.40 | 33.79 | 25.18 |
| 2 | 肝脏 | 30.93 | 20.12 | 20.01 | 肝脏 | 44.72 | 23.66 | 29.19 | 肝脏 | 16.43 | 14.09 | 10.54 |
| 3 | 胃 | 12.90 | 8.39 | 8.52 | 胃 | 18.95 | 10.02 | 12.75 | 结直肠肛门 | 9.41 | 8.07 | 5.78 |
| 4 | 结直肠肛门 | 10.41 | 6.77 | 6.63 | 结直肠肛门 | 11.37 | 6.01 | 7.48 | 胰腺 | 8.29 | 7.11 | 5.43 |
| 5 | 胰腺 | 8.78 | 5.71 | 5.75 | 胰腺 | 9.25 | 4.89 | 6.08 | 乳房 | 8.13 | 6.98 | 5.38 |
| 6 | 乳房 | 8.13 | 2.58 | 5.38 | 食管 | 9.10 | 4.81 | 5.74 | 胃 | 6.54 | 5.61 | 4.24 |
| 7 | 子宫颈 | 5.10 | 1.62 | 3.62 | 喉 | 3.49 | 1.84 | 2.26 | 子宫颈 | 5.10 | 4.38 | 3.62 |
| 8 | 食管 | 4.90 | 3.19 | 3.08 | 脑,神经系统 | 3.18 | 1.68 | 2.39 | 白血病 | 3.03 | 2.60 | 2.68 |
| 9 | 脑,神经系统 | 2.88 | 1.87 | 1.98 | 肾及泌尿系统不明 | 2.43 | 1.28 | 1.64 | 脑,神经系统 | 2.55 | 2.19 | 1.56 |
| 10 | 白血病 | 2.64 | 1.72 | 2.07 | 淋巴瘤 | 2.43 | 1.28 | 1.66 | 卵巢 | 2.39 | 2.05 | 1.42 |
| 全部 | 全部 | 153.73 | 100.00 | 100.74 | 全部 | 189.03 | 100.00 | 124.90 | 全部 | 116.60 | 100.00 | 76.34 |

# 第五章 各部位恶性肿瘤的发病与死亡情况

## 一、气管,支气管,肺(C33 – C34)

2016 年,黑龙江省肿瘤登记地区肺癌发病占全部恶性肿瘤新发病例的 22.80%,发病率、中标率和世标率分别为 65.23/10 万、35.05/10 万和 35.36/10 万。其中男性发病率和中标率分别为 80.54/10 万和 44.78/10 万,女性发病率和中标率分别为 50.30/10 万和 26.09/10 万。城市地区和农村地区发病率分别为 68.90/10 万和 55.42/10 万。2016 年,黑龙江省肿瘤登记地区肺癌死亡占全部恶性肿瘤死亡病例的 32.92%,死亡率、中标率和世标率分别为 60.42/10 万、31.76/10 万和 31.90/10 万。其中男性死亡率和中标率分别为 75.66/10 万和 41.57/10 万,女性死亡率和中标率分别为 45.54/10 万和 22.72/10 万。城市地区和农村地区死亡率分别为 62.95/10 万和 53.63/10 万(表 5 – 1,表 5 – 2)。

肺癌年龄别发病率在 45 岁以前处于较低水平,45 岁以后呈逐年递增趋势,发病率在 85 + 岁组达到高峰,为 462.16/10 万。城市地区发病率在 85 + 岁组达到高峰,为 409.87/10 万,农村地区发病率在 85 + 岁组达到高峰,为 694.16/10 万。肺癌年龄别死亡率在 45 岁以前处于较低水平,45 岁以后呈逐年递增趋势,死亡率在 85 + 岁组达到高峰,为 569.40/10 万。城市地区死亡率在 85 + 岁组达到高峰,为 550.67/10 万,农村地区死亡率在 85 + 岁组达到高峰,为 652.51/10 万(图 5 – 1 ~ 图 5 –6)。

表 5 – 1　2016 年黑龙江省肿瘤登记地区肺癌发病情况

| 地区 | 性别 | 病例数 | 粗率 (1/10⁵) | 构成 (%) | 中标率 (1/10⁵) | 世标率 (1/10⁵) | 累积率 0 ~ 74 岁(%) |
|---|---|---|---|---|---|---|---|
| 全省 | 合计 | 3 088 | 65.23 | 22.80 | 35.05 | 35.36 | 4.21 |
|  | 男性 | 1 883 | 80.54 | 27.21 | 44.78 | 45.31 | 5.47 |
|  | 女性 | 1 205 | 50.30 | 18.20 | 26.09 | 26.18 | 3.05 |
| 城市 | 合计 | 2 375 | 68.90 | 21.97 | 34.99 | 35.35 | 4.29 |
|  | 男性 | 1 444 | 86.04 | 26.57 | 45.46 | 46.14 | 5.72 |
|  | 女性 | 931 | 52.63 | 17.32 | 25.63 | 25.66 | 3.02 |
| 农村 | 合计 | 713 | 55.42 | 26.11 | 35.91 | 36.14 | 3.95 |
|  | 男性 | 439 | 66.55 | 29.58 | 43.70 | 43.92 | 4.72 |
|  | 女性 | 274 | 43.70 | 21.97 | 28.04 | 28.34 | 3.16 |

表 5 - 2　2016 年黑龙江省肿瘤登记地区肺癌死亡情况

| 地区 | 性别 | 病例数 | 粗率 (1/10⁵) | 构成 (%) | 中标率 (1/10⁵) | 世标率 (1/10⁵) | 累积率 0~74 岁(%) |
|---|---|---|---|---|---|---|---|
| 全省 | 合计 | 2 860 | 60.42 | 32.92 | 31.76 | 31.90 | 3.59 |
|  | 男性 | 1 769 | 75.66 | 34.00 | 41.57 | 41.97 | 4.92 |
|  | 女性 | 1 091 | 45.54 | 31.30 | 22.72 | 22.60 | 2.37 |
| 城市 | 合计 | 2 170 | 62.95 | 32.33 | 30.91 | 31.07 | 3.52 |
|  | 男性 | 1 326 | 79.01 | 33.52 | 40.90 | 41.43 | 4.94 |
|  | 女性 | 844 | 47.72 | 30.64 | 21.96 | 21.74 | 2.26 |
| 农村 | 合计 | 690 | 53.63 | 34.88 | 34.69 | 34.79 | 3.81 |
|  | 男性 | 443 | 67.15 | 35.53 | 44.07 | 44.07 | 4.85 |
|  | 女性 | 247 | 39.40 | 33.79 | 25.18 | 25.44 | 2.75 |

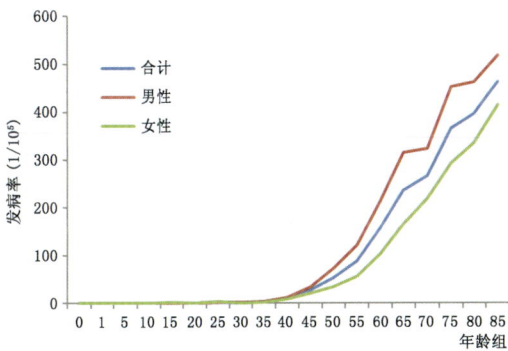

图 5 - 1　黑龙江省肿瘤登记地区
肺癌年龄别发病率(1/10⁵)

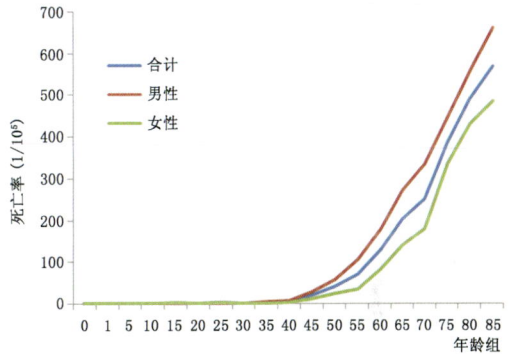

图 5 - 2　黑龙江省肿瘤登记地区
肺癌年龄别死亡率(1/10⁵)

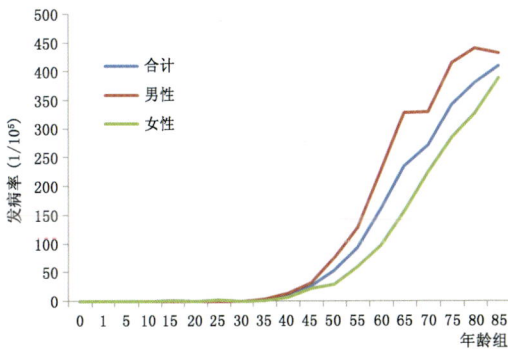

图 5 - 3　黑龙江省肿瘤登记城市地区
肺癌年龄别发病率(1/10⁵)

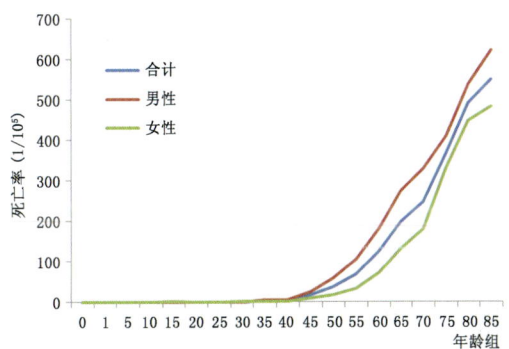

图 5 - 4　黑龙江省肿瘤登记城市地区
肺癌年龄别死亡率(1/10⁵)

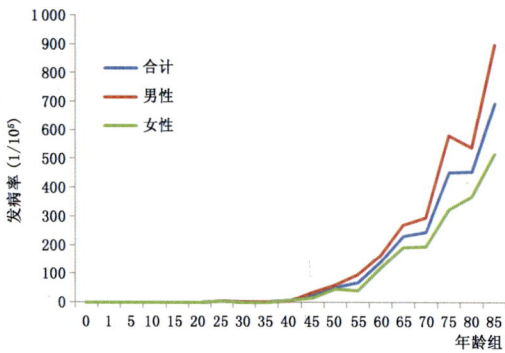

图 5-5　黑龙江省肿瘤登记农村地区
肺癌年龄别发病率（$1/10^5$）

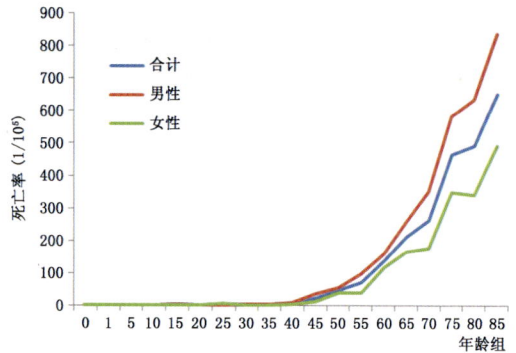

图 5-6　黑龙江省肿瘤登记农村地区
肺癌年龄别死亡率（$1/10^5$）

在 10 个肿瘤登记地区中,男性肺癌标化发病率最高的是牡丹江市东安区(69.10/10 万),其次是牡丹江市阳明区和牡丹江市爱民区;女性肺癌标化发病率最高的是牡丹江市爱民区(35.85/10 万),其次是尚志市和勃利县。男性肺癌标化死亡率最高的是牡丹江市东安区,为57.61/10 万,女性肺癌标化死亡率最高的是牡丹江市爱民区,为 30.92/10 万(图 5-7)。

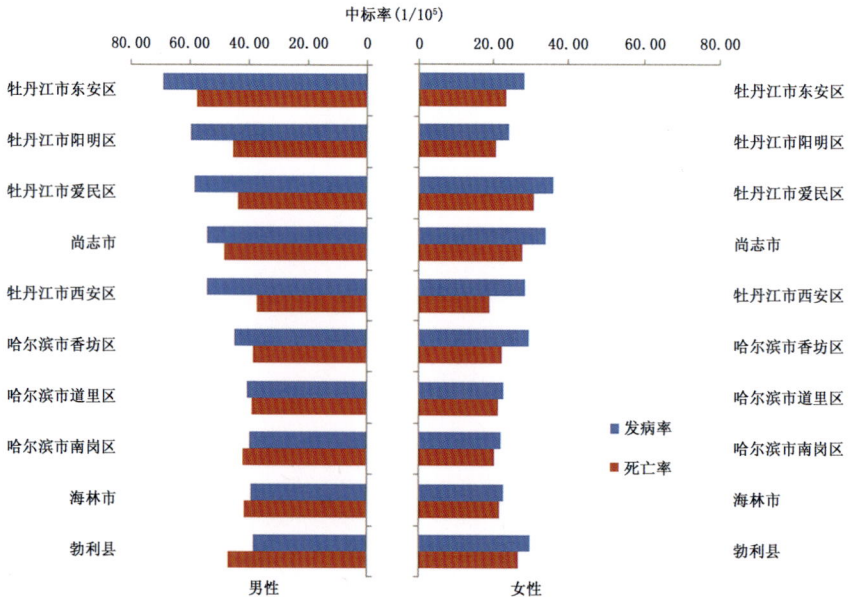

图 5-7　黑龙江省肿瘤登记地区肺癌发病率与死亡率

## 二、乳房(C50)

2016 年,黑龙江省肿瘤登记地区乳腺癌发病占女性全部恶性肿瘤新发病例的 18.09%,发病率、中标率和世标率分别为 50.00/10 万、31.43/10 万和 29.54/10 万。城市地区和农村地区发病率分别为 56.99/10 万和 30.31/10 万。2016 年,黑龙江省肿瘤登记地区乳腺癌死亡占全部女性恶性肿瘤死亡病例的 8.81%,其中死亡率、中标率和世标率分别为 12.81/10 万、7.17/10 万和 6.98/10 万。城市地区和农村地区死亡率分别为 14.47/10 万和 8.13/10 万(表 5-3,表 5-4)。

表 5 - 3　2016 年黑龙江省肿瘤登记地区女性乳腺癌发病情况

| 地区 | 病例数 | 粗率<br>(1/10⁵) | 构成<br>(%) | 中标率<br>(1/10⁵) | 世标率<br>(1/10⁵) | 累积率<br>0~74 岁(%) |
|------|--------|--------|--------|--------|--------|--------|
| 全省 | 1 198 | 50.00 | 18.09 | 31.43 | 29.54 | 3.24 |
| 城市 | 1 008 | 56.99 | 18.75 | 34.96 | 32.79 | 3.60 |
| 农村 | 190 | 30.31 | 15.24 | 20.47 | 19.43 | 2.12 |

表 5 - 4　2016 年黑龙江省肿瘤登记地区女性乳腺癌死亡情况

| 地区 | 病例数 | 粗率<br>(1/10⁵) | 构成<br>(%) | 中标率<br>(1/10⁵) | 世标率<br>(1/10⁵) | 累积率<br>0~74 岁(%) |
|------|--------|--------|--------|--------|--------|--------|
| 全省 | 307 | 12.81 | 8.81 | 7.17 | 6.98 | 0.75 |
| 城市 | 256 | 14.47 | 9.29 | 7.67 | 7.48 | 0.81 |
| 农村 | 51 | 8.13 | 6.98 | 5.38 | 5.23 | 0.55 |

乳腺癌年龄别发病率在 25 岁以前处于较低水平,25 岁以后有显著上升趋势,发病率在 60 - 岁组达到高峰,为 111.60/10 万,然后发病率又逐渐下降。城市地区发病率在 60 - 岁组达到高峰,为 125.25/10 万,农村地区发病率在 50 - 岁组达到高峰,为 82.39/10 万。乳腺癌年龄别死亡率在 45 岁以前处于较低水平,45 岁以后呈逐年升高趋势,死亡率在 80 - 岁组达到高峰,为 64.37/10 万。城市地区死亡率在 80 - 岁组达到高峰,为 74.95/10 万,农村地区死亡率在 85 + 岁组达到高峰,为 51.79/10 万(图 5 - 8,图 5 - 9)。

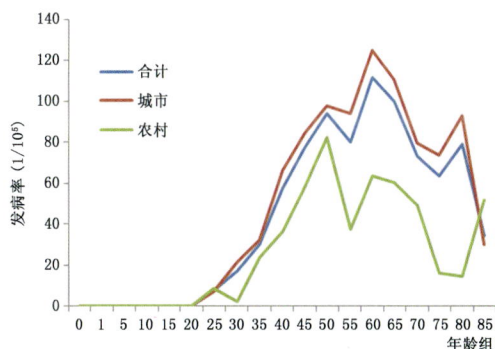

图 5 - 8　黑龙江省肿瘤登记地区
女性乳腺癌年龄别发病率(1/10⁵)

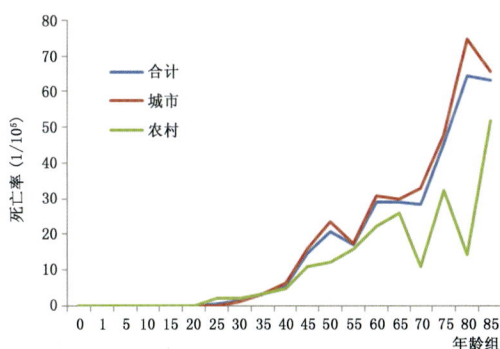

图 5 - 9　黑龙江省肿瘤登记地区
女性乳腺癌年龄别死亡率(1/10⁵)

在 10 个肿瘤登记地区中,女性乳腺癌标化发病率最高的是牡丹江市西安区(44.47/10 万),其次是哈尔滨市南岗区和牡丹江市爱民区。女性乳腺癌标化死亡率最高的是牡丹江市阳明区(10.19/10 万),其次是牡丹江市爱民区和哈尔滨市南岗区(图 5 - 10)。

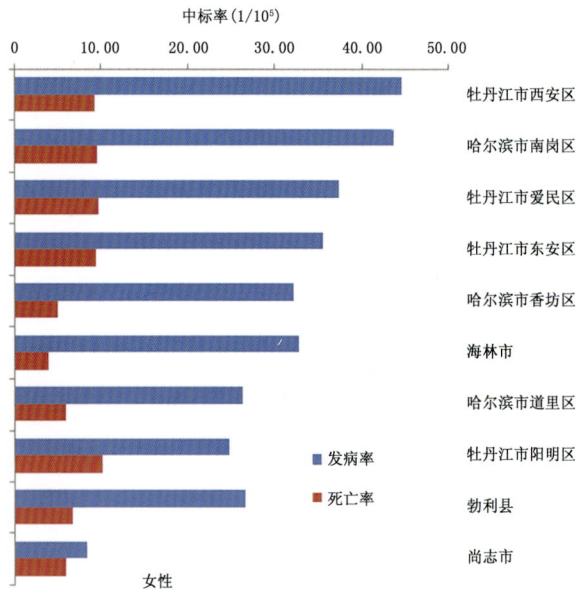

图 5 – 10　黑龙江省肿瘤登记地区女性乳腺癌发病率与死亡率

## 三、结直肠肛门(C18 – C21)

2016 年,黑龙江省肿瘤登记地区结直肠癌发病占全部恶性肿瘤新发病例的 11.53%,发病率、中标率和世标率分别为 32.98/10 万、17.89/10 万和 17.86/10 万。其中男性发病率和中标率分别为 40.81/10 万和 22.84/10 万,女性发病率和中标率分别为 25.34/10 万和 13.34/10 万。城市地区和农村地区发病率分别为 39.05/10 万和 16.71/10 万。2016 年,黑龙江省肿瘤登记地区结直肠癌死亡占全部恶性肿瘤死亡病例的 9.20%,死亡率、中标率和世标率分别为 16.88/10 万、8.74/10 万和 8.76/10 万。其中男性死亡率和中标率分别为 20.06/10 万和 10.79/10 万,女性死亡率和中标率分别为 13.77/10 万和 6.87/10 万。城市地区和农村地区死亡率分别为 19.29/10 万和 10.41/10 万(表 5 – 5,表 5 – 6)。

表 5 – 5　2016 年黑龙江省肿瘤登记地区结直肠癌发病情况

| 地区 | 性别 | 病例数 | 粗率<br>(1/10⁵) | 构成<br>(%) | 中标率<br>(1/10⁵) | 世标率<br>(1/10⁵) | 累积率<br>0~74 岁(%) |
|---|---|---|---|---|---|---|---|
| 全省 | 合计 | 1 561 | 32.98 | 11.53 | 17.89 | 17.86 | 2.10 |
|  | 男性 | 954 | 40.81 | 13.79 | 22.84 | 22.98 | 2.73 |
|  | 女性 | 607 | 25.34 | 9.17 | 13.34 | 13.15 | 1.53 |
| 城市 | 合计 | 1 346 | 39.05 | 12.45 | 20.13 | 20.04 | 2.37 |
|  | 男性 | 827 | 49.28 | 15.22 | 26.22 | 26.36 | 3.12 |
|  | 女性 | 519 | 29.34 | 9.66 | 14.71 | 14.40 | 1.71 |
| 农村 | 合计 | 215 | 16.71 | 7.87 | 10.71 | 10.88 | 1.26 |
|  | 男性 | 127 | 19.25 | 8.56 | 12.59 | 12.69 | 1.60 |
|  | 女性 | 88 | 14.04 | 7.06 | 8.78 | 9.01 | 0.91 |

表 5 - 6　2016 年黑龙江省肿瘤登记地区结直肠癌死亡情况

| 地区 | 性别 | 病例数 | 粗率<br>（1/10⁵） | 构成<br>（%） | 中标率<br>（1/10⁵） | 世标率<br>（1/10⁵） | 累积率<br>0～74 岁（%） |
|---|---|---|---|---|---|---|---|
| 全省 | 合计 | 799 | 16.88 | 9.20 | 8.74 | 8.76 | 0.90 |
|  | 男性 | 469 | 20.06 | 9.01 | 10.79 | 10.92 | 1.15 |
|  | 女性 | 330 | 13.77 | 9.47 | 6.87 | 6.77 | 0.67 |
| 城市 | 合计 | 665 | 19.29 | 9.91 | 9.36 | 9.33 | 0.95 |
|  | 男性 | 394 | 23.48 | 9.96 | 11.82 | 11.98 | 1.22 |
|  | 女性 | 271 | 15.32 | 9.84 | 7.15 | 6.94 | 0.71 |
| 农村 | 合计 | 134 | 10.41 | 6.77 | 6.63 | 6.77 | 0.75 |
|  | 男性 | 75 | 11.37 | 6.01 | 7.48 | 7.45 | 0.95 |
|  | 女性 | 59 | 9.41 | 8.07 | 5.78 | 6.07 | 0.56 |

　　结直肠癌年龄别发病率在 35 岁以前处于较低水平，35 岁以后明显升高，发病率在 80 - 岁组达到高峰，为 186.41/10 万，城市地区在 80 - 岁组达到高峰，为 202.22/10 万，农村地区在 85 + 岁组达到高峰，为 124.95/10 万。结直肠癌死亡率在 45 岁组以前处于较低水平，45 岁以后呈缓慢上升趋势，60 岁以后快速上升，在 85 + 岁组达到高峰，为 201.72/10 万。城市地区在 85 + 岁组达到高峰，为 219.02/10 万，农村地区在 85 + 岁组达到高峰，为 124.95/10 万（图 5 - 11 ～图 5 - 16）。

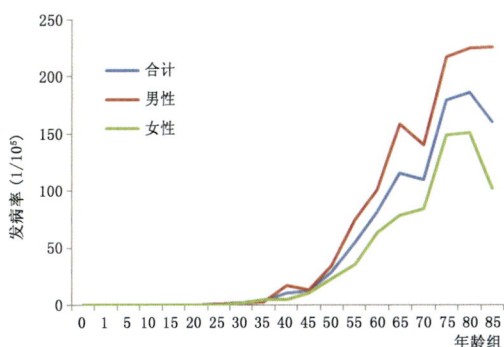

图 5 - 11　黑龙江省肿瘤登记地区
结直肠癌年龄别发病率（1/10⁵）

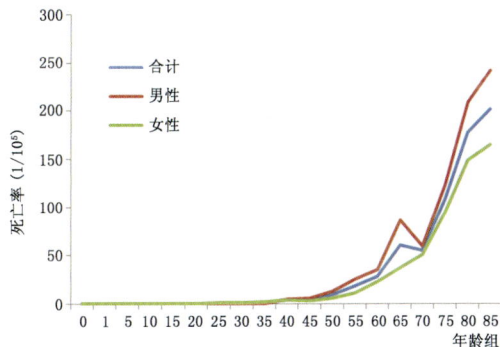

图 5 - 12　黑龙江省肿瘤登记地区
结直肠癌年龄别死亡率（1/10⁵）

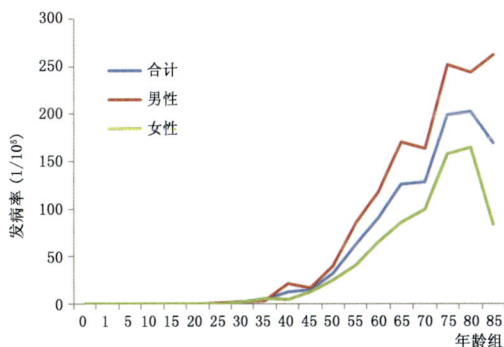

图 5 - 13　黑龙江省肿瘤登记城市地区
结直肠癌年龄别发病率（1/10⁵）

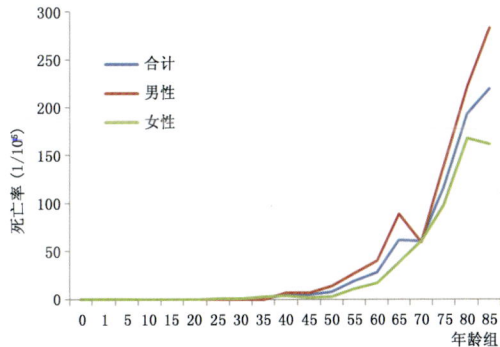

图 5 - 14　黑龙江省肿瘤登记城市地区
结直肠癌年龄别死亡率（1/10⁵）

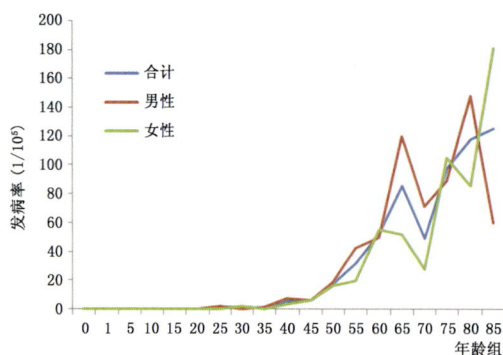

图 5 – 15 黑龙江省肿瘤登记农村地区
结直肠癌年龄别发病率(1/10⁵)

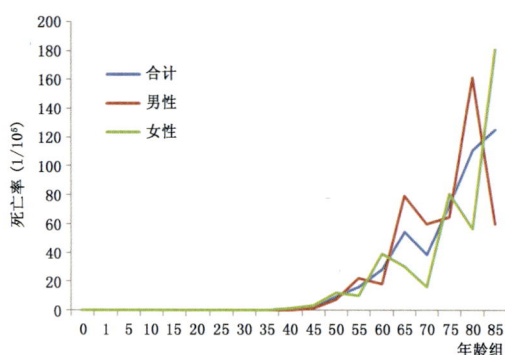

图 5 – 16 黑龙江省肿瘤登记农村地区
结直肠癌年龄别死亡率(1/10⁵)

在 10 个肿瘤登记地区中,男性结直肠癌标化发病率最高的是哈尔滨市香坊区(31.83/
10 万),其次是牡丹江市西安区和牡丹江市阳明区;女性结直肠癌标化发病率最高的是牡丹江
市爱民区(23.46/10 万),其次是哈尔滨市南岗区和牡丹江市西安区。男性结直肠癌标化死亡
率最高的是牡丹江市阳明区,为 15.66/10 万,女性结直肠癌标化死亡率最高的是牡丹江市爱民
区,为 13.10/10 万(图 5 – 17)。

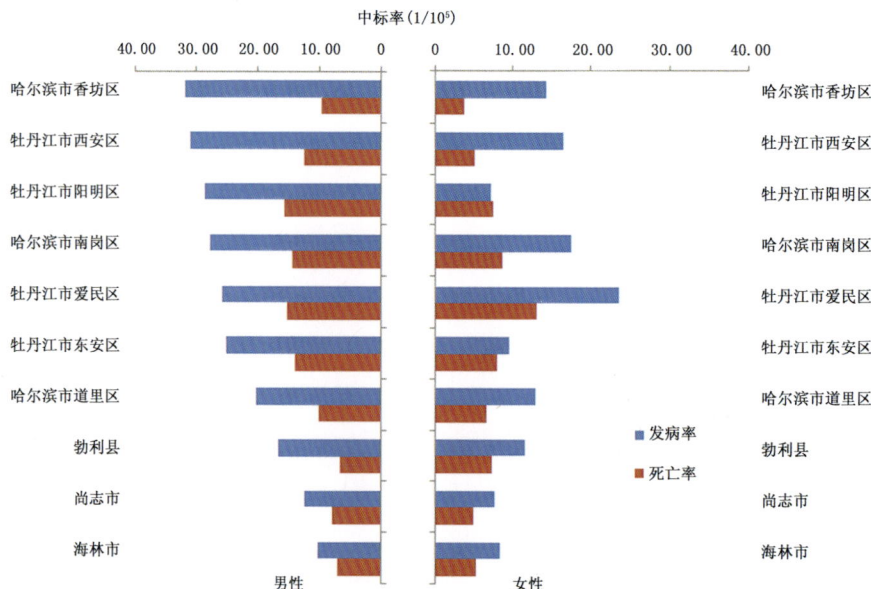

图 5 – 17 黑龙江省肿瘤登记地区结直肠癌发病率与死亡率

## 四、肝脏(C22)

2016 年,黑龙江省肿瘤登记地区肝癌发病占全部恶性肿瘤新发病例的 9.53% ,发病率、中
标率和世标率分别为 27.25/10 万、15.30/10 万和 15.26/10 万。其中男性发病率和中标率分别
为 40.08/10 万和 23.25/10 万,女性发病率和中标率分别为 14.73/10 万和 7.75/10 万。城市地
区和农村地区发病率分别为 26.46/10 万和 29.38/10 万。2016 年,黑龙江省肿瘤登记地区肝癌

死亡占全部恶性肿瘤死亡病例的14.42%,死亡率、中标率和世标率分别为26.47/10万、14.68/10万和14.64/10万。其中男性死亡率和中标率分别为38.58/10万和22.07/10万,女性死亡率和中标率分别为14.65/10万和7.66/10万。城市地区和农村地区死亡率分别为24.80/10万和30.93/10万(表5-7,表5-8)。

肝癌年龄别发病率在35岁以前处于较低水平,35岁以后呈逐年递增趋势,在85+岁组达到高峰,为132.78/10万。城市地区发病率在80-岁组达到高峰,为109.87/10万,农村地区发病率在85+岁组达到高峰,为277.67/10万。肝癌年龄别死亡率在35岁以前处于较低水平,35岁以后逐渐升高,在85+岁组达到高峰,为153.30/10万。城市地区死亡率在80-岁组达到高峰,为135.34/10万,农村地区死亡率在85+岁组达到高峰,为277.67/10万(图5-18~图5-23)。

表5-7　2016年黑龙江省肿瘤登记地区肝癌发病情况

| 地区 | 性别 | 病例数 | 粗率<br>(1/10⁵) | 构成<br>(%) | 中标率<br>(1/10⁵) | 世标率<br>(1/10⁵) | 累积率<br>0~74岁(%) |
|---|---|---|---|---|---|---|---|
| 全省 | 合计 | 1290 | 27.25 | 9.53 | 15.30 | 15.26 | 1.76 |
| | 男性 | 937 | 40.08 | 13.54 | 23.25 | 23.22 | 2.70 |
| | 女性 | 353 | 14.73 | 5.33 | 7.75 | 7.70 | 0.88 |
| 城市 | 合计 | 912 | 26.46 | 8.44 | 14.21 | 14.13 | 1.61 |
| | 男性 | 648 | 38.61 | 11.92 | 21.54 | 21.43 | 2.46 |
| | 女性 | 264 | 14.93 | 4.91 | 7.46 | 7.38 | 0.83 |
| 农村 | 合计 | 378 | 29.38 | 13.84 | 18.94 | 19.14 | 2.25 |
| | 男性 | 289 | 43.81 | 19.47 | 28.48 | 28.89 | 3.41 |
| | 女性 | 89 | 14.20 | 7.14 | 9.09 | 9.12 | 1.05 |

表5-8　2016年黑龙江省肿瘤登记地区肝癌死亡情况

| 地区 | 性别 | 病例数 | 粗率<br>(1/10⁵) | 构成<br>(%) | 中标率<br>(1/10⁵) | 世标率<br>(1/10⁵) | 累积率<br>0~74岁(%) |
|---|---|---|---|---|---|---|---|
| 全省 | 合计 | 1253 | 26.47 | 14.42 | 14.68 | 14.64 | 1.66 |
| | 男性 | 902 | 38.58 | 17.34 | 22.07 | 22.12 | 2.54 |
| | 女性 | 351 | 14.65 | 10.07 | 7.66 | 7.53 | 0.84 |
| 城市 | 合计 | 855 | 24.80 | 12.74 | 13.05 | 12.97 | 1.44 |
| | 男性 | 607 | 36.17 | 15.34 | 19.69 | 19.72 | 2.24 |
| | 女性 | 248 | 14.02 | 9.00 | 6.91 | 6.72 | 0.71 |
| 农村 | 合计 | 398 | 30.93 | 20.12 | 20.01 | 20.20 | 2.37 |
| | 男性 | 295 | 44.72 | 23.66 | 29.19 | 29.51 | 3.43 |
| | 女性 | 103 | 16.43 | 14.09 | 10.54 | 10.63 | 1.28 |

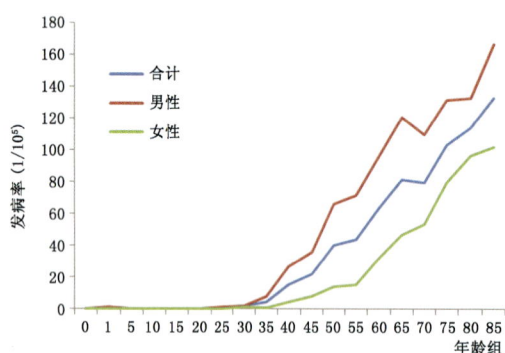

图 5 – 18　黑龙江省肿瘤登记地区
肝癌年龄别发病率（1/10⁵）

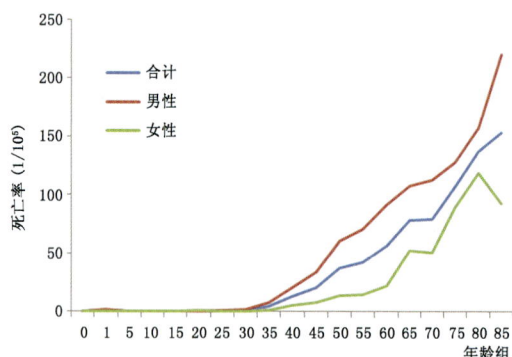

图 5 – 19　黑龙江省肿瘤登记地区
肝癌年龄别死亡率（1/10⁵）

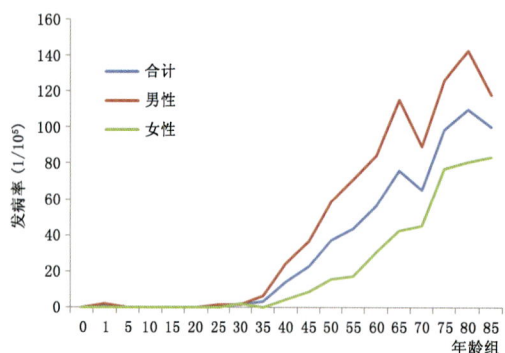

图 5 – 20　黑龙江省肿瘤登记城市地区
肝癌年龄别发病率（1/10⁵）

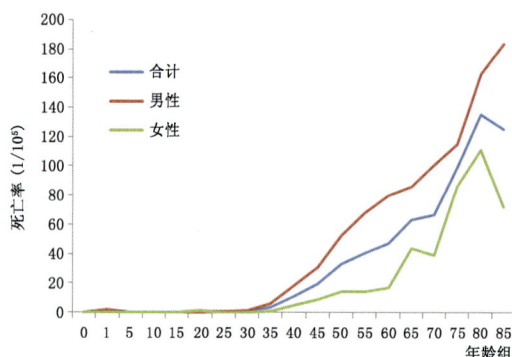

图 5 – 21　黑龙江省肿瘤登记城市地区
肝癌年龄别死亡率（1/10⁵）

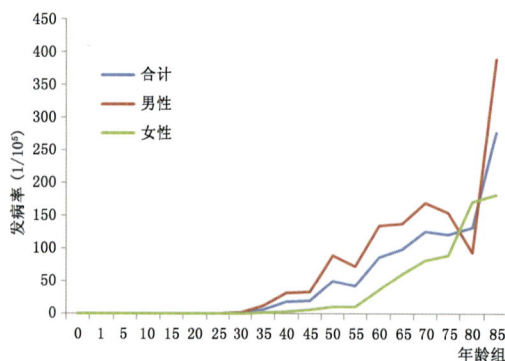

图 5 – 22　黑龙江省肿瘤登记农村地区
肝癌年龄别发病率（1/10⁵）

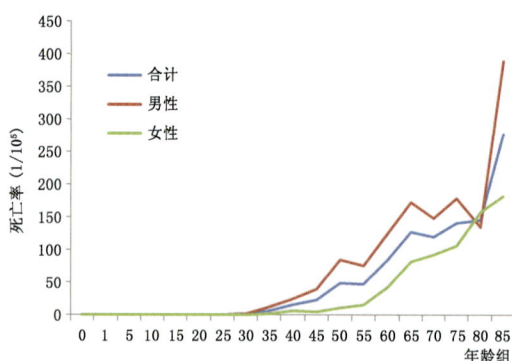

图 5 – 23　黑龙江省肿瘤登记农村地区
肝癌年龄别死亡率（1/10⁵）

　　在 10 个肿瘤登记地区中，男性肝癌标化发病率最高的是牡丹江市阳明区（42.30/10 万），其次是尚志市和牡丹江市西安区；女性肝癌标化发病率最高的是尚志市（13.43/10 万），其次是牡丹江市西安区和牡丹江市东安区。男性肝癌标化死亡率最高的是尚志市，为 31.49/10 万，女性肝癌标化死亡率最高的是勃利县，为 13.77/10 万（图 5 – 24）。

中标率(1/10⁵)

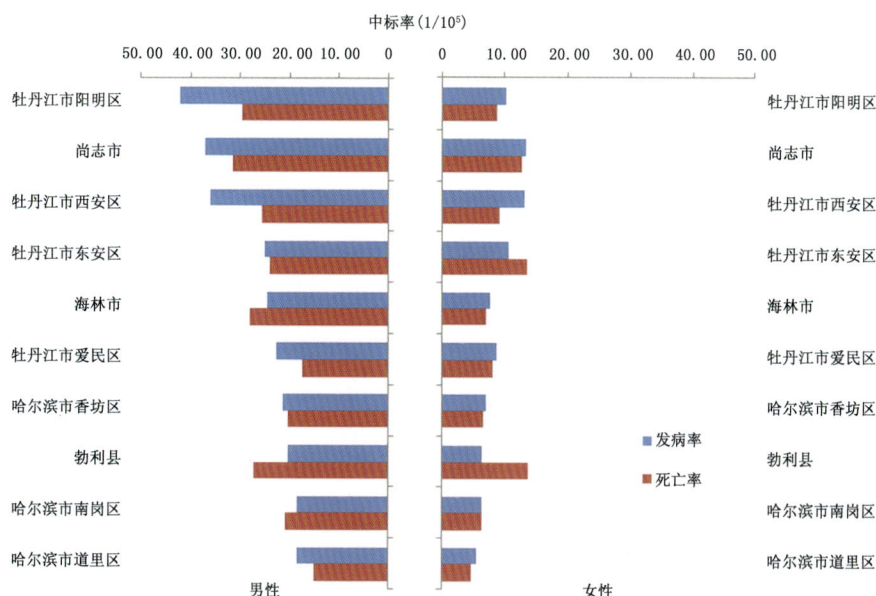

图 5-24　黑龙江省肿瘤登记地区肝癌发病率与死亡率

## 五、甲状腺(C73)

2016 年,黑龙江省肿瘤登记地区甲状腺癌发病占全部恶性肿瘤新发病例的 8.01%,发病率、中标率和世标率分别为 22.92/10 万、17.28/10 万和 14.84/10 万。其中男性发病率和中标率分别为 8.77/10 万和 7.06/10 万,女性发病率和中标率分别为 36.73/10 万和 27.27/10 万。城市地区和农村地区发病率分别为 26.37/10 万和 13.68/10 万。2016 年,黑龙江省肿瘤登记地区甲状腺癌死亡占全部恶性肿瘤死亡病例的 0.44%,死亡率、中标率和世标率分别为 0.80/10 万、0.48/10 万和 0.47/10 万。其中男性死亡率和中标率分别为 0.34/10 万和 0.20/10 万,女性死亡率和中标率分别为 1.25/10 万和 0.73/10 万。城市地区和农村地区死亡率分别为 0.96/10 万和 0.39/10 万(表 5-9,表 5-10)。

表 5-9　2016 年黑龙江省肿瘤登记地区甲状腺癌发病情况

| 地区 | 性别 | 病例数 | 粗率<br>(1/10⁵) | 构成<br>(%) | 中标率<br>(1/10⁵) | 世标率<br>(1/10⁵) | 累积率<br>0~74 岁(%) |
|---|---|---|---|---|---|---|---|
| 全省 | 合计 | 1 085 | 22.92 | 8.01 | 17.28 | 14.84 | 1.38 |
| | 男性 | 205 | 8.77 | 2.96 | 7.06 | 5.91 | 0.53 |
| | 女性 | 880 | 36.73 | 13.29 | 27.27 | 23.57 | 2.21 |
| 城市 | 合计 | 909 | 26.37 | 8.41 | 19.87 | 17.07 | 1.58 |
| | 男性 | 178 | 10.61 | 3.28 | 8.74 | 7.24 | 0.64 |
| | 女性 | 731 | 41.33 | 13.60 | 30.48 | 26.43 | 2.48 |
| 农村 | 合计 | 176 | 13.68 | 6.44 | 10.49 | 8.98 | 0.83 |
| | 男性 | 27 | 4.09 | 1.82 | 2.83 | 2.60 | 0.25 |
| | 女性 | 149 | 23.77 | 11.95 | 18.50 | 15.66 | 1.44 |

表 5 – 10　2016 年黑龙江省肿瘤登记地区甲状腺癌死亡情况

| 地区 | 性别 | 病例数 | 粗率<br>(1/10⁵) | 构成<br>(%) | 中标率<br>(1/10⁵) | 世标率<br>(1/10⁵) | 累积率<br>0~74 岁(%) |
|---|---|---|---|---|---|---|---|
| 全省 | 合计 | 38 | 0.80 | 0.44 | 0.48 | 0.47 | 0.05 |
| | 男性 | 8 | 0.34 | 0.15 | 0.20 | 0.20 | 0.02 |
| | 女性 | 30 | 1.25 | 0.86 | 0.73 | 0.72 | 0.08 |
| 城市 | 合计 | 33 | 0.96 | 0.49 | 0.55 | 0.53 | 0.06 |
| | 男性 | 6 | 0.36 | 0.15 | 0.20 | 0.19 | 0.02 |
| | 女性 | 27 | 1.53 | 0.98 | 0.86 | 0.83 | 0.10 |
| 农村 | 合计 | 5 | 0.39 | 0.25 | 0.25 | 0.29 | 0.03 |
| | 男性 | 2 | 0.30 | 0.16 | 0.19 | 0.21 | 0.03 |
| | 女性 | 3 | 0.48 | 0.41 | 0.30 | 0.37 | 0.04 |

　　甲状腺癌年龄别发病率在 20 岁以前处于较低水平,20 岁以后逐年上升,发病率在 50 - 岁组达到高峰,为 50.91/10 万,随后发病率又呈逐年下降趋势。城市地区发病率在 50 - 岁组达到高峰,为 58.80/10 万,农村地区发病率在 45 - 岁组达到高峰,为 32.40/10 万。甲状腺癌年龄别死亡率在 60 岁以前处于较低水平,60 岁以后呈逐年升高趋势,死亡率在 85 + 岁组达到高峰,为 7.66/10 万。城市地区死亡率在 85 + 岁组达到高峰,为 6.26/10 万,农村地区死亡率在 85 + 岁组达到高峰,为 13.88/10 万(图 5 – 25 ~ 图 5 – 30)。

　　在 10 个肿瘤登记地区中,男性甲状腺癌标化发病率最高的是牡丹江市阳明区(20.80/10 万),其次是哈尔滨市南岗区和哈尔滨市道里区;女性甲状腺癌标化发病率最高的是勃利县(48.00/10 万),其次是哈尔滨市南岗区和牡丹江市西安区。男性甲状腺癌标化死亡率最高的是哈尔滨市香坊区,为 0.42/10 万;女性甲状腺癌标化死亡率最高的是牡丹江市西安区,为 4.12/10 万(图 5 – 31)。

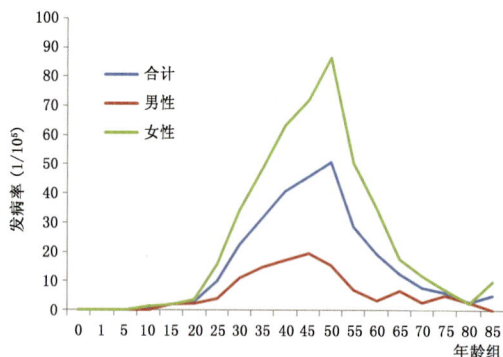

图 5 – 25　黑龙江省肿瘤登记地区
甲状腺癌年龄别发病率(1/10⁵)

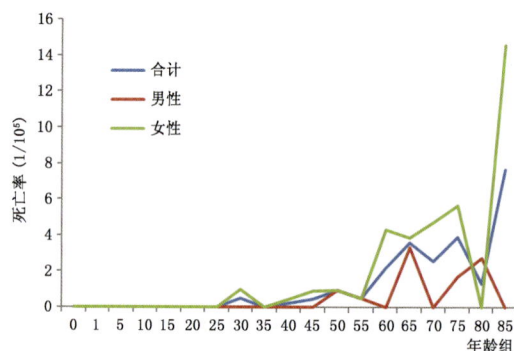

图 5 – 26　黑龙江省肿瘤登记地区
甲状腺癌年龄别死亡率(1/10⁵)

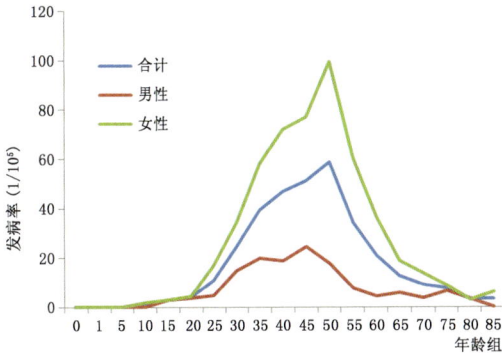

图 5 – 27　黑龙江省肿瘤登记城市地区
甲状腺癌年龄别发病率（1/10⁵）

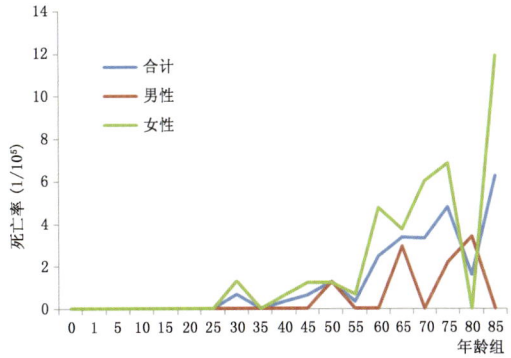

图 5 – 28　黑龙江省肿瘤登记城市地区
甲状腺癌年龄别死亡率（1/10⁵）

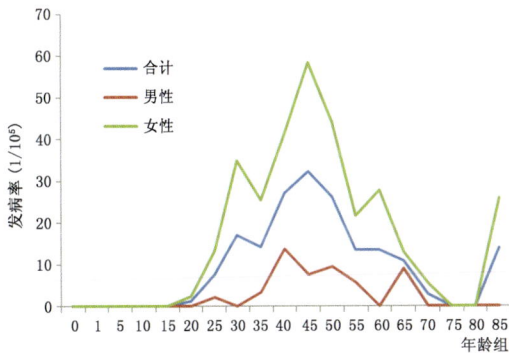

图 5 – 29　黑龙江省肿瘤登记农村地区
甲状腺癌年龄别发病率（1/10⁵）

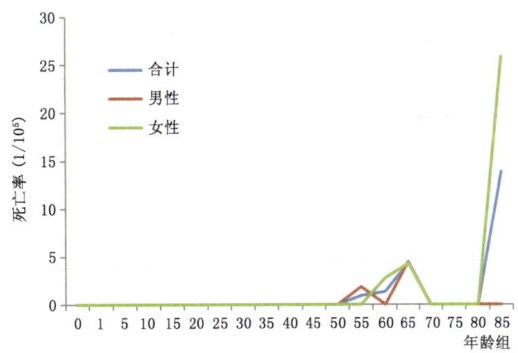

图 5 – 30　黑龙江省肿瘤登记农村地区
甲状腺癌年龄别死亡率（1/10⁵）

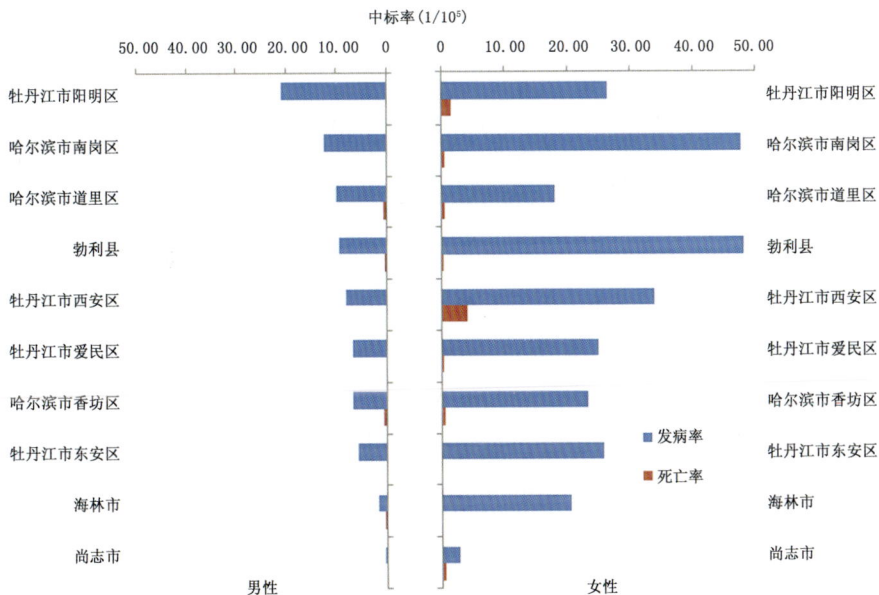

图 5 – 31　黑龙江省肿瘤登记地区甲状腺癌发病率与死亡率

## 六、胃（C16）

2016 年，黑龙江省肿瘤登记地区胃癌发病占全部恶性肿瘤新发病例的 7.38%，发病率、中标率和世标率分别为 21.12/10 万、11.66/10 万和 11.65/10 万。其中男性发病率和中标率分别为 29.60/10 万和 16.80/10 万，女性发病率和中标率分别为 12.86/10 万和 6.96/10 万。城市地区和农村地区发病率分别为 22.19/10 万和 18.26/10 万。2016 年，黑龙江省肿瘤登记地区胃癌死亡占全部恶性肿瘤死亡病例的 8.55%，死亡率、中标率和世标率分别为 15.70/10 万、8.36/10 万和 8.32/10 万。其中男性死亡率和中标率分别为 22.50/10 万和 12.53/10 万，女性死亡率和中标率分别为 9.06/10 万和 4.57/10 万。城市地区和农村地区死亡率分别为 16.74/10 万和 12.90/10 万（表 5－11，表 5－12）。

表 5－11　2016 年黑龙江省肿瘤登记地区胃癌发病情况

| 地区 | 性别 | 病例数 | 粗率<br>(1/10⁵) | 构成<br>(%) | 中标率<br>(1/10⁵) | 世标率<br>(1/10⁵) | 累积率<br>0~74 岁(%) |
|---|---|---|---|---|---|---|---|
| 全省 | 合计 | 1 000 | 21.12 | 7.38 | 11.66 | 11.65 | 1.39 |
|  | 男性 | 692 | 29.60 | 10.00 | 16.80 | 17.00 | 2.09 |
|  | 女性 | 308 | 12.86 | 4.65 | 6.96 | 6.74 | 0.75 |
| 城市 | 合计 | 765 | 22.19 | 7.08 | 11.51 | 11.53 | 1.40 |
|  | 男性 | 521 | 31.04 | 9.59 | 16.55 | 16.83 | 2.11 |
|  | 女性 | 244 | 13.79 | 4.54 | 7.04 | 6.81 | 0.77 |
| 农村 | 合计 | 235 | 18.26 | 8.60 | 12.29 | 12.18 | 1.37 |
|  | 男性 | 171 | 25.92 | 11.52 | 17.76 | 17.82 | 2.03 |
|  | 女性 | 64 | 10.21 | 5.13 | 6.77 | 6.53 | 0.70 |

表 5－12　2016 年黑龙江省肿瘤登记地区胃癌死亡情况

| 地区 | 性别 | 病例数 | 粗率<br>(1/10⁵) | 构成<br>(%) | 中标率<br>(1/10⁵) | 世标率<br>(1/10⁵) | 累积率<br>0~74 岁(%) |
|---|---|---|---|---|---|---|---|
| 全省 | 合计 | 743 | 15.70 | 8.55 | 8.36 | 8.32 | 0.93 |
|  | 男性 | 526 | 22.50 | 10.11 | 12.53 | 12.48 | 1.44 |
|  | 女性 | 217 | 9.06 | 6.22 | 4.57 | 4.53 | 0.47 |
| 城市 | 合计 | 577 | 16.74 | 8.60 | 8.33 | 8.31 | 0.94 |
|  | 男性 | 401 | 23.89 | 10.14 | 12.49 | 12.46 | 1.46 |
|  | 女性 | 176 | 9.95 | 6.39 | 4.68 | 4.66 | 0.48 |
| 农村 | 合计 | 166 | 12.90 | 8.39 | 8.52 | 8.45 | 0.92 |
|  | 男性 | 125 | 18.95 | 10.02 | 12.75 | 12.73 | 1.40 |
|  | 女性 | 41 | 6.54 | 5.61 | 4.24 | 4.13 | 0.43 |

　　胃癌年龄别发病率在 45 岁以前处于较低水平,45 岁以后迅速上升,发病率在 80 - 岁组达到高峰,为 112.62/10 万。城市地区在 75 - 岁组达到高峰,为 109.26/10 万,农村地区在 85 + 岁组达到高峰,为 166.60/10 万。胃癌年龄别死亡率在 45 岁以前处于较低水平,45 岁以后迅速上升,85 + 岁组达到高峰,为 117.45/10 万。城市地区在 80 - 岁组达到高峰,为 113.05/10 万,农村地区在 85 + 岁组达到高峰,为 152.71/10 万(图 5 - 32 ~ 图 5 - 37)。

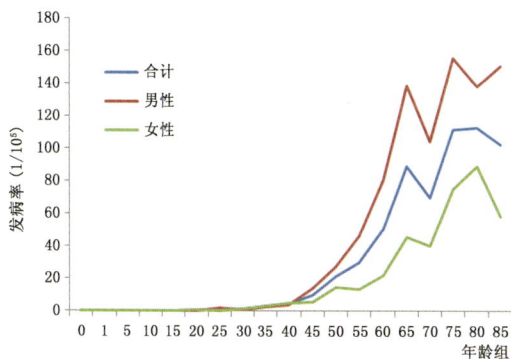

图 5 - 32　黑龙江省肿瘤登记地区
胃癌年龄别发病率($1/10^5$)

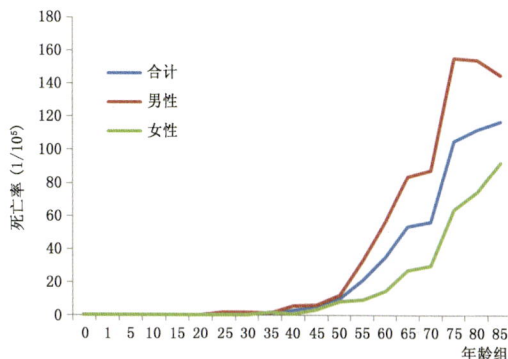

图 5 - 33　黑龙江省肿瘤登记地区
胃癌年龄别死亡率($1/10^5$)

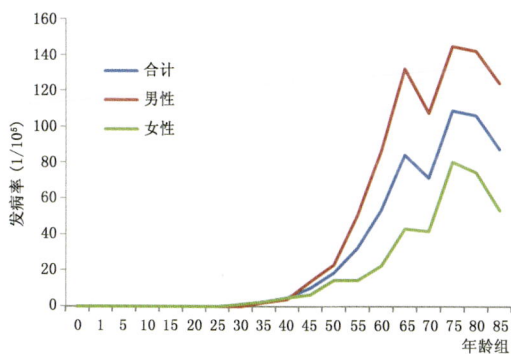

图 5 - 34　黑龙江省肿瘤登记城市地区
胃癌年龄别发病率($1/10^5$)

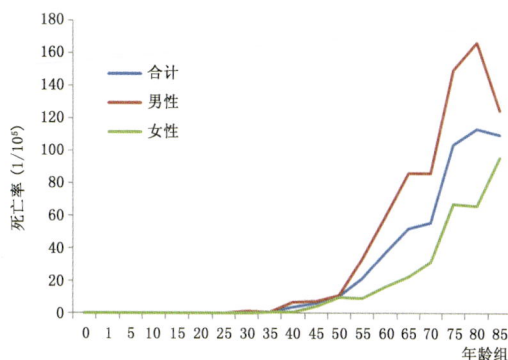

图 5 - 35　黑龙江省肿瘤登记城市地区
胃癌年龄别死亡率($1/10^5$)

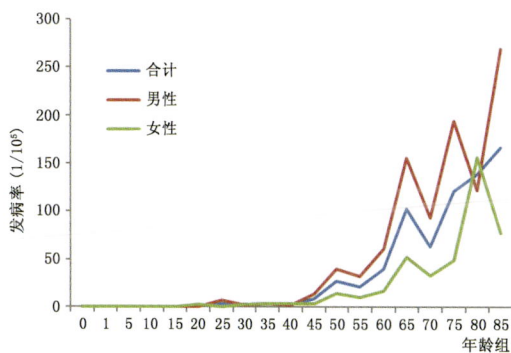

图 5 - 36　黑龙江省肿瘤登记农村地区
胃癌年龄别发病率($1/10^5$)

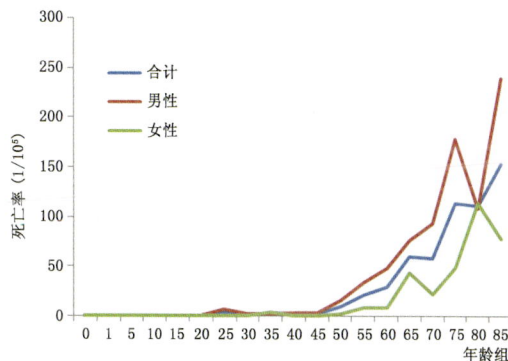

图 5 - 37　黑龙江省肿瘤登记农村地区
胃癌年龄别死亡率($1/10^5$)

在 10 个肿瘤登记地区中,男性胃癌标化发病率最高的是牡丹江市西安区(24.67/10 万),其次是牡丹江市爱民区和勃利县;女性胃癌标化发病率最高的是尚志市(9.64/10 万),其次是哈尔滨市香坊区和牡丹江市西安区。男性胃癌标化死亡率最高的是牡丹江市爱民区,为16.91/10 万;女性胃癌标化死亡率最高的是牡丹江市爱民区,为7.18/10 万(图 5 – 38)。

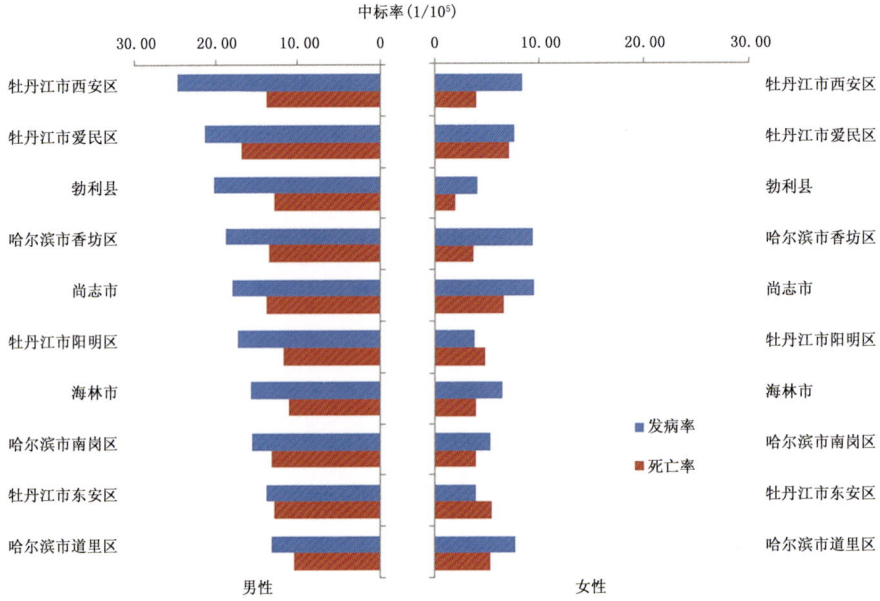

**图 5 – 38  黑龙江省肿瘤登记地区胃癌发病率与死亡率**

# 七、子宫颈(C53)

2016 年,黑龙江省肿瘤登记地区宫颈癌发病占女性恶性肿瘤新发病例的 5.53%,发病率、中标率和世标率分别为 15.28/10 万、9.42/10 万和 8.96/10 万。城市地区和农村地区发病率分别为 17.13/10 万和 10.05/10 万。2016 年,黑龙江省肿瘤登记地区宫颈癌死亡占女性恶性肿瘤死亡病例的 4.07%,死亡率、中标率和世标率分别为 5.93/10 万、3.58/10 万和 3.40/10 万。城市地区和农村地区死亡率分别为 6.22/10 万和 5.10/10 万(表 5 – 13,表 5 – 14)。

全省、城市和农村地区宫颈癌发病病例中,45 ~ 64 岁年龄组所占比例最大,分别为 64.75%、65.35% 和 61.90%。全省、城市和农村地区宫颈癌死亡病例中,45 ~ 64 岁年龄组所占比例最大,分别为 58.45%、60.91% 和 50.00%(图 5 – 39 ~ 图 5 – 44)。

**表 5 – 13  2016 年黑龙江省肿瘤登记地区宫颈癌发病情况**

| 地区 | 病例数 | 粗率<br>(1/10⁵) | 构成<br>(%) | 中标率<br>(1/10⁵) | 世标率<br>(1/10⁵) | 累积率<br>0 ~ 74 岁(%) |
|---|---|---|---|---|---|---|
| 全省 | 366 | 15.28 | 5.53 | 9.42 | 8.96 | 0.99 |
| 城市 | 303 | 17.13 | 5.64 | 10.36 | 9.87 | 1.10 |
| 农村 | 63 | 10.05 | 5.05 | 6.74 | 6.29 | 0.65 |

表5-14　2016年黑龙江省肿瘤登记地区宫颈癌死亡情况

| 地区 | 病例数 | 粗率<br>(1/10⁵) | 构成<br>(%) | 中标率<br>(1/10⁵) | 世标率<br>(1/10⁵) | 累积率<br>0~74岁(%) |
|---|---|---|---|---|---|---|
| 全省 | 142 | 5.93 | 4.07 | 3.58 | 3.40 | 0.38 |
| 城市 | 110 | 6.22 | 3.99 | 3.56 | 3.41 | 0.38 |
| 农村 | 32 | 5.10 | 4.38 | 3.62 | 3.35 | 0.38 |

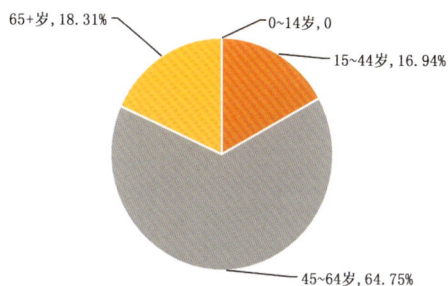

图5-39　黑龙江省肿瘤登记地区
宫颈癌年龄别发病构成

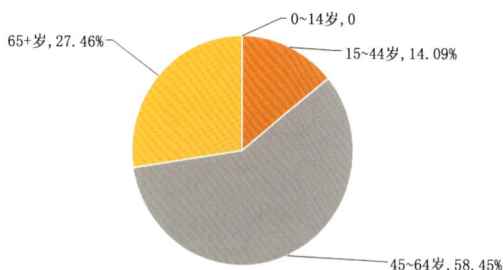

图5-40　黑龙江省肿瘤登记地区
宫颈癌年龄别死亡构成

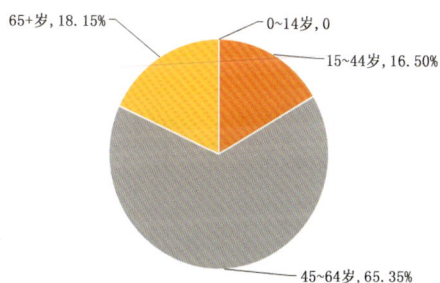

图5-41　黑龙江省肿瘤登记城市地区
宫颈癌年龄别发病构成

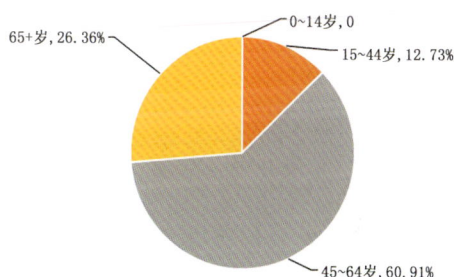

图5-42　黑龙江省肿瘤登记城市地区
宫颈癌年龄别死亡构成

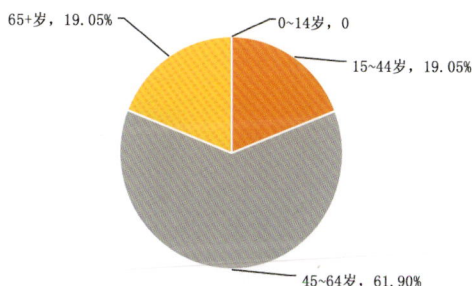

图5-43　黑龙江省肿瘤登记农村地区
宫颈癌年龄别发病构成

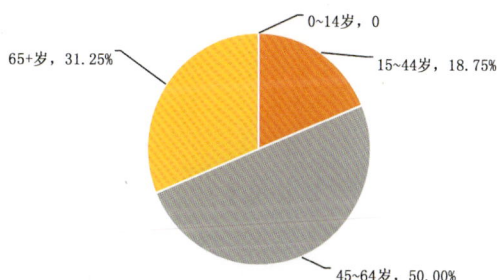

图5-44　黑龙江省肿瘤登记农村地区
宫颈癌年龄别死亡构成

在10个肿瘤登记地区中,女性宫颈癌标化发病率最高的是牡丹江市爱民区(15.32/10万),其次是牡丹江市西安区和哈尔滨市南岗区。女性宫颈癌标化死亡率最高的是勃利县(6.17/10万),其次是牡丹江市西安区和牡丹江市爱民区(图5-45)。

中标率(1/10⁵)

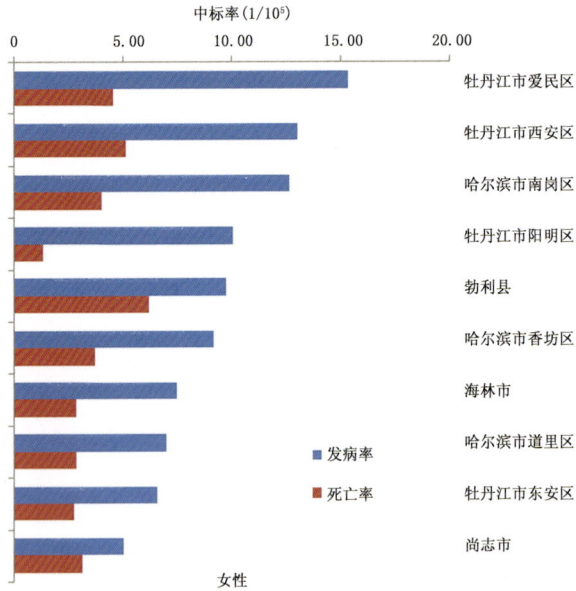

图 5 – 45　黑龙江省肿瘤登记地区宫颈癌发病率与死亡率

## 八、卵巢（C56）

2016 年，黑龙江省肿瘤登记地区卵巢癌发病占女性恶性肿瘤新发病例的 3.50%，发病率、中标率和世标率分别为 9.68/10 万、5.84/10 万和 5.63/10 万。城市地区和农村地区发病率分别为 10.85/10 万和 6.38/10 万。2016 年，黑龙江省肿瘤登记地区卵巢癌死亡占女性恶性肿瘤死亡病例的 3.93%，死亡率、中标率和世标率分别为 5.72/10 万、3.12/10 万和 3.06/10 万。城市地区和农村地区死亡率分别为 6.90/10 万和 2.39/10 万（表 5 – 15，表 5 – 16）。

表 5 – 15　2016 年黑龙江省肿瘤登记地区卵巢癌发病情况

| 地区 | 病例数 | 粗率<br>（1/10⁵） | 构成<br>（%） | 中标率<br>（1/10⁵） | 世标率<br>（1/10⁵） | 累积率<br>0 ~ 74 岁（%） |
|---|---|---|---|---|---|---|
| 全省 | 232 | 9.68 | 3.50 | 5.84 | 5.63 | 0.63 |
| 城市 | 192 | 10.85 | 3.57 | 6.31 | 6.09 | 0.68 |
| 农村 | 40 | 6.38 | 3.21 | 4.29 | 4.05 | 0.46 |

表 5 – 16　2016 年黑龙江省肿瘤登记地区卵巢癌死亡情况

| 地区 | 病例数 | 粗率<br>（1/10⁵） | 构成<br>（%） | 中标率<br>（1/10⁵） | 世标率<br>（1/10⁵） | 累积率<br>0 ~ 74 岁（%） |
|---|---|---|---|---|---|---|
| 全省 | 137 | 5.72 | 3.93 | 3.12 | 3.06 | 0.33 |
| 城市 | 122 | 6.90 | 4.43 | 3.64 | 3.58 | 0.38 |
| 农村 | 15 | 2.39 | 2.05 | 1.42 | 1.34 | 0.15 |

全省、城市和农村地区卵巢癌发病病例中,45～64 岁年龄组所占比例最大,分别为
54.31%、53.13% 和 60.00%。全省、城市和农村地区卵巢癌死亡病例中,45～64 岁年龄组所占
比例最大,分别为 51.09%、49.18% 和 66.67%(图 5-46～图 5-51)。

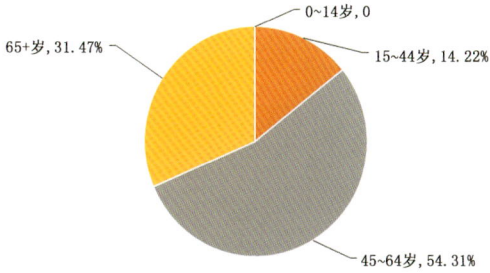

图 5-46  黑龙江省肿瘤登记地区
卵巢癌年龄别发病构成

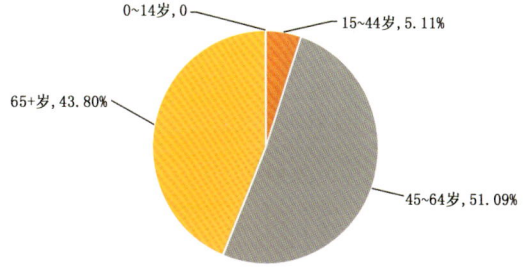

图 5-47  黑龙江省肿瘤登记地区
卵巢癌年龄别死亡构成

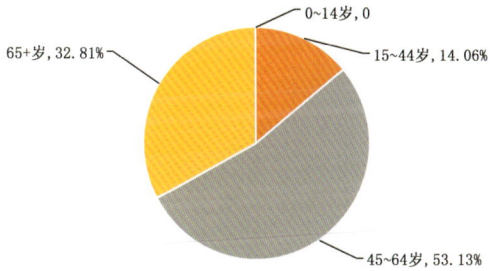

图 5-48  黑龙江省肿瘤登记城市地区
卵巢癌年龄别发病构成

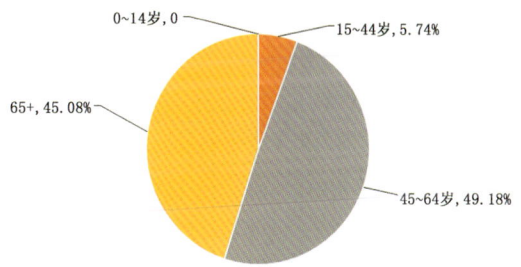

图 5-49  黑龙江省肿瘤登记城市地区
卵巢癌年龄别死亡构成

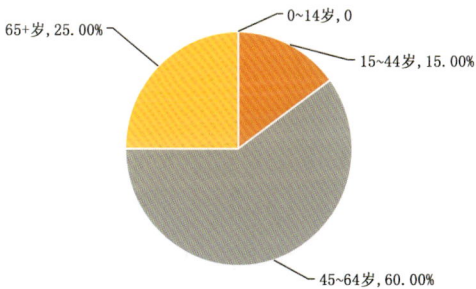

图 5-50  黑龙江省肿瘤登记农村地区
卵巢癌年龄别发病构成

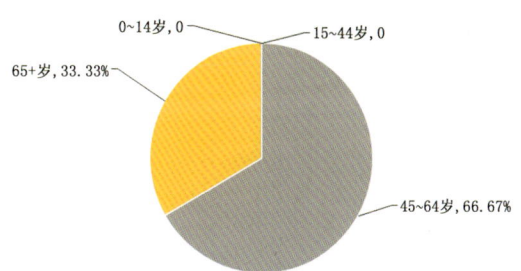

图 5-51  黑龙江省肿瘤登记农村地区
卵巢癌年龄别死亡构成

在 10 个肿瘤登记地区中,女性卵巢癌标化发病率最高的是牡丹江市爱民区(12.03/
10 万),其次是哈尔滨市南岗区和勃利县。女性卵巢癌标化死亡率最高的是牡丹江市爱民区
(7.60/10 万),其次是牡丹江市阳明区和牡丹江市东安区(图 5-52)。

中标率(1/10⁵)

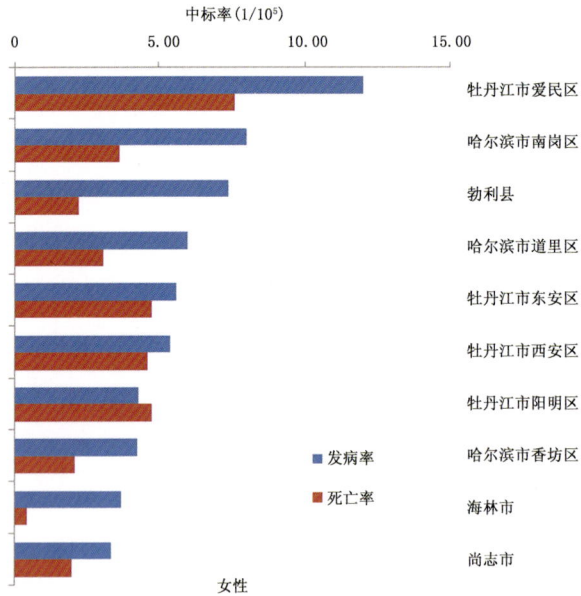

图 5－52  黑龙江省肿瘤登记地区卵巢癌发病率与死亡率

## 九、胰腺（C25）

2016 年,黑龙江省肿瘤登记地区胰腺癌发病占全部恶性肿瘤新发病例的 3.24%,发病率、中标率和世标率分别为 9.27/10 万、5.03/10 万和 5.01/10 万。其中男性发病率和中标率分别为 10.65/10 万和 5.98/10 万,女性发病率和中标率分别为 7.93/10 万和 4.13/10 万。城市地区和农村地区发病率分别为 9.43/10 万和 8.86/10 万。2016 年,黑龙江省肿瘤登记地区胰腺癌死亡占全部恶性肿瘤死亡病例的 5.22%,死亡率、中标率和世标率分别为 9.59/10 万、5.11/10 万和 5.07/10 万。男性死亡率和中标率分别为 10.35/10 万和 5.71/10 万,女性死亡率和中标率分别为 8.85/10 万 4.55/10 万。城市地区和农村地区死亡率分别为 9.89/10 万和 8.78/10 万(表 5－17,表 5－18)。

表 5－17  2016 年黑龙江省肿瘤登记地区胰腺癌发病情况

| 地区 | 性别 | 病例数 | 粗率<br>(1/10⁵) | 构成<br>(%) | 中标率<br>(1/10⁵) | 世标率<br>(1/10⁵) | 累积率<br>0～74 岁(%) |
|---|---|---|---|---|---|---|---|
| 全省 | 合计 | 439 | 9.27 | 3.24 | 5.03 | 5.01 | 0.61 |
|  | 男性 | 249 | 10.65 | 3.60 | 5.98 | 5.93 | 0.70 |
|  | 女性 | 190 | 7.93 | 2.87 | 4.13 | 4.13 | 0.51 |
| 城市 | 合计 | 325 | 9.43 | 3.01 | 4.85 | 4.85 | 0.61 |
|  | 男性 | 183 | 10.90 | 3.37 | 5.85 | 5.83 | 0.72 |
|  | 女性 | 142 | 8.03 | 2.64 | 3.91 | 3.93 | 0.51 |
| 农村 | 合计 | 114 | 8.86 | 4.17 | 5.75 | 5.62 | 0.60 |
|  | 男性 | 66 | 10.00 | 4.45 | 6.46 | 6.32 | 0.66 |
|  | 女性 | 48 | 7.66 | 3.85 | 4.99 | 4.88 | 0.53 |

表 5 – 18　2016 年黑龙江省肿瘤登记地区胰腺癌死亡情况

| 地区 | 性别 | 病例数 | 粗率<br>(1/10⁵) | 构成<br>(%) | 中标率<br>(1/10⁵) | 世标率<br>(1/10⁵) | 累积率<br>0~74 岁(%) |
|---|---|---|---|---|---|---|---|
| 全省 | 合计 | 454 | 9.59 | 5.22 | 5.11 | 5.07 | 0.57 |
|  | 男性 | 242 | 10.35 | 4.65 | 5.71 | 5.68 | 0.65 |
|  | 女性 | 212 | 8.85 | 6.08 | 4.55 | 4.48 | 0.50 |
| 城市 | 合计 | 341 | 9.89 | 5.08 | 4.93 | 4.91 | 0.57 |
|  | 男性 | 181 | 10.79 | 4.58 | 5.59 | 5.56 | 0.65 |
|  | 女性 | 160 | 9.05 | 5.81 | 4.34 | 4.31 | 0.49 |
| 农村 | 合计 | 113 | 8.78 | 5.71 | 5.75 | 5.63 | 0.60 |
|  | 男性 | 61 | 9.25 | 4.89 | 6.08 | 6.11 | 0.65 |
|  | 女性 | 52 | 8.29 | 7.11 | 5.43 | 5.15 | 0.54 |

全省、城市和农村地区胰腺癌发病病例中,65 + 岁年龄组所占比例最大,分别为 56.26%、58.15% 和 50.88%。全省、城市和农村地区胰腺癌死亡病例中,65 + 岁年龄组所占比例最大,分别为 63.00%、64.22% 和 59.29%(图 5 – 53 ~ 图 5 – 58)。

在 10 个肿瘤登记地区中,男性胰腺癌标化发病率最高的是牡丹江市西安区(9.36/10 万),其次是牡丹江市东安区和海林市;女性胰腺癌标化发病率最高的是牡丹江市西安区(7.00/10 万),其次是牡丹江市爱民区和牡丹江市阳明区。男性胰腺癌标化死亡率最高的是海林市,为 8.57/10 万;女性胰腺癌标化死亡率最高的是牡丹江市东安区,为 7.73/10 万(图 5 – 59)。

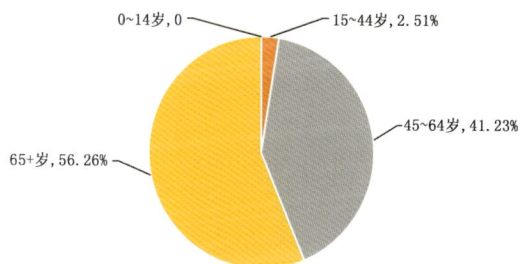

图 5 – 53　黑龙江省肿瘤登记地区
胰腺癌年龄别发病构成

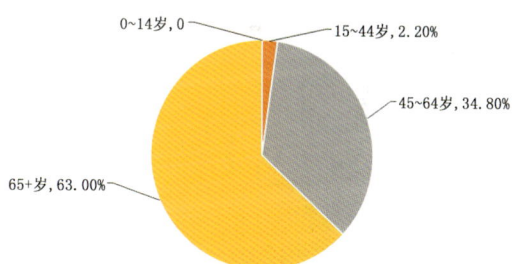

图 5 – 54　黑龙江省肿瘤登记地区
胰腺癌年龄别死亡构成

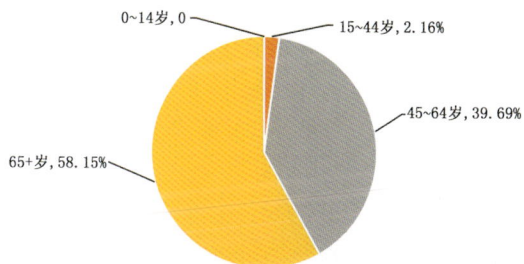

图 5 – 55　黑龙江省肿瘤登记城市地区
胰腺癌年龄别发病构成

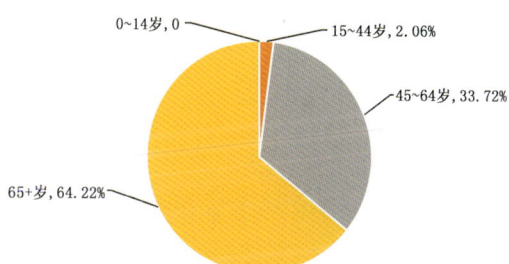

图 5 – 56　黑龙江省肿瘤登记城市地区
胰腺癌年龄别死亡构成

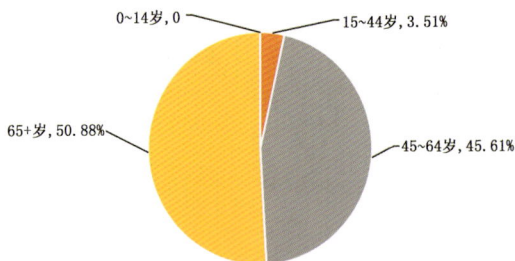

图 5 – 57　黑龙江省肿瘤登记农村地区
胰腺癌年龄别发病构成

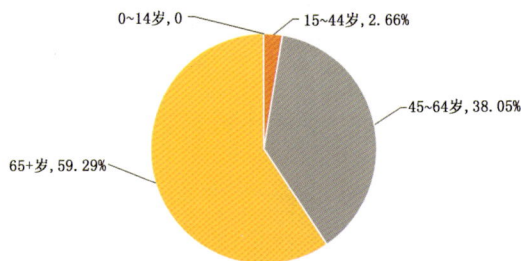

图 5 – 58　黑龙江省肿瘤登记农村地区
胰腺癌年龄别死亡构成

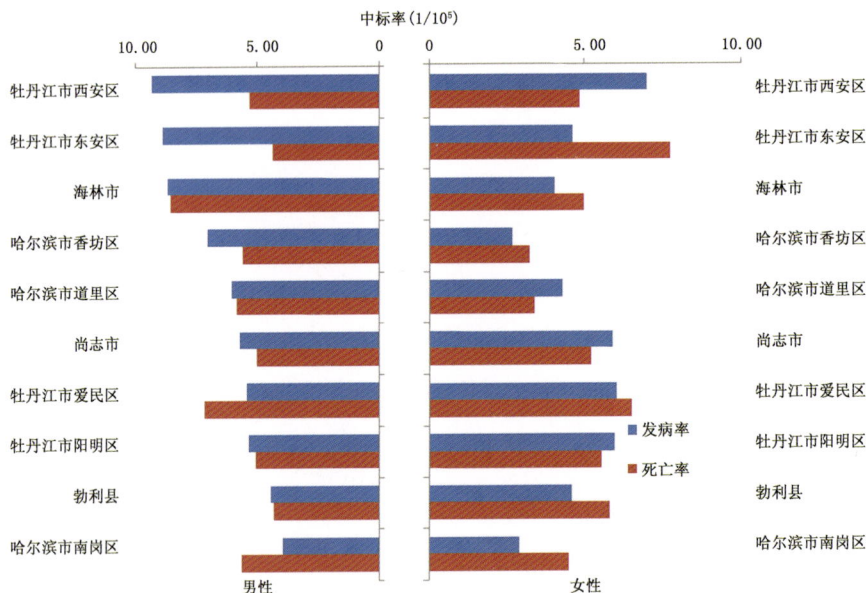

图 5 – 59　黑龙江省肿瘤登记地区胰腺癌发病率与死亡率

## 十、子宫体及子宫部位不明(C54 – C55)

2016 年,黑龙江省肿瘤登记地区子宫体及子宫部位不明恶性肿瘤(简称子宫体癌)发病占女性恶性肿瘤新发病例的 3.10%,发病率、中标率和世标率分别为 8.56/10 万、5.01/10 万和 4.91/10 万。城市地区和农村地区发病率分别为 9.16/10 万和 6.86/10 万。2016 年,黑龙江省肿瘤登记地区子宫体癌死亡占女性恶性肿瘤死亡病例的 1.29%,死亡率、中标率和世标率分别为 1.88/10 万、0.97/10 万和 0.98/10 万。城市地区和农村地区死亡率分别为 2.15/10 万和 1.12/10 万(表 5 – 19,表 5 – 20)。

全省、城市和农村地区子宫体癌发病病例中,45 ~ 64 岁年龄组所占比例最大,分别为 65.37%、63.58% 和 72.09%。全省、城市和农村地区子宫体癌死亡病例中,45 ~ 64 岁年龄组所占比例最大,分别为 51.11%、50.00% 和 57.14%(图 5 – 60 ~ 图 5 – 65)。

在 10 个肿瘤登记地区中,女性子宫体癌标化发病率最高的是牡丹江市爱民区(8.53/10 万),其次是海林市和勃利县。女性子宫体癌标化死亡率最高的是牡丹江市西安区(3.29/10 万),其次是牡丹江市爱民区和哈尔滨市道里区(图 5 – 66)。

表 5 - 19　2016 年黑龙江省肿瘤登记地区子宫体癌发病情况

| 地区 | 病例数 | 粗率<br>(1/10^5) | 构成<br>(%) | 中标率<br>(1/10^5) | 世标率<br>(1/10^5) | 累积率<br>0～74 岁(%) |
|---|---|---|---|---|---|---|
| 全省 | 205 | 8.56 | 3.10 | 5.01 | 4.91 | 0.58 |
| 城市 | 162 | 9.16 | 3.01 | 5.18 | 5.08 | 0.61 |
| 农村 | 43 | 6.86 | 3.45 | 4.46 | 4.35 | 0.49 |

表 5 - 20　2016 年黑龙江省肿瘤登记地区子宫体癌死亡情况

| 地区 | 病例数 | 粗率<br>(1/10^5) | 构成<br>(%) | 中标率<br>(1/10^5) | 世标率<br>(1/10^5) | 累积率<br>0～74 岁(%) |
|---|---|---|---|---|---|---|
| 全省 | 45 | 1.88 | 1.29 | 0.97 | 0.98 | 0.13 |
| 城市 | 38 | 2.15 | 1.38 | 1.07 | 1.07 | 0.14 |
| 农村 | 7 | 1.12 | 0.96 | 0.66 | 0.69 | 0.10 |

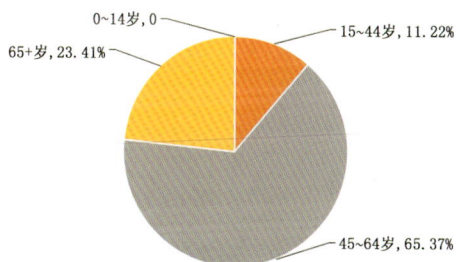

图 5 - 60　黑龙江省肿瘤登记地区
子宫体癌年龄别发病构成

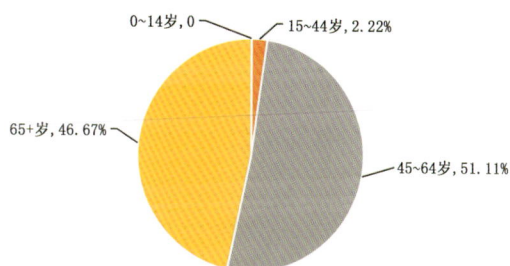

图 5 - 61　黑龙江省肿瘤登记地区
子宫体癌年龄别死亡构成

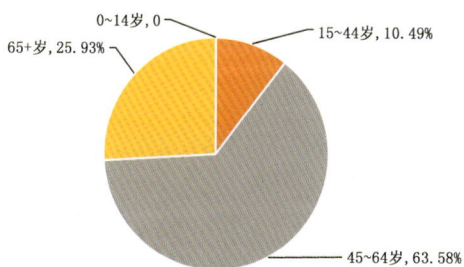

图 5 - 62　黑龙江省肿瘤登记城市地区
子宫体癌年龄别发病构成

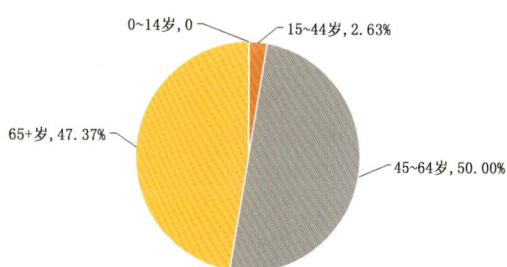

图 5 - 63　黑龙江省肿瘤登记城市地区
子宫体癌年龄别死亡构成

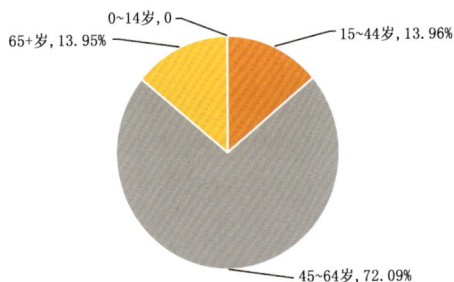

图 5 - 64　黑龙江省肿瘤登记农村地区
子宫体癌年龄别发病构成

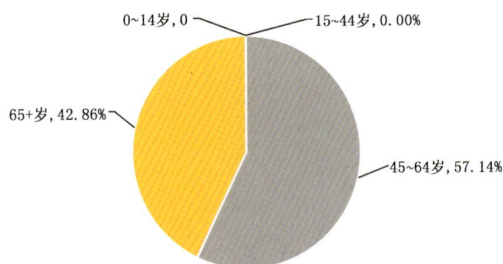

图 5 - 65　黑龙江省肿瘤登记农村地区
子宫体癌年龄别死亡构成

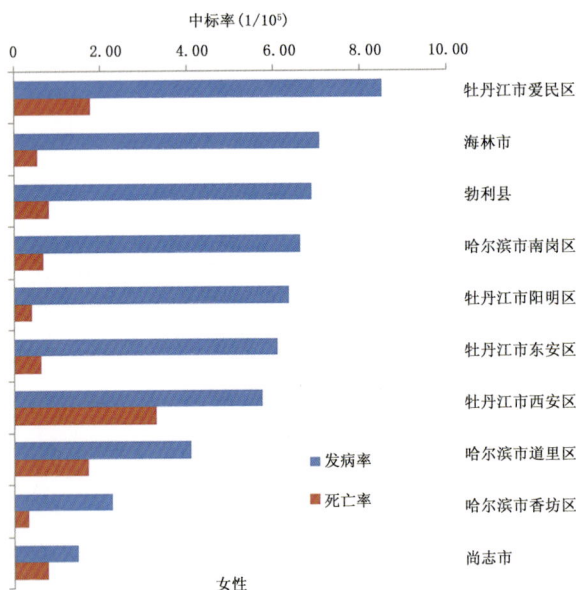

图 5 - 66　黑龙江省肿瘤登记地区子宫体癌发病率与死亡率

## 十一、肾及泌尿系统不明(C64 - C66,C68)

2016 年,黑龙江省肿瘤登记地区肾及泌尿系统不明恶性肿瘤(简称肾癌)发病占全部恶性肿瘤新发病例的 2.80%,发病率、中标率和世标率分别为 8.01/10 万、4.46/10 万和 4.45/10 万。男性发病率和中标率分别为 9.50/10 万和 5.48/10 万,女性发病率和中标率分别为6.55/10 万和 3.52/10 万。城市地区和农村地区发病率分别为 9.25/10 万和 4.66/10 万。2016 年,黑龙江省肿瘤登记地区肾癌死亡占全部恶性肿瘤死亡病例的 1.61%,死亡率、中标率和世标率分别为 2.96/10 万、1.59/10 万和 1.57/10 万。其中男性死亡率和中标率分别为 3.72/10 万和 2.10/10 万,女性死亡率和中标率分别为 2.21/10 万和 1.13/10 万。城市地区和农村地区死亡率分别为 3.31/10 万和 2.02/10 万(表 5 - 21,表 5 - 22)。

全省、城市和农村地区肾癌发病病例中,65 + 岁年龄组所占比例最大,分别为 48.55%、48.59% 和 48.33%。全省、城市和农村地区肾癌死亡病例中,65 + 岁年龄组所占比例最大,分别为 58.57%、61.40% 和 46.15%(图 5 - 67 ~ 图 5 - 72)。

表 5 – 21　2016 年黑龙江省肿瘤登记地区肾癌发病情况

| 地区 | 性别 | 病例数 | 粗率 (1/10⁵) | 构成 (%) | 中标率 (1/10⁵) | 世标率 (1/10⁵) | 累积率 0~74 岁(%) |
|---|---|---|---|---|---|---|---|
| 全省 | 合计 | 379 | 8.01 | 2.80 | 4.46 | 4.45 | 0.53 |
|  | 男性 | 222 | 9.50 | 3.21 | 5.48 | 5.46 | 0.68 |
|  | 女性 | 157 | 6.55 | 2.37 | 3.52 | 3.50 | 0.39 |
| 城市 | 合计 | 319 | 9.25 | 2.95 | 4.84 | 4.85 | 0.57 |
|  | 男性 | 191 | 11.38 | 3.51 | 6.22 | 6.20 | 0.77 |
|  | 女性 | 128 | 7.24 | 2.38 | 3.60 | 3.62 | 0.40 |
| 农村 | 合计 | 60 | 4.66 | 2.20 | 3.21 | 3.15 | 0.39 |
|  | 男性 | 31 | 4.70 | 2.09 | 3.28 | 3.31 | 0.41 |
|  | 女性 | 29 | 4.63 | 2.33 | 3.18 | 3.04 | 0.36 |

表 5 – 22　2016 年黑龙江省肿瘤登记地区肾癌死亡情况

| 地区 | 性别 | 病例数 | 粗率 (1/10⁵) | 构成 (%) | 中标率 (1/10⁵) | 世标率 (1/10⁵) | 累积率 0~74 岁(%) |
|---|---|---|---|---|---|---|---|
| 全省 | 合计 | 140 | 2.96 | 1.61 | 1.59 | 1.57 | 0.16 |
|  | 男性 | 87 | 3.72 | 1.67 | 2.10 | 2.08 | 0.23 |
|  | 女性 | 53 | 2.21 | 1.52 | 1.13 | 1.10 | 0.10 |
| 城市 | 合计 | 114 | 3.31 | 1.70 | 1.67 | 1.64 | 0.17 |
|  | 男性 | 71 | 4.23 | 1.79 | 2.25 | 2.21 | 0.25 |
|  | 女性 | 43 | 2.43 | 1.56 | 1.16 | 1.11 | 0.10 |
| 农村 | 合计 | 26 | 2.02 | 1.31 | 1.31 | 1.35 | 0.14 |
|  | 男性 | 16 | 2.43 | 1.28 | 1.64 | 1.70 | 0.17 |
|  | 女性 | 10 | 1.60 | 1.37 | 0.99 | 1.01 | 0.11 |

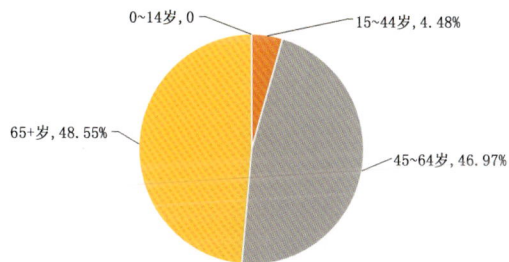

0~14岁,0　15~44岁,4.48%　65+岁,48.55%　45~64岁,46.97%

图 5 – 67　黑龙江省肿瘤登记地区
肾癌年龄别发病构成

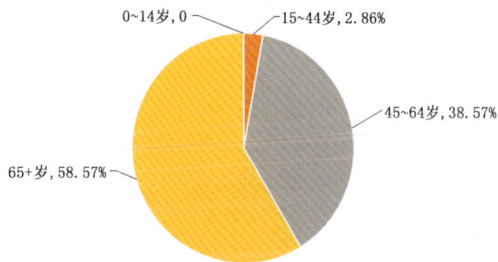

0~14岁,0　15~44岁,2.86%　45~64岁,38.57%　65+岁,58.57%

图 5 – 68　黑龙江省肿瘤登记地区
肾癌年龄别死亡构成

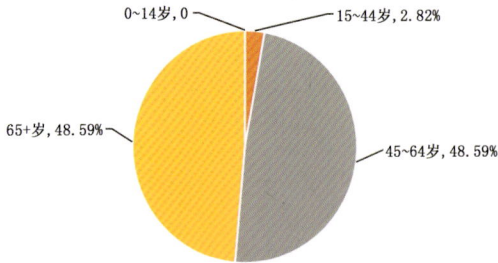

图 5-69 黑龙江省肿瘤登记城市地区
肾癌年龄别发病构成

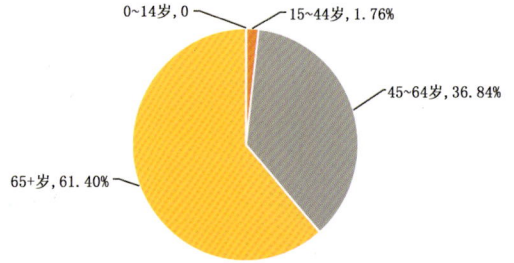

图 5-70 黑龙江省肿瘤登记城市地区
肾癌年龄别死亡构成

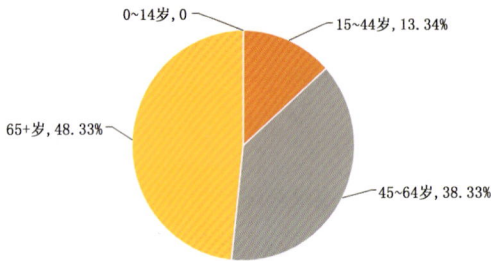

图 5-71 黑龙江省肿瘤登记农村地区
肾癌年龄别发病构成

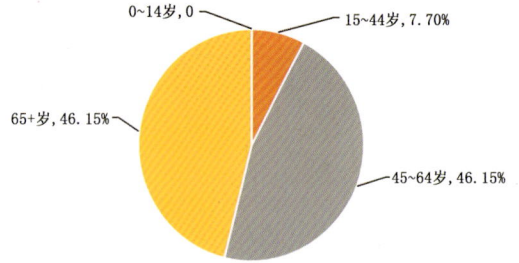

图 5-72 黑龙江省肿瘤登记农村地区
肾癌年龄别死亡构成

在 10 个肿瘤登记地区中,男性肾癌标化发病率最高的是哈尔滨市南岗区(8.19/10 万),其次是牡丹江市西安区和牡丹江市东安区;女性肾癌标化发病率最高的是哈尔滨市南岗区(5.59/10 万),其次是勃利县和牡丹江市西安区。男性肾癌标化死亡率最高的是牡丹江市西安区,为2.83/10 万;女性肾癌标化死亡率最高的是牡丹江市西安区,为 2.60/10 万(图 5-73)。

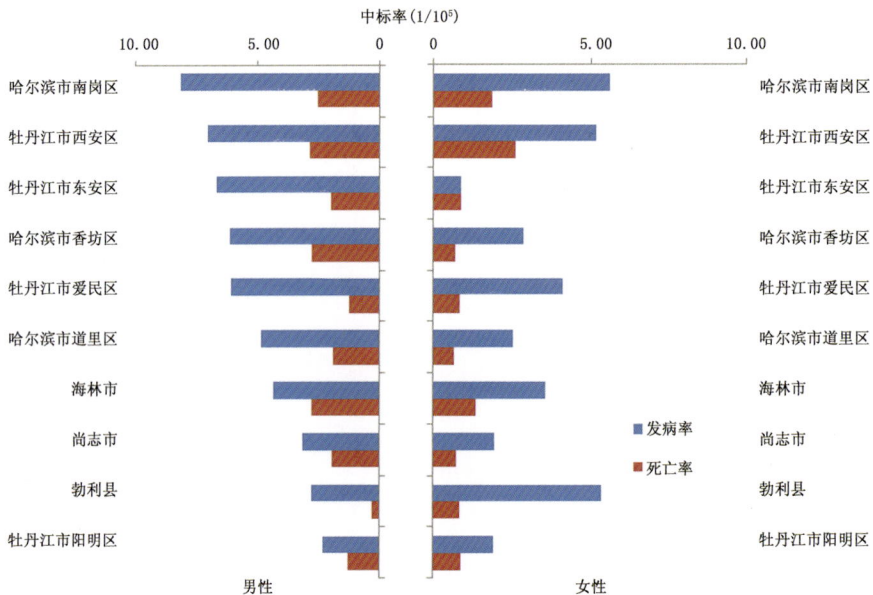

图 5-73 黑龙江省肿瘤登记地区肾癌发病率与死亡率

## 十二、前列腺(C61)

2016 年,黑龙江省肿瘤登记地区前列腺癌发病占男性恶性肿瘤新发病例的 2.69%,发病率、中标率和世标率分别为 7.96/10 万、4.29/10 万和 4.43/10 万。城市地区和农村地区发病率分别为 9.47/10 万和 4.09/10 万。2016 年,黑龙江省肿瘤登记地区前列腺癌死亡占男性恶性肿瘤死亡病例的 2.09%,死亡率、中标率和世标率分别为 4.66/10 万、2.28/10 万和 2.29/10 万。城市地区和农村地区死亡率分别为 5.84/10 万和 1.67/10 万(表 5 - 23,表 5 - 24)。

表 5 - 23　2016 年黑龙江省肿瘤登记地区前列腺癌发病情况

| 地区 | 病例数 | 粗率<br>(1/10⁵) | 构成<br>(%) | 中标率<br>(1/10⁵) | 世标率<br>(1/10⁵) | 累积率<br>0~74 岁(%) |
|---|---|---|---|---|---|---|
| 全省 | 186 | 7.96 | 2.69 | 4.29 | 4.43 | 0.51 |
| 城市 | 159 | 9.47 | 2.93 | 4.74 | 4.93 | 0.56 |
| 农村 | 27 | 4.09 | 1.82 | 2.80 | 2.70 | 0.36 |

表 5 - 24　2016 年黑龙江省肿瘤登记地区前列腺癌死亡情况

| 地区 | 病例数 | 粗率<br>(1/10⁵) | 构成<br>(%) | 中标率<br>(1/10⁵) | 世标率<br>(1/10⁵) | 累积率<br>0~74 岁(%) |
|---|---|---|---|---|---|---|
| 全省 | 109 | 4.66 | 2.09 | 2.28 | 2.29 | 0.18 |
| 城市 | 98 | 5.84 | 2.48 | 2.63 | 2.64 | 0.21 |
| 农村 | 11 | 1.67 | 0.88 | 1.05 | 1.07 | 0.08 |

全省、城市和农村地区前列腺癌发病病例中,65 + 岁年龄组所占比例最大,分别为79.03%、77.36%和88.89%。全省、城市和农村地区前列腺癌死亡病例中,65 + 岁年龄组所占比例最大,分别为 85.32%、85.71%和81.82%(图 5 - 74 ~ 图 5 - 79)。

在 10 个肿瘤登记地区中,男性前列腺癌标化发病率最高的是哈尔滨市南岗区(5.68/10 万),其次是牡丹江市西安区和哈尔滨市香坊区。男性前列腺癌标化死亡率最高的是牡丹江市东安区(4.72/10 万),其次是哈尔滨市南岗区和牡丹江市爱民区(图 5 - 80)。

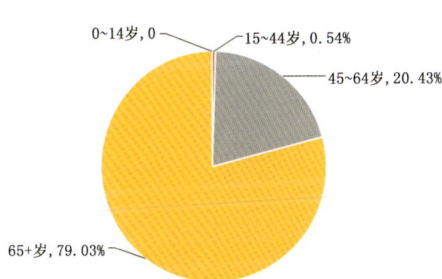

图 5 - 74　黑龙江省肿瘤登记地区
前列腺癌年龄别发病构成

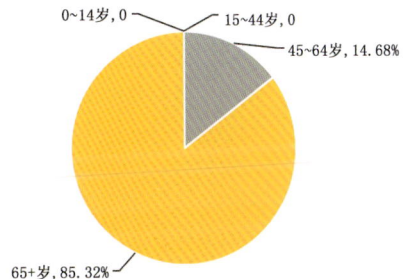

图 5 - 75　黑龙江省肿瘤登记地区
前列腺癌年龄别死亡构成

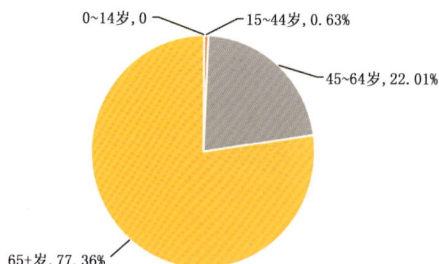

图 5 – 76　黑龙江省肿瘤登记城市地区
前列腺癌年龄别发病构成

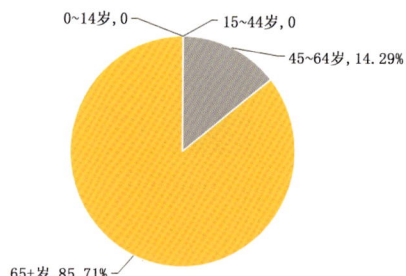

图 5 – 77　黑龙江省肿瘤登记城市地区
前列腺癌年龄别死亡构成

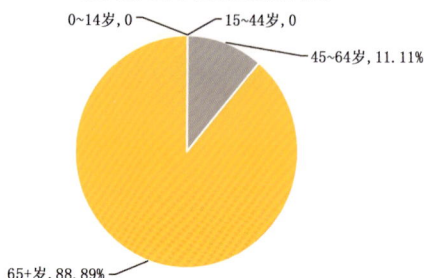

图 5 – 78　黑龙江省肿瘤登记农村地区
前列腺癌年龄别发病构成

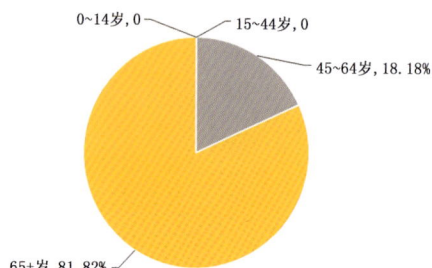

图 5 – 79　黑龙江省肿瘤登记农村地区
前列腺癌年龄别死亡构成

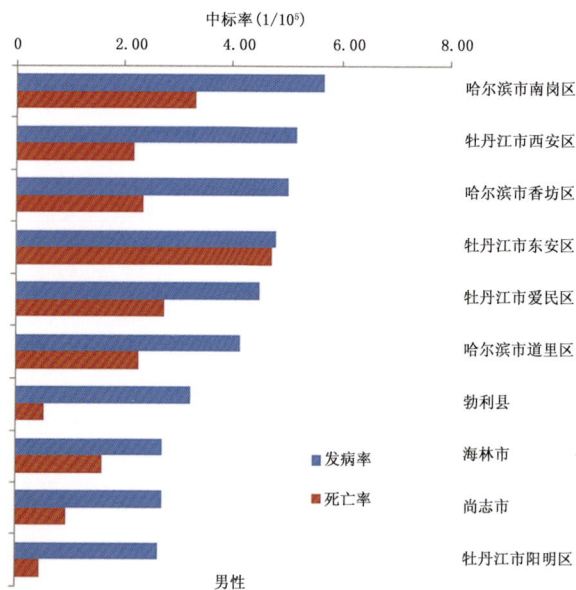

图 5 – 80　黑龙江省肿瘤登记地区前列腺癌发病率与死亡率

## 十三、膀胱（C67）

2016 年,黑龙江省肿瘤登记地区膀胱癌发病占全部恶性肿瘤新发病例的 2.36%。发病率、中标率和世标率分别为 6.76/10 万、3.64/10 万和 3.56/10 万。其中男性发病率和中标率分别为 10.35/10 万和 5.84/10 万,女性发病率和中标率分别为 3.26/10 万和 1.62/10 万。城市地区和农村地区发病率分别为 7.66/10 万和 4.35/10 万。2016 年,黑龙江省肿瘤登记地区膀胱癌死亡占全部恶性肿瘤死亡病例的 1.61%,死亡率、中标率和世标率分别为 2.96/10 万、1.46/

10 万和 1.42/10 万。其中男性死亡率和中标率分别为 4.15/10 万和 2.16/10 万,女性死亡率和中标率分别为 1.79/10 万和 0.83/10 万。城市地区和农村地区死亡率分别为 3.42/10 万和 1.71/10 万(表 5-25,表 5-26)。

表 5-25　2016 年黑龙江省肿瘤登记地区膀胱癌发病情况

| 地区 | 性别 | 病例数 | 粗率 (1/10$^5$) | 构成 (%) | 中标率 (1/10$^5$) | 世标率 (1/10$^5$) | 累积率 0~74 岁(%) |
|---|---|---|---|---|---|---|---|
| 全省 | 合计 | 320 | 6.76 | 2.36 | 3.64 | 3.56 | 0.40 |
|  | 男性 | 242 | 10.35 | 3.50 | 5.84 | 5.71 | 0.65 |
|  | 女性 | 78 | 3.26 | 1.18 | 1.62 | 1.60 | 0.18 |
| 城市 | 合计 | 264 | 7.66 | 2.44 | 3.88 | 3.80 | 0.44 |
|  | 男性 | 200 | 11.92 | 3.68 | 6.42 | 6.27 | 0.74 |
|  | 女性 | 64 | 3.62 | 1.19 | 1.66 | 1.63 | 0.18 |
| 农村 | 合计 | 56 | 4.35 | 2.05 | 2.78 | 2.75 | 0.29 |
|  | 男性 | 42 | 6.37 | 2.83 | 4.05 | 3.98 | 0.36 |
|  | 女性 | 14 | 2.23 | 1.12 | 1.47 | 1.50 | 0.21 |

表 5-25　2016 年黑龙江省肿瘤登记地区膀胱癌死亡情况

| 地区 | 性别 | 病例数 | 粗率 (1/10$^5$) | 构成 (%) | 中标率 (1/10$^5$) | 世标率 (1/10$^5$) | 累积率 0~74 岁(%) |
|---|---|---|---|---|---|---|---|
| 全省 | 合计 | 140 | 2.96 | 1.61 | 1.46 | 1.42 | 0.14 |
|  | 男性 | 97 | 4.15 | 1.86 | 2.16 | 2.11 | 0.21 |
|  | 女性 | 43 | 1.79 | 1.23 | 0.83 | 0.80 | 0.07 |
| 城市 | 合计 | 118 | 3.42 | 1.76 | 1.55 | 1.50 | 0.15 |
|  | 男性 | 82 | 4.89 | 2.07 | 2.37 | 2.31 | 0.25 |
|  | 女性 | 36 | 2.04 | 1.31 | 0.85 | 0.81 | 0.07 |
| 农村 | 合计 | 22 | 1.71 | 1.11 | 1.10 | 1.11 | 0.09 |
|  | 男性 | 15 | 2.27 | 1.20 | 1.52 | 1.50 | 0.11 |
|  | 女性 | 7 | 1.12 | 0.96 | 0.69 | 0.72 | 0.07 |

黑龙江全省、城市和农村地区膀胱癌发病病例中,65+岁年龄组所占比例最大,分别为 62.81%、64.77% 和 53.57%。全省、城市和农村地区膀胱癌死亡病例中,65+岁年龄组所占比例最大,分别为 85.71%、86.44% 和 81.82%(图 5-81~图 5-86)。

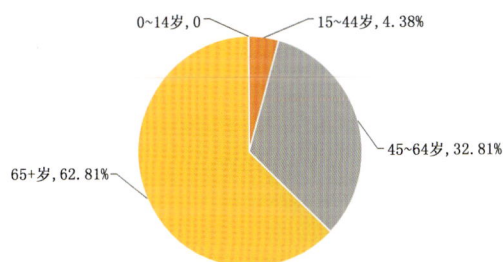

图 5-81　黑龙江省肿瘤登记地区
膀胱癌年龄别发病构成

0~14岁,0　15~44岁,4.38%
45~64岁,32.81%
65+岁,62.81%

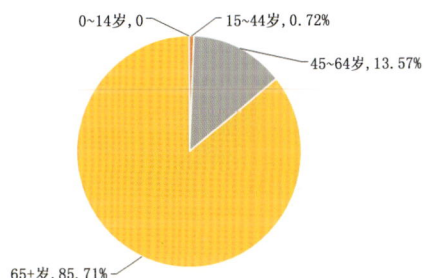

图 5-82　黑龙江省肿瘤登记地区
膀胱癌年龄别死亡构成

0~14岁,0　15~44岁,0.72%
45~64岁,13.57%
65+岁,85.71%

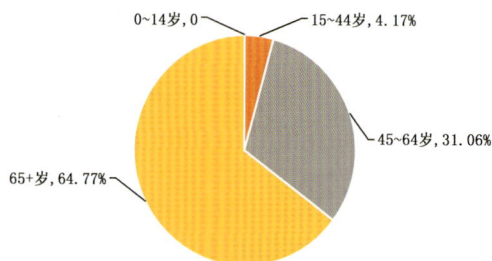

图 5-83 黑龙江省肿瘤登记城市地区
膀胱癌年龄别发病构成

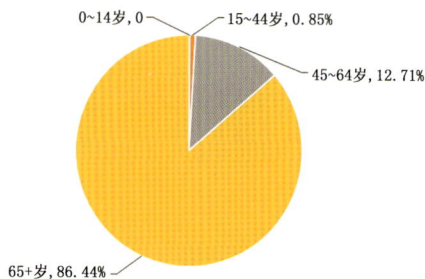

图 5-84 黑龙江省肿瘤登记城市地区
膀胱癌年龄别死亡构成

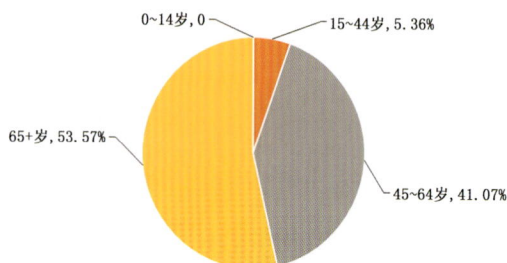

图 5-85 黑龙江省肿瘤登记农村地区
膀胱癌年龄别发病构成

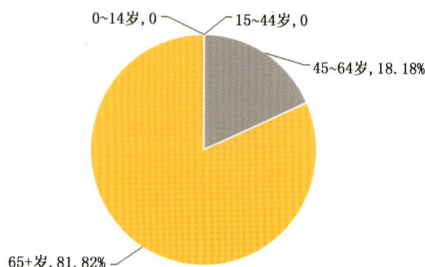

图 5-86 黑龙江省肿瘤登记农村地区
膀胱癌年龄别死亡构成

在 10 个肿瘤登记地区中,男性膀胱癌标化发病率最高的是牡丹江市爱民区(9.34/10 万),其次是哈尔滨市南岗区和牡丹江市东安区;女性膀胱癌标化发病率最高的是牡丹江市西安区(3.07/10 万),其次是牡丹江市爱民区和哈尔滨市香坊区。男性膀胱癌标化死亡率最高的是哈尔滨市南岗区,为 3.24/10 万;女性膀胱癌标化死亡率最高的是牡丹江市爱民区,为 1.54/10 万(图 5-87)。

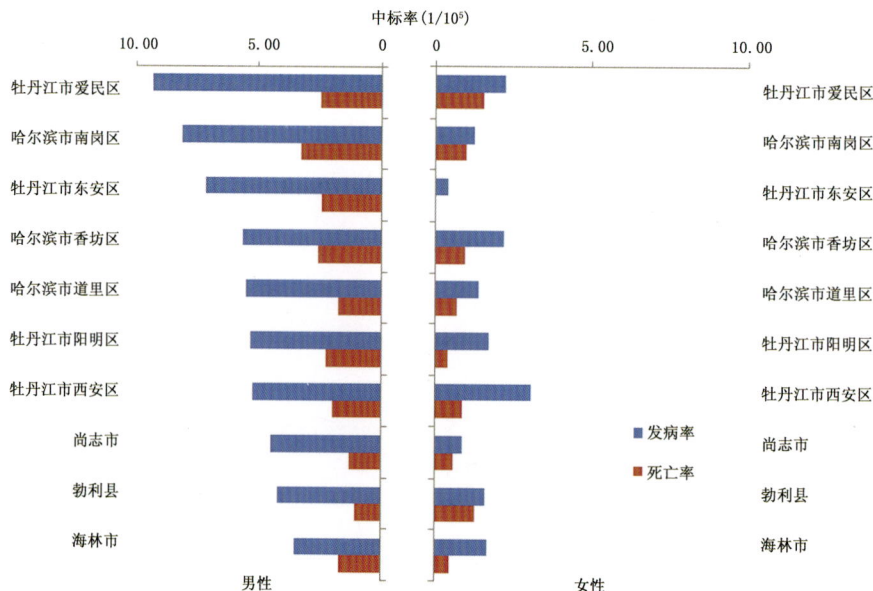

图 5-87 黑龙江省肿瘤登记地区膀胱癌发病率与死亡率

## 十四、食管（C15）

2016 年,黑龙江省肿瘤登记地区食管癌发病占全部恶性肿瘤新发病例的 2.17%,发病率、中标率和世标率分别为 6.21/10 万、3.34/10 万和 3.41/10 万。其中男性发病率和中标率分别为 11.25/10 万和 6.20/10 万,女性发病率和中标率分别为 1.29/10 万和 0.67/10 万。城市地区和农村地区发病率分别为 5.98/10 万和 6.84/10 万。2016 年,黑龙江省肿瘤登记地区食管癌死亡占全部恶性肿瘤死亡病例的 3.07%,死亡率、中标率和世标率分别为 5.64/10 万、2.95/10 万和 3.02/10 万。其中男性死亡率和中标率分别为 10.27/10 万和 5.53/10 万,女性死亡率和中标率分别为 1.13/10 万和 0.54/10 万。城市地区和农村地区死亡率分别为 5.92/10 万和 4.90/10 万(表 5 – 27,表 5 – 28)。

表 5 – 27　2016 年黑龙江省肿瘤登记地区食管癌发病情况

| 地区 | 性别 | 病例数 | 粗率 (1/10^5) | 构成 (%) | 中标率 (1/10^5) | 世标率 (1/10^5) | 累积率 0~74 岁(%) |
|---|---|---|---|---|---|---|---|
| 全省 | 合计 | 294 | 6.21 | 2.17 | 3.34 | 3.41 | 0.40 |
| | 男性 | 263 | 11.25 | 3.80 | 6.20 | 6.36 | 0.75 |
| | 女性 | 31 | 1.29 | 0.47 | 0.67 | 0.64 | 0.07 |
| 城市 | 合计 | 206 | 5.98 | 1.91 | 3.01 | 3.09 | 0.35 |
| | 男性 | 181 | 10.79 | 3.33 | 5.58 | 5.78 | 0.66 |
| | 女性 | 25 | 1.41 | 0.47 | 0.67 | 0.63 | 0.07 |
| 农村 | 合计 | 88 | 6.84 | 3.22 | 4.43 | 4.42 | 0.56 |
| | 男性 | 82 | 12.43 | 5.53 | 8.09 | 8.07 | 1.01 |
| | 女性 | 6 | 0.96 | 0.48 | 0.67 | 0.67 | 0.10 |

表 5 – 28　2016 年黑龙江省肿瘤登记地区食管癌死亡情况

| 地区 | 性别 | 病例数 | 粗率 (1/10^5) | 构成 (%) | 中标率 (1/10^5) | 世标率 (1/10^5) | 累积率 0~74 岁(%) |
|---|---|---|---|---|---|---|---|
| 全省 | 合计 | 267 | 5.64 | 3.07 | 2.95 | 3.02 | 0.36 |
| | 男性 | 240 | 10.27 | 4.61 | 5.53 | 5.70 | 0.70 |
| | 女性 | 27 | 1.13 | 0.77 | 0.54 | 0.51 | 0.05 |
| 城市 | 合计 | 204 | 5.92 | 3.04 | 2.92 | 3.00 | 0.35 |
| | 男性 | 180 | 10.73 | 4.55 | 5.47 | 5.67 | 0.68 |
| | 女性 | 24 | 1.36 | 0.87 | 0.60 | 0.57 | 0.05 |
| 农村 | 合计 | 63 | 4.90 | 3.19 | 3.08 | 3.07 | 0.38 |
| | 男性 | 60 | 9.10 | 4.81 | 5.74 | 5.76 | 0.74 |
| | 女性 | 3 | 0.48 | 0.41 | 0.32 | 0.28 | 0.02 |

全省和城市地区食管癌发病病例中,45～64 岁年龄组所占比例最大,分别为 50.68% 和 52.91%,农村地区 65＋岁年龄组所占比例最大,为 50.00%。全省、城市和农村地区食管癌死亡病例中,45～64 岁年龄组所占比例最大,分别为 52.81%、52.45% 和 53.97%(图 5－88～图 5－93)。

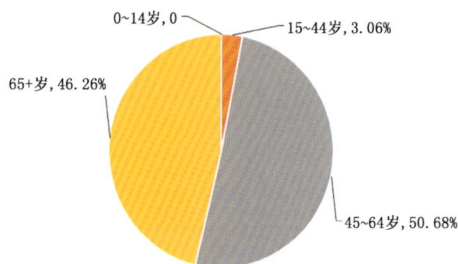

**图 5－88　黑龙江省肿瘤登记地区食管癌年龄别发病构成**

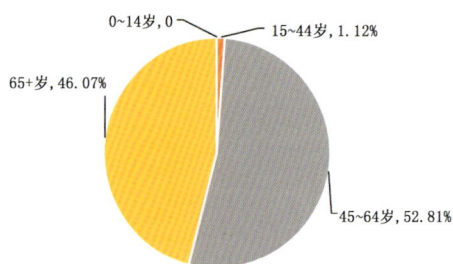

**图 5－89　黑龙江省肿瘤登记地区食管癌年龄别死亡构成**

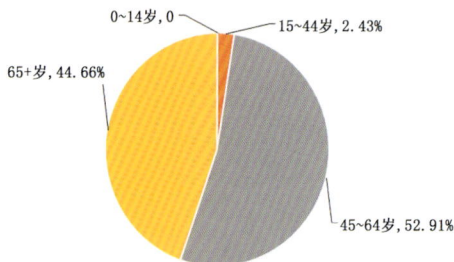

**图 5－90　黑龙江省肿瘤登记城市地区食管癌年龄别发病构成**

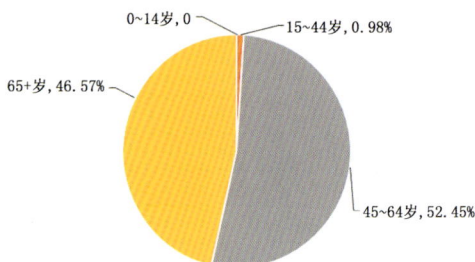

**图 5－91　黑龙江省肿瘤登记城市地区食管癌年龄别死亡构成**

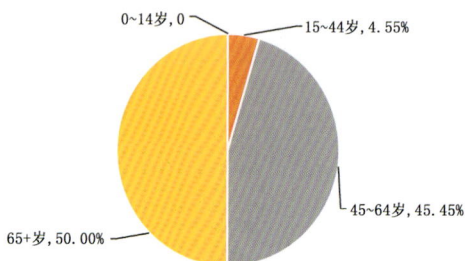

**图 5－92　黑龙江省肿瘤登记农村地区食管癌年龄别发病构成**

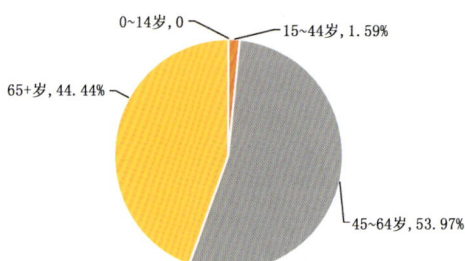

**图 5－93　黑龙江省肿瘤登记农村地区食管癌年龄别死亡构成**

在 10 个肿瘤登记地区中,男性食管癌标化发病率最高的是海林市(10.72/10 万),其次是牡丹江市阳明区和哈尔滨市香坊区;女性食管癌标化发病率最高的是牡丹江市西安区(1.27/10 万),其次是海林市和牡丹江市爱民区。男性食管癌标化死亡率最高的是牡丹江市东安区,为 7.91/10 万;女性食管癌标化死亡率最高的是牡丹江市西安区,为 1.27/10 万(图 5－94)。

中标率(1/10⁵)

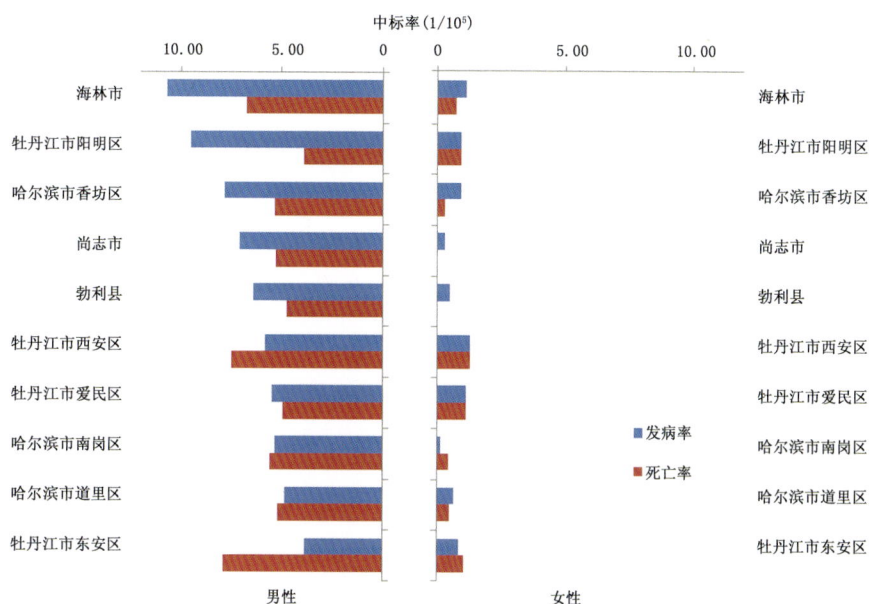

图5-94　黑龙江省肿瘤登记地区食管癌发病率与死亡率

## 十五、白血病(C91-C95)

2016年,黑龙江省肿瘤登记地区白血病发病占全部恶性肿瘤新发病例的1.90%,发病率、中标率和世标率分别为5.43/10万、4.56/10万和4.73/10万。其中男性发病率和中标率分别为6.63/10万和5.80/10万,女性发病率和中标率分别为4.26/10万和3.33/10万。城市地区和农村地区发病率分别为6.24/10万和3.26/10万。2016年,黑龙江省肿瘤登记地区白血病死亡占全部恶性肿瘤死亡病例的1.27%,死亡率、中标率和世标率分别为2.32/10万、1.72/10万和1.76/10万。其中男性死亡率和中标率分别为2.61/10万和2.00/10万,女性死亡率和中标率分别为2.05/10万和1.43/10万。城市地区和农村地区死亡率分别为2.20/10万和2.64/10万(表5-29,表5-30)。

表5-29　2016年黑龙江省肿瘤登记地区白血病发病情况

| 地区 | 性别 | 病例数 | 粗率<br>(1/10⁵) | 构成<br>(%) | 中标率<br>(1/10⁵) | 世标率<br>(1/10⁵) | 累积率<br>0~74岁(%) |
|---|---|---|---|---|---|---|---|
| 全省 | 合计 | 257 | 5.43 | 1.90 | 4.56 | 4.73 | 0.41 |
| | 男性 | 155 | 6.63 | 2.24 | 5.80 | 5.82 | 0.50 |
| | 女性 | 102 | 4.26 | 1.54 | 3.33 | 3.64 | 0.33 |
| 城市 | 合计 | 215 | 6.24 | 1.99 | 5.37 | 5.47 | 0.48 |
| | 男性 | 138 | 8.22 | 2.54 | 7.53 | 7.57 | 0.64 |
| | 女性 | 77 | 4.35 | 1.43 | 3.27 | 3.41 | 0.32 |
| 农村 | 合计 | 42 | 3.26 | 1.54 | 2.64 | 2.98 | 0.24 |
| | 男性 | 17 | 2.58 | 1.15 | 1.89 | 1.88 | 0.17 |
| | 女性 | 25 | 3.99 | 2.00 | 3.43 | 4.13 | 0.32 |

表 5 – 30　2016 年黑龙江省肿瘤登记地区白血病死亡情况

| 地区 | 性别 | 病例数 | 粗率<br>（1/10⁵） | 构成<br>（％） | 中标率<br>（1/10⁵） | 世标率<br>（1/10⁵） | 累积率<br>0 ~ 74 岁（％） |
|---|---|---|---|---|---|---|---|
| 全省 | 合计 | 110 | 2.32 | 1.27 | 1.72 | 1.76 | 0.15 |
|  | 男性 | 61 | 2.61 | 1.17 | 2.00 | 2.03 | 0.15 |
|  | 女性 | 49 | 2.05 | 1.41 | 1.43 | 1.47 | 0.14 |
| 城市 | 合计 | 76 | 2.20 | 1.13 | 1.63 | 1.68 | 0.13 |
|  | 男性 | 46 | 2.74 | 1.16 | 2.29 | 2.37 | 0.16 |
|  | 女性 | 30 | 1.70 | 1.09 | 0.96 | 0.98 | 0.10 |
| 农村 | 合计 | 34 | 2.64 | 1.72 | 2.07 | 2.09 | 0.21 |
|  | 男性 | 15 | 2.27 | 1.20 | 1.51 | 1.44 | 0.14 |
|  | 女性 | 19 | 3.03 | 2.60 | 2.68 | 2.80 | 0.28 |

　　全省、城市和农村地区白血病发病病例中，45 ~ 64 岁年龄组所占比例最大，分别为 39.69%、38.60% 和 45.24%。全省、城市和农村地区白血病死亡病例中，65 + 岁年龄组所占比例最大，分别为 40.91%、39.47% 和 44.12%（图 5 – 95 ~ 图 5 – 100）。

　　在 10 个肿瘤登记地区中，男性白血病标化发病率最高的是哈尔滨市道里区（16.65/10 万），其次是牡丹江市西安区和牡丹江市阳明区；女性白血病标化发病率最高的是哈尔滨市道里区（8.99/10 万），其次是勃利县和尚志市。男性白血病标化死亡率最高的是牡丹江市阳明区，为 8.30/10 万；女性白血病标化死亡率最高的是勃利县，为 4.36/10 万（图 5 – 101）。

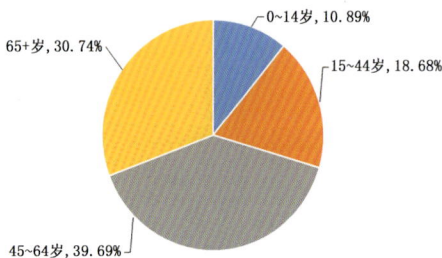

图 5 – 95　黑龙江省肿瘤登记地区
白血病年龄别发病构成

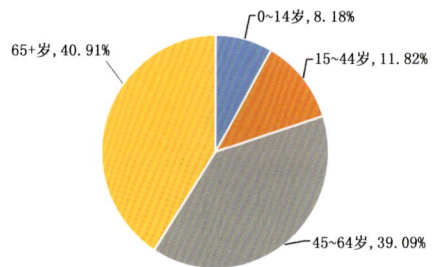

图 5 – 96　黑龙江省肿瘤登记地区
白血病年龄别死亡构成

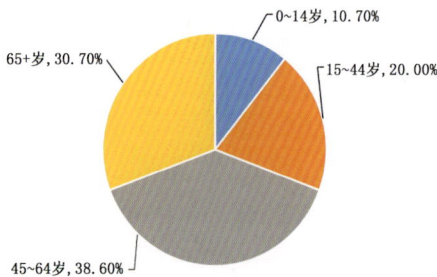

图 5 – 97　黑龙江省肿瘤登记城市地区
白血病年龄别发病构成

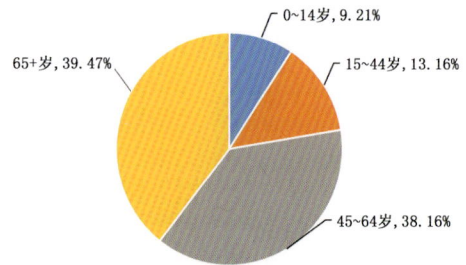

图 5 – 98　黑龙江省肿瘤登记城市地区
白血病年龄别死亡构成

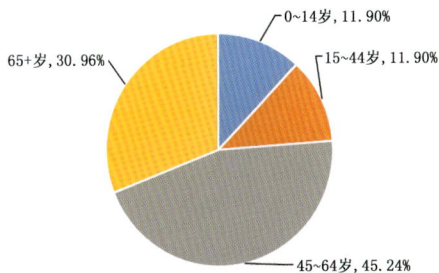

图5-99　黑龙江省肿瘤登记农村地区
白血病年龄别发病构成

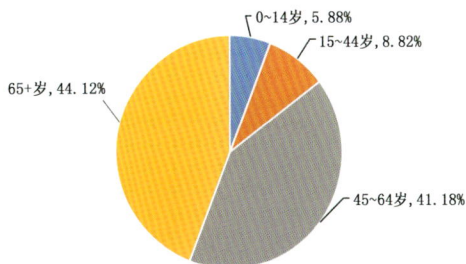

图5-100　黑龙江省肿瘤登记农村地区
白血病年龄别死亡构成

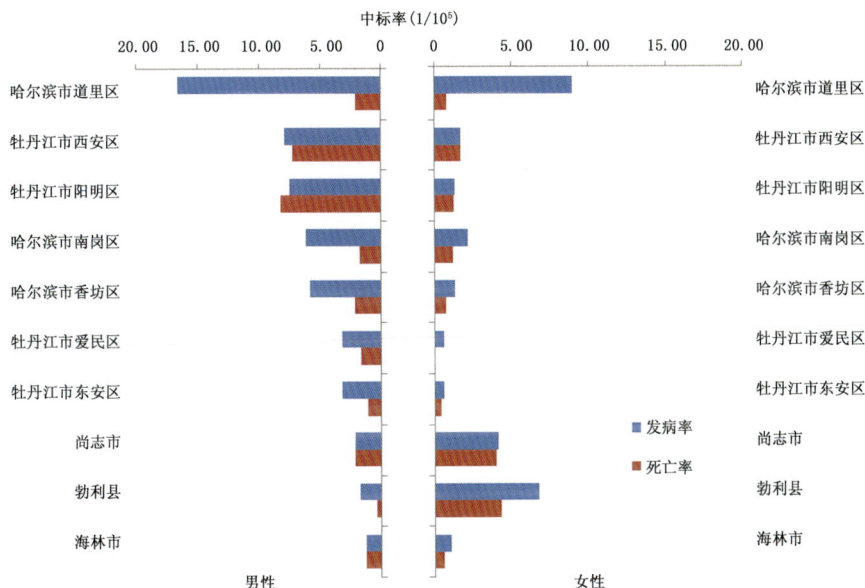

图5-101　黑龙江省肿瘤登记地区白血病发病率与死亡率

# 十六、脑及中枢神经系统(C70－C72)

2016年,黑龙江省肿瘤登记地区脑及中枢神经系统恶性肿瘤(简称脑瘤)发病占全部恶性肿瘤新发病例的1.84%,发病率、中标率和世标率分别为5.26/10万、3.56/10万和3.45/10万。其中男性发病率和中标率分别为4.62/10万和3.41/10万,女性发病率和中标率分别为5.89/10万和3.72/10万。城市地区和农村地区发病率分别为5.74/10万和3.96/10万。2016年,黑龙江省肿瘤登记地区脑瘤死亡占全部恶性肿瘤死亡病例的1.68%,死亡率、中标率和世标率分别为3.08/10万、2.05/10万和2.09/10万。其中男性死亡率和中标率分别为3.25/10万和2.32/10万,女性死亡率和中标率分别为2.92/10万和1.79/10万。城市地区和农村地区死亡率分别为3.16/10万和2.88/10万(表5-31,表5-32)。

全省、城市和农村地区脑瘤发病病例中,45～64岁年龄组所占比例最大,分别为45.78%、46.97%和41.18%。全省、城市和农村地区脑瘤死亡病例中,45～64岁年龄组所占比例最大,分别为42.47%、40.37%和48.65%(图5-102～图5-107)。

表 5－31　2016 年黑龙江省肿瘤登记地区脑及中枢神经系统恶性肿瘤发病情况

| 地区 | 性别 | 病例数 | 粗率<br>(1/10⁵) | 构成<br>(%) | 中标率<br>(1/10⁵) | 世标率<br>(1/10⁵) | 累积率<br>0~74 岁(%) |
|---|---|---|---|---|---|---|---|
| 全省 | 合计 | 249 | 5.26 | 1.84 | 3.56 | 3.45 | 0.36 |
|  | 男性 | 108 | 4.62 | 1.56 | 3.41 | 3.07 | 0.32 |
|  | 女性 | 141 | 5.89 | 2.13 | 3.72 | 3.83 | 0.40 |
| 城市 | 合计 | 198 | 5.74 | 1.83 | 3.76 | 3.64 | 0.38 |
|  | 男性 | 82 | 4.89 | 1.51 | 3.40 | 3.00 | 0.32 |
|  | 女性 | 116 | 6.56 | 2.16 | 4.11 | 4.28 | 0.43 |
| 农村 | 合计 | 51 | 3.96 | 1.87 | 2.98 | 2.88 | 0.30 |
|  | 男性 | 26 | 3.94 | 1.75 | 3.25 | 3.11 | 0.30 |
|  | 女性 | 25 | 3.99 | 2.00 | 2.67 | 2.62 | 0.30 |

表 5－32　2016 年黑龙江省肿瘤登记地区脑及中枢神经系统恶性肿瘤死亡情况

| 地区 | 性别 | 病例数 | 粗率<br>(1/10⁵) | 构成<br>(%) | 中标率<br>(1/10⁵) | 世标率<br>(1/10⁵) | 累积率<br>0~74 岁(%) |
|---|---|---|---|---|---|---|---|
| 全省 | 合计 | 146 | 3.08 | 1.68 | 2.05 | 2.09 | 0.20 |
|  | 男性 | 76 | 3.25 | 1.46 | 2.32 | 2.24 | 0.22 |
|  | 女性 | 70 | 2.92 | 2.01 | 1.79 | 1.96 | 0.17 |
| 城市 | 合计 | 109 | 3.16 | 1.62 | 2.09 | 2.17 | 0.20 |
|  | 男性 | 55 | 3.28 | 1.39 | 2.29 | 2.21 | 0.23 |
|  | 女性 | 54 | 3.05 | 1.96 | 1.91 | 2.15 | 0.18 |
| 农村 | 合计 | 37 | 2.88 | 1.87 | 1.98 | 1.92 | 0.18 |
|  | 男性 | 21 | 3.18 | 1.68 | 2.39 | 2.29 | 0.20 |
|  | 女性 | 16 | 2.55 | 2.19 | 1.56 | 1.54 | 0.16 |

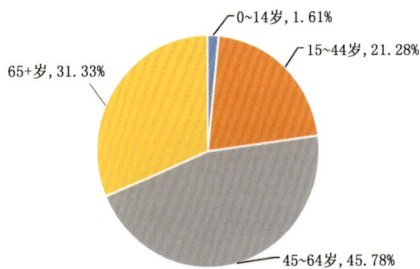

图 5－102　黑龙江省肿瘤登记地区
脑瘤年龄别发病构成

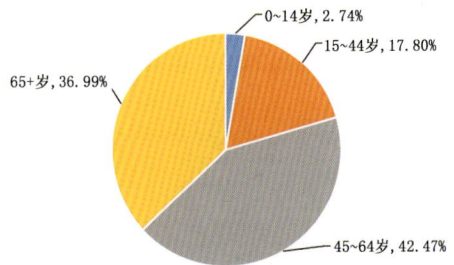

图 5－103　黑龙江省肿瘤登记地区
脑瘤年龄别死亡构成

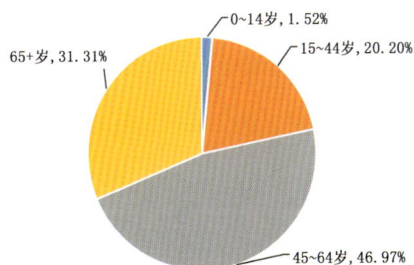

图 5 – 104 黑龙江省肿瘤登记城市地区
脑瘤年龄别发病构成

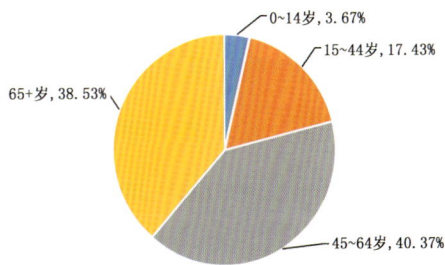

图 5 – 105 黑龙江省肿瘤登记城市地区
脑瘤年龄别死亡构成

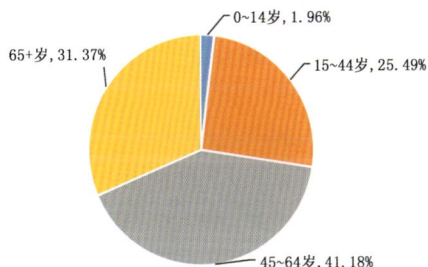

图 5 – 106 黑龙江省肿瘤登记农村地区
脑瘤年龄别发病构成

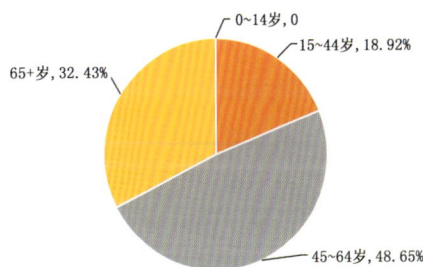

图 5 – 107 黑龙江省肿瘤登记农村地区
脑瘤年龄别死亡构成

在 10 个肿瘤登记地区中,男性脑瘤标化发病率最高的是哈尔滨市南岗区(5.89/10 万),其次是勃利县和牡丹江市西安区;女性脑瘤标化发病率最高的是牡丹江市东安区(6.69/10 万),其次是牡丹江市西安区和勃利县。男性脑瘤标化死亡率最高的是勃利县,为 4.90/10 万,女性脑瘤标化死亡率最高的是牡丹江市东安区,为 5.45/10 万(图 5 – 108)。

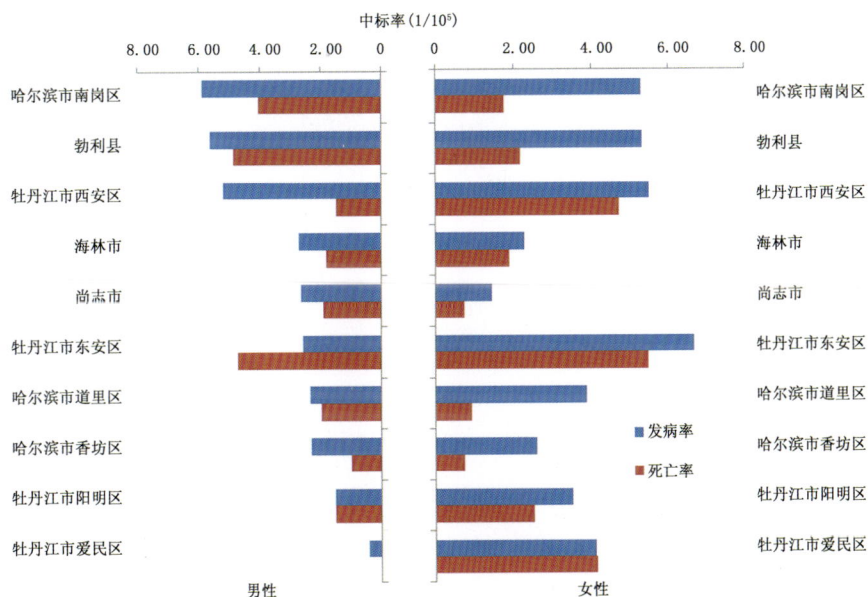

图 5 – 108 黑龙江省肿瘤登记地区脑瘤发病率与死亡率

## 十七、淋巴瘤（C81 - 85,C88,C90,C96）

2016 年,黑龙江省肿瘤登记地区淋巴瘤发病占全部恶性肿瘤新发病例的 1.34%,发病率、中标率和世标率分别为 3.84/10 万、2.42/10 万和 2.35/10 万。其中男性发病率和中标率分别为 4.11/10 万和 2.66/10 万,女性发病率和中标率分别为 3.59/10 万和 2.22/10 万。城市地区和农村地区发病率分别为 4.26/10 万和 2.72/10 万。2016 年,黑龙江省肿瘤登记地区淋巴瘤死亡占全部恶性肿瘤死亡病例的 1.29%,死亡率、中标率和世标率分别为 2.37/10 万、1.37/10 万和 1.36/10 万。其中男性死亡率和中标率分别为 2.78/10 万和 1.59/10 万,女性死亡率和中标率分别为 1.96/10 万和 1.19/10 万。城市地区和农村地区死亡率分别为 2.61/10 万和 1.71/10 万(表 5 - 33,表 5 - 34)。

表 5 - 33　2016 年黑龙江省肿瘤登记地区淋巴瘤发病情况

| 地区 | 性别 | 病例数 | 粗率<br>(1/10⁵) | 构成<br>(%) | 中标率<br>(1/10⁵) | 世标率<br>(1/10⁵) | 累积率<br>0~74 岁(%) |
|---|---|---|---|---|---|---|---|
| 全省 | 合计 | 182 | 3.84 | 1.34 | 2.42 | 2.35 | 0.28 |
| | 男性 | 96 | 4.11 | 1.39 | 2.66 | 2.55 | 0.30 |
| | 女性 | 86 | 3.59 | 1.30 | 2.22 | 2.18 | 0.25 |
| 城市 | 合计 | 147 | 4.26 | 1.36 | 2.67 | 2.56 | 0.28 |
| | 男性 | 74 | 4.41 | 1.36 | 2.84 | 2.68 | 0.30 |
| | 女性 | 73 | 4.13 | 1.36 | 2.55 | 2.49 | 0.27 |
| 农村 | 合计 | 35 | 2.72 | 1.28 | 1.74 | 1.81 | 0.27 |
| | 男性 | 22 | 3.33 | 1.48 | 2.20 | 2.27 | 0.32 |
| | 女性 | 13 | 2.07 | 1.04 | 1.29 | 1.35 | 0.21 |

表 5 - 34　2016 年黑龙江省肿瘤登记地区淋巴瘤死亡情况

| 地区 | 性别 | 病例数 | 粗率<br>(1/10⁵) | 构成<br>(%) | 中标率<br>(1/10⁵) | 世标率<br>(1/10⁵) | 累积率<br>0~74 岁(%) |
|---|---|---|---|---|---|---|---|
| 全省 | 合计 | 112 | 2.37 | 1.29 | 1.37 | 1.36 | 0.16 |
| | 男性 | 65 | 2.78 | 1.25 | 1.59 | 1.57 | 0.19 |
| | 女性 | 47 | 1.96 | 1.35 | 1.19 | 1.19 | 0.12 |
| 城市 | 合计 | 90 | 2.61 | 1.34 | 1.46 | 1.43 | 0.15 |
| | 男性 | 49 | 2.92 | 1.24 | 1.57 | 1.50 | 0.17 |
| | 女性 | 41 | 2.32 | 1.49 | 1.39 | 1.38 | 0.14 |
| 农村 | 合计 | 22 | 1.71 | 1.11 | 1.12 | 1.21 | 0.17 |
| | 男性 | 16 | 2.43 | 1.28 | 1.66 | 1.81 | 0.26 |
| | 女性 | 6 | 0.96 | 0.82 | 0.59 | 0.62 | 0.08 |

　　黑龙江全省和农村地区淋巴瘤发病病例中,45 ~ 64 岁年龄组所占比例最大,分别为43.96% 和51.43%,城市地区淋巴瘤65 + 岁年龄组所占比例最大,为44.22%。全省、城市和农村地区淋巴瘤死亡病例中,65 + 岁年龄组所占比例最大,分别为50.89%、50.00% 和54.55%(图5 - 109 ~ 图5 - 114)。

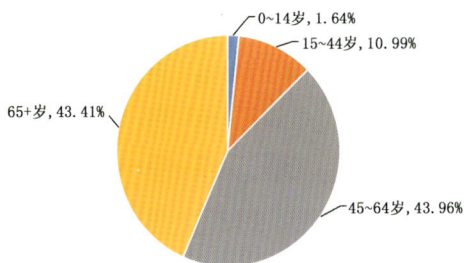

图5 - 109　黑龙江省肿瘤登记地区
淋巴瘤年龄别发病构成

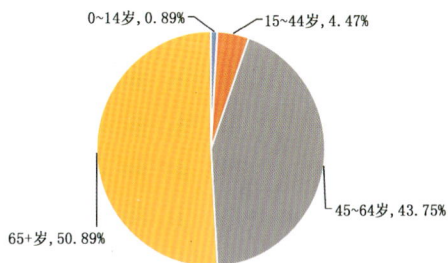

图5 - 110　黑龙江省肿瘤登记地区
淋巴瘤年龄别死亡构成

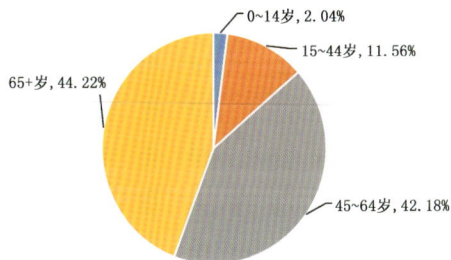

图5 - 111　黑龙江省肿瘤登记城市地区
淋巴瘤年龄别发病构成

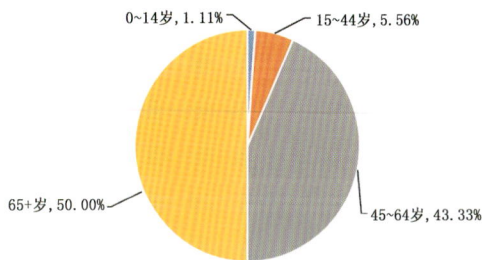

图5 - 112　黑龙江省肿瘤登记城市地区
淋巴瘤年龄别死亡构成

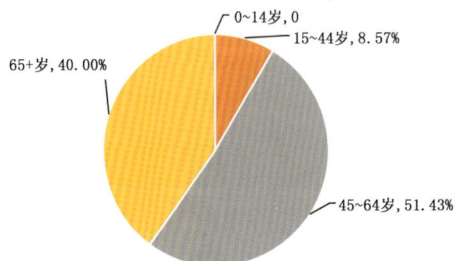

图5 - 113　黑龙江省肿瘤登记农村地区
淋巴瘤年龄别发病构成

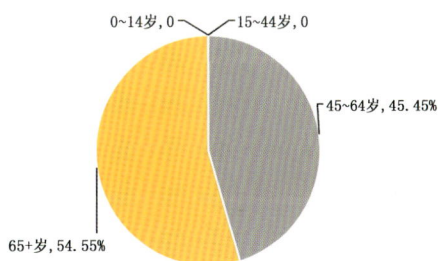

图5 - 114　黑龙江省肿瘤登记农村地区
淋巴瘤年龄别死亡构成

　　在10 个肿瘤登记地区中,男性淋巴瘤标化发病率最高的是牡丹江市爱民区(5.24/10 万),其次是牡丹江市东安区和哈尔滨市南岗区;女性淋巴瘤标化发病率最高的是牡丹江市爱民区(4.86/10 万),其次是牡丹江市阳明区和牡丹江市东安区。男性淋巴瘤标化死亡率最高的是牡丹江市东安区,为3.04/10 万;女性淋巴瘤标化死亡率最高的是牡丹江市东安区,为2.85/10 万(图5 - 115)。

中标率(1/10⁵)

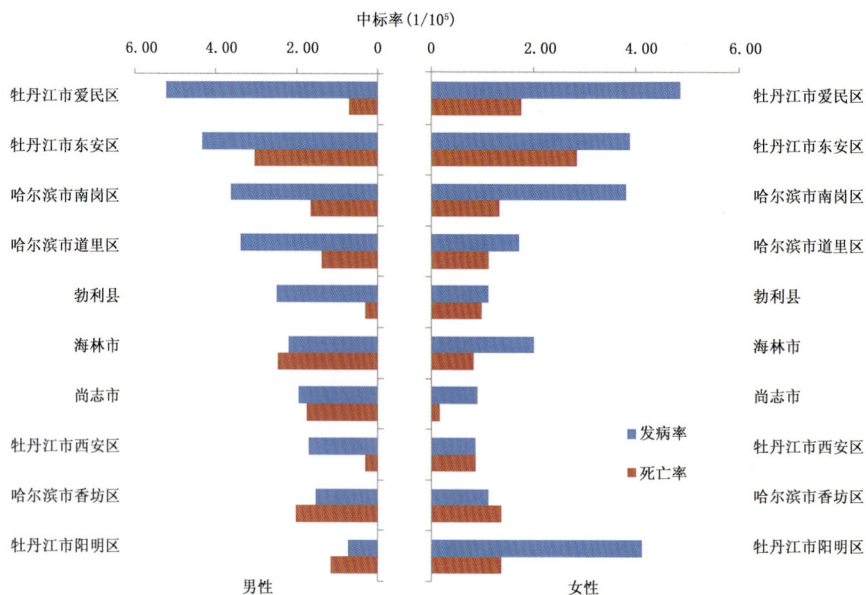

图 5－115　黑龙江省肿瘤登记地区淋巴瘤发病率与死亡率

## 十八、喉（C32）

2016 年,黑龙江省肿瘤登记地区喉癌发病占全部恶性肿瘤新发病例的 1.09%,发病率、中标率和世标率分别为 3.11/10 万、1.63/10 万和 1.69/10 万。其中男性发病率和中标率分别为 5.39/10 万和 2.91/10 万,女性发病率和中标率分别为 0.88/10 万和 0.43/10 万。城市地区和农村地区发病率分别为 3.37/10 万和 2.41/10 万。2016 年,黑龙江省肿瘤登记地区喉癌死亡占全部恶性肿瘤死亡病例的 1.15%,死亡率、中标率和世标率分别为 2.11/10 万、1.10/10 万和 1.11/10 万。其中男性死亡率和中标率分别为 3.59/10 万和 1.96/10 万,女性死亡率和中标率分别为 0.67/10 万和 0.30/10 万。城市地区和农村地区死亡率分别为 2.18/10 万和 1.94/10 万(表 5－35,表 5－36)。

表 5－35　2016 年黑龙江省肿瘤登记地区喉癌发病情况

| 地区 | 性别 | 病例数 | 粗率<br>(1/10⁵) | 构成<br>(%) | 中标率<br>(1/10⁵) | 世标率<br>(1/10⁵) | 累积率<br>0~74 岁(%) |
|---|---|---|---|---|---|---|---|
| 全省 | 合计 | 147 | 3.11 | 1.09 | 1.63 | 1.69 | 0.20 |
|  | 男性 | 126 | 5.39 | 1.82 | 2.91 | 3.07 | 0.38 |
|  | 女性 | 21 | 0.88 | 0.32 | 0.43 | 0.40 | 0.04 |
| 城市 | 合计 | 116 | 3.37 | 1.07 | 1.65 | 1.72 | 0.20 |
|  | 男性 | 97 | 5.78 | 1.78 | 2.94 | 3.10 | 0.38 |
|  | 女性 | 19 | 1.07 | 0.35 | 0.48 | 0.45 | 0.03 |
| 农村 | 合计 | 31 | 2.41 | 1.14 | 1.53 | 1.60 | 0.22 |
|  | 男性 | 29 | 4.40 | 1.95 | 2.80 | 2.92 | 0.39 |
|  | 女性 | 2 | 0.32 | 0.16 | 0.23 | 0.24 | 0.05 |

表5-36　2016年黑龙江省肿瘤登记地区喉癌死亡情况

| 地区 | 性别 | 病例数 | 粗率<br>(1/10⁵) | 构成<br>(%) | 中标率<br>(1/10⁵) | 世标率<br>(1/10⁵) | 累积率<br>0~74岁(%) |
|---|---|---|---|---|---|---|---|
| 全省 | 合计 | 100 | 2.11 | 1.15 | 1.10 | 1.11 | 0.13 |
| | 男性 | 84 | 3.59 | 1.61 | 1.96 | 2.02 | 0.25 |
| | 女性 | 16 | 0.67 | 0.46 | 0.30 | 0.26 | 0.02 |
| 城市 | 合计 | 75 | 2.18 | 1.12 | 1.05 | 1.06 | 0.11 |
| | 男性 | 61 | 3.63 | 1.54 | 1.86 | 1.93 | 0.22 |
| | 女性 | 14 | 0.79 | 0.51 | 0.32 | 0.27 | 0.01 |
| 农村 | 合计 | 25 | 1.94 | 1.26 | 1.24 | 1.26 | 0.18 |
| | 男性 | 23 | 3.49 | 1.84 | 2.26 | 2.28 | 0.32 |
| | 女性 | 2 | 0.32 | 0.27 | 0.21 | 0.22 | 0.04 |

　　黑龙江全省、城市和农村地区喉癌发病病例中,45~64岁年龄组所占比例最大,分别为58.50%、59.48%和54.84%。全省、城市和农村地区喉癌死亡病例中,65+岁年龄组所占比例最大,分别为51.00%、50.67%和52.00%(图5-116~图5-121)。

　　在10个肿瘤登记地区中,男性喉癌标化发病率最高的是勃利县(5.38/10万),其次是哈尔滨市香坊区和哈尔滨市南岗区;女性喉癌标化发病率最高的是哈尔滨市香坊区(1.28/10万),其次是勃利县和牡丹江市西安区。男性喉癌标化死亡率最高的是勃利县,为3.45/10万;女性喉癌标化死亡率最高的是牡丹江市西安区,为0.67/10万(图5-122)。

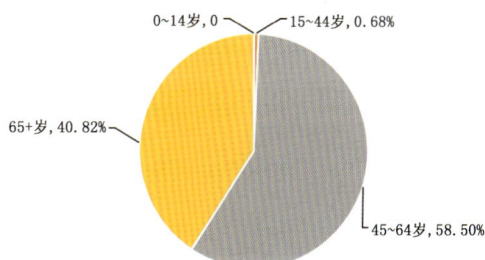

图5-116　黑龙江省肿瘤登记地区
喉癌年龄别发病构成

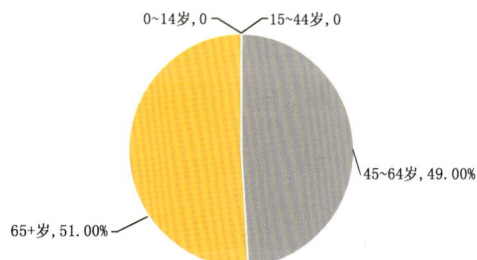

图5-117　黑龙江省肿瘤登记地区
喉癌年龄别死亡构成

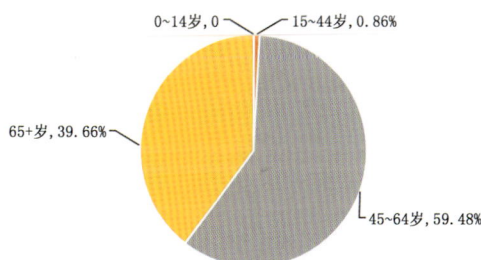

图5-118　黑龙江省肿瘤登记城市地区
喉癌年龄别发病构成

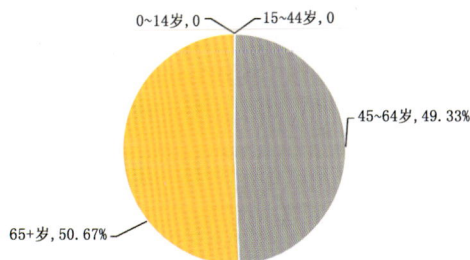

图5-119　黑龙江省肿瘤登记城市地区
喉癌年龄别死亡构成

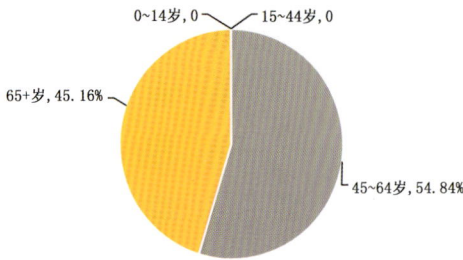

图 5 –120　黑龙江省肿瘤登记农村地区
喉癌年龄别发病构成

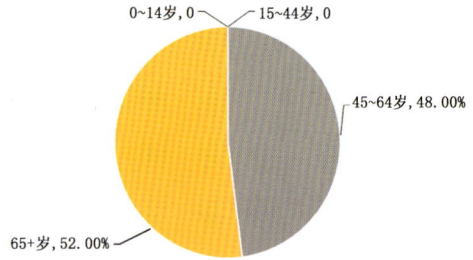

图 5 –121　黑龙江省肿瘤登记农村地区
喉癌年龄别死亡构成

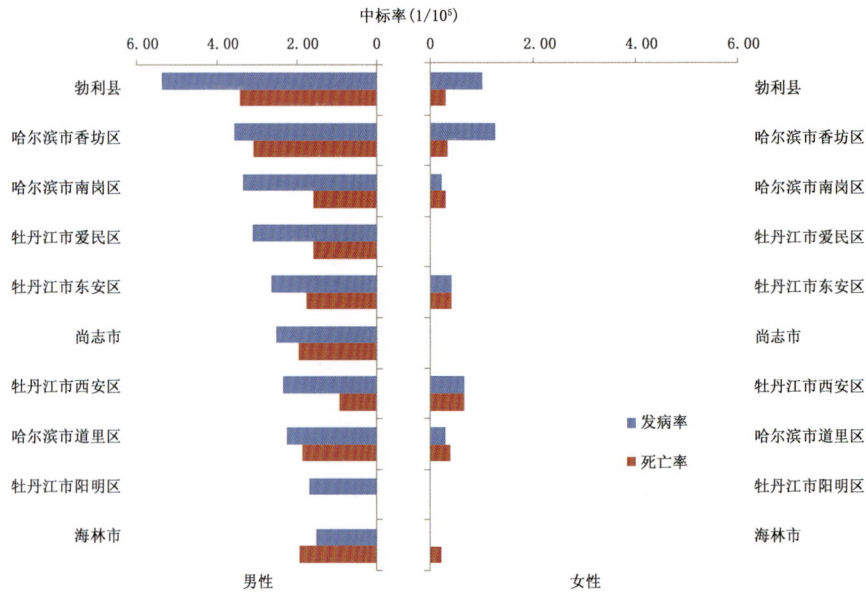

图 5 –122　黑龙江省肿瘤登记地区喉癌发病率与死亡率

## 十九、口腔和咽喉(除外鼻咽)(C00 – C10,C12 – C14)

2016 年,黑龙江省肿瘤登记地区口腔和咽喉恶性肿瘤发病占全部恶性肿瘤新发病例的 1.02% ,其发病率、中标率和世标率分别为 2.92/10 万、1.65/10 万和 1.63/10 万。男性发病率和中标率分别为 4.53/10 万和 2.55/10 万,女性发病率和中标率分别为 1.34/10 万和 0.78/10 万。城市地区和农村地区发病率分别为 3.48/10 万和 1.40/10 万。2016 年,黑龙江省肿瘤登记地区口腔和咽喉恶性肿瘤死亡占全部恶性肿瘤死亡病例的 1.12% ,其死亡率、中标率和世标率分别为 2.05/10 万、1.11/10 万和 1.10/10 万。男性死亡率和中标率分别为 3.34/10 万和 1.85/10 万,女性死亡率和中标率分别为 0.79/10 万和 0.41/10 万。城市地区和农村地区死亡率分别为 2.55/10 万和 0.70/10 万(表 5 –37,表 5 –38)。

全省、城市和农村地区口腔和咽喉恶性肿瘤发病病例中,45 ~ 64 岁年龄组所占比例最大,分别为 59.42% 、60.83% 和 50.00% 。全省、城市和农村地区口腔和咽喉恶性肿瘤死亡病例中,65 + 岁年龄组所占比例最大,分别为 52.58% 、51.14% 和 66.67% (图 5 –123 ~ 图 5 –128)。

在 10 个肿瘤登记地区中,男性口腔和咽喉恶性肿瘤标化发病率最高的是牡丹江市爱民区

(7.76/10万)，其次是牡丹江市东安区和哈尔滨市南岗区；女性口腔和咽喉恶性肿瘤标化发病率最高的是牡丹江市阳明区(1.81/10万)，其次是哈尔滨市香坊区和勃利县。男性口腔和咽喉恶性肿瘤标化死亡率最高的是牡丹江市爱民区，为5.60/10万；女性口腔和咽喉恶性肿瘤标化死亡率最高的是牡丹江市阳明区，为1.19/10万(图5-129)。

表5-37　2016年黑龙江省肿瘤登记地区口腔和咽喉恶性肿瘤发病情况

| 地区 | 性别 | 病例数 | 粗率<br>(1/10⁵) | 构成<br>(%) | 中标率<br>(1/10⁵) | 世标率<br>(1/10⁵) | 累积率<br>0~74岁(%) |
|---|---|---|---|---|---|---|---|
| 全省 | 合计 | 138 | 2.92 | 1.02 | 1.65 | 1.63 | 0.20 |
| | 男性 | 106 | 4.53 | 1.53 | 2.55 | 2.51 | 0.29 |
| | 女性 | 32 | 1.34 | 0.48 | 0.78 | 0.77 | 0.11 |
| 城市 | 合计 | 120 | 3.48 | 1.11 | 1.91 | 1.88 | 0.22 |
| | 男性 | 94 | 5.60 | 1.73 | 3.05 | 3.00 | 0.34 |
| | 女性 | 26 | 1.47 | 0.48 | 0.84 | 0.82 | 0.11 |
| 农村 | 合计 | 18 | 1.40 | 0.66 | 0.90 | 0.91 | 0.12 |
| | 男性 | 12 | 1.82 | 0.81 | 1.20 | 1.19 | 0.14 |
| | 女性 | 6 | 0.96 | 0.48 | 0.61 | 0.63 | 0.09 |

表5-38　2016年黑龙江省肿瘤登记地区口腔和咽喉恶性肿瘤死亡情况

| 地区 | 性别 | 病例数 | 粗率<br>(1/10⁵) | 构成<br>(%) | 中标率<br>(1/10⁵) | 世标率<br>(1/10⁵) | 累积率<br>0~74岁(%) |
|---|---|---|---|---|---|---|---|
| 全省 | 合计 | 97 | 2.05 | 1.12 | 1.11 | 1.10 | 0.13 |
| | 男性 | 78 | 3.34 | 1.50 | 1.85 | 1.85 | 0.22 |
| | 女性 | 19 | 0.79 | 0.55 | 0.41 | 0.39 | 0.06 |
| 城市 | 合计 | 88 | 2.55 | 1.31 | 1.31 | 1.30 | 0.16 |
| | 男性 | 72 | 4.29 | 1.82 | 2.28 | 2.29 | 0.27 |
| | 女性 | 16 | 0.90 | 0.58 | 0.43 | 0.40 | 0.05 |
| 农村 | 合计 | 9 | 0.70 | 0.46 | 0.46 | 0.45 | 0.07 |
| | 男性 | 6 | 0.91 | 0.48 | 0.57 | 0.55 | 0.06 |
| | 女性 | 3 | 0.48 | 0.41 | 0.35 | 0.35 | 0.08 |

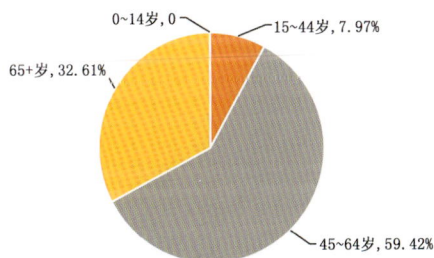

图5-123　黑龙江省肿瘤登记地区
口腔和咽喉恶性肿瘤年龄别发病构成

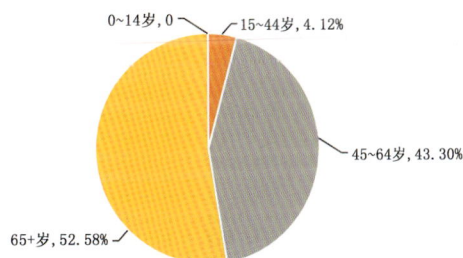

图5-124　黑龙江省肿瘤登记地区
口腔和咽喉恶性肿瘤年龄别死亡构成

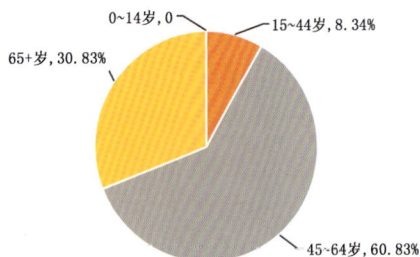

图 5－125　黑龙江省肿瘤登记城市地区
口腔和咽喉恶性肿瘤年龄别发病构成

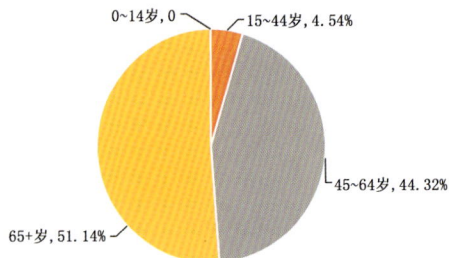

图 5－126　黑龙江省肿瘤登记城市地区
口腔和咽喉恶性肿瘤年龄别死亡构成

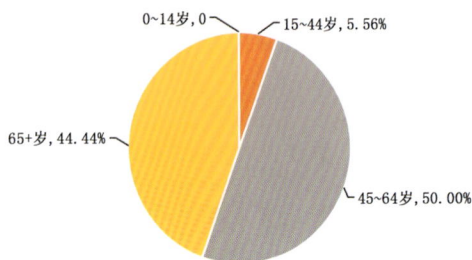

图 5－127　黑龙江省肿瘤登记农村地区
口腔和咽喉恶性肿瘤年龄别发病构成

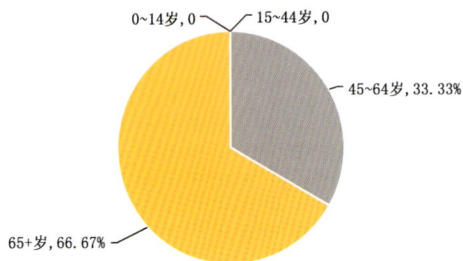

图 5－128　黑龙江省肿瘤登记农村地区
口腔和咽喉恶性肿瘤年龄别死亡构成

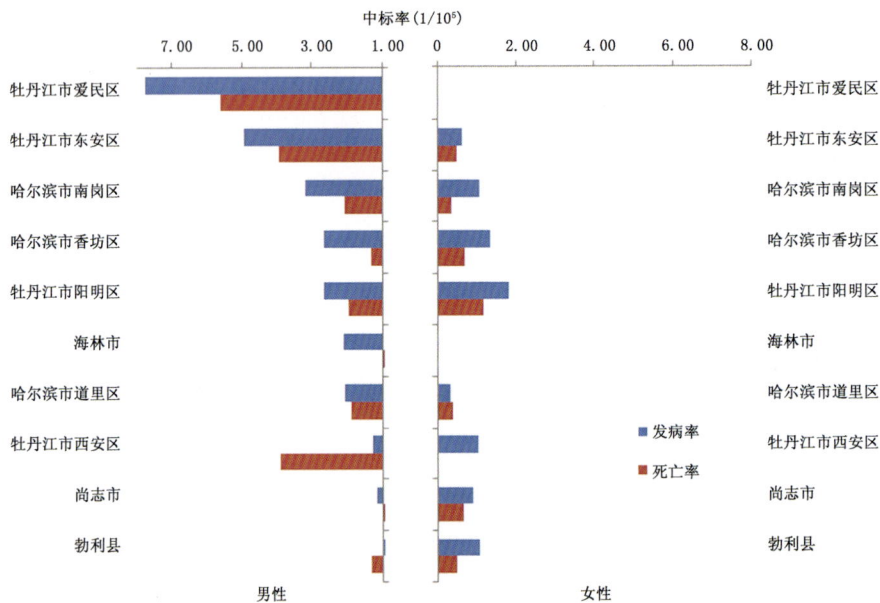

图 5－129　黑龙江省肿瘤登记地区口腔和咽喉恶性肿瘤发病率与死亡率

## 二十、胆囊及其他（C23－C24）

2016 年,黑龙江省肿瘤登记地区胆囊及其他恶性肿瘤（简称胆囊癌）发病占全部恶性肿瘤新发病例的 0.78%,发病率、中标率和世标率分别为 2.22/10 万、1.19/10 万和 1.20/10 万。其中男性发病率和中标率分别为 2.44/10 万和 1.35/10 万,女性发病率和中标率分别为 2.00/

10 万和 1.01/10 万。城市地区和农村地区发病率分别为 2.70/10 万和 0.93/10 万。2016 年，黑龙江省肿瘤登记地区胆囊癌死亡占全部恶性肿瘤死亡病例的 1.02%，死亡率、中标率和世标率分别为 1.88/10 万、1.02/10 万和 1.03/10 万。其中男性死亡率和中标率分别为 1.80/10 万和 1.00/10 万，女性死亡率和中标率分别为 1.96/10 万和 1.02/10 万。城市地区和农村地区死亡率分别为 2.26/10 万和 0.85/10 万(表 5 – 39，表 5 – 40)。

表 5 – 39 2016 年黑龙江省肿瘤登记地区胆囊癌发病情况

| 地区 | 性别 | 病例数 | 粗率<br>(1/10⁵) | 构成<br>(%) | 中标率<br>(1/10⁵) | 世标率<br>(1/10⁵) | 累积率<br>0~74 岁(%) |
|------|------|--------|------|------|------|------|------|
| 全省 | 合计 | 105 | 2.22 | 0.78 | 1.19 | 1.20 | 0.14 |
|      | 男性 | 57 | 2.44 | 0.82 | 1.35 | 1.38 | 0.16 |
|      | 女性 | 48 | 2.00 | 0.72 | 1.01 | 1.01 | 0.11 |
| 城市 | 合计 | 93 | 2.70 | 0.86 | 1.38 | 1.40 | 0.16 |
|      | 男性 | 53 | 3.16 | 0.98 | 1.67 | 1.71 | 0.20 |
|      | 女性 | 40 | 2.26 | 0.74 | 1.07 | 1.08 | 0.12 |
| 农村 | 合计 | 12 | 0.93 | 0.44 | 0.61 | 0.62 | 0.07 |
|      | 男性 | 4 | 0.61 | 0.27 | 0.41 | 0.41 | 0.04 |
|      | 女性 | 8 | 1.28 | 0.64 | 0.81 | 0.81 | 0.09 |

表 5 – 40 2016 年黑龙江省肿瘤登记地区胆囊癌死亡情况

| 地区 | 性别 | 病例数 | 粗率<br>(1/10⁵) | 构成<br>(%) | 中标率<br>(1/10⁵) | 世标率<br>(1/10⁵) | 累积率<br>0~74 岁(%) |
|------|------|--------|------|------|------|------|------|
| 全省 | 合计 | 89 | 1.88 | 1.02 | 1.02 | 1.03 | 0.13 |
|      | 男性 | 42 | 1.80 | 0.81 | 1.00 | 1.03 | 0.13 |
|      | 女性 | 47 | 1.96 | 1.35 | 1.02 | 1.02 | 0.12 |
| 城市 | 合计 | 78 | 2.26 | 1.16 | 1.16 | 1.18 | 0.15 |
|      | 男性 | 39 | 2.32 | 0.99 | 1.23 | 1.27 | 0.17 |
|      | 女性 | 39 | 2.20 | 1.42 | 1.08 | 1.09 | 0.14 |
| 农村 | 合计 | 11 | 0.85 | 0.56 | 0.58 | 0.56 | 0.06 |
|      | 男性 | 3 | 0.45 | 0.24 | 0.32 | 0.31 | 0.03 |
|      | 女性 | 8 | 1.28 | 1.09 | 0.82 | 0.80 | 0.08 |

黑龙江全省、城市和农村地区胆囊癌发病病例中,65 + 岁年龄组所占比例最大,分别为 54.29%、51.61% 和 75.00%。全省、城市和农村地区胆囊癌死亡病例中,65 + 岁年龄组所占比例最大,分别为 68.54%、66.67% 和 81.82%(图 5 – 130 ~ 图 5 – 135)。

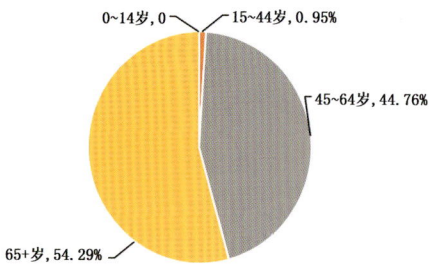

图 5 - 130    黑龙江省肿瘤登记地区
胆囊癌年龄别发病构成

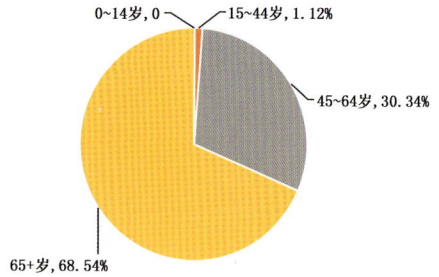

图 5 - 131    黑龙江省肿瘤登记地区
胆囊癌年龄别死亡构成

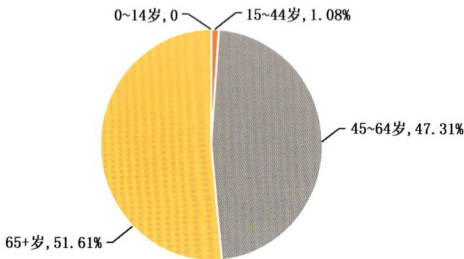

图 5 - 132    黑龙江省肿瘤登记城市地区
胆囊癌年龄别发病构成

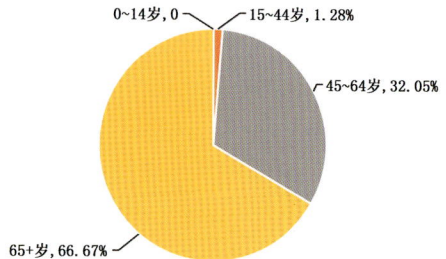

图 5 - 133    黑龙江省肿瘤登记城市地区
胆囊癌年龄别死亡构成

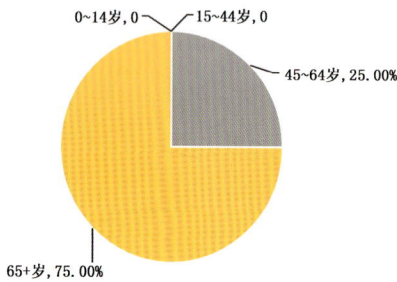

图 5 - 134    黑龙江省肿瘤登记农村地区
胆囊癌年龄别发病构成

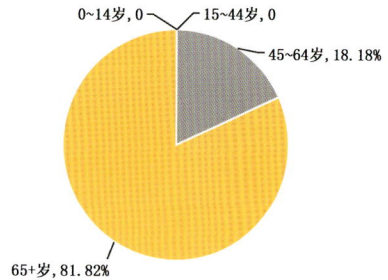

图 5 - 135    黑龙江省肿瘤登记农村地区
胆囊癌年龄别死亡构成

在 10 个肿瘤登记地区中,男性胆囊癌标化发病率最高的是哈尔滨市南岗区(2.34/10 万),其次是牡丹江市西安区和牡丹江市爱民区;女性胆囊癌标化发病率最高的是尚志市(1.75/10 万),其次是哈尔滨市道里区和哈尔滨市南岗区。男性胆囊癌标化死亡率最高的是哈尔滨市南岗区,为 2.00/10 万;女性胆囊癌标化死亡率最高的是尚志市和哈尔滨市道里区,为 1.38/10 万(图 5 - 136)。

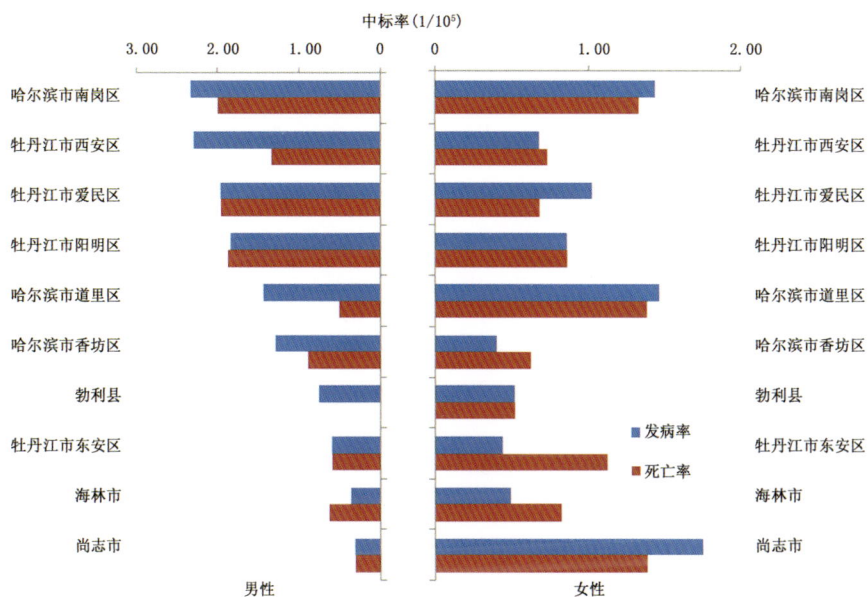

图 5-136 黑龙江省肿瘤登记地区胆囊癌发病率与死亡率

# 第六章 黑龙江省肿瘤登记地区
## 主要恶性肿瘤发病与死亡情况

### 一、2016年哈尔滨市南岗区恶性肿瘤发病与死亡情况

#### 1.恶性肿瘤发病情况

2016年哈尔滨市南岗区恶性肿瘤发病率为317.22/10万,其中男性299.75/10万,女性333.72/10万。乳腺癌发病率居第1位,其次分别为肺癌、甲状腺癌、结直肠癌和肝癌,前10位恶性肿瘤占全部恶性肿瘤发病的78.13%。男性恶性肿瘤发病率排第1位的是肺癌,其次分别为结直肠癌、肝癌、胃癌和甲状腺癌,前10位恶性肿瘤发病占男性全部恶性肿瘤发病的82.35%。女性恶性肿瘤发病率排第1位的是乳腺癌,其次分别为甲状腺癌、肺癌、结直肠癌和宫颈癌,前10位恶性肿瘤发病占女性全部恶性肿瘤发病的86.22%(表6-1,图6-1~图6-3)。

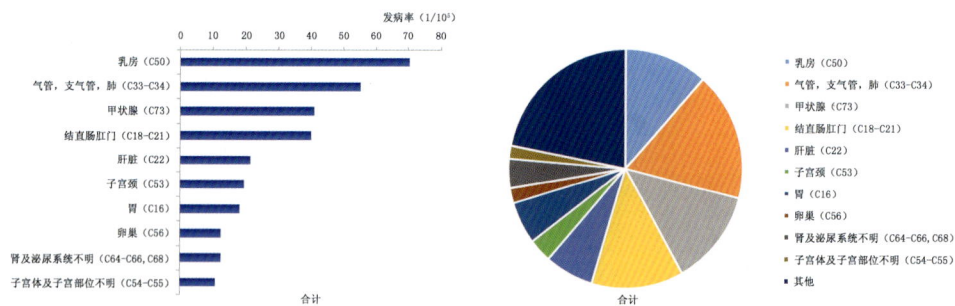

图6-1 哈尔滨市南岗区2016年恶性肿瘤发病情况

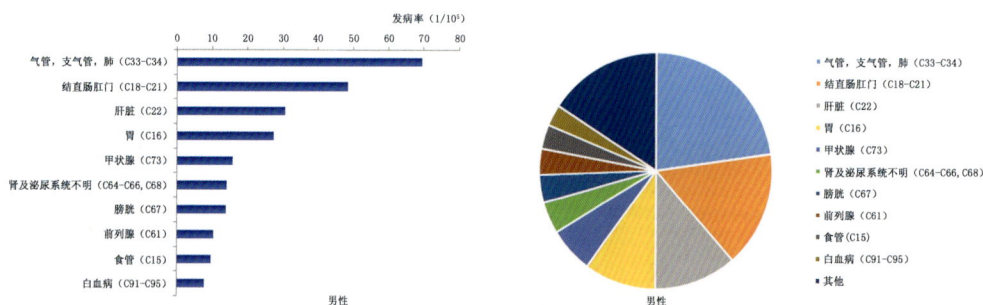

图6-2 哈尔滨市南岗区2016年男性恶性肿瘤发病情况

#### 2.恶性肿瘤死亡情况

2016年哈尔滨市南岗区恶性肿瘤死亡率为196.70/10万,其中男性237.08/10万,女性158.52/10万。肺癌死亡率居第1位,其次分别为肝癌、结直肠癌、乳腺癌和胃癌。前10位恶性肿瘤死亡占全部恶性肿瘤死亡的79.65%。男性恶性肿瘤死亡率排第1位的是肺癌,其次分别为肝癌、结直肠癌、胃癌和食管癌,前10位恶性肿瘤死亡占男性全部恶性肿瘤死亡的86.31%。女性恶性肿瘤死亡率排第1位的是肺癌,其次分别为结直肠癌、乳腺癌、肝癌和胰腺癌,前10位

恶性肿瘤死亡占女性全部恶性肿瘤死亡的 82.59%（表 6－2,图 6－4～图 6－6）。

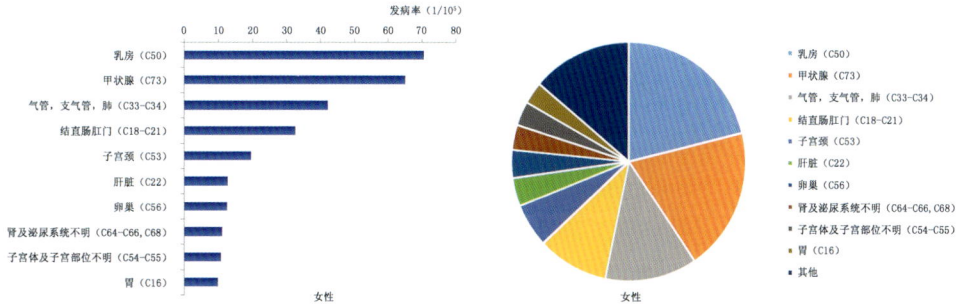

图 6－3　哈尔滨市南岗区 2016 年女性恶性肿瘤发病情况

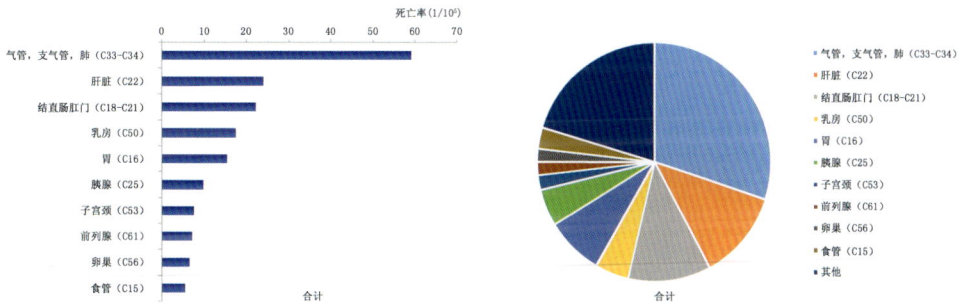

图 6－4　哈尔滨市南岗区 2016 年恶性肿瘤死亡情况

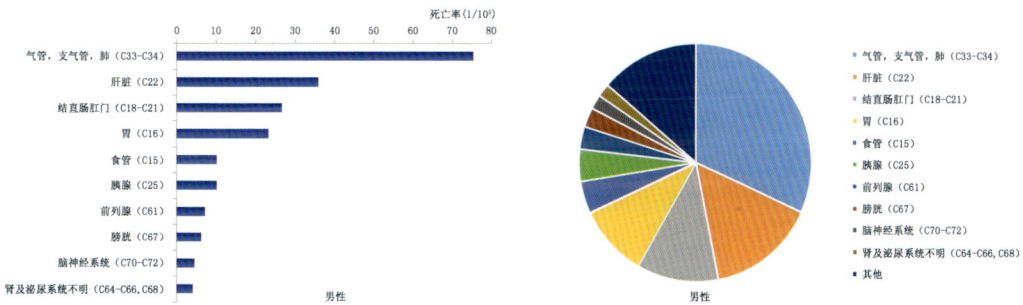

图 6－5　哈尔滨市南岗区 2016 年男性恶性肿瘤死亡情况

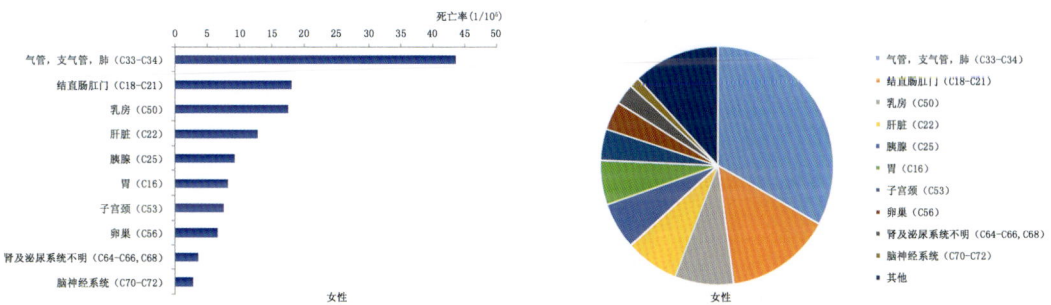

图 6－6　哈尔滨市南岗区 2016 年女性恶性肿瘤死亡情况

表 6-1 哈尔滨市南岗区 2016 年恶性肿瘤发病情况

| 顺位 | 合计 | | | | 男性 | | | | 女性 | | | |
|---|---|---|---|---|---|---|---|---|---|---|---|---|
| | 部位 | 发病率 (1/10⁵) | 构成 (%) | 中标率 (1/10⁵) | 部位 | 发病率 (1/10⁵) | 构成 (%) | 中标率 (1/10⁵) | 部位 | 发病率 (1/10⁵) | 构成 (%) | 中标率 (1/10⁵) |
| 1 | 乳房 | 70.54 | 11.49 | 43.64 | 气管,支气管,肺 | 69.36 | 23.14 | 39.63 | 乳房 | 70.54 | 21.14 | 43.64 |
| 2 | 气管,支气管,肺 | 55.38 | 17.46 | 30.32 | 结直肠肛门 | 48.27 | 16.10 | 27.80 | 甲状腺 | 64.98 | 19.47 | 47.73 |
| 3 | 甲状腺 | 41.09 | 12.95 | 30.59 | 肝脏 | 30.62 | 10.22 | 18.37 | 气管,支气管,肺 | 42.17 | 12.64 | 22.35 |
| 4 | 结直肠肛门 | 40.21 | 12.67 | 22.29 | 胃 | 27.18 | 9.07 | 15.55 | 结直肠肛门 | 32.59 | 9.76 | 17.50 |
| 5 | 肝脏 | 21.48 | 6.77 | 12.14 | 甲状腺 | 15.82 | 5.28 | 12.35 | 子宫颈 | 19.74 | 5.92 | 12.67 |
| 6 | 子宫颈 | 19.74 | 3.20 | 12.67 | 肾及泌尿系统不明 | 13.99 | 4.67 | 8.19 | 肝脏 | 12.84 | 3.85 | 6.50 |
| 7 | 胃 | 18.33 | 5.78 | 10.15 | 膀胱 | 13.79 | 4.60 | 8.13 | 卵巢 | 12.65 | 3.79 | 8.02 |
| 8 | 卵巢 | 12.65 | 2.05 | 8.02 | 前列腺 | 10.34 | 3.45 | 5.68 | 肾及泌尿系统不明 | 11.31 | 3.39 | 5.59 |
| 9 | 肾及泌尿系统不明 | 12.61 | 3.98 | 6.83 | 食管 | 9.73 | 3.25 | 5.36 | 子宫体及子宫部位不明 | 10.93 | 3.27 | 6.63 |
| 10 | 子宫体及子宫部位不明 | 10.93 | 1.77 | 6.63 | 白血病 | 7.71 | 2.57 | 6.20 | 胃 | 9.97 | 2.99 | 5.40 |
| | 全部 | 317.22 | 100.00 | 190.82 | 全部 | 299.75 | 100.00 | 180.34 | 全部 | 333.72 | 100.00 | 202.86 |

表6-2　哈尔滨市南岗区2016年恶性肿瘤死亡情况

| 顺位 | 合计 | | | | 男性 | | | | 女性 | | | |
|---|---|---|---|---|---|---|---|---|---|---|---|---|
| | 部位 | 死亡率(1/10⁵) | 构成(%) | 中标率(1/10⁵) | 部位 | 死亡率(1/10⁵) | 构成(%) | 中标率(1/10⁵) | 部位 | 死亡率(1/10⁵) | 构成(%) | 中标率(1/10⁵) |
| 1 | 气管,支气管,肺 | 59.13 | 30.06 | 30.52 | 气管,支气管,肺 | 75.44 | 31.82 | 42.00 | 气管,支气管,肺 | 43.70 | 27.57 | 20.51 |
| 2 | 肝脏 | 24.04 | 12.22 | 13.28 | 肝脏 | 35.90 | 15.14 | 20.79 | 结直肠肛门 | 18.21 | 11.49 | 8.81 |
| 3 | 结直肠肛门 | 22.37 | 11.37 | 11.44 | 结直肠肛门 | 26.77 | 11.29 | 14.42 | 乳房 | 17.63 | 11.12 | 9.59 |
| 4 | 乳房 | 17.63 | 4.66 | 9.59 | 胃 | 23.32 | 9.84 | 13.10 | 肝脏 | 12.84 | 8.10 | 6.56 |
| 5 | 胃 | 15.57 | 7.92 | 8.13 | 食管 | 10.34 | 4.36 | 5.60 | 胰腺 | 9.39 | 5.93 | 4.50 |
| 6 | 胰腺 | 9.85 | 5.01 | 5.06 | 胰腺 | 10.34 | 4.36 | 5.63 | 胃 | 8.24 | 5.20 | 4.04 |
| 7 | 子宫颈 | 7.67 | 2.00 | 4.02 | 前列腺 | 7.30 | 3.08 | 3.35 | 子宫颈 | 7.67 | 4.84 | 4.02 |
| 8 | 前列腺 | 7.30 | 1.80 | 3.35 | 膀胱 | 6.29 | 2.65 | 3.24 | 卵巢 | 6.71 | 4.23 | 3.63 |
| 9 | 卵巢 | 6.71 | 1.75 | 3.63 | 脑,神经系统 | 4.66 | 1.97 | 4.06 | 肾及泌尿系统不明 | 3.64 | 2.30 | 1.86 |
| 10 | 食管 | 5.62 | 2.86 | 2.89 | 肾及泌尿系统不明 | 4.26 | 1.80 | 2.49 | 脑,神经系统 | 2.88 | 1.81 | 1.76 |
| | 全部 | 196.70 | 100.00 | 104.86 | 全部 | 237.08 | 100.00 | 134.09 | 全部 | 158.52 | 100.00 | 79.55 |

## 二、2016 年哈尔滨市香坊区恶性肿瘤发病与死亡情况

### 1. 恶性肿瘤发病情况

2016 年哈尔滨市香坊区恶性肿瘤发病率为 314. 28/10 万,其中男性 337. 58/10 万,女性 291. 86/10 万。肺癌发病率居第 1 位,其次分别为乳腺癌、结直肠癌、胃癌和肝癌,前 10 位恶性肿瘤发病占全部恶性肿瘤发病的 79. 66%。男性恶性肿瘤发病率排第 1 位的是肺癌,其次分别为结直肠癌、肝癌、胃癌和食管癌,前 10 位恶性肿瘤发病占男性全部恶性肿瘤发病的 85. 43%。女性恶性肿瘤发病率排第 1 位的是肺癌,其次分别为乳腺癌、甲状腺癌、结直肠癌和胃癌,前 10 位恶性肿瘤发病占女性全部恶性肿瘤发病的 84. 65%(表 6 – 3,图 6 – 7 ~ 图 6 – 9)。

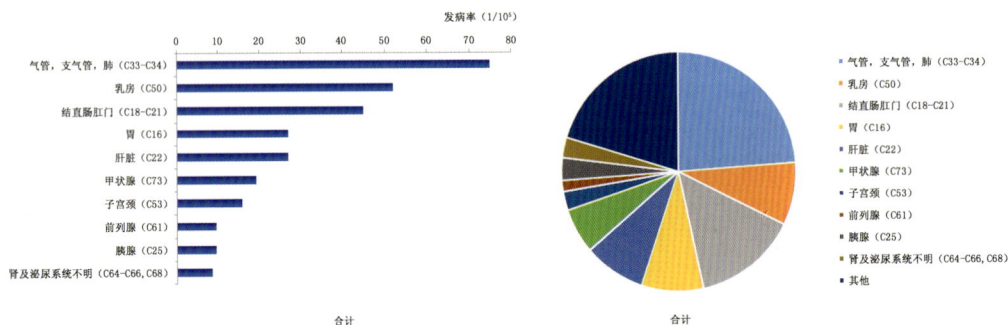

图 6 – 7　哈尔滨市香坊区 2016 年恶性肿瘤发病情况

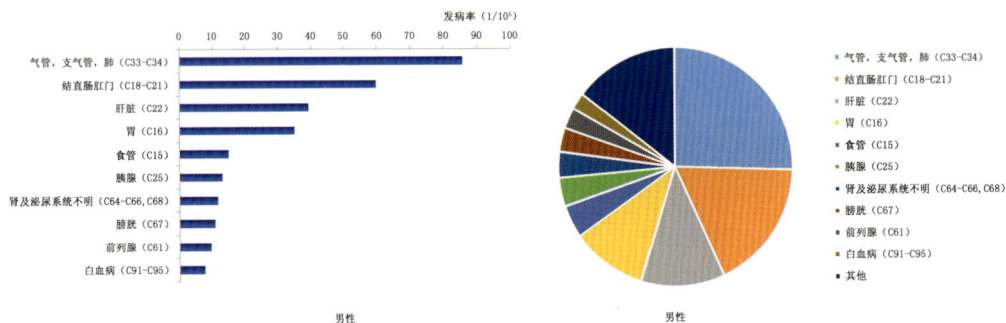

图 6 – 8　哈尔滨市香坊区 2016 年男性恶性肿瘤发病情况

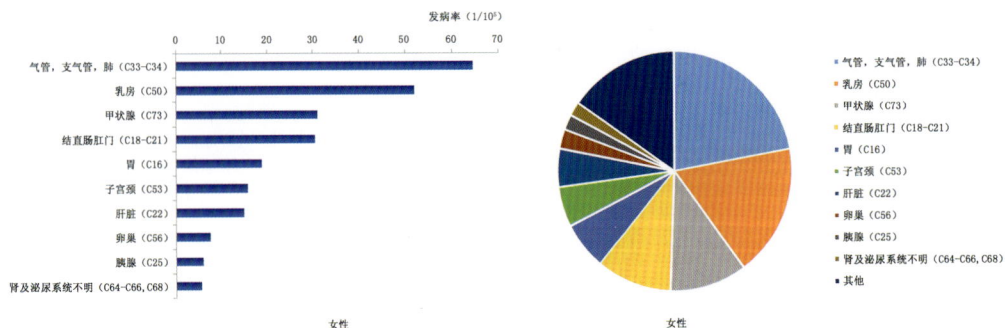

图 6 – 9　哈尔滨市香坊区 2016 年女性恶性肿瘤发病情况

**2. 恶性肿瘤死亡情况**

2016 年哈尔滨市香坊区恶性肿瘤死亡率为 182.89/10 万,其中男性 229.88/10 万,女性 137.64/10 万。肺癌死亡率排第 1 位,其次分别为肝癌、胃癌、结直肠癌和乳腺癌,前 10 位恶性肿瘤死亡占全部恶性肿瘤死亡的 81.96%。男性恶性肿瘤死亡率排第 1 位的是肺癌,其次分别为肝癌、胃癌、结直肠癌和胰腺癌,前 10 位恶性肿瘤死亡占男性全部恶性肿瘤死亡的 87.76%。女性恶性肿瘤死亡率排第 1 位的是肺癌,其次分别为肝癌、结直肠癌、乳腺癌和胃癌,前 10 位恶性肿瘤死亡占女性全部恶性肿瘤死亡的 86.80%(表 6 - 4,图 6 - 10 ~ 图 6 - 12)。

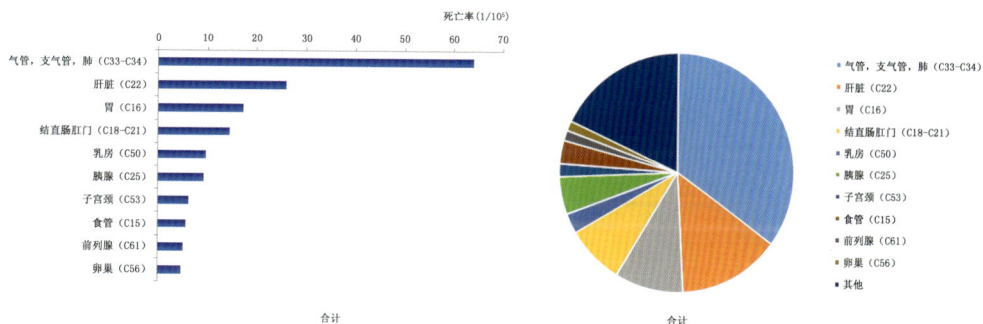

图 6 - 10　哈尔滨市香坊区 2016 年恶性肿瘤死亡情况

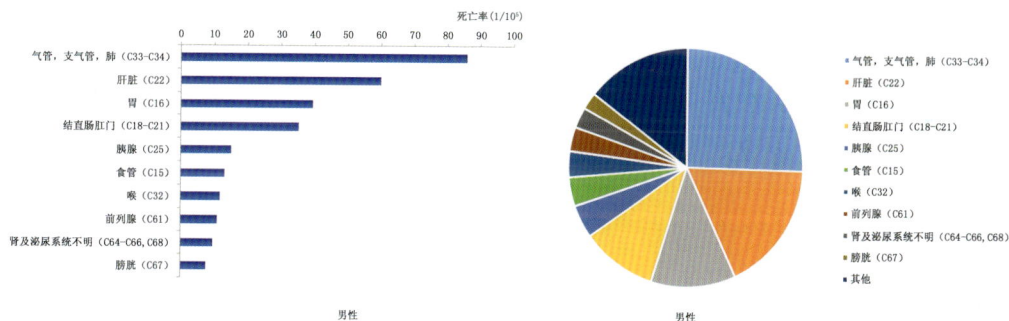

图 6 - 11　哈尔滨市香坊区 2016 年男性恶性肿瘤死亡情况

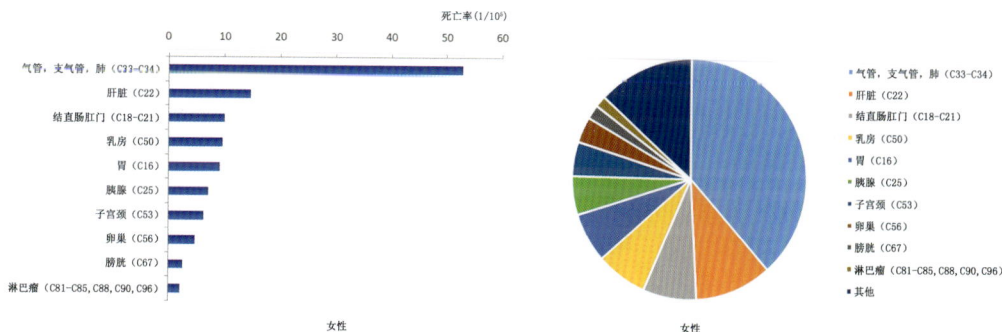

图 6 - 12　哈尔滨市香坊区 2016 年女性恶性肿瘤死亡情况

表6-3 哈尔滨市香坊区2016年恶性肿瘤发病情况

| 顺位 | 合计 | | | | 男性 | | | | 女性 | | | |
|---|---|---|---|---|---|---|---|---|---|---|---|---|
| | 部位 | 发病率(1/10^5) | 构成(%) | 中标率(1/10^5) | 部位 | 发病率(1/10^5) | 构成(%) | 中标率(1/10^5) | 部位 | 发病率(1/10^5) | 构成(%) | 中标率(1/10^5) |
| 1 | 气管,支气管,肺 | 74.95 | 23.85 | 36.64 | 气管,支气管,肺 | 85.83 | 25.43 | 44.90 | 气管,支气管,肺 | 64.48 | 22.09 | 29.57 |
| 2 | 乳房 | 52.11 | 8.45 | 32.13 | 结肠肛门 | 59.86 | 17.73 | 31.83 | 乳房 | 52.11 | 17.85 | 32.13 |
| 3 | 结直肠肛门 | 44.92 | 14.29 | 22.30 | 肝脏 | 39.36 | 11.66 | 21.49 | 甲状腺 | 31.05 | 10.64 | 23.38 |
| 4 | 胃 | 26.95 | 8.58 | 13.69 | 胃 | 35.26 | 10.45 | 18.81 | 结直肠肛门 | 30.53 | 10.46 | 14.22 |
| 5 | 肝脏 | 26.95 | 8.58 | 14.10 | 食管 | 15.03 | 4.45 | 7.85 | 胃 | 18.95 | 6.49 | 9.50 |
| 6 | 甲状腺 | 19.17 | 6.10 | 15.03 | 胰腺 | 13.12 | 3.89 | 7.03 | 子宫颈 | 15.79 | 5.41 | 9.13 |
| 7 | 子宫颈 | 15.79 | 2.56 | 9.13 | 肾及泌尿系统不明 | 11.75 | 3.48 | 6.14 | 肝脏 | 15.00 | 5.14 | 7.15 |
| 8 | 前列腺 | 9.57 | 1.49 | 5.03 | 膀胱 | 10.93 | 3.24 | 5.61 | 卵巢 | 7.63 | 2.61 | 4.27 |
| 9 | 胰腺 | 9.52 | 3.03 | 4.73 | 前列腺 | 9.57 | 2.83 | 5.03 | 胰腺 | 6.05 | 2.07 | 2.69 |
| 10 | 肾及泌尿系统不明 | 8.58 | 2.73 | 4.32 | 白血病 | 7.65 | 2.27 | 5.93 | 肾及泌尿系统不明 | 5.53 | 1.89 | 2.84 |
| | 全部 | 314.28 | 100.00 | 169.61 | 全部 | 337.58 | 100.00 | 184.83 | 全部 | 291.86 | 100.00 | 159.40 |

表6-4　哈尔滨市香坊区2016年恶性肿瘤死亡情况

| 顺位 | 合计 | | | | 男性 | | | | 女性 | | | |
|---|---|---|---|---|---|---|---|---|---|---|---|---|
| | 部位 | 死亡率(1/10$^5$) | 构成(%) | 中标率(1/10$^5$) | 部位 | 死亡率(1/10$^5$) | 构成(%) | 中标率(1/10$^5$) | 部位 | 死亡率(1/10$^5$) | 构成(%) | 中标率(1/10$^5$) |
| 1 | 气管,支气管,肺 | 64.09 | 35.04 | 30.02 | 气管,支气管,肺 | 75.72 | 32.94 | 38.57 | 气管,支气管,肺 | 52.90 | 38.43 | 22.57 |
| 2 | 肝脏 | 25.88 | 14.15 | 13.27 | 肝脏 | 37.45 | 16.29 | 20.20 | 肝脏 | 14.74 | 10.71 | 6.82 |
| 3 | 胃 | 17.30 | 9.46 | 8.25 | 胃 | 25.69 | 11.18 | 13.43 | 结直肠肛门 | 10.00 | 7.27 | 3.84 |
| 4 | 结直肠肛门 | 14.48 | 7.92 | 6.49 | 结直肠肛门 | 19.13 | 8.32 | 9.67 | 乳房 | 9.74 | 7.07 | 4.97 |
| 5 | 乳房 | 9.74 | 2.71 | 4.97 | 胰腺 | 11.48 | 4.99 | 5.58 | 胃 | 9.21 | 6.69 | 3.83 |
| 6 | 胰腺 | 9.25 | 5.06 | 4.32 | 食管 | 10.93 | 4.76 | 5.35 | 胰腺 | 7.11 | 5.16 | 3.23 |
| 7 | 子宫颈 | 6.32 | 1.76 | 3.73 | 喉 | 6.01 | 2.62 | 3.10 | 子宫颈 | 6.32 | 4.59 | 3.73 |
| 8 | 食管 | 5.77 | 3.15 | 2.69 | 前列腺 | 5.19 | 2.26 | 2.38 | 卵巢 | 4.74 | 3.44 | 2.12 |
| 9 | 前列腺 | 5.19 | 1.39 | 2.38 | 肾及泌尿系统不明 | 5.19 | 2.26 | 2.75 | 膀胱 | 2.63 | 1.91 | 0.95 |
| 10 | 卵巢 | 4.74 | 1.32 | 2.12 | 膀胱 | 4.92 | 2.14 | 2.55 | 淋巴瘤 | 2.11 | 1.53 | 1.38 |
| | 全部 | 182.89 | 100.00 | 89.50 | 全部 | 229.88 | 100.00 | 119.55 | 全部 | 137.64 | 100.00 | 63.53 |

### 三、2016 年哈尔滨市道里区恶性肿瘤发病与死亡情况

#### 1. 恶性肿瘤发病情况

2016 年哈尔滨市道里区恶性肿瘤发病率为 304.96/10 万,其中男性 332.65/10 万,女性 279.41/10 万。肺癌发病率排第 1 位,其次分别为乳腺癌、结直肠癌、肝癌和胃癌,前 10 位恶性肿瘤发病占全部恶性肿瘤发病的 75.55%。男性恶性肿瘤发病率排第 1 位的是肺癌,其次分别为结直肠癌、肝癌、胃癌和白血病,前 10 位恶性肿瘤发病占男性全部恶性肿瘤发病的 81.23%。女性恶性肿瘤发病率排第 1 位的是肺癌,其次分别为乳腺癌、结直肠癌、甲状腺癌和胃癌,前 10 位恶性肿瘤发病占女性全部恶性肿瘤发病的 79.92%(表 6 – 5,图 6 – 13 ~ 图 6 – 15)。

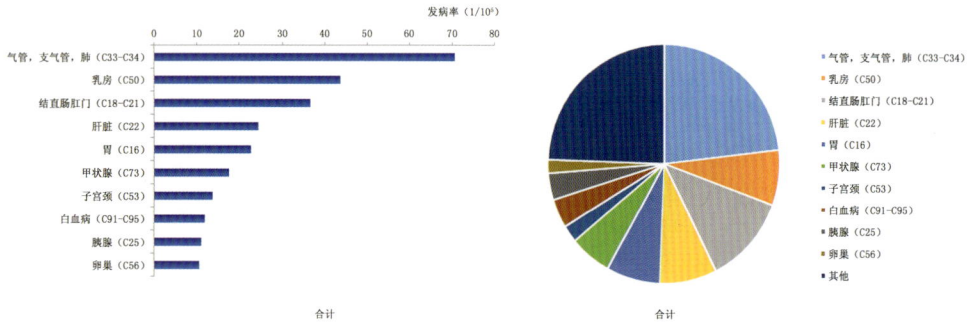

**图 6 – 13  哈尔滨市道里区 2016 年恶性肿瘤发病情况**

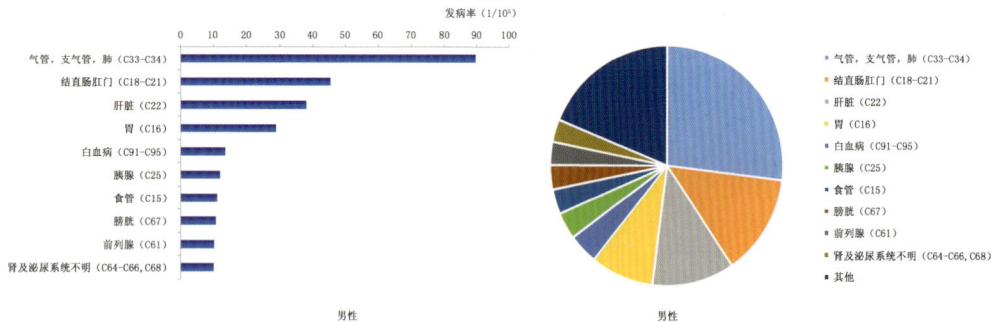

**图 6 – 14  哈尔滨市道里区 2016 年男性恶性肿瘤发病情况**

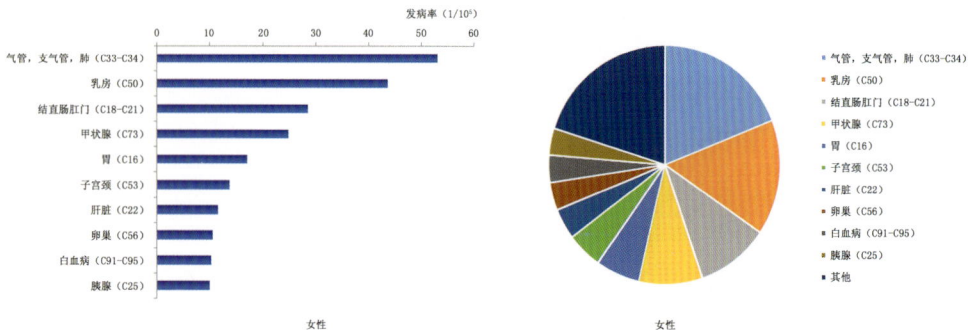

**图 6 – 15  哈尔滨市道里区 2016 年女性恶性肿瘤发病情况**

**2.恶性肿瘤死亡情况**

2016 年哈尔滨市道里区恶性肿瘤死亡率为 193.14/10 万,其中男性 235.77/10 万,女性 153.79/10 万。肺癌死亡率排第 1 位,其次分别为肝癌、结直肠癌、胃癌和乳腺癌,前 10 位恶性肿瘤死亡占全部恶性肿瘤死亡的 81.28%。男性恶性肿瘤死亡率排第 1 位的是肺癌,其次分别为肝癌、结直肠癌、胃癌和胰腺癌,前 10 位恶性肿瘤死亡占男性全部恶性肿瘤死亡的 87.77%。女性恶性肿瘤死亡率排第 1 位的是肺癌,其次分别为结直肠癌、胃癌、乳腺癌和肝癌,前 10 位恶性肿瘤死亡占女性全部恶性肿瘤死亡的 83.36%(表 6-6,图 6-16~图 6-18)。

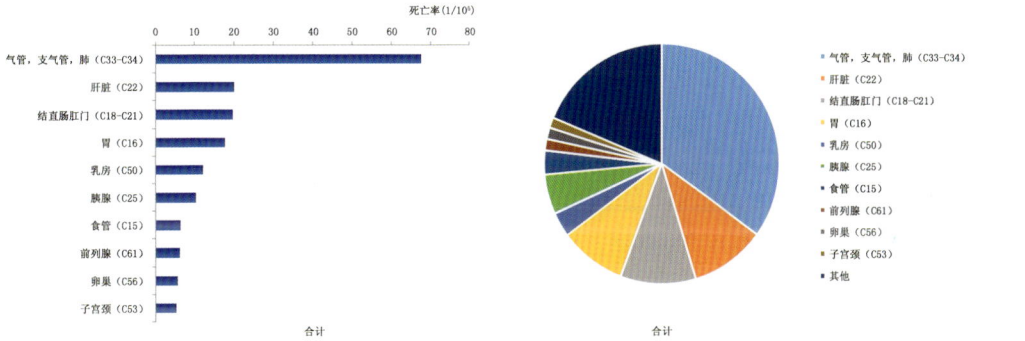

**图 6-16　哈尔滨市道里区 2016 年恶性肿瘤死亡情况**

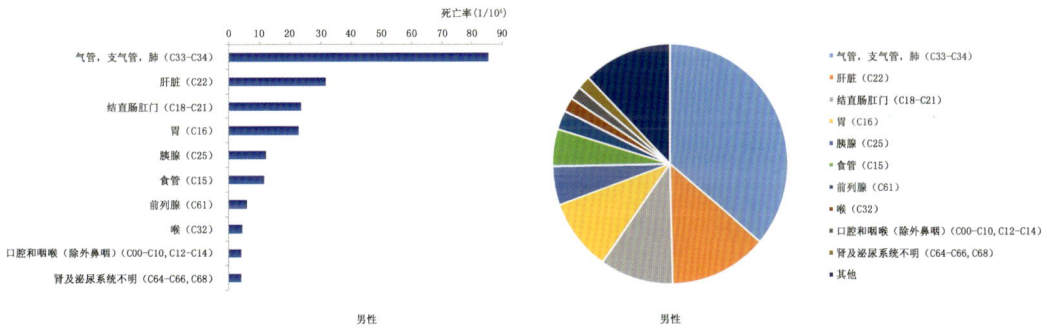

**图 6-17　哈尔滨市道里区 2016 年男性恶性肿瘤死亡情况**

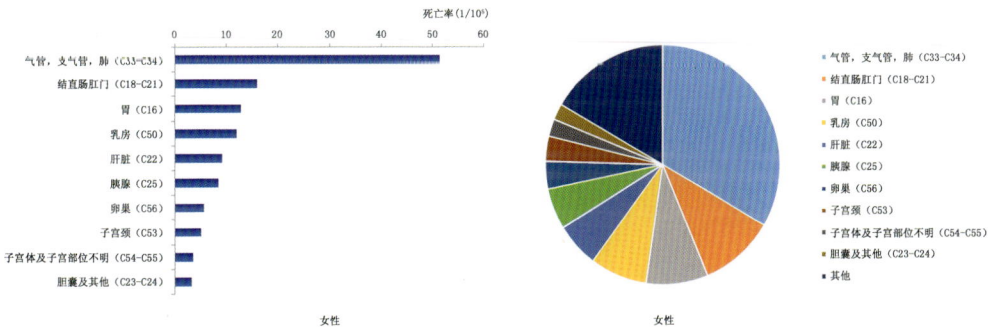

**图 6-18　哈尔滨市道里区 2016 年女性恶性肿瘤死亡情况**

表6-5 哈尔滨市道里区2016年恶性肿瘤发病情况

| 顺位 | 合计 部位 | 发病率 (1/10⁵) | 构成 (%) | 中标率 (1/10⁵) | 男性 部位 | 发病率 (1/10⁵) | 构成 (%) | 中标率 (1/10⁵) | 女性 部位 | 发病率 (1/10⁵) | 构成 (%) | 中标率 (1/10⁵) |
|---|---|---|---|---|---|---|---|---|---|---|---|---|
| 1 | 气管,支气管,肺 | 70.56 | 23.14 | 31.37 | 气管,支气管,肺 | 89.60 | 26.94 | 40.52 | 气管,支气管,肺 | 52.99 | 18.96 | 22.92 |
| 2 | 乳房 | 43.68 | 7.49 | 26.35 | 结直肠肛门 | 45.36 | 13.64 | 20.41 | 乳房 | 43.68 | 15.63 | 26.35 |
| 3 | 结直肠肛门 | 36.56 | 11.99 | 16.55 | 肝脏 | 38.08 | 11.45 | 18.34 | 结直肠肛门 | 28.43 | 10.18 | 13.00 |
| 4 | 肝脏 | 24.33 | 7.98 | 11.73 | 胃 | 28.84 | 8.67 | 13.11 | 甲状腺 | 24.81 | 8.88 | 18.01 |
| 5 | 胃 | 22.71 | 7.45 | 10.39 | 白血病 | 13.72 | 4.12 | 16.65 | 胃 | 17.06 | 6.11 | 7.87 |
| 6 | 甲状腺 | 17.74 | 5.82 | 14.11 | 胰腺 | 12.04 | 3.62 | 6.05 | 子宫颈 | 13.70 | 4.90 | 7.00 |
| 7 | 子宫颈 | 13.70 | 2.34 | 7.00 | 食管 | 11.20 | 3.37 | 4.86 | 肝脏 | 11.63 | 4.16 | 5.63 |
| 8 | 白血病 | 11.96 | 3.92 | 12.67 | 膀胱 | 10.92 | 3.28 | 5.48 | 卵巢 | 10.60 | 3.79 | 5.99 |
| 9 | 胰腺 | 11.02 | 3.61 | 5.15 | 前列腺 | 10.36 | 3.11 | 4.17 | 白血病 | 10.34 | 3.70 | 8.99 |
| 10 | 卵巢 | 10.60 | 1.81 | 5.99 | 肾及泌尿系统不明 | 10.08 | 3.03 | 4.81 | 胰腺 | 10.08 | 3.61 | 4.31 |
| | 全部 | 304.96 | 100.00 | 164.80 | 全部 | 332.65 | 100.00 | 178.87 | 全部 | 279.41 | 100.00 | 151.85 |

表6-6　哈尔滨市道里区2016年恶性肿瘤死亡情况

| 顺位 | 合计 部位 | 死亡率(1/10⁵) | 构成(%) | 中标率(1/10⁵) | 男性 部位 | 死亡率(1/10⁵) | 构成(%) | 中标率(1/10⁵) | 女性 部位 | 死亡率(1/10⁵) | 构成(%) | 中标率(1/10⁵) |
|---|---|---|---|---|---|---|---|---|---|---|---|---|
| 1 | 气管,支气管,肺 | 67.74 | 35.07 | 29.87 | 气管,支气管,肺 | 85.40 | 36.22 | 38.94 | 气管,支气管,肺 | 51.44 | 33.45 | 21.50 |
| 2 | 肝脏 | 20.03 | 10.37 | 9.64 | 肝脏 | 31.64 | 13.42 | 14.87 | 结直肠肛门 | 16.03 | 10.42 | 6.78 |
| 3 | 结直肠肛门 | 19.76 | 10.23 | 8.36 | 结直肠肛门 | 23.80 | 10.10 | 10.08 | 胃 | 12.92 | 8.40 | 5.48 |
| 4 | 胃 | 17.74 | 9.19 | 7.83 | 胃 | 22.96 | 9.74 | 10.36 | 乳房 | 12.15 | 7.90 | 5.92 |
| 5 | 乳房 | 12.15 | 3.34 | 5.92 | 胰腺 | 12.32 | 5.23 | 5.86 | 肝脏 | 9.30 | 6.05 | 4.81 |
| 6 | 胰腺 | 10.35 | 5.36 | 4.57 | 食管 | 11.76 | 4.99 | 5.22 | 胰腺 | 8.53 | 5.55 | 3.39 |
| 7 | 食管 | 6.32 | 3.27 | 2.78 | 前列腺 | 6.16 | 2.61 | 2.31 | 卵巢 | 5.69 | 3.70 | 3.08 |
| 8 | 前列腺 | 6.16 | 1.53 | 2.31 | 喉 | 4.48 | 1.90 | 1.88 | 子宫颈 | 5.17 | 3.36 | 2.87 |
| 9 | 卵巢 | 5.69 | 1.53 | 3.08 | 口腔和咽喉(除外鼻咽) | 4.20 | 1.78 | 1.88 | 子宫体及子宫部位不明 | 3.62 | 2.35 | 1.71 |
| 10 | 子宫颈 | 5.17 | 1.39 | 2.87 | 肾及泌尿系统不明 | 4.20 | 1.78 | 1.87 | 胆囊及其他 | 3.36 | 2.18 | 1.38 |
|  | 全部 | 193.14 | 100.00 | 89.93 | 全部 | 235.77 | 100.00 | 110.04 | 全部 | 153.79 | 100.00 | 71.37 |

## 四、2016 年牡丹江市爱民区恶性肿瘤发病与死亡情况

### 1. 恶性肿瘤发病情况

2016 年牡丹江市爱民区恶性肿瘤发病率为 331.33/10 万,其中男性 332.76/10 万,女性 330.00/10 万。肺癌发病率排第 1 位,其次分别为乳腺癌、结直肠癌、肝癌和胃癌,前 10 位恶性肿瘤发病占全部恶性肿瘤发病的 78.80%。男性恶性肿瘤发病率排第 1 位的是肺癌,其次分别为结直肠癌、肝癌、胃癌和膀胱癌,前 10 位恶性肿瘤发病占男性全部恶性肿瘤发病的 85.14%。女性恶性肿瘤发病率排第 1 位的是肺癌,其次分别为乳腺癌、结直肠癌、甲状腺癌和宫颈癌,前 10 位恶性肿瘤发病占女性全部恶性肿瘤发病的 85.98%(表 6 – 7,图 6 – 19 ~ 图 6 – 21)。

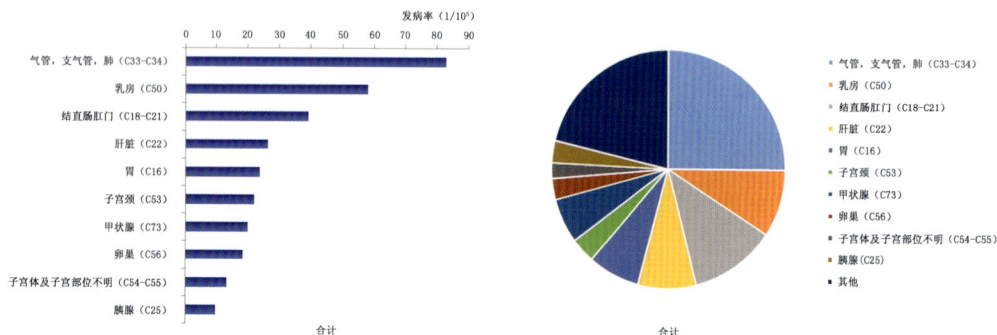

图 6 – 19    牡丹江市爱民区 2016 年恶性肿瘤发病情况

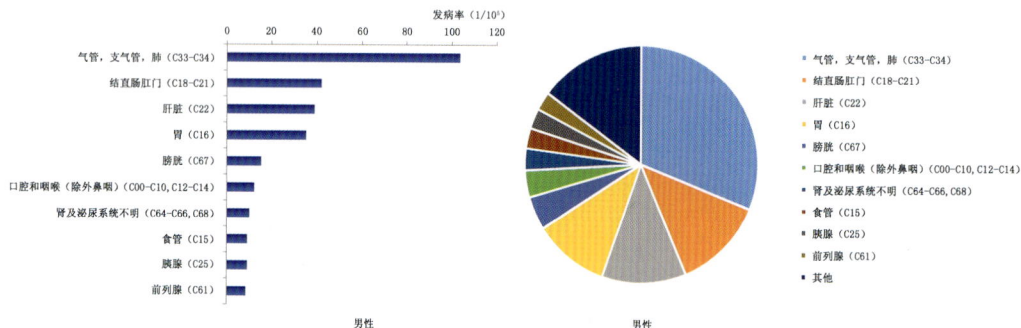

图 6 – 20    牡丹江市爱民区 2016 年男性恶性肿瘤发病情况

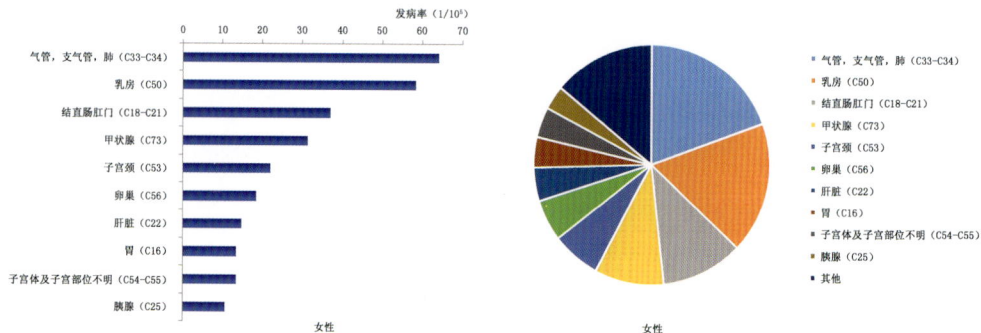

图 6 – 21    牡丹江市爱民区 2016 年女性恶性肿瘤发病情况

## 2.恶性肿瘤死亡情况

2016 年牡丹江市爱民区恶性肿瘤死亡率为 211.08/10 万,其中男性 234.53/10 万,女性 189.18/10 万。肺癌死亡率排第 1 位,其次分别为结直肠癌、肝癌、胃癌和乳腺癌,前 10 位恶性肿瘤死亡占全部恶性肿瘤死亡的 80.82%。男性恶性肿瘤死亡率排第 1 位的是肺癌,其次分别为肝癌、胃癌、结直肠癌和胰腺癌,前 10 位恶性肿瘤死亡占男性全部恶性肿瘤死亡的 87.01%。女性恶性肿瘤死亡率排第 1 位的是肺癌,其次分别为结直肠癌、乳腺癌、肝癌和卵巢癌,前 10 位恶性肿瘤死亡占女性全部恶性肿瘤死亡的 85.32%(表 6 - 8,图 6 - 22 ~ 图 6 - 24)。

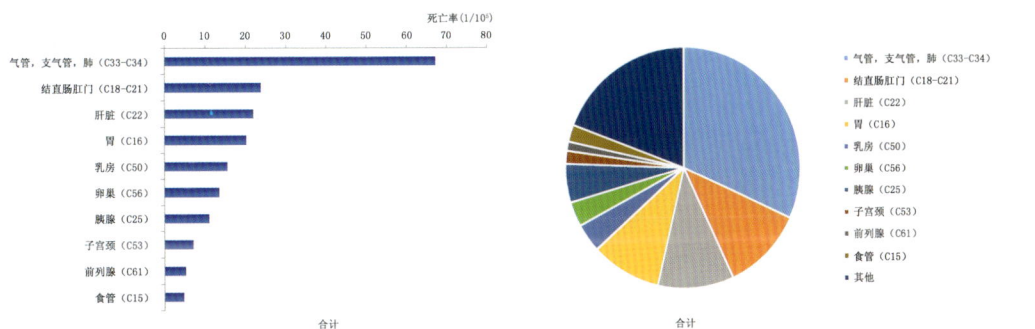

**图 6 - 22　牡丹江市爱民区 2016 年恶性肿瘤死亡情况**

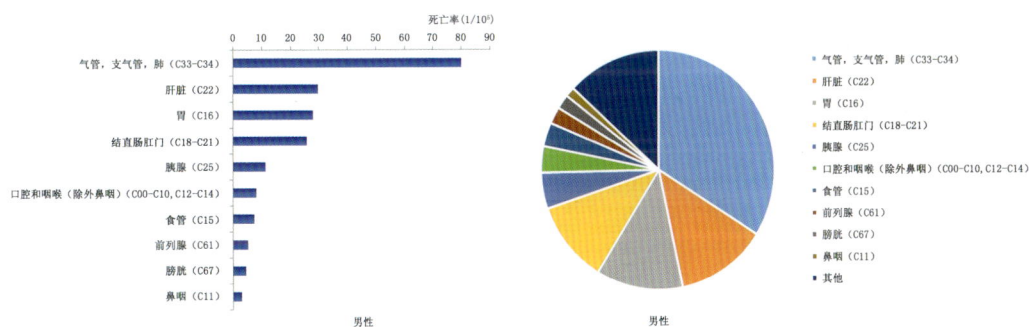

**图 6 - 23　牡丹江市爱民区 2016 年男性恶性肿瘤死亡情况**

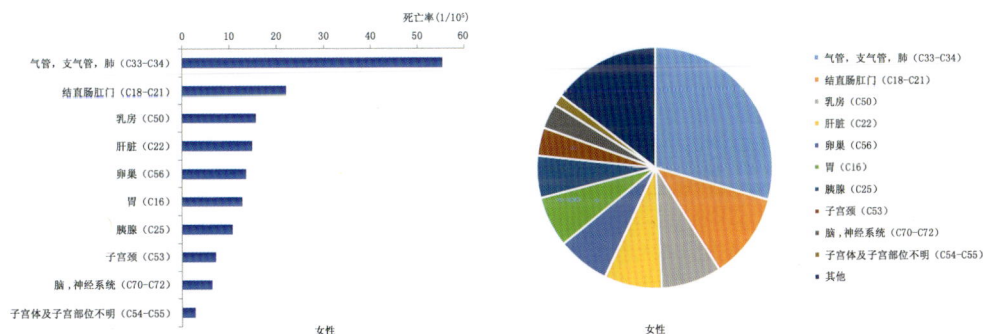

**图 6 - 24　牡丹江市爱民区 2016 年女性恶性肿瘤死亡情况**

表 6-7 牡丹江市爱民区 2016 年恶性肿瘤发病情况

| 顺位 | 合计 | | | | 男性 | | | | 女性 | | | |
|---|---|---|---|---|---|---|---|---|---|---|---|---|
| | 部位 | 发病率 (1/10⁵) | 构成 (%) | 中标率 (1/10⁵) | 部位 | 发病率 (1/10⁵) | 构成 (%) | 中标率 (1/10⁵) | 部位 | 发病率 (1/10⁵) | 构成 (%) | 中标率 (1/10⁵) |
| 1 | 气管,支气管,肺 | 83.11 | 25.08 | 46.93 | 气管,支气管,肺 | 103.56 | 31.12 | 58.62 | 气管,支气管,肺 | 64.01 | 19.40 | 35.85 |
| 2 | 乳房 | 58.32 | 9.10 | 37.37 | 结直肠肛门 | 41.88 | 12.59 | 25.88 | 乳房 | 58.32 | 17.67 | 37.37 |
| 3 | 结直肠肛门 | 39.35 | 11.88 | 24.39 | 肝脏 | 38.83 | 11.67 | 22.83 | 结直肠肛门 | 36.98 | 11.21 | 23.46 |
| 4 | 肝脏 | 26.48 | 7.99 | 15.40 | 胃 | 35.03 | 10.53 | 21.32 | 甲状腺 | 31.29 | 9.48 | 24.96 |
| 5 | 胃 | 23.90 | 7.21 | 14.09 | 膀胱 | 15.23 | 4.58 | 9.34 | 子宫颈 | 22.05 | 6.68 | 15.32 |
| 6 | 子宫颈 | 22.05 | 3.44 | 15.32 | 口腔和咽喉(除外鼻咽) | 12.18 | 3.66 | 7.76 | 卵巢 | 18.49 | 5.60 | 12.03 |
| 7 | 甲状腺 | 20.23 | 6.10 | 15.75 | 肾及泌尿系统不明 | 9.90 | 2.97 | 6.11 | 肝脏 | 14.94 | 4.53 | 8.73 |
| 8 | 卵巢 | 18.49 | 2.89 | 12.03 | 食管 | 9.14 | 2.75 | 5.49 | 胃 | 13.51 | 4.09 | 7.67 |
| 9 | 子宫体及子宫部位不明 | 13.51 | 2.11 | 8.53 | 胰腺 | 9.14 | 2.75 | 5.42 | 子宫体及子宫部位不明 | 13.51 | 4.09 | 8.53 |
| 10 | 前列腺 | 9.93 | 3.00 | 5.70 | 前列腺 | 8.38 | 2.52 | 4.52 | 胰腺 | 10.67 | 3.23 | 6.01 |
| | 全部 | 331.33 | 100.00 | 205.02 | 全部 | 332.76 | 100.00 | 202.14 | 全部 | 330.00 | 100.00 | 211.05 |

表6-8 牡丹江市爱民区2016年恶性肿瘤死亡情况

| 顺位 | 合计 | | | | 男性 | | | | 女性 | | | |
|---|---|---|---|---|---|---|---|---|---|---|---|---|
| | 部位 | 死亡率 (1/10⁵) | 构成 (%) | 中标率 (1/10⁵) | 部位 | 死亡率 (1/10⁵) | 构成 (%) | 中标率 (1/10⁵) | 部位 | 死亡率 (1/10⁵) | 构成 (%) | 中标率 (1/10⁵) |
| 1 | 气管,支气管,肺 | 67.30 | 31.88 | 37.30 | 气管,支气管,肺 | 79.95 | 34.09 | 43.65 | 气管,支气管,肺 | 55.47 | 29.32 | 30.92 |
| 2 | 结直肠肛门 | 23.90 | 11.32 | 14.10 | 肝脏 | 29.70 | 12.66 | 17.29 | 结直肠肛门 | 22.05 | 11.65 | 13.10 |
| 3 | 肝脏 | 22.06 | 10.45 | 12.53 | 胃 | 28.17 | 12.01 | 16.91 | 乳房 | 15.65 | 8.27 | 9.79 |
| 4 | 胃 | 20.23 | 9.58 | 11.70 | 结直肠肛门 | 25.89 | 11.04 | 15.24 | 肝脏 | 14.94 | 7.89 | 8.22 |
| 5 | 乳房 | 15.65 | 3.83 | 9.79 | 胰腺 | 11.42 | 4.87 | 7.16 | 卵巢 | 13.51 | 7.14 | 7.60 |
| 6 | 卵巢 | 13.51 | 3.31 | 7.60 | 口腔和咽喉(除外鼻咽) | 8.38 | 3.57 | 5.60 | 胃 | 12.80 | 6.77 | 7.18 |
| 7 | 胰腺 | 11.03 | 5.23 | 6.71 | 食管 | 7.61 | 3.25 | 4.95 | 胰腺 | 10.67 | 5.64 | 6.49 |
| 8 | 子宫颈 | 7.11 | 1.74 | 4.54 | 前列腺 | 5.33 | 2.27 | 2.77 | 子宫颈 | 7.11 | 3.76 | 4.54 |
| 9 | 前列腺 | 5.33 | 1.22 | 2.77 | 膀胱 | 4.57 | 1.95 | 2.46 | 脑,神经系统 | 6.40 | 3.38 | 4.14 |
| 10 | 食管 | 4.78 | 2.26 | 2.91 | 鼻咽 | 3.05 | 1.30 | 1.86 | 子宫体及子宫部位不明 | 2.84 | 1.50 | 1.77 |
| | 全部 | 211.08 | 100.00 | 125.10 | 全部 | 234.53 | 100.00 | 138.98 | 全部 | 189.18 | 100.00 | 112.80 |

## 五、2016 年牡丹江市东安区恶性肿瘤发病与死亡情况

### 1.恶性肿瘤发病情况

2016 年牡丹江市东安区恶性肿瘤发病率为 294.25/10 万,其中男性 318.40/10 万,女性 269.61/10 万。肺癌发病率排第 1 位,其次分别为乳腺癌、肝癌、结直肠癌、甲状腺癌,前 10 位恶性肿瘤发病占全部恶性肿瘤发病的 80.69%。男性恶性肿瘤发病率排第 1 位的是肺癌,其次分别为结直肠癌、肝癌、胃癌和胰腺癌,前 10 位恶性肿瘤发病占男性全部恶性肿瘤发病的 86.74%。女性恶性肿瘤发病率排第 1 位的是乳腺癌,其次分别为肺癌、甲状腺癌、肝癌和结直肠癌,前 10 位恶性肿瘤发病占女性全部恶性肿瘤发病的 87.05%(表 6 – 9,图 6 – 25 ~ 图 6 – 27)。

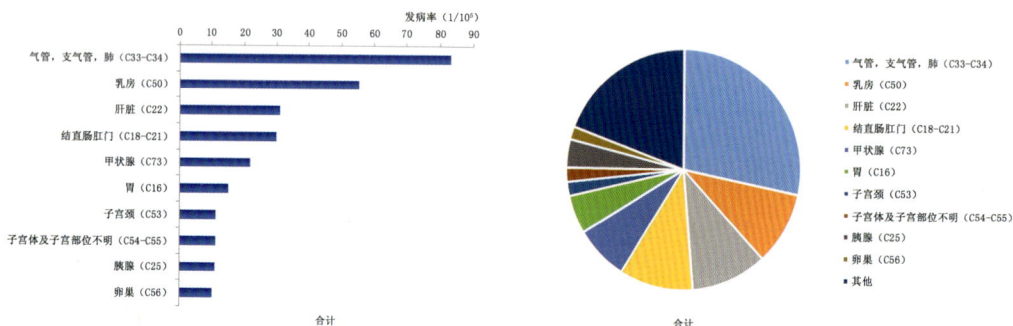

**图 6 – 25　牡丹江市东安区 2016 年恶性肿瘤发病情况**

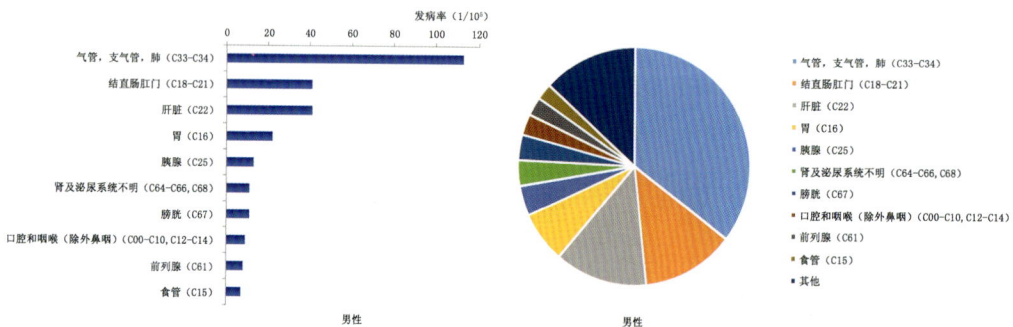

**图 6 – 26　牡丹江市东安区 2016 年男性恶性肿瘤发病情况**

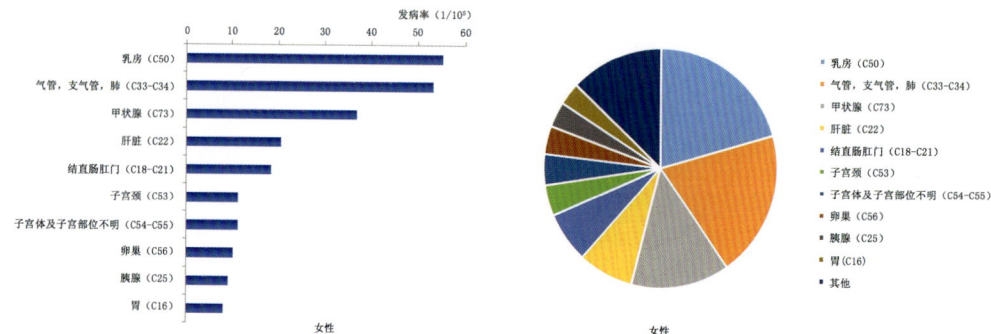

**图 6 – 27　牡丹江市东安区 2016 年女性恶性肿瘤发病情况**

### 2.恶性肿瘤死亡情况

2016年牡丹江市东安区恶性肿瘤死亡率为213.59/10万,其中男性251.10/10万,女性175.30/10万。肺癌死亡率排第1位,其次分别为肝癌、结直肠癌、乳腺癌和胃癌,前10位恶性肿瘤死亡占全部恶性肿瘤死亡的85.04%。男性恶性肿瘤死亡率排第1位的是肺癌,其次分别为肝癌、结直肠癌、胃癌和食管癌,前10位恶性肿瘤死亡占男性全部恶性肿瘤死亡的90.40%。女性恶性肿瘤死亡率排第1位的是肺癌,其次分别为肝癌、结直肠癌、乳腺癌和胰腺癌,前10位恶性肿瘤死亡占女性全部恶性肿瘤死亡的88.87%(表6-10,图6-28~图6-30)。

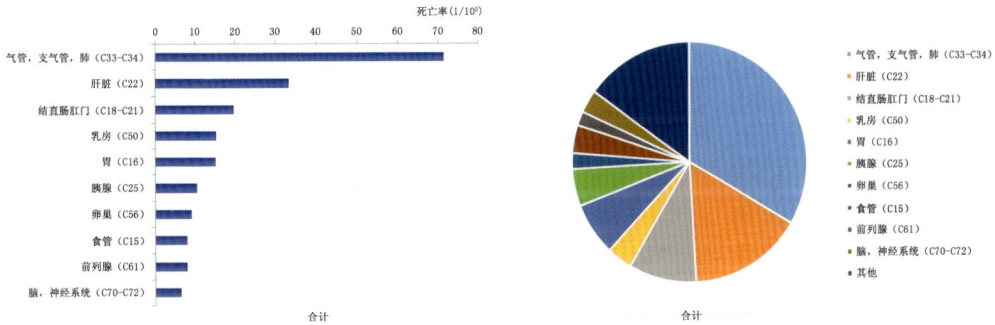

图6-28　牡丹江市东安区2016年恶性肿瘤死亡情况

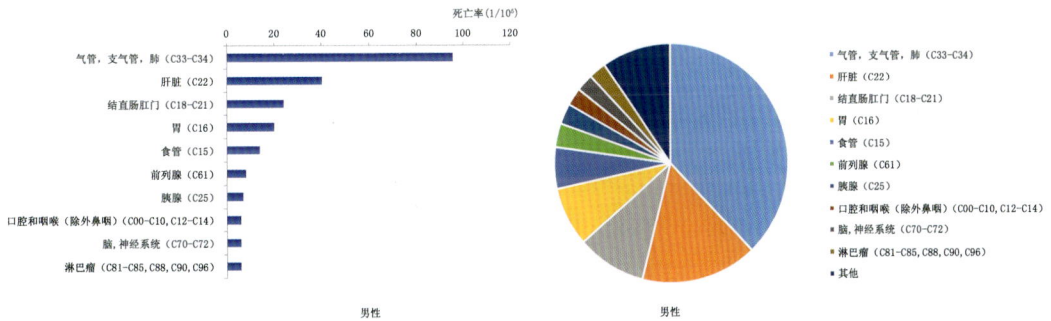

图6-29　牡丹江市东安区2016年男性恶性肿瘤死亡情况

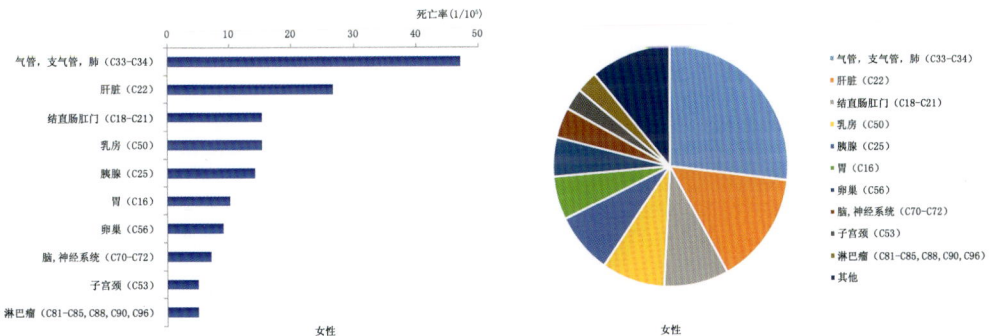

图6-30　牡丹江市东安区2016年女性恶性肿瘤死亡情况

表6-9 牡丹江市东安区2016年恶性肿瘤发病情况

| 顺位 | 合计 | | | | 男性 | | | | 女性 | | | |
|---|---|---|---|---|---|---|---|---|---|---|---|---|
| | 部位 | 发病率 (1/10⁵) | 构成 (%) | 中标率 (1/10⁵) | 部位 | 发病率 (1/10⁵) | 构成 (%) | 中标率 (1/10⁵) | 部位 | 发病率 (1/10⁵) | 构成 (%) | 中标率 (1/10⁵) |
| 1 | 气管,支气管,肺 | 83.20 | 28.28 | 47.28 | 气管,支气管,肺 | 112.49 | 35.33 | 69.10 | 乳房 | 55.36 | 20.53 | 35.47 |
| 2 | 乳房 | 55.36 | 9.83 | 35.47 | 结直肠肛门 | 41.18 | 12.93 | 25.31 | 气管,支气管,肺 | 53.31 | 19.77 | 28.07 |
| 3 | 肝脏 | 30.95 | 10.52 | 17.62 | 肝脏 | 41.18 | 12.93 | 25.17 | 甲状腺 | 36.91 | 13.69 | 25.83 |
| 4 | 结直肠肛门 | 29.93 | 10.17 | 17.19 | 胃 | 22.10 | 6.94 | 13.85 | 肝脏 | 20.50 | 7.60 | 10.63 |
| 5 | 甲状腺 | 21.82 | 7.41 | 15.48 | 胰腺 | 13.06 | 4.10 | 8.89 | 结直肠肛门 | 18.45 | 6.84 | 9.62 |
| 6 | 胃 | 15.22 | 5.17 | 8.58 | 肾及泌尿系统不明 | 11.05 | 3.47 | 6.70 | 子宫颈 | 11.28 | 4.18 | 6.57 |
| 7 | 子宫颈 | 11.28 | 1.90 | 6.57 | 膀胱 | 11.05 | 3.47 | 7.14 | 子宫体及子宫部位不明 | 11.28 | 4.18 | 6.08 |
| 8 | 子宫体及子宫部位不明 | 11.28 | 1.90 | 6.08 | 口腔和咽喉(除外鼻咽) | 9.04 | 2.84 | 4.94 | 卵巢 | 10.25 | 3.80 | 5.59 |
| 9 | 胰腺 | 11.16 | 3.79 | 6.71 | 前列腺 | 8.04 | 2.52 | 4.82 | 胰腺 | 9.23 | 3.42 | 4.63 |
| 10 | 卵巢 | 10.25 | 1.72 | 5.59 | 食管 | 7.03 | 2.21 | 3.90 | 胃 | 8.20 | 3.04 | 4.01 |
| | 全部 | 294.25 | 100.00 | 176.08 | 全部 | 318.40 | 100.00 | 199.26 | 全部 | 269.61 | 100.00 | 159.98 |

表6-10　牡丹江市东安区2016年恶性肿瘤死亡情况

| 顺位 | 合计 | | | | 男性 | | | | 女性 | | | |
|---|---|---|---|---|---|---|---|---|---|---|---|---|
| | 部位 | 死亡率(1/10⁵) | 构成(%) | 中标率(1/10⁵) | 部位 | 死亡率(1/10⁵) | 构成(%) | 中标率(1/10⁵) | 部位 | 死亡率(1/10⁵) | 构成(%) | 中标率(1/10⁵) |
| 1 | 气管,支气管,肺 | 71.53 | 33.49 | 39.63 | 气管,支气管,肺 | 95.42 | 38.00 | 57.61 | 气管,支气管,肺 | 47.16 | 26.90 | 23.42 |
| 2 | 肝脏 | 33.48 | 15.68 | 19.04 | 肝脏 | 40.18 | 16.00 | 24.15 | 肝脏 | 26.65 | 15.20 | 13.72 |
| 3 | 结直肠肛门 | 19.79 | 9.26 | 10.88 | 结直肠肛门 | 24.11 | 9.60 | 13.85 | 结直肠肛门 | 15.38 | 8.77 | 8.04 |
| 4 | 乳房 | 15.38 | 3.56 | 9.49 | 胃 | 20.09 | 8.00 | 12.86 | 乳房 | 15.38 | 8.77 | 9.49 |
| 5 | 胃 | 15.22 | 7.13 | 9.05 | 食管 | 14.06 | 5.60 | 7.91 | 胰腺 | 14.35 | 8.19 | 7.73 |
| 6 | 胰腺 | 10.65 | 4.99 | 4.72 | 前列腺 | 8.04 | 3.20 | 4.72 | 胃 | 10.25 | 5.85 | 5.52 |
| 7 | 卵巢 | 9.23 | 2.14 | 4.37 | 胰腺 | 7.03 | 2.80 | 4.37 | 卵巢 | 9.23 | 5.26 | 4.75 |
| 8 | 食管 | 8.12 | 3.80 | 4.40 | 口腔和咽喉(除外鼻咽) | 6.03 | 2.40 | 3.91 | 脑,神经系统 | 7.18 | 4.09 | 5.45 |
| 9 | 前列腺 | 8.04 | 1.90 | 4.72 | 脑,神经系统 | 6.03 | 2.40 | 4.77 | 子宫颈 | 5.13 | 2.92 | 2.75 |
| 10 | 脑,神经系统 | 6.60 | 3.09 | 5.10 | 淋巴瘤 | 6.03 | 2.40 | 3.04 | 淋巴瘤 | 5.13 | 2.92 | 2.85 |
| | 全部 | 213.59 | 100.00 | 121.85 | 全部 | 251.10 | 100.00 | 152.17 | 全部 | 175.30 | 100.00 | 94.15 |

## 六、2016 年牡丹江市西安区恶性肿瘤发病与死亡情况

### 1.恶性肿瘤发病情况

2016 年牡丹江市西安区恶性肿瘤发病率为 352.60/10 万,其中男性 363.24/10 万,女性 342.32/10 万。肺癌发病率排第 1 位,其次分别为乳腺癌、肝癌、结直肠癌和甲状腺癌,前 10 位恶性肿瘤发病占全部恶性肿瘤发病的 82.87%。男性恶性肿瘤发病率排第 1 位的是肺癌,其次分别为肝癌、结直肠癌、胃癌和胰腺癌,前 10 位恶性肿瘤发病占男性全部恶性肿瘤发病的 87.04%。女性恶性肿瘤发病率排第 1 位的是乳腺癌,其次分别为肺癌、甲状腺癌、结直肠癌和肝癌,前 10 位恶性肿瘤发病占女性全部恶性肿瘤发病的 86.48%(表 6 - 11,图 6 - 31 ~ 图 6 - 33)。

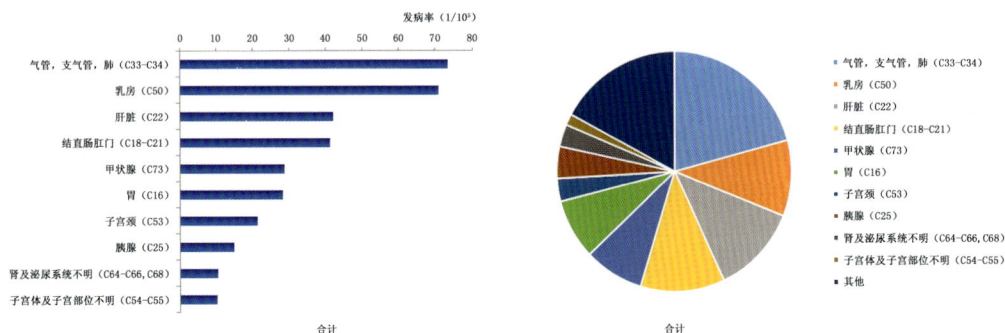

图 6 - 31　牡丹江市西安区 2016 年恶性肿瘤发病情况

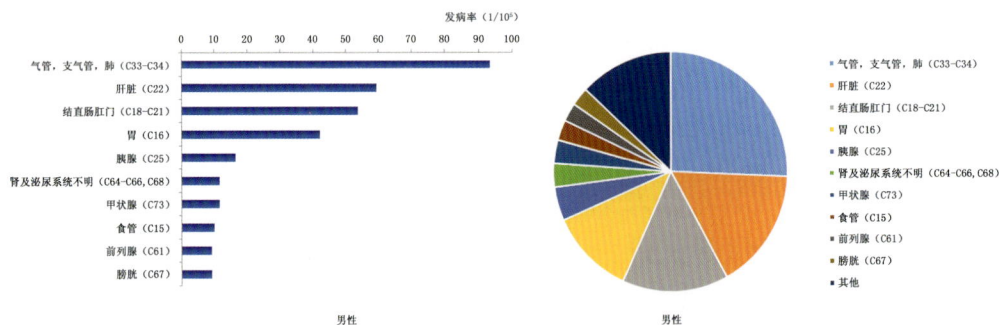

图 6 - 32　牡丹江市西安区 2016 年男性恶性肿瘤发病情况

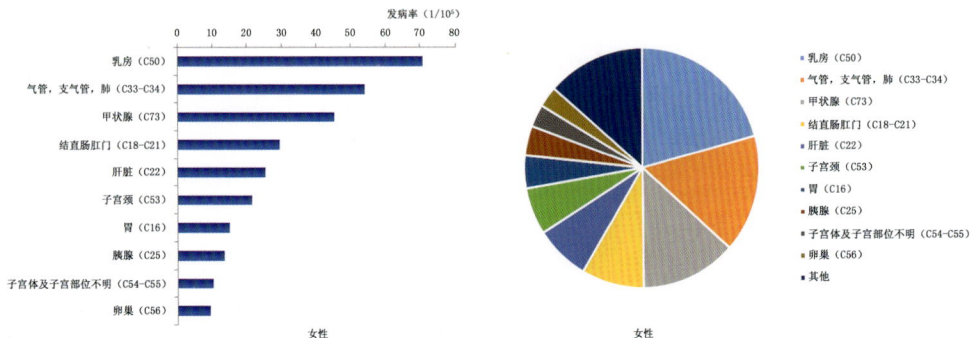

图 6 - 33　牡丹江市西安区 2016 年女性恶性肿瘤发病情况

## 2.恶性肿瘤死亡情况

2016 年牡丹江市西安区恶性肿瘤死亡率为 189.08/10 万,其中男性 222.90/10 万,女性 156.40/10 万。肺癌死亡率排第 1 位,其次分别为肝癌、乳腺癌、结直肠癌和胃癌,前 10 位恶性肿瘤死亡占全部恶性肿瘤死亡的 78.75%。男性恶性肿瘤死亡率排第 1 位的是肺癌,其次分别为肝癌、胃癌、结直肠癌和食管癌,前 10 位恶性肿瘤死亡占男性全部恶性肿瘤死亡的 90.00%。女性恶性肿瘤死亡率排第 1 位的是肺癌,其次分别为肝癌、乳腺癌、结直肠癌和胰腺癌,前 10 位恶性肿瘤死亡占女性全部恶性肿瘤死亡的 81.10%(表 6 – 12,图 6 – 34 ~ 图 6 – 36)。

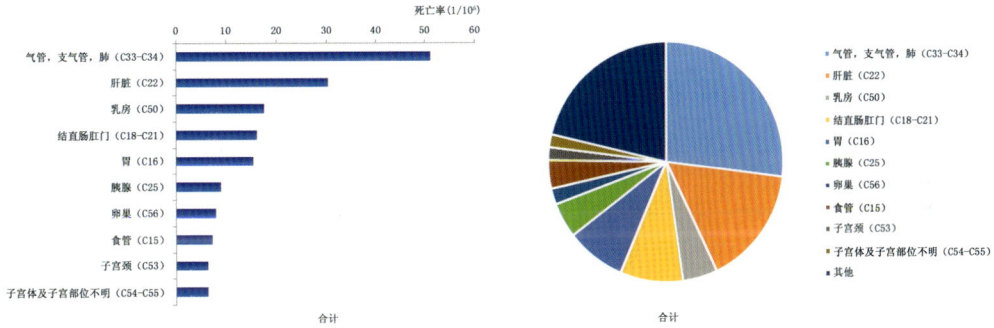

图 6 – 34　牡丹江市西安区 2016 年恶性肿瘤死亡情况

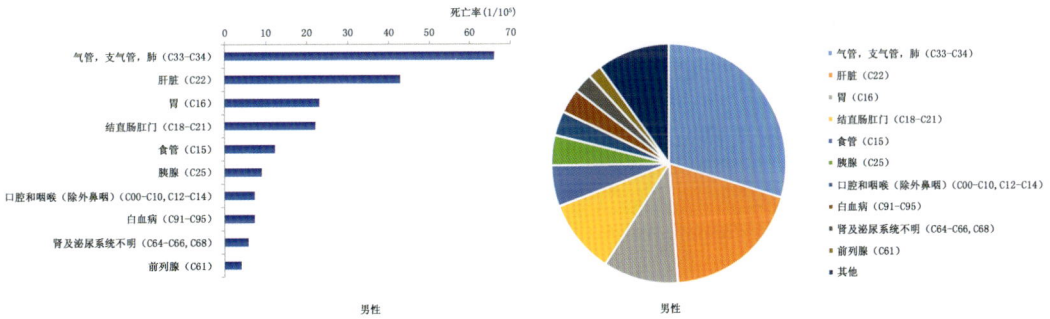

图 6 – 35　牡丹江市西安区 2016 年男性恶性肿瘤死亡情况

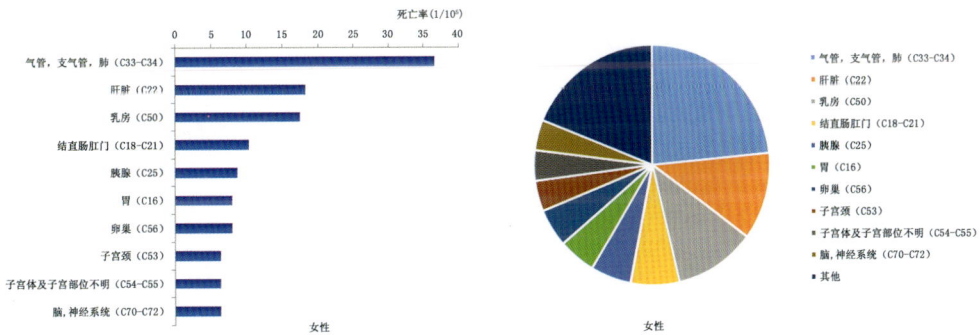

图 6 – 36　牡丹江市西安区 2016 年女性恶性肿瘤死亡情况

表6-11 牡丹江市西安区2016年恶性肿瘤发病情况

| 顺位 | 合计 部位 | 发病率 (1/10⁵) | 构成 (%) | 中标率 (1/10⁵) | 男性 部位 | 发病率 (1/10⁵) | 构成 (%) | 中标率 (1/10⁵) | 女性 部位 | 发病率 (1/10⁵) | 构成 (%) | 中标率 (1/10⁵) |
|---|---|---|---|---|---|---|---|---|---|---|---|---|
| 1 | 气管,支气管,肺 | 73.44 | 20.83 | 40.87 | 气管,支气管,肺 | 93.29 | 25.68 | 54.16 | 乳房 | 71.02 | 20.75 | 44.47 |
| 2 | 乳房 | 71.02 | 10.24 | 44.47 | 肝脏 | 59.44 | 16.36 | 36.18 | 气管,支气管,肺 | 54.26 | 15.85 | 28.62 |
| 3 | 肝脏 | 42.20 | 11.97 | 24.10 | 结直肠肛门 | 53.66 | 14.77 | 30.96 | 甲状腺 | 45.48 | 13.29 | 33.82 |
| 4 | 结直肠肛门 | 41.39 | 11.74 | 23.14 | 胃 | 42.10 | 11.59 | 24.67 | 结直肠肛门 | 29.52 | 8.62 | 16.45 |
| 5 | 甲状腺 | 28.81 | 8.17 | 21.00 | 胰腺 | 16.51 | 4.55 | 9.36 | 肝脏 | 25.53 | 7.46 | 13.16 |
| 6 | 胃 | 28.40 | 8.06 | 16.14 | 肾及泌尿系统不明 | 11.56 | 3.18 | 7.09 | 子宫颈 | 21.54 | 6.29 | 13.00 |
| 7 | 子宫颈 | 21.54 | 3.11 | 13.00 | 甲状腺 | 11.56 | 3.18 | 8.09 | 胃 | 15.16 | 4.43 | 8.49 |
| 8 | 胰腺 | 15.01 | 4.26 | 8.13 | 食管 | 9.91 | 2.73 | 5.84 | 胰腺 | 13.57 | 3.96 | 7.00 |
| 9 | 肾及泌尿系统不明 | 10.55 | 2.99 | 6.03 | 前列腺 | 9.08 | 2.50 | 5.18 | 子宫体及子宫部位不明 | 10.37 | 3.03 | 5.72 |
| 10 | 子宫体及子宫部位不明 | 10.37 | 1.50 | 5.72 | 膀胱 | 9.08 | 2.50 | 5.19 | 卵巢 | 9.58 | 2.80 | 5.39 |
| | 全部 | 352.60 | 100.00 | 209.33 | 全部 | 363.24 | 100.00 | 220.49 | 全部 | 342.32 | 100.00 | 202.58 |

表6-12 牡丹江市西安区2016年恶性肿瘤死亡情况

| 顺位 | 合计 | | | | 男性 | | | | 女性 | | | |
|---|---|---|---|---|---|---|---|---|---|---|---|---|
| | 部位 | 死亡率(1/10⁵) | 构成(%) | 中标率(1/10⁵) | 部位 | 死亡率(1/10⁵) | 构成(%) | 中标率(1/10⁵) | 部位 | 死亡率(1/10⁵) | 构成(%) | 中标率(1/10⁵) |
| 1 | 气管,支气管,肺 | 51.13 | 27.04 | 27.94 | 气管,支气管,肺 | 66.04 | 29.63 | 37.31 | 气管,支气管,肺 | 36.71 | 23.47 | 19.29 |
| 2 | 肝脏 | 30.43 | 16.09 | 17.17 | 肝脏 | 42.93 | 19.26 | 25.71 | 肝脏 | 18.35 | 11.73 | 9.29 |
| 3 | 乳房 | 17.56 | 4.72 | 9.37 | 胃 | 23.12 | 10.37 | 13.80 | 乳房 | 17.56 | 11.22 | 9.37 |
| 4 | 结直肠肛门 | 16.23 | 8.58 | 8.54 | 结直肠肛门 | 22.29 | 10.00 | 12.45 | 结直肠肛门 | 10.37 | 6.63 | 5.18 |
| 5 | 胃 | 15.42 | 8.15 | 8.73 | 食管 | 12.38 | 5.56 | 7.53 | 胰腺 | 8.78 | 5.61 | 4.86 |
| 6 | 胰腺 | 8.93 | 4.72 | 5.07 | 胰腺 | 9.08 | 4.07 | 5.30 | 胃 | 7.98 | 5.10 | 4.07 |
| 7 | 卵巢 | 7.98 | 2.15 | 4.61 | 口腔和咽喉(除外鼻咽) | 7.43 | 3.33 | 3.89 | 卵巢 | 7.98 | 5.10 | 4.61 |
| 8 | 食管 | 7.30 | 3.86 | 4.26 | 白血病 | 7.43 | 3.33 | 7.28 | 子宫颈 | 6.38 | 4.08 | 5.11 |
| 9 | 子宫颈 | 6.38 | 1.72 | 5.11 | 肾及泌尿系统不明 | 5.78 | 2.59 | 2.83 | 子宫体及子宫部位不明 | 6.38 | 4.08 | 3.29 |
| 10 | 子宫体及子宫部位不明 | 6.38 | 1.72 | 3.29 | 前列腺 | 4.13 | 1.85 | 2.20 | 脑,神经系统 | 6.38 | 4.08 | 4.72 |
| | 全部 | 189.08 | 100.00 | 107.86 | 全部 | 222.90 | 100.00 | 131.78 | 全部 | 156.40 | 100.00 | 86.18 |

## 七、2016 年牡丹江市阳明区恶性肿瘤发病与死亡情况

### 1. 恶性肿瘤发病情况

2016 年牡丹江市阳明区恶性肿瘤发病率为 276.68/10 万,其中男性 308.57/10 万,女性 246.59/10 万。肺癌发病率排第 1 位,其次分别为乳腺癌、肝癌、结直肠癌和甲状腺癌,前 10 位恶性肿瘤发病占全部恶性肿瘤发病的 79.61%。男性恶性肿瘤发病率排第 1 位的是肺癌,其次分别为肝癌、结直肠癌、胃癌和胰腺癌,前 10 位恶性肿瘤发病占男性全部恶性肿瘤发病的 85.30%。女性恶性肿瘤发病率排第 1 位的是肺癌,其次分别为乳腺癌、甲状腺癌、肝癌和宫颈癌,前 10 位恶性肿瘤发病占女性全部恶性肿瘤发病的 82.31%(表 6 – 13,图 6 – 37 ~ 图 6 – 39)。

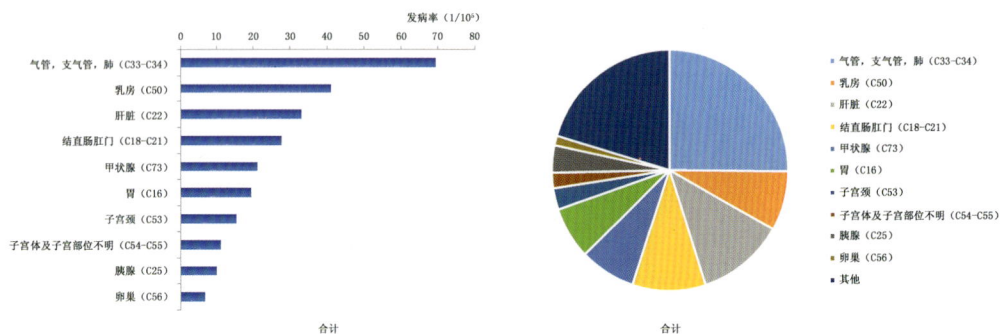

图 6 – 37  牡丹江市阳明区 2016 年恶性肿瘤发病情况

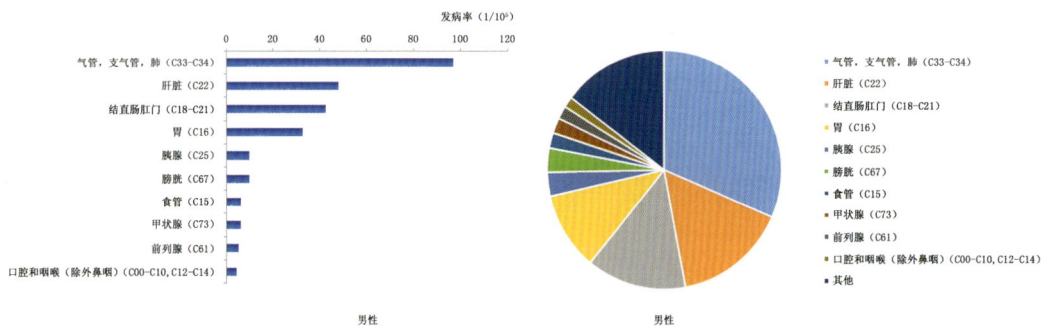

图 6 – 38  牡丹江市阳明区 2016 年男性恶性肿瘤发病情况

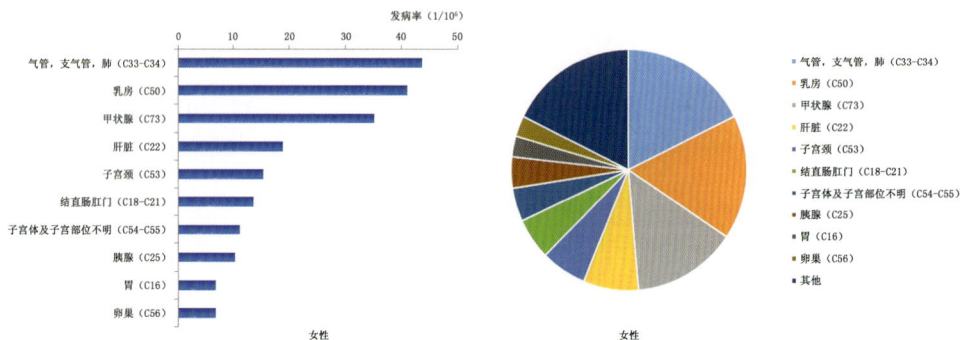

图 6 – 39  牡丹江市阳明区 2016 年女性恶性肿瘤发病情况

### 2. 恶性肿瘤死亡情况

2016 年牡丹江市阳明区恶性肿瘤死亡率为 199.58/10 万,其中男性 250.49/10 万,女性 151.55/10 万。肺癌死亡率排第 1 位,其次分别为肝癌、乳腺癌、结直肠癌和胃癌,前 10 位恶性肿瘤死亡占全部恶性肿瘤死亡的 78.83%。男性恶性肿瘤死亡率排第 1 位的是肺癌,其次分别为肝癌、胃癌、结直肠癌和胰腺癌,前 10 位恶性肿瘤死亡占男性全部恶性肿瘤死亡的 81.52%。女性恶性肿瘤死亡率排第 1 位的是肺癌,其次分别为乳腺癌、肝癌、结直肠癌和胰腺癌,前 10 位恶性肿瘤死亡占女性全部恶性肿瘤死亡的 81.32%(表 6 – 14,图 6 – 40 ~ 图 6 – 42)。

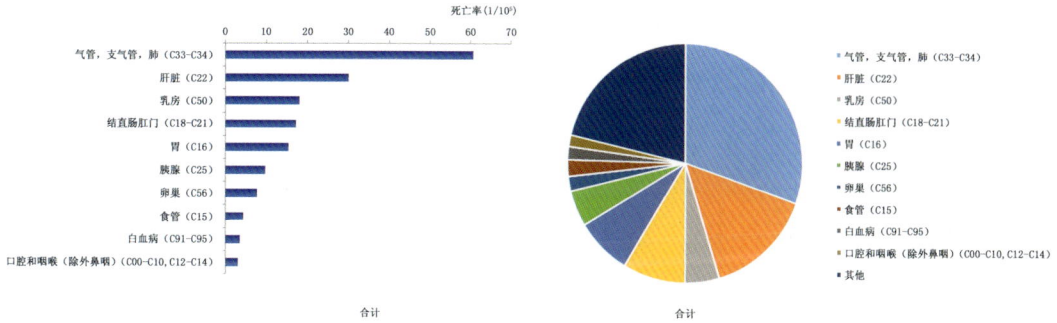

图 6 – 40　牡丹江市阳明区 2016 年恶性肿瘤死亡情况

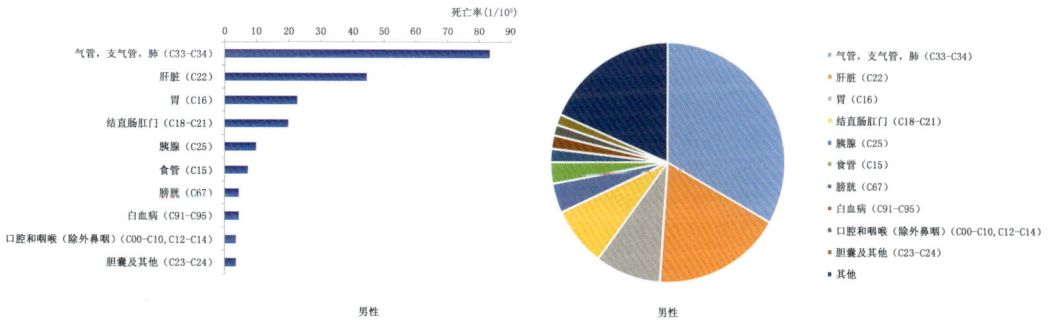

图 6 – 41　牡丹江市阳明区 2016 年男性恶性肿瘤死亡情况

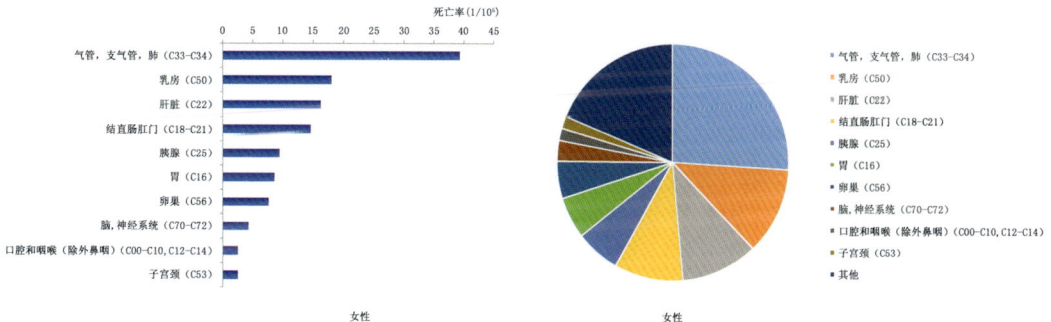

图 6 – 42　牡丹江市阳明区 2016 年女性恶性肿瘤死亡情况

表 6-13 牡丹江市阳明区 2016 年恶性肿瘤发病情况

| 顺位 | 合计 | | | | 男性 | | | | 女性 | | | |
|---|---|---|---|---|---|---|---|---|---|---|---|---|
| | 部位 | 发病率 (1/10⁵) | 构成 (%) | 中标率 (1/10⁵) | 部位 | 发病率 (1/10⁵) | 构成 (%) | 中标率 (1/10⁵) | 部位 | 发病率 (1/10⁵) | 构成 (%) | 中标率 (1/10⁵) |
| 1 | 气管,支气管,肺 | 69.61 | 25.16 | 39.27 | 气管,支气管,肺 | 97.11 | 31.47 | 59.82 | 气管,支气管,肺 | 43.67 | 17.71 | 24.31 |
| 2 | 乳房 | 41.10 | 7.96 | 24.92 | 肝脏 | 48.10 | 15.59 | 42.30 | 乳房 | 41.10 | 16.67 | 24.92 |
| 3 | 肝脏 | 33.04 | 11.94 | 18.87 | 结直肠肛门 | 42.66 | 13.82 | 28.65 | 甲状腺 | 35.11 | 14.24 | 26.38 |
| 4 | 结直肠肛门 | 27.76 | 10.03 | 15.51 | 胃 | 32.67 | 10.59 | 17.31 | 肝脏 | 18.84 | 7.64 | 10.22 |
| 5 | 甲状腺 | 21.15 | 7.64 | 19.25 | 胰腺 | 9.98 | 3.24 | 5.33 | 子宫颈 | 15.41 | 6.25 | 10.05 |
| 6 | 胃 | 19.39 | 7.01 | 10.38 | 膀胱 | 9.98 | 3.24 | 5.32 | 结直肠肛门 | 13.70 | 5.56 | 7.29 |
| 7 | 子宫颈 | 15.41 | 2.87 | 10.05 | 食管 | 6.35 | 2.06 | 9.53 | 子宫体及子宫部位不明 | 11.13 | 4.51 | 6.35 |
| 8 | 子宫体及子宫部位不明 | 11.13 | 2.07 | 6.35 | 甲状腺 | 6.35 | 2.06 | 20.80 | 胰腺 | 10.27 | 4.17 | 5.95 |
| 9 | 胰腺 | 10.13 | 3.66 | 5.63 | 前列腺 | 5.45 | 1.76 | 2.68 | 胃 | 6.85 | 2.78 | 3.93 |
| 10 | 卵巢 | 6.85 | 1.27 | 4.30 | 口腔和咽喉(除外鼻咽) | 4.54 | 1.47 | 2.66 | 卵巢 | 6.85 | 2.78 | 4.30 |
| | 全部 | 276.68 | 100.00 | 168.56 | 全部 | 308.57 | 100.00 | 229.65 | 全部 | 246.59 | 100.00 | 151.19 |

表6-14　牡丹江市阳明区2016年恶性肿瘤死亡情况

| 顺位 | 合计 | | | | 男性 | | | | 女性 | | | |
|---|---|---|---|---|---|---|---|---|---|---|---|---|
| | 部位 | 死亡率 (1/10⁵) | 构成 (%) | 中标率 (1/10⁵) | 部位 | 死亡率 (1/10⁵) | 构成 (%) | 中标率 (1/10⁵) | 部位 | 死亡率 (1/10⁵) | 构成 (%) | 中标率 (1/10⁵) |
| 1 | 气管,支气管,肺 | 60.80 | 30.46 | 32.88 | 气管,支气管,肺 | 83.50 | 33.33 | 45.42 | 气管,支气管,肺 | 39.39 | 25.99 | 20.90 |
| 2 | 肝脏 | 29.96 | 15.01 | 16.80 | 肝脏 | 44.47 | 17.75 | 29.65 | 乳房 | 17.98 | 11.86 | 10.19 |
| 3 | 胃 | 17.98 | 4.64 | 10.19 | 胃 | 22.69 | 9.06 | 11.66 | 肝脏 | 16.27 | 10.73 | 8.92 |
| 4 | 结直肠肛门 | 17.18 | 8.61 | 9.13 | 结直肠肛门 | 19.97 | 7.97 | 15.66 | 结直肠肛门 | 14.56 | 9.60 | 7.62 |
| 5 | 胰腺 | 15.42 | 7.73 | 8.18 | 胰腺 | 9.98 | 3.99 | 5.08 | 胰腺 | 9.42 | 6.21 | 5.55 |
| 6 | 食管 | 9.69 | 4.86 | 5.55 | 食管 | 7.26 | 2.90 | 3.94 | 胃 | 8.56 | 5.65 | 4.91 |
| 7 | 膀胱 | 7.71 | 1.99 | 4.76 | 膀胱 | 4.54 | 1.81 | 2.21 | 卵巢 | 7.71 | 5.08 | 4.76 |
| 8 | 白血病 | 4.41 | 2.21 | 2.34 | 白血病 | 4.54 | 1.81 | 8.30 | 脑,神经系统 | 4.28 | 2.82 | 2.52 |
| 9 | 口腔和咽喉(除外鼻咽) | 3.52 | 1.77 | 2.30 | 口腔和咽喉(除外鼻咽) | 3.63 | 1.45 | 1.92 | 口腔和咽喉(除外鼻咽) | 2.57 | 1.69 | 1.19 |
| 10 | 胆囊及其他 | 3.08 | 1.55 | 1.55 | 胆囊及其他 | 3.63 | 1.45 | 1.88 | 子宫颈 | 2.57 | 1.69 | 1.36 |
| | 全部 | 199.58 | 100.00 | 110.34 | 全部 | 250.49 | 100.00 | 156.64 | 全部 | 151.55 | 100.00 | 84.51 |

## 八、2016 年海林市恶性肿瘤发病与死亡情况

### 1.恶性肿瘤发病情况

2016 年海林市恶性肿瘤发病率为 240.17/10 万,其中男性 246.26/10 万,女性 233.94/10 万。肺癌发病率排第 1 位,其次分别为乳腺癌、肝癌、胃癌和结直肠癌,前 10 位恶性肿瘤发病占全部恶性肿瘤发病的 83.49%。男性恶性肿瘤发病率排第 1 位的是肺癌,其次分别为肝癌、胃癌、食管癌和结直肠癌,前 10 位恶性肿瘤发病占男性全部恶性肿瘤发病的 89.44%。女性恶性肿瘤发病率排第 1 位的是乳腺癌,其次分别为肺癌、甲状腺癌、结直肠癌和肝癌,前 10 位恶性肿瘤发病占女性全部恶性肿瘤发病的 87.77%(表 6 – 15,图 6 – 43 ~图 6 – 45)。

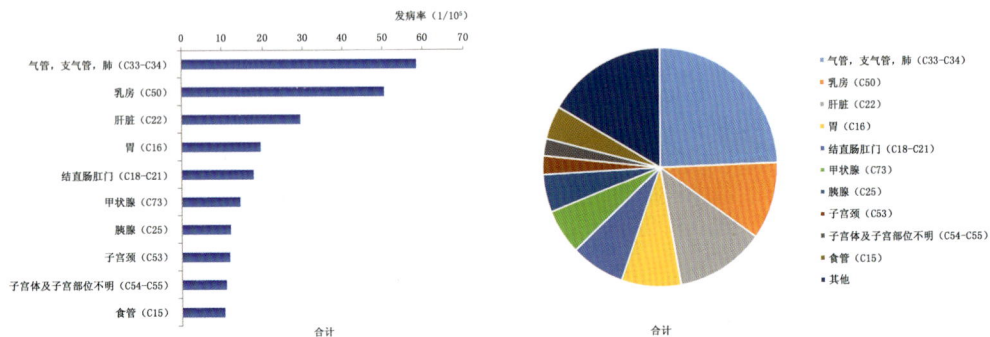

**图 6 – 43 海林市 2016 年恶性肿瘤发病情况**

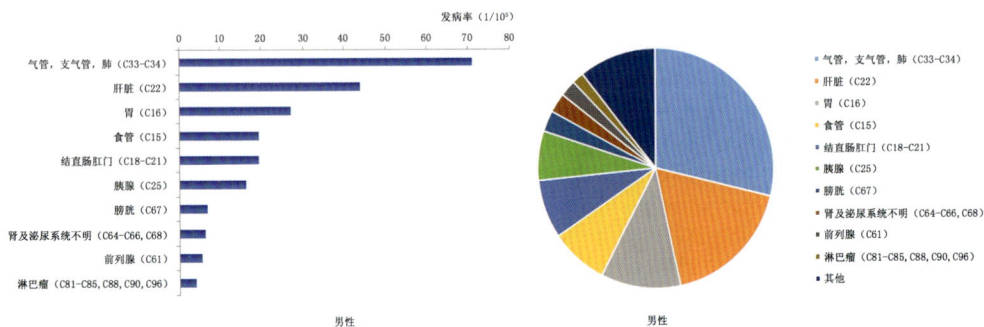

**图 6 – 44 海林市 2016 年男性恶性肿瘤发病情况**

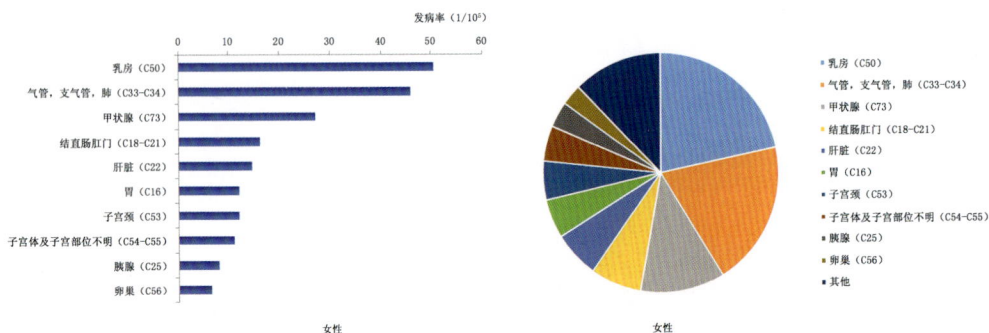

**图 6 – 45 海林市 2016 年女性恶性肿瘤发病情况**

## 2.恶性肿瘤死亡情况

2016 年海林市恶性肿瘤死亡率为 176.78/10 万,其中男性 227.28/10 万,女性 125.14/10 万。肺癌死亡率排第 1 位,其次分别为肝癌、胃癌、胰腺癌和结直肠癌,前 10 位恶性肿瘤死亡占全部恶性肿瘤死亡的 85.43%。男性恶性肿瘤死亡率排第 1 位的是肺癌,其次分别为肝癌、胃癌、胰腺癌和结直肠癌,前 10 位恶性肿瘤死亡占男性全部恶性肿瘤死亡的 90.33%。女性恶性肿瘤死亡率排第 1 位的是肺癌,其次分别为肝癌、结直肠癌、胰腺癌和胃癌,前 10 位恶性肿瘤死亡占女性全部恶性肿瘤死亡的 86.93%(表 6 – 16,图 6 – 46 ~ 图 6 – 48)。

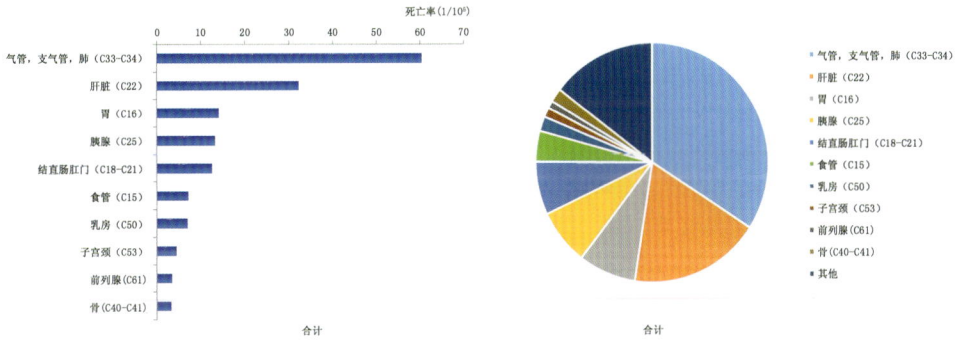

图 6 – 46　海林市 2016 年恶性肿瘤死亡情况

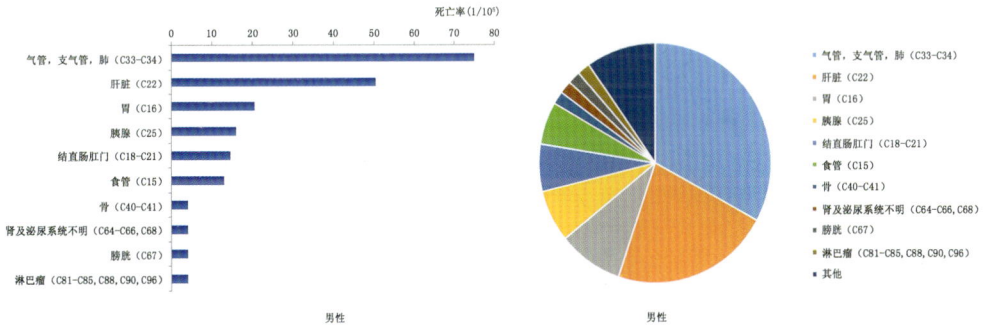

图 6 – 47　海林市 2016 年男性恶性肿瘤死亡情况

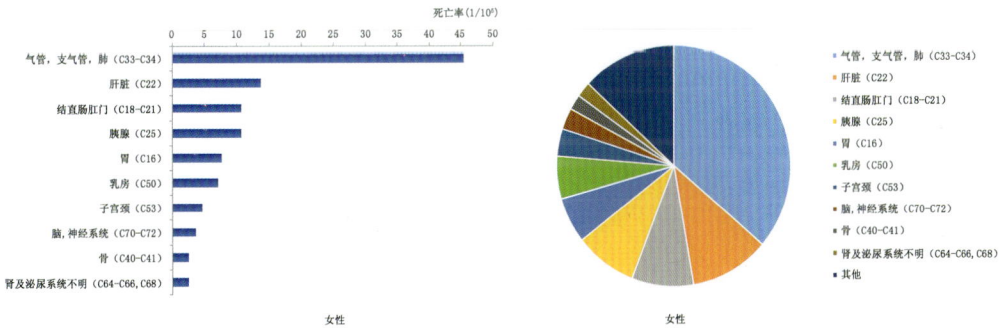

图 6 – 48　海林市 2016 年女性恶性肿瘤死亡情况

表6-15 海林市2016年恶性肿瘤发病情况

| 顺位 | 合计 | | | | 男性 | | | | 女性 | | | |
|---|---|---|---|---|---|---|---|---|---|---|---|---|
| | 部位 | 发病率(1/10⁵) | 构成(%) | 中标率(1/10⁵) | 部位 | 发病率(1/10⁵) | 构成(%) | 中标率(1/10⁵) | 部位 | 发病率(1/10⁵) | 构成(%) | 中标率(1/10⁵) |
| 1 | 气管,支气管,肺 | 58.59 | 24.40 | 30.69 | 气管,支气管,肺 | 70.93 | 28.80 | 39.14 | 乳房 | 50.57 | 21.62 | 32.76 |
| 2 | 乳房 | 50.57 | 10.52 | 32.76 | 肝脏 | 43.96 | 17.85 | 24.68 | 气管,支气管,肺 | 45.97 | 19.65 | 22.85 |
| 3 | 肝脏 | 29.55 | 12.30 | 16.24 | 胃 | 26.97 | 10.95 | 15.70 | 甲状腺 | 27.07 | 11.57 | 20.62 |
| 4 | 胃 | 19.70 | 8.20 | 10.90 | 食管 | 19.48 | 7.91 | 10.72 | 结直肠肛门 | 16.35 | 6.99 | 8.42 |
| 5 | 结直肠肛门 | 17.93 | 7.47 | 9.38 | 结直肠肛门 | 19.48 | 7.91 | 10.33 | 肝脏 | 14.81 | 6.33 | 7.76 |
| 6 | 甲状腺 | 14.65 | 6.10 | 10.88 | 胰腺 | 16.48 | 6.69 | 8.70 | 胃 | 12.26 | 5.24 | 6.54 |
| 7 | 胰腺 | 12.37 | 5.15 | 6.41 | 膀胱 | 6.99 | 2.84 | 3.47 | 子宫颈 | 12.26 | 5.24 | 7.48 |
| 8 | 子宫颈 | 12.26 | 2.52 | 7.48 | 肾及泌尿系统不明 | 6.49 | 2.64 | 4.31 | 子宫体及子宫部位不明 | 11.24 | 4.80 | 7.07 |
| 9 | 子宫体及子宫部位不明 | 11.24 | 2.31 | 7.07 | 前列腺 | 5.49 | 2.23 | 2.76 | 胰腺 | 8.17 | 3.49 | 4.06 |
| 10 | 食管 | 10.86 | 4.52 | 5.85 | 淋巴瘤 | 4.00 | 1.62 | 2.22 | 卵巢 | 6.64 | 2.84 | 3.72 |
| | 全部 | 240.17 | 100.00 | 137.20 | 全部 | 246.26 | 100.00 | 139.77 | 全部 | 233.94 | 100.00 | 137.39 |

表6-16　海林市2016年恶性肿瘤死亡情况

| 顺位 | 合计 | | | | 男性 | | | | 女性 | | | |
|---|---|---|---|---|---|---|---|---|---|---|---|---|
| | 部位 | 死亡率 (1/10⁵) | 构成 (%) | 中标率 (1/10⁵) | 部位 | 死亡率 (1/10⁵) | 构成 (%) | 中标率 (1/10⁵) | 部位 | 死亡率 (1/10⁵) | 构成 (%) | 中标率 (1/10⁵) |
| 1 | 气管,支气管,肺 | 60.36 | 34.14 | 31.34 | 气管,支气管,肺 | 74.93 | 32.97 | 41.54 | 气管,支气管,肺 | 45.46 | 36.33 | 21.69 |
| 2 | 肝脏 | 32.33 | 18.29 | 17.58 | 肝脏 | 50.45 | 22.20 | 28.18 | 肝脏 | 13.79 | 11.02 | 7.15 |
| 3 | 胃 | 14.14 | 8.00 | 7.44 | 胃 | 20.48 | 9.01 | 11.07 | 结直肠肛门 | 10.73 | 8.57 | 5.45 |
| 4 | 胰腺 | 13.38 | 7.57 | 6.76 | 胰腺 | 15.98 | 7.03 | 8.57 | 胰腺 | 10.73 | 8.57 | 4.97 |
| 5 | 结直肠肛门 | 12.63 | 7.14 | 6.20 | 结直肠肛门 | 14.49 | 6.37 | 7.12 | 胃 | 7.66 | 6.12 | 4.07 |
| 6 | 食管 | 7.32 | 4.14 | 3.70 | 食管 | 12.99 | 5.71 | 6.81 | 乳房 | 7.15 | 5.71 | 3.91 |
| 7 | 乳房 | 7.15 | 2.00 | 3.91 | 胃 | 4.00 | 1.76 | 2.39 | 子宫颈 | 4.60 | 3.67 | 2.84 |
| 8 | 子宫颈 | 4.60 | 1.29 | 2.84 | 肾及泌尿系统不明 | 4.00 | 1.76 | 2.73 | 脑,神经系统 | 3.58 | 2.86 | 1.88 |
| 9 | 前列腺 | 3.50 | 1.00 | 1.63 | 膀胱 | 4.00 | 1.76 | 1.66 | 骨 | 2.55 | 2.04 | 3.11 |
| 10 | 骨 | 3.28 | 1.86 | 2.70 | 淋巴瘤 | 4.00 | 1.76 | 2.49 | 肾及泌尿系统不明 | 2.55 | 2.04 | 1.36 |
| | 全部 | 176.78 | 100.00 | 94.20 | 全部 | 227.28 | 100.00 | 125.84 | 全部 | 125.14 | 100.00 | 64.22 |

## 九、2016 年勃利县恶性肿瘤发病与死亡情况

### 1. 恶性肿瘤发病情况

2016 年勃利县恶性肿瘤发病率为 254.02/10 万,其中男性 235.03/10 万,女性 273.49/10 万。肺癌发病率排第 1 位,其次分别为乳腺癌、甲状腺癌、结直肠癌和肝癌,前 10 位恶性肿瘤发病占全部恶性肿瘤发病的 76.70%。男性恶性肿瘤发病率排第 1 位的是肺癌,其次分别为肝癌、胃癌、结直肠癌和甲状腺癌,前 10 位恶性肿瘤发病占男性全部恶性肿瘤发病的 85.95%。女性恶性肿瘤发病率排第 1 位的是甲状腺癌,其次分别为肺癌、乳腺癌、结直肠癌和宫颈癌,前 10 位恶性肿瘤发病占女性全部恶性肿瘤发病的 81.44%(表 6 – 17,图 6 – 49 ~ 图 6 – 51)。

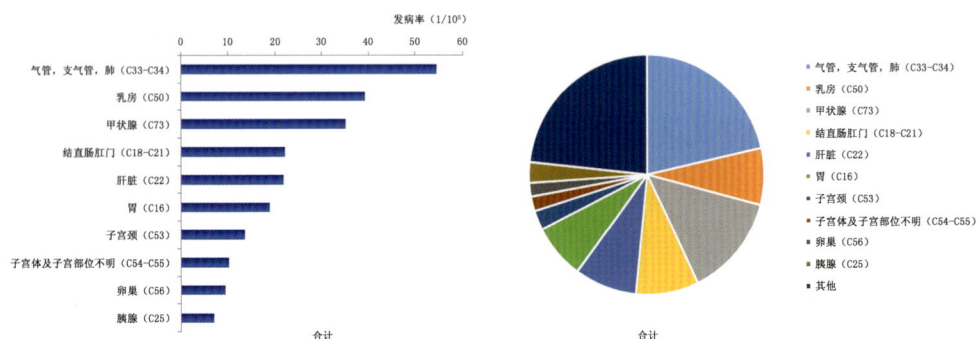

图 6 – 49　勃利县 2016 年恶性肿瘤发病情况

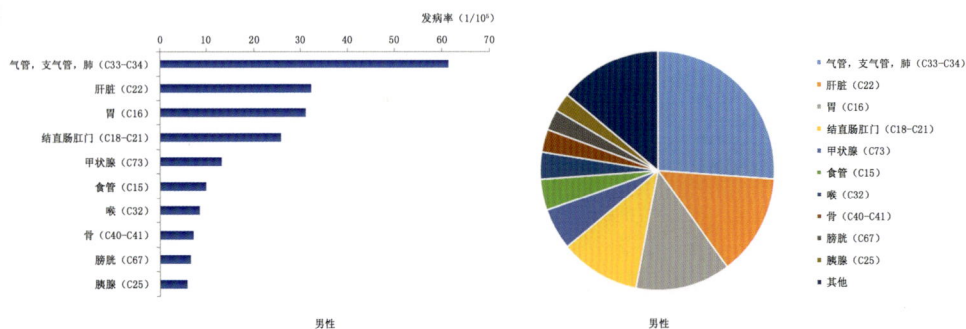

图 6 – 50　勃利县 2016 年男性恶性肿瘤发病情况

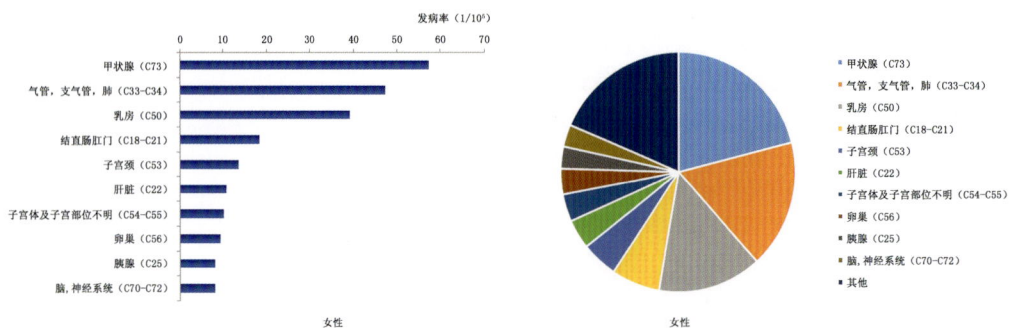

图 6 – 51　勃利县 2016 年女性恶性肿瘤发病情况

**2.恶性肿瘤死亡情况**

2016 年勃利县恶性肿瘤死亡率为 163.11/10 万,其中男性 188.82/10 万,女性 136.74/10 万。肺癌死亡率排第 1 位,其次分别为肝癌、胃癌、结直肠癌和乳腺癌,前 10 位恶性肿瘤死亡占全部恶性肿瘤死亡的 87.29%。男性恶性肿瘤死亡率排第 1 位的是肺癌,其次分别为肝癌、胃癌、结直肠癌和食管癌,前 10 位恶性肿瘤死亡占男性全部恶性肿瘤死亡的 93.37%。女性恶性肿瘤死亡率排第 1 位的是肺癌,其次分别为肝癌、结直肠癌、胰腺癌和乳腺癌,前 10 位恶性肿瘤死亡占女性全部恶性肿瘤死亡的 88.12%(表 6 - 18,图 6 - 52 ~ 图 6 - 54)。

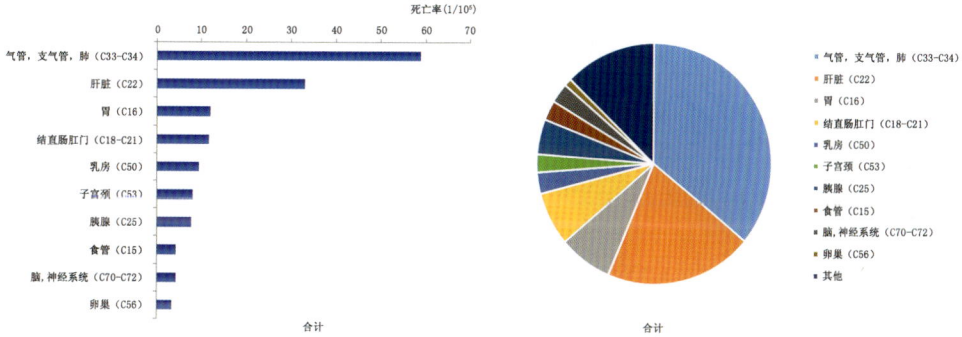

图 6 - 52　勃利县 2016 年恶性肿瘤死亡情况

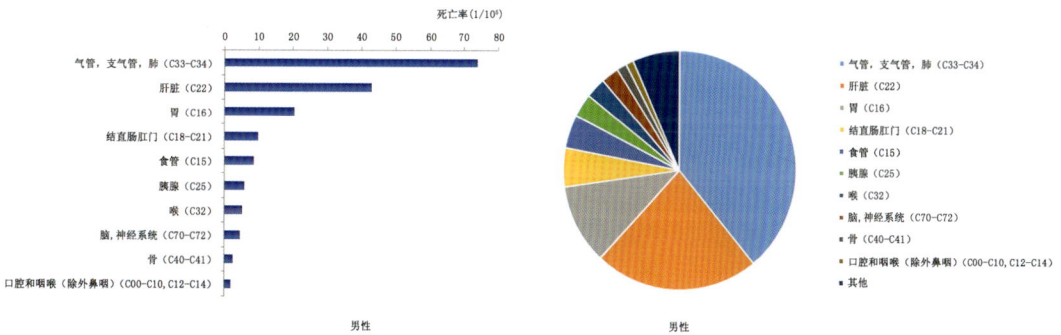

图 6 - 53　勃利县 2016 年男性恶性肿瘤死亡情况

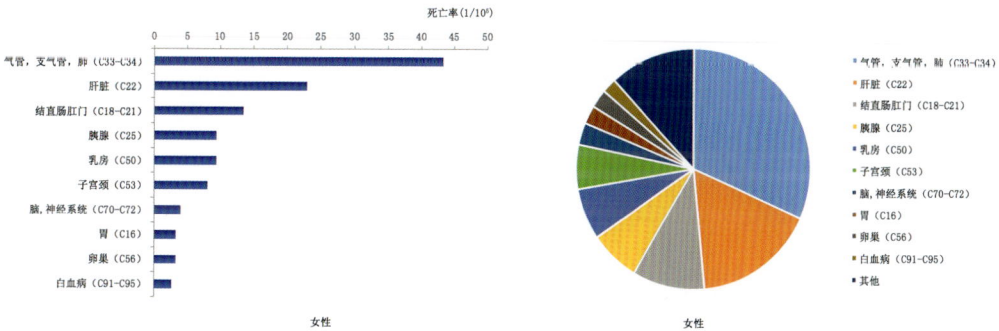

图 6 - 54　勃利县 2016 年女性恶性肿瘤死亡情况

表6-17 勃利县2016年恶性肿瘤发病情况

| 顺位 | 合计 | | | | 男性 | | | | 女性 | | | |
|---|---|---|---|---|---|---|---|---|---|---|---|---|
| | 部位 | 发病率(1/10⁵) | 构成(%) | 中标率(1/10⁵) | 部位 | 发病率(1/10⁵) | 构成(%) | 中标率(1/10⁵) | 部位 | 发病率(1/10⁵) | 构成(%) | 中标率(1/10⁵) |
| 1 | 气管,支气管,肺 | 54.48 | 21.45 | 34.31 | 气管,支气管,肺 | 61.40 | 26.12 | 38.70 | 甲状腺 | 57.54 | 21.04 | 48.00 |
| 2 | 乳房 | 39.26 | 7.63 | 26.64 | 肝脏 | 32.35 | 13.76 | 20.23 | 气管,支气管,肺 | 47.39 | 17.33 | 30.05 |
| 3 | 甲状腺 | 35.09 | 13.82 | 28.40 | 胃 | 31.03 | 13.20 | 20.14 | 乳房 | 39.26 | 14.36 | 26.64 |
| 4 | 结直肠肛门 | 22.06 | 8.68 | 14.14 | 结直肠肛门 | 25.75 | 10.96 | 16.64 | 结直肠肛门 | 18.28 | 6.68 | 11.57 |
| 5 | 肝脏 | 21.73 | 8.55 | 13.41 | 甲状腺 | 13.20 | 5.62 | 9.38 | 子宫颈 | 13.54 | 4.95 | 9.74 |
| 6 | 胃 | 18.72 | 7.37 | 12.07 | 食管 | 9.90 | 4.21 | 6.44 | 肝脏 | 10.83 | 3.96 | 6.45 |
| 7 | 子宫颈 | 13.54 | 2.63 | 9.74 | 喉 | 8.58 | 3.65 | 5.38 | 子宫体及子宫部位不明 | 10.15 | 3.71 | 6.89 |
| 8 | 子宫体及子宫部位不明 | 10.15 | 1.97 | 6.89 | 骨 | 7.26 | 3.09 | 4.72 | 卵巢 | 9.48 | 3.47 | 7.39 |
| 9 | 卵巢 | 9.48 | 1.84 | 7.39 | 膀胱 | 6.60 | 2.81 | 4.17 | 胰腺 | 8.12 | 2.97 | 4.59 |
| 10 | 胰腺 | 7.02 | 2.76 | 4.54 | 胰腺 | 5.94 | 2.53 | 4.44 | 脑,神经系统 | 8.12 | 2.97 | 5.31 |
| | 全部 | 254.02 | 100.00 | 173.23 | 全部 | 235.03 | 100.00 | 155.19 | 全部 | 273.49 | 100.00 | 192.41 |

表6-18 勃利县2016年恶性肿瘤死亡情况

| 顺位 | 合计 | | | | 男性 | | | | 女性 | | | |
|---|---|---|---|---|---|---|---|---|---|---|---|---|
| | 部位 | 死亡率<br>(1/10^5) | 构成<br>(%) | 中标率<br>(1/10^5) | 部位 | 死亡率<br>(1/10^5) | 构成<br>(%) | 中标率<br>(1/10^5) | 部位 | 死亡率<br>(1/10^5) | 构成<br>(%) | 中标率<br>(1/10^5) |
| 1 | 气管,支气管,肺 | 58.83 | 36.07 | 36.73 | 气管,支气管,肺 | 73.94 | 39.16 | 46.93 | 气管,支气管,肺 | 43.32 | 31.68 | 26.86 |
| 2 | 肝脏 | 33.09 | 20.29 | 20.55 | 肝脏 | 42.91 | 22.73 | 27.16 | 肝脏 | 23.02 | 16.83 | 13.77 |
| 3 | 胃 | 12.03 | 7.38 | 7.27 | 胃 | 20.47 | 10.84 | 12.76 | 结直肠肛门 | 13.54 | 9.90 | 7.46 |
| 4 | 结直肠肛门 | 11.70 | 7.17 | 7.06 | 结直肠肛门 | 9.90 | 5.24 | 6.65 | 胰腺 | 9.48 | 6.93 | 5.78 |
| 5 | 乳房 | 9.48 | 2.87 | 6.64 | 食管 | 8.58 | 4.55 | 4.78 | 乳房 | 9.48 | 6.93 | 6.64 |
| 6 | 子宫颈 | 8.12 | 2.46 | 6.17 | 胰腺 | 5.94 | 3.15 | 4.33 | 子宫颈 | 8.12 | 5.94 | 6.17 |
| 7 | 胰腺 | 7.69 | 4.71 | 5.08 | 喉 | 5.28 | 2.80 | 3.45 | 脑,神经系统 | 4.06 | 2.97 | 2.18 |
| 8 | 食管 | 4.35 | 2.66 | 2.41 | 脑,神经系统 | 4.62 | 2.45 | 4.90 | 胃 | 3.38 | 2.48 | 1.97 |
| 9 | 脑,神经系统 | 4.35 | 2.66 | 3.55 | 骨 | 2.64 | 1.40 | 2.06 | 卵巢 | 3.38 | 2.48 | 2.23 |
| 10 | 卵巢 | 3.38 | 1.02 | 2.23 | 口腔和咽喉(除外鼻咽) | 1.98 | 1.05 | 1.29 | 白血病 | 2.71 | 1.98 | 4.36 |
| | 全部 | 163.11 | 100.00 | 105.23 | 全部 | 188.82 | 100.00 | 122.91 | 全部 | 136.74 | 100.00 | 88.04 |

## 十、2016 年尚志市恶性肿瘤发病与死亡情况

### 1. 恶性肿瘤发病情况

2016 年尚志市恶性肿瘤发病率为 172.45/10 万,其中男性 206.14/10 万,女性 135.82/10 万。肺癌发病率排第 1 位,其次分别为肝癌、胃癌、结直肠癌和乳腺癌,前 10 位恶性肿瘤发病占全部恶性肿瘤发病的 83.72%。男性恶性肿瘤发病率排第 1 位的是肺癌,其次分别为肝癌、胃癌、结直肠癌和食管癌,前 10 位恶性肿瘤发病占男性全部恶性肿瘤发病的 91.02%。女性恶性肿瘤发病率排第 1 位的是肺癌,其次分别为肝癌、乳腺癌、胃癌和结直肠癌,前 10 位恶性肿瘤发病占女性全部恶性肿瘤发病的 84.94%(表 6 – 19,图 6 – 55 ~ 图 6 – 57)。

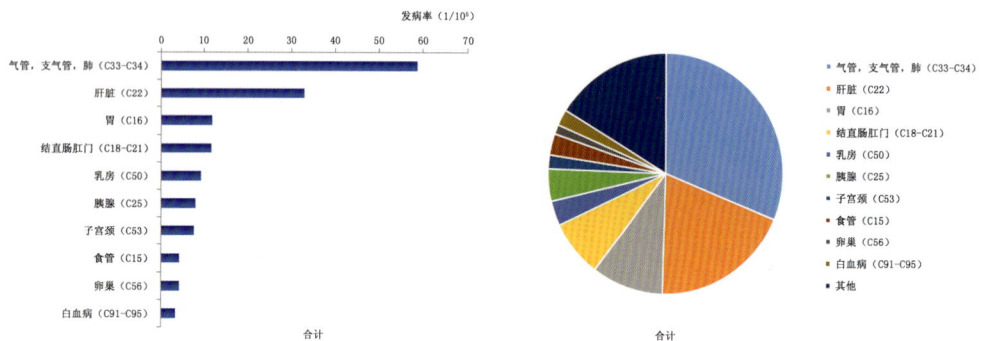

图 6 – 55　尚志市 2016 年恶性肿瘤发病情况

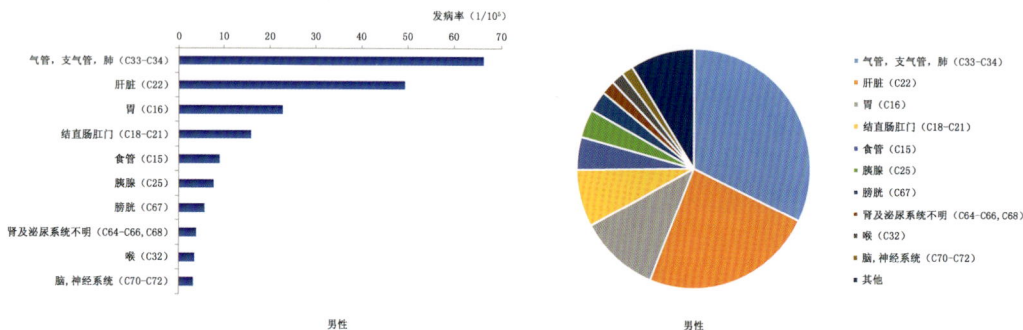

图 6 – 56　尚志市 2016 年男性恶性肿瘤发病情况

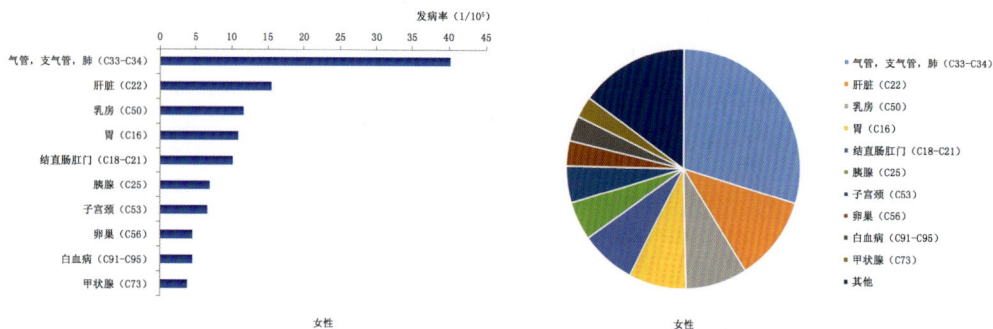

图 6 – 57　尚志市 2016 年女性恶性肿瘤发病情况

## 2.恶性肿瘤死亡情况

2016 年尚志市恶性肿瘤死亡率为 133.56/10 万,其中男性 164.27/10 万,女性 100.19/10 万。肺癌死亡率排第 1 位,其次分别为肝癌、胃癌、结直肠癌和乳腺癌,前 10 位恶性肿瘤死亡占全部恶性肿瘤死亡的 87.34%。男性恶性肿瘤死亡率排第 1 位的是肺癌,其次分别为肝癌、胃癌、结直肠癌和食管癌,前 10 位恶性肿瘤死亡占男性全部恶性肿瘤死亡的 92.28%。女性恶性肿瘤死亡率排第 1 位的是肺癌,其次分别为肝癌、乳腺癌、胃癌和结直肠癌,前 10 位恶性肿瘤死亡占女性全部恶性肿瘤死亡的 88.04%(表 6 - 20,图 6 - 58 ~ 图 6 - 60)。

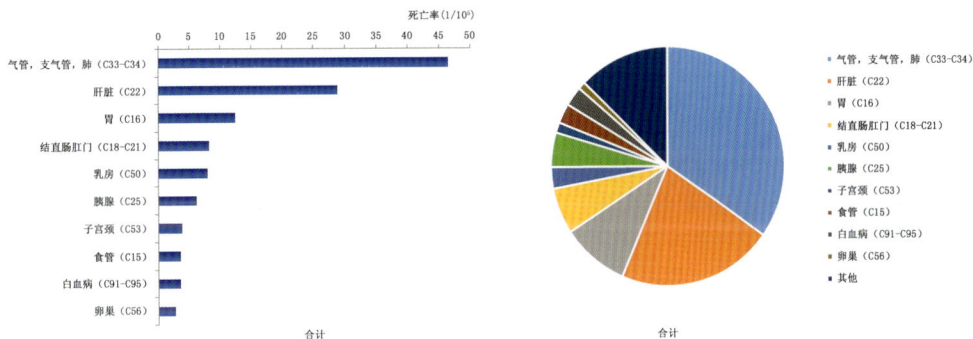

**图 6 - 58　尚志市 2016 年恶性肿瘤死亡情况**

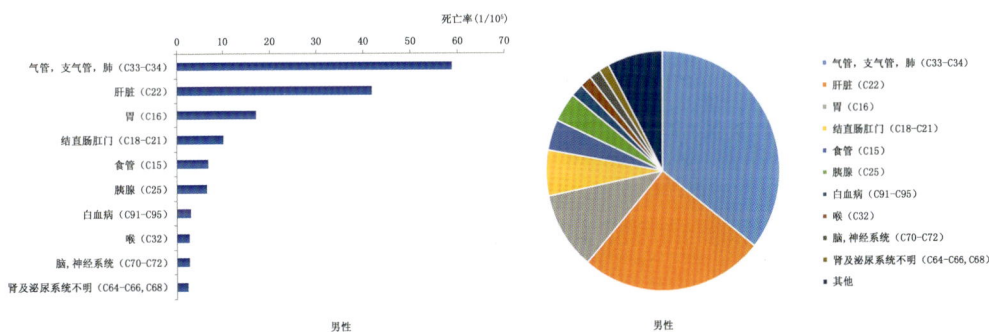

**图 6 - 59　尚志市 2016 年男性恶性肿瘤死亡情况**

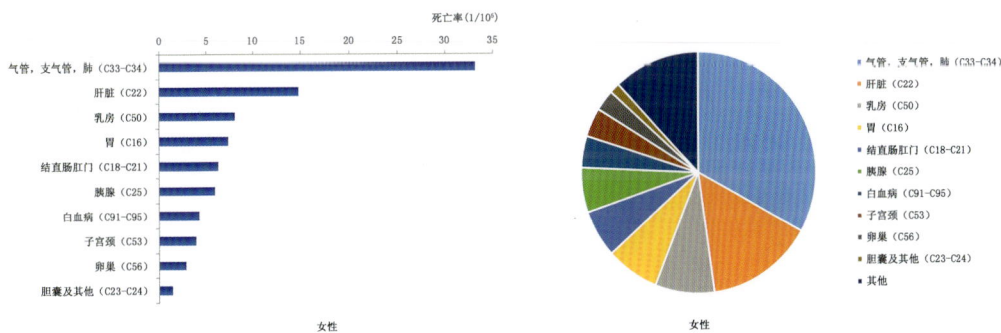

**图 6 - 60　尚志市 2016 年女性恶性肿瘤死亡情况**

表 6-19 尚志市 2016 年恶性肿瘤发病情况

| 顺位 | 合计 | | | | | 男性 | | | | | 女性 | | | | |
|---|---|---|---|---|---|---|---|---|---|---|---|---|---|---|---|
| | 部位 | 发病率 (1/10⁵) | 构成 (%) | 中标率 (1/10⁵) | | 部位 | 发病率 (1/10⁵) | 构成 (%) | 中标率 (1/10⁵) | | 部位 | 发病率 (1/10⁵) | 构成 (%) | 中标率 (1/10⁵) | |
| 1 | 气管,支气管,肺 | 53.76 | 31.18 | 44.62 | | 气管,支气管,肺 | 66.23 | 32.13 | 54.48 | | 气管,支气管,肺 | 40.22 | 29.61 | 34.03 | |
| 2 | 肝脏 | 33.14 | 19.22 | 25.69 | | 肝脏 | 49.34 | 23.94 | 37.06 | | 肝脏 | 15.52 | 11.43 | 13.43 | |
| 3 | 胃 | 17.08 | 9.90 | 14.02 | | 胃 | 22.72 | 11.02 | 17.95 | | 乳房 | 11.64 | 8.57 | 8.38 | |
| 4 | 结直肠肛门 | 13.19 | 7.65 | 10.22 | | 结直肠肛门 | 15.91 | 7.72 | 12.37 | | 胃 | 10.94 | 8.05 | 9.64 | |
| 5 | 乳房 | 11.64 | 3.33 | 8.38 | | 食管 | 9.09 | 4.41 | 7.12 | | 结直肠肛门 | 10.23 | 7.53 | 7.74 | |
| 6 | 胰腺 | 7.44 | 4.31 | 5.83 | | 胰腺 | 7.79 | 3.78 | 5.72 | | 胰腺 | 7.06 | 5.19 | 5.90 | |
| 7 | 子宫颈 | 6.70 | 1.86 | 5.03 | | 膀胱 | 5.84 | 2.83 | 4.46 | | 子宫颈 | 6.70 | 4.94 | 5.03 | |
| 8 | 食管 | 4.90 | 2.84 | 3.91 | | 肾及泌尿系统不明 | 3.90 | 1.89 | 3.11 | | 卵巢 | 4.59 | 3.38 | 3.38 | |
| 9 | 卵巢 | 4.59 | 1.27 | 3.38 | | 喉 | 3.57 | 1.73 | 2.54 | | 白血病 | 4.59 | 3.38 | 4.14 | |
| 10 | 白血病 | 3.72 | 2.16 | 3.12 | | 脑,神经系统 | 3.25 | 1.57 | 2.65 | | 甲状腺 | 3.88 | 2.86 | 2.91 | |
| | 全部 | 172.45 | 100.00 | 137.81 | | 全部 | 206.14 | 100.00 | 162.25 | | 全部 | 135.82 | 100.00 | 111.29 | |

表 6－20　尚志市 2016 年恶性肿瘤死亡情况

| 顺位 | 合计 部位 | 死亡率 (1/10⁵) | 构成 (%) | 中标率 (1/10⁵) | 男性 部位 | 死亡率 (1/10⁵) | 构成 (%) | 中标率 (1/10⁵) | 女性 部位 | 死亡率 (1/10⁵) | 构成 (%) | 中标率 (1/10⁵) |
|---|---|---|---|---|---|---|---|---|---|---|---|---|
| 1 | 气管,支气管,肺 | 46.49 | 34.81 | 38.39 | 气管,支气管,肺 | 58.76 | 35.77 | 48.14 | 气管,支气管,肺 | 33.16 | 33.10 | 27.76 |
| 2 | 肝脏 | 28.91 | 21.65 | 22.53 | 肝脏 | 41.88 | 25.49 | 31.49 | 肝脏 | 14.82 | 14.79 | 12.90 |
| 3 | 胃 | 12.51 | 9.37 | 10.38 | 胃 | 17.21 | 10.47 | 13.81 | 乳房 | 8.11 | 8.10 | 6.00 |
| 4 | 结直肠肛门 | 8.28 | 6.20 | 6.62 | 结直肠肛门 | 10.06 | 6.13 | 7.97 | 胃 | 7.41 | 7.39 | 6.63 |
| 5 | 乳房 | 8.11 | 2.91 | 6.00 | 食管 | 6.82 | 4.15 | 5.33 | 结直肠肛门 | 6.35 | 6.34 | 4.99 |
| 6 | 胰腺 | 6.26 | 4.68 | 5.08 | 胰腺 | 6.49 | 3.95 | 5.01 | 胰腺 | 6.00 | 5.99 | 5.20 |
| 7 | 子宫颈 | 3.88 | 1.39 | 3.11 | 白血病 | 2.92 | 1.78 | 2.25 | 白血病 | 4.23 | 4.23 | 4.01 |
| 8 | 食管 | 3.55 | 2.66 | 2.81 | 喉 | 2.60 | 1.58 | 1.96 | 子宫颈 | 3.88 | 3.87 | 3.11 |
| 9 | 白血病 | 3.55 | 2.66 | 3.06 | 脑,神经系统 | 2.60 | 1.58 | 1.95 | 卵巢 | 2.82 | 2.82 | 1.99 |
| 10 | 卵巢 | 2.82 | 1.01 | 1.99 | 肾及泌尿系统不明 | 2.27 | 1.38 | 1.92 | 胆囊及其他 | 1.41 | 1.41 | 1.38 |
| | 全部 | 133.56 | 100.00 | 107.78 | 全部 | 164.27 | 100.00 | 130.02 | 全部 | 100.19 | 100.00 | 83.74 |

# 附录 1 黑龙江省肿瘤登记地区恶性肿瘤合计发病和死亡结果

黑龙江省肿瘤登记地区恶性肿瘤合计发病和死亡结果见表 1 至表 18。

表 1 黑龙江省肿瘤登记地区

| 部位 | ICD-10 | 发病数 | 构成（%） | 粗率（1/10⁵） | 年龄别 | | | | | | | |
|------|--------|--------|-----------|----------------|------|------|------|-------|-------|-------|-------|-------|
| | | | | | 0- | 1-4 | 5-9 | 10-14 | 15-19 | 20-24 | 25-29 | 30-34 |
| 唇 | C00 | 0 | 0.00 | 0.00 | 0.00 | 0.00 | 0.00 | 0.00 | 0.00 | 0.00 | 0.00 | 0.00 |
| 舌 | C01-C02 | 33 | 0.24 | 0.70 | 0.00 | 0.00 | 0.00 | 0.00 | 0.00 | 0.00 | 0.00 | 0.26 |
| 口 | C03-C06 | 24 | 0.18 | 0.51 | 0.00 | 0.00 | 0.00 | 0.00 | 0.00 | 0.00 | 0.00 | 0.00 |
| 唾液腺 | C07-C08 | 29 | 0.21 | 0.61 | 0.00 | 0.00 | 0.00 | 0.00 | 0.00 | 0.37 | 0.00 | 0.26 |
| 扁桃腺 | C09 | 3 | 0.02 | 0.06 | 0.00 | 0.00 | 0.00 | 0.00 | 0.00 | 0.00 | 0.00 | 0.00 |
| 其他的口咽 | C10 | 15 | 0.11 | 0.32 | 0.00 | 0.00 | 0.00 | 0.00 | 0.00 | 0.00 | 0.00 | 0.00 |
| 鼻咽 | C11 | 56 | 0.41 | 1.18 | 0.00 | 0.00 | 0.00 | 0.00 | 0.00 | 0.00 | 0.29 | 0.51 |
| 喉咽 | C12-C13 | 19 | 0.14 | 0.40 | 0.00 | 0.00 | 0.00 | 0.00 | 0.00 | 0.00 | 0.00 | 0.00 |
| 咽,部位不明 | C14 | 15 | 0.11 | 0.32 | 0.00 | 0.00 | 0.00 | 0.00 | 0.00 | 0.00 | 0.00 | 0.00 |
| 食管 | C15 | 294 | 2.17 | 6.21 | 0.00 | 0.00 | 0.00 | 0.00 | 0.00 | 0.00 | 0.00 | 0.00 |
| 胃 | C16 | 1 000 | 7.38 | 21.12 | 0.00 | 0.00 | 0.00 | 0.00 | 0.00 | 0.37 | 0.86 | 1.02 |
| 小肠 | C17 | 44 | 0.32 | 0.93 | 0.00 | 0.00 | 0.00 | 0.00 | 0.00 | 0.00 | 0.29 | 0.00 |
| 结肠 | C18 | 791 | 5.84 | 16.71 | 0.00 | 0.00 | 0.00 | 0.00 | 0.00 | 0.00 | 0.29 | 0.77 |
| 直肠 | C19-C20 | 736 | 5.44 | 15.55 | 0.00 | 0.00 | 0.00 | 0.00 | 0.00 | 0.00 | 0.29 | 1.02 |
| 肛门 | C21 | 34 | 0.25 | 0.72 | 0.00 | 0.00 | 0.00 | 0.00 | 0.00 | 0.00 | 0.00 | 0.00 |
| 肝脏 | C22 | 1 290 | 9.53 | 27.25 | 0.00 | 0.72 | 0.00 | 0.00 | 0.00 | 0.00 | 0.57 | 1.53 |
| 胆囊及其他 | C23-C24 | 105 | 0.78 | 2.22 | 0.00 | 0.00 | 0.00 | 0.00 | 0.00 | 0.00 | 0.00 | 0.00 |
| 胰腺 | C25 | 439 | 3.24 | 9.27 | 0.00 | 0.00 | 0.00 | 0.00 | 0.00 | 0.00 | 0.29 | 0.00 |
| 鼻,鼻窦及其他 | C30-C31 | 20 | 0.15 | 0.42 | 0.00 | 0.00 | 0.00 | 0.00 | 0.00 | 0.00 | 0.00 | 0.26 |
| 喉 | C32 | 147 | 1.09 | 3.11 | 0.00 | 0.00 | 0.00 | 0.00 | 0.00 | 0.00 | 0.00 | 0.00 |
| 气管,支气管,肺 | C33-C34 | 3 088 | 22.80 | 65.23 | 0.00 | 0.00 | 0.00 | 0.00 | 0.52 | 0.00 | 2.30 | 0.77 |
| 其他的胸腔器官 | C37-C38 | 65 | 0.48 | 1.37 | 0.00 | 0.00 | 0.00 | 0.00 | 0.52 | 0.00 | 0.00 | 0.26 |
| 骨 | C40-C41 | 74 | 0.55 | 1.56 | 0.00 | 0.00 | 0.00 | 0.00 | 0.52 | 0.00 | 0.00 | 0.26 |
| 皮肤的黑色素瘤 | C43 | 12 | 0.09 | 0.25 | 0.00 | 0.00 | 0.00 | 0.00 | 0.60 | 0.00 | 0.00 | 0.00 |
| 其他的皮肤 | C44 | 67 | 0.49 | 1.42 | 0.00 | 0.00 | 0.00 | 0.00 | 0.60 | 0.00 | 0.00 | 0.00 |
| 间皮瘤 | C45 | 9 | 0.07 | 0.19 | 0.00 | 0.00 | 0.00 | 0.00 | 0.00 | 0.00 | 0.00 | 0.00 |
| 卡波氏肉瘤 | C46 | 0 | 0.00 | 0.00 | 0.00 | 0.00 | 0.00 | 0.00 | 0.00 | 0.00 | 0.00 | 0.00 |

· 114 ·

**2016 年男女合计发病主要指标**

| 发病率(1/10^5) | | | | | | | | | | | 中标率 | 世标率 | 累积率(%) | |
| --- | --- | --- | --- | --- | --- | --- | --- | --- | --- | --- | --- | --- | --- | --- |
| 35-39 | 40-44 | 45-49 | 50-54 | 55-59 | 60-64 | 65-69 | 70-74 | 75-89 | 80-84 | 85+ | (1/10^5) | (1/10^5) | 0-64 | 0-74 |
| 0.00 | 0.00 | 0.00 | 0.00 | 0.00 | 0.00 | 0.00 | 0.00 | 0.00 | 0.00 | 0.00 | 0.00 | 0.00 | 0.00 | 0.00 |
| 0.00 | 0.94 | 0.66 | 2.59 | 0.75 | 1.26 | 2.06 | 1.28 | 0.78 | 0.00 | 0.00 | 0.43 | 0.42 | 0.03 | 0.05 |
| 0.00 | 0.00 | 0.22 | 0.94 | 1.75 | 0.94 | 1.03 | 1.92 | 0.00 | 5.18 | 0.00 | 0.26 | 0.26 | 0.02 | 0.03 |
| 0.25 | 0.47 | 0.44 | 0.71 | 2.26 | 1.26 | 0.51 | 1.28 | 0.78 | 2.59 | 0.00 | 0.37 | 0.35 | 0.03 | 0.04 |
| 0.00 | 0.00 | 0.00 | 0.00 | 0.25 | 0.31 | 0.00 | 0.00 | 0.00 | 1.29 | 0.00 | 0.03 | 0.03 | 0.00 | 0.00 |
| 0.00 | 0.00 | 0.00 | 0.00 | 1.25 | 0.94 | 1.03 | 1.28 | 1.55 | 1.29 | 0.00 | 0.16 | 0.17 | 0.01 | 0.02 |
| 0.50 | 0.70 | 0.66 | 3.77 | 2.00 | 1.57 | 3.09 | 3.20 | 1.55 | 2.59 | 2.55 | 0.73 | 0.70 | 0.05 | 0.08 |
| 0.00 | 0.23 | 0.22 | 1.65 | 0.75 | 0.31 | 2.06 | 0.64 | 0.78 | 0.00 | 0.00 | 0.23 | 0.23 | 0.02 | 0.03 |
| 0.00 | 0.00 | 0.00 | 0.24 | 0.50 | 0.94 | 1.54 | 0.64 | 2.33 | 2.59 | 0.00 | 0.17 | 0.16 | 0.01 | 0.02 |
| 0.00 | 2.11 | 3.09 | 7.31 | 12.78 | 16.69 | 25.22 | 12.78 | 27.90 | 28.48 | 22.98 | 3.34 | 3.41 | 0.21 | 0.40 |
| 2.75 | 3.99 | 9.72 | 20.98 | 29.57 | 50.38 | 89.06 | 69.67 | 111.60 | 112.62 | 102.13 | 11.66 | 11.65 | 0.60 | 1.39 |
| 0.00 | 0.70 | 0.66 | 1.18 | 1.00 | 1.57 | 2.06 | 5.11 | 6.20 | 1.29 | 5.11 | 0.54 | 0.53 | 0.03 | 0.06 |
| 1.25 | 5.40 | 6.41 | 12.96 | 25.31 | 39.36 | 59.71 | 63.28 | 96.10 | 98.38 | 86.81 | 9.05 | 9.03 | 0.46 | 1.07 |
| 2.50 | 5.40 | 5.52 | 15.79 | 28.57 | 41.25 | 50.45 | 46.02 | 79.05 | 80.26 | 68.94 | 8.45 | 8.44 | 0.50 | 0.98 |
| 0.00 | 0.00 | 0.22 | 0.00 | 1.00 | 0.94 | 5.66 | 0.64 | 4.65 | 7.77 | 5.11 | 0.38 | 0.38 | 0.01 | 0.04 |
| 4.25 | 15.02 | 21.87 | 40.31 | 43.35 | 63.61 | 81.33 | 79.26 | 103.08 | 113.91 | 132.77 | 15.30 | 15.26 | 0.96 | 1.76 |
| 0.00 | 0.23 | 1.99 | 1.89 | 2.26 | 6.61 | 6.69 | 7.67 | 10.08 | 15.53 | 17.87 | 1.19 | 1.20 | 0.06 | 0.14 |
| 1.00 | 1.41 | 4.20 | 10.37 | 11.53 | 22.67 | 36.55 | 33.24 | 38.75 | 80.26 | 30.64 | 5.03 | 5.01 | 0.26 | 0.61 |
| 0.50 | 0.70 | 0.66 | 0.24 | 0.50 | 0.00 | 1.03 | 1.28 | 0.78 | 3.88 | 0.00 | 0.28 | 0.24 | 0.01 | 0.03 |
| 0.00 | 0.23 | 1.33 | 4.48 | 7.77 | 9.45 | 9.27 | 7.67 | 8.53 | 15.53 | 17.87 | 1.63 | 1.69 | 0.12 | 0.20 |
| 2.75 | 9.39 | 27.17 | 52.80 | 88.20 | 156.82 | 234.74 | 265.90 | 364.26 | 394.82 | 462.16 | 35.05 | 35.36 | 1.70 | 4.21 |
| 0.00 | 0.70 | 0.22 | 1.65 | 2.76 | 4.72 | 3.60 | 3.84 | 6.20 | 5.18 | 2.55 | 0.78 | 0.79 | 0.05 | 0.09 |
| 0.00 | 0.47 | 0.44 | 1.18 | 1.75 | 4.41 | 5.15 | 5.11 | 8.53 | 11.65 | 10.21 | 0.87 | 0.87 | 0.05 | 0.10 |
| 0.00 | 0.00 | 0.00 | 0.00 | 0.00 | 0.94 | 2.06 | 0.00 | 1.55 | 0.00 | 5.11 | 0.19 | 0.19 | 0.01 | 0.02 |
| 0.00 | 0.23 | 1.55 | 2.12 | 0.75 | 1.89 | 2.57 | 7.67 | 7.75 | 7.77 | 17.87 | 0.82 | 0.81 | 0.04 | 0.09 |
| 0.00 | 0.00 | 0.44 | 0.00 | 0.00 | 1.26 | 0.00 | 0.64 | 1.55 | 0.00 | 0.00 | 0.11 | 0.11 | 0.01 | 0.01 |
| 0.00 | 0.00 | 0.00 | 0.00 | 0.00 | 0.00 | 0.00 | 0.00 | 0.00 | 0.00 | 0.00 | 0.00 | 0.00 | 0.00 | 0.00 |

续表

| 部位 | ICD-10 | 发病数 | 构成(%) | 粗率(1/10⁵) | 0- | 1-4 | 5-9 | 10-14 | 15-19 | 20-24 | 25-29 | 30-34 |
|---|---|---|---|---|---|---|---|---|---|---|---|---|
| 周围神经,结缔、软组织 | C47;C49 | 47 | 0.35 | 0.99 | 0.00 | 1.44 | 0.56 | 0.00 | 0.52 | 0.00 | 0.29 | 0.00 |
| 乳房 | C50 | 1 208 | 8.92 | 25.52 | 0.00 | 0.00 | 0.00 | 0.00 | 0.00 | 0.00 | 3.74 | 8.69 |
| 外阴 | C51 | 11 | 0.08 | 0.23 | 0.00 | 0.00 | 0.00 | 0.00 | 0.37 | 0.00 | 0.00 | 0.00 |
| 阴道 | C52 | 6 | 0.04 | 0.13 | 0.00 | 0.00 | 0.00 | 0.00 | 0.00 | 0.00 | 0.00 | 0.00 |
| 子宫颈 | C53 | 366 | 2.70 | 7.73 | 0.00 | 0.00 | 0.00 | 0.00 | 0.00 | 0.37 | 1.44 | 1.79 |
| 子宫体 | C54 | 187 | 1.38 | 3.95 | 0.00 | 0.00 | 0.00 | 0.00 | 0.00 | 0.00 | 0.00 | 0.26 |
| 子宫,部位不明 | C55 | 18 | 0.13 | 0.38 | 0.00 | 0.00 | 0.00 | 0.00 | 0.00 | 0.00 | 0.00 | 0.26 |
| 卵巢 | C56 | 232 | 1.71 | 4.90 | 0.00 | 0.00 | 0.00 | 0.00 | 0.00 | 0.37 | 0.86 | 1.02 |
| 其他的女性生殖器 | C57 | 10 | 0.07 | 0.21 | 0.00 | 0.00 | 0.00 | 0.00 | 0.00 | 0.00 | 0.00 | 0.00 |
| 胎盘 | C58 | 1 | 0.01 | 0.02 | 0.00 | 0.00 | 0.00 | 0.00 | 0.00 | 0.00 | 0.00 | 0.00 |
| 阴茎 | C60 | 15 | 0.11 | 0.32 | 0.00 | 0.00 | 0.00 | 0.60 | 0.00 | 0.00 | 0.00 | 0.00 |
| 前列腺 | C61 | 186 | 1.37 | 3.93 | 0.00 | 0.00 | 0.00 | 0.00 | 0.00 | 0.00 | 0.00 | 0.00 |
| 睾丸 | C62 | 10 | 0.07 | 0.21 | 0.00 | 0.00 | 0.00 | 0.00 | 0.00 | 0.37 | 0.00 | 0.26 |
| 其他的男性生殖器 | C63 | 2 | 0.01 | 0.04 | 0.00 | 0.00 | 0.00 | 0.00 | 0.00 | 0.00 | 0.00 | 0.00 |
| 肾 | C64 | 275 | 2.03 | 5.81 | 0.00 | 0.00 | 0.00 | 0.00 | 0.00 | 0.00 | 0.00 | 0.77 |
| 肾盂 | C65 | 53 | 0.39 | 1.12 | 0.00 | 0.00 | 0.00 | 0.00 | 0.00 | 0.00 | 0.00 | 0.00 |
| 输尿管 | C66 | 43 | 0.32 | 0.91 | 0.00 | 0.00 | 0.00 | 0.00 | 0.00 | 0.00 | 0.00 | 0.00 |
| 膀胱 | C67 | 320 | 2.36 | 6.76 | 0.00 | 0.00 | 0.00 | 0.00 | 0.00 | 0.74 | 0.00 | 0.51 |
| 其他的泌尿器官 | C68 | 8 | 0.06 | 0.17 | 0.00 | 0.00 | 0.00 | 0.00 | 0.00 | 0.00 | 0.00 | 0.00 |
| 眼 | C69 | 6 | 0.04 | 0.13 | 0.00 | 1.44 | 0.00 | 0.00 | 0.00 | 0.00 | 0.00 | 0.26 |
| 脑,神经系统 | C70-C72 | 249 | 1.84 | 5.26 | 9.62 | 0.00 | 0.00 | 0.60 | 1.04 | 0.74 | 1.72 | 2.81 |
| 甲状腺 | C73 | 1 085 | 8.01 | 22.92 | 0.00 | 0.00 | 0.00 | 0.60 | 2.09 | 2.95 | 10.06 | 22.76 |
| 肾上腺 | C74 | 14 | 0.10 | 0.30 | 0.00 | 0.00 | 0.00 | 0.00 | 0.00 | 0.00 | 0.00 | 0.26 |
| 其他的内分泌腺 | C75 | 10 | 0.07 | 0.21 | 0.00 | 0.72 | 0.00 | 0.00 | 0.00 | 0.00 | 0.00 | 0.00 |
| 霍奇金病 | C81 | 12 | 0.09 | 0.25 | 0.00 | 0.00 | 0.00 | 0.00 | 0.00 | 0.37 | 0.00 | 0.00 |
| 非霍奇金淋巴瘤 | C82-C85;C96 | 134 | 0.99 | 2.83 | 0.00 | 0.00 | 0.56 | 0.60 | 0.00 | 0.74 | 0.29 | 0.77 |
| 免疫增生性疾病 | C88 | 1 | 0.01 | 0.02 | 0.00 | 0.00 | 0.00 | 0.00 | 0.00 | 0.00 | 0.00 | 0.00 |
| 多发性骨髓瘤 | C90 | 35 | 0.26 | 0.74 | 0.00 | 0.00 | 0.00 | 0.00 | 0.00 | 0.00 | 0.00 | 0.00 |
| 淋巴样白血病 | C91 | 34 | 0.25 | 0.72 | 0.00 | 0.72 | 1.67 | 0.60 | 0.52 | 0.37 | 0.29 | 0.00 |
| 髓样白血病 | C92-C94 | 54 | 0.40 | 1.14 | 0.00 | 1.44 | 0.00 | 0.60 | 0.52 | 0.37 | 0.29 | 0.26 |
| 白血病,未特指 | C95 | 169 | 1.25 | 3.57 | 0.00 | 1.44 | 5.56 | 4.82 | 0.52 | 2.21 | 1.44 | 0.77 |
| 其他的或未指明部位 | O&U | 331 | 2.44 | 6.99 | 0.00 | 0.72 | 2.78 | 2.41 | 3.13 | 1.11 | 2.30 | 2.05 |
| 所有部位合计 | ALL | 13 541 | 100.00 | 286.05 | 9.62 | 8.62 | 11.13 | 12.64 | 9.93 | 11.79 | 27.88 | 50.38 |
| 所有部位除外 C44 | ALLbC44 | 13 474 | 99.51 | 284.64 | 9.62 | 8.62 | 11.13 | 12.04 | 9.93 | 11.79 | 27.88 | 50.38 |
| 人口数 | POPU | 4 733 728 | | | | | | | | | | |

| 发病率(1/10⁵) | | | | | | | | | | | 中标率 | 世标率 | 累积率(%) | |
|---|---|---|---|---|---|---|---|---|---|---|---|---|---|---|
| 35－39 | 40－44 | 45－49 | 50－54 | 55－59 | 60－64 | 65－69 | 70－74 | 75－89 | 80－84 | 85＋ | $(1/10^5)$ | $(1/10^5)$ | 0－64 | 0－74 |
| 0.00 | 0.94 | 1.55 | 1.18 | 1.00 | 1.89 | 2.06 | 1.92 | 3.10 | 5.18 | 2.55 | 0.68 | 0.76 | 0.05 | 0.07 |
| 15.00 | 30.51 | 38.88 | 47.14 | 40.09 | 57.31 | 54.05 | 40.27 | 35.65 | 41.42 | 17.87 | 16.18 | 15.22 | 1.21 | 1.68 |
| 0.00 | 0.70 | 0.00 | 0.00 | 0.00 | 0.94 | 0.51 | 0.00 | 2.33 | 0.00 | 0.00 | 0.15 | 0.15 | 0.01 | 0.01 |
| 0.00 | 0.00 | 0.00 | 0.00 | 0.75 | 0.00 | 0.00 | 0.64 | 0.78 | 1.29 | 0.00 | 0.06 | 0.06 | 0.00 | 0.01 |
| 3.25 | 8.45 | 11.49 | 19.09 | 15.79 | 12.91 | 12.35 | 14.70 | 5.43 | 14.24 | 5.11 | 4.80 | 4.56 | 0.37 | 0.51 |
| 1.75 | 3.05 | 4.20 | 9.43 | 8.77 | 9.13 | 12.35 | 5.11 | 6.20 | 3.88 | 0.00 | 2.34 | 2.30 | 0.18 | 0.27 |
| 0.00 | 0.23 | 0.44 | 0.24 | 1.00 | 1.26 | 0.00 | 1.92 | 1.55 | 0.00 | 0.00 | 0.22 | 0.21 | 0.02 | 0.03 |
| 2.50 | 3.52 | 5.74 | 8.72 | 7.27 | 10.71 | 11.84 | 12.14 | 11.63 | 10.36 | 20.43 | 3.00 | 2.89 | 0.20 | 0.32 |
| 0.25 | 0.23 | 0.44 | 0.24 | 0.50 | 0.94 | 0.00 | 0.00 | 0.00 | 0.00 | 0.00 | 0.13 | 0.13 | 0.01 | 0.01 |
| 0.00 | 0.00 | 0.00 | 0.00 | 0.25 | 0.00 | 0.00 | 0.00 | 0.00 | 0.00 | 0.00 | 0.01 | 0.01 | 0.00 | 0.00 |
| 0.00 | 0.23 | 0.00 | 0.00 | 1.25 | 1.57 | 0.51 | 0.64 | 0.78 | 0.00 | 0.00 | 0.21 | 0.22 | 0.02 | 0.02 |
| 0.00 | 0.23 | 0.22 | 0.94 | 2.00 | 7.87 | 13.38 | 23.01 | 22.48 | 37.54 | 68.94 | 2.02 | 2.09 | 0.06 | 0.24 |
| 0.00 | 0.47 | 0.44 | 0.00 | 0.00 | 0.31 | 0.51 | 0.00 | 0.78 | 1.29 | 0.00 | 0.16 | 0.14 | 0.01 | 0.01 |
| 0.00 | 0.00 | 0.00 | 0.00 | 0.00 | 0.31 | 0.00 | 0.64 | 0.00 | 0.00 | 0.00 | 0.02 | 0.03 | 0.00 | 0.00 |
| 1.00 | 2.35 | 5.30 | 7.07 | 8.27 | 16.69 | 19.05 | 17.26 | 17.83 | 28.48 | 22.98 | 3.29 | 3.27 | 0.21 | 0.39 |
| 0.00 | 0.00 | 0.88 | 0.71 | 1.00 | 2.83 | 5.66 | 5.11 | 4.65 | 7.77 | 5.11 | 0.62 | 0.62 | 0.03 | 0.08 |
| 0.00 | 0.00 | 0.22 | 0.00 | 1.50 | 2.83 | 4.63 | 0.64 | 10.08 | 5.18 | 0.00 | 0.47 | 0.47 | 0.02 | 0.05 |
| 1.50 | 0.94 | 1.99 | 4.48 | 9.52 | 12.28 | 18.02 | 30.68 | 41.08 | 58.25 | 51.07 | 3.64 | 3.56 | 0.16 | 0.40 |
| 0.00 | 0.00 | 0.00 | 0.00 | 0.00 | 0.63 | 0.51 | 0.64 | 1.55 | 1.29 | 2.55 | 0.09 | 0.09 | 0.00 | 0.01 |
| 0.00 | 0.00 | 0.00 | 0.00 | 0.00 | 0.00 | 0.00 | 0.00 | 0.78 | 2.59 | 0.00 | 0.12 | 0.17 | 0.01 | 0.01 |
| 3.25 | 4.46 | 3.98 | 7.07 | 8.02 | 10.71 | 14.41 | 10.87 | 15.50 | 14.24 | 5.11 | 3.56 | 3.45 | 0.23 | 0.36 |
| 31.75 | 40.84 | 45.73 | 50.91 | 28.82 | 19.21 | 12.35 | 7.67 | 6.20 | 2.59 | 5.11 | 17.28 | 14.84 | 1.28 | 1.38 |
| 0.00 | 0.23 | 0.00 | 0.47 | 0.50 | 0.00 | 1.03 | 0.00 | 3.10 | 1.29 | 2.55 | 0.17 | 0.15 | 0.01 | 0.01 |
| 0.00 | 0.00 | 0.00 | 0.24 | 0.00 | 0.31 | 1.54 | 1.92 | 0.78 | 0.00 | 0.00 | 0.15 | 0.19 | 0.01 | 0.02 |
| 0.25 | 0.47 | 0.22 | 0.00 | 0.50 | 0.00 | 0.00 | 2.56 | 0.00 | 0.00 | 0.00 | 0.23 | 0.21 | 0.01 | 0.02 |
| 0.25 | 1.17 | 1.55 | 4.71 | 4.26 | 4.09 | 10.81 | 11.51 | 9.30 | 14.24 | 2.55 | 1.76 | 1.72 | 0.09 | 0.21 |
| 0.00 | 0.00 | 0.00 | 0.00 | 0.00 | 0.31 | 0.00 | 0.00 | 0.00 | 0.00 | 0.00 | 0.01 | 0.01 | 0.00 | 0.00 |
| 0.50 | 0.47 | 0.44 | 1.18 | 2.00 | 1.26 | 2.06 | 0.64 | 3.10 | 2.59 | 2.55 | 0.42 | 0.41 | 0.03 | 0.04 |
| 0.25 | 0.94 | 0.44 | 0.24 | 0.75 | 0.94 | 3.09 | 1.92 | | 2.59 | 2.55 | 0.65 | 0.72 | 0.04 | 0.06 |
| 1.25 | 0.23 | 1.10 | 1.41 | 1.75 | 2.83 | 2.57 | 1.92 | 3.88 | 1.29 | 0.00 | 0.85 | 0.88 | 0.06 | 0.08 |
| 1.75 | 1.88 | 3.53 | 4.01 | 3.26 | 6.30 | 8.24 | 8.31 | 8.53 | 12.94 | 7.66 | 3.06 | 3.13 | 0.19 | 0.27 |
| 2.00 | 2.58 | 4.42 | 9.43 | 11.53 | 14.49 | 16.99 | 23.65 | 14.73 | 25.89 | 40.85 | 4.74 | 4.76 | 0.29 | 0.50 |
| 82.25 | 153.49 | 220.93 | 362.05 | 426.99 | 631.05 | 855.04 | 846.29 | 1 116.03 | 1 289.30 | 1 256.26 | 168.11 | 164.69 | 10.05 | 18.55 |
| 82.25 | 153.25 | 219.38 | 359.93 | 426.24 | 629.16 | 852.46 | 838.62 | 1 108.28 | 1 281.54 | 1 238.38 | 167.29 | 163.88 | 10.01 | 18.47 |

表 2　黑龙江省肿瘤登记地区

| 部位 | ICD－10 | 发病数 | 构成 (％) | 粗率 (1/10$^5$) | 0－ | 1－4 | 5－9 | 10－14 | 15－19 | 20－24 | 25－29 | 30－34 |
|------|---------|--------|-----------|-----------------|-----|------|------|--------|--------|--------|--------|--------|
| 唇 | C00 | 0 | 0.00 | 0.00 | 0.00 | 0.00 | 0.00 | 0.00 | 0.00 | 0.00 | 0.00 | 0.00 |
| 舌 | C01－C02 | 25 | 0.36 | 1.07 | 0.00 | 0.00 | 0.00 | 0.00 | 0.00 | 0.00 | 0.00 | 0.00 |
| 口 | C03－C06 | 18 | 0.26 | 0.77 | 0.00 | 0.00 | 0.00 | 0.00 | 0.00 | 0.00 | 0.00 | 0.00 |
| 唾液腺 | C07－C08 | 20 | 0.29 | 0.86 | 0.00 | 0.00 | 0.00 | 0.00 | 0.00 | 0.00 | 0.00 | 0.52 |
| 扁桃腺 | C09 | 3 | 0.04 | 0.13 | 0.00 | 0.00 | 0.00 | 0.00 | 0.00 | 0.00 | 0.00 | 0.00 |
| 其他的口咽 | C10 | 12 | 0.17 | 0.51 | 0.00 | 0.00 | 0.00 | 0.00 | 0.00 | 0.00 | 0.00 | 0.00 |
| 鼻咽 | C11 | 42 | 0.61 | 1.80 | 0.00 | 0.00 | 0.00 | 0.00 | 0.00 | 0.00 | 0.58 | 1.04 |
| 喉咽 | C12－C13 | 16 | 0.23 | 0.68 | 0.00 | 0.00 | 0.00 | 0.00 | 0.00 | 0.00 | 0.00 | 0.00 |
| 咽,部位不明 | C14 | 12 | 0.17 | 0.51 | 0.00 | 0.00 | 0.00 | 0.00 | 0.00 | 0.00 | 0.00 | 0.00 |
| 食管 | C15 | 263 | 3.80 | 11.25 | 0.00 | 0.00 | 0.00 | 0.00 | 0.00 | 0.00 | 0.00 | 0.00 |
| 胃 | C16 | 692 | 10.00 | 29.60 | 0.00 | 0.00 | 0.00 | 0.00 | 0.00 | 0.00 | 1.75 | 0.52 |
| 小肠 | C17 | 17 | 0.25 | 0.73 | 0.00 | 0.00 | 0.00 | 0.00 | 0.00 | 0.00 | 0.00 | 0.00 |
| 结肠 | C18 | 446 | 6.45 | 19.08 | 0.00 | 0.00 | 0.00 | 0.00 | 0.00 | 0.00 | 0.58 | 0.00 |
| 直肠 | C19－C20 | 484 | 7.00 | 20.70 | 0.00 | 0.00 | 0.00 | 0.00 | 0.00 | 0.00 | 0.58 | 1.56 |
| 肛门 | C21 | 24 | 0.35 | 1.03 | 0.00 | 0.00 | 0.00 | 0.00 | 0.00 | 0.00 | 0.00 | 0.00 |
| 肝脏 | C22 | 937 | 13.54 | 40.08 | 0.00 | 1.40 | 0.00 | 0.00 | 0.00 | 0.00 | 1.17 | 1.56 |
| 胆囊及其他 | C23－C24 | 57 | 0.82 | 2.44 | 0.00 | 0.00 | 0.00 | 0.00 | 0.00 | 0.00 | 0.00 | 0.00 |
| 胰腺 | C25 | 249 | 3.60 | 10.65 | 0.00 | 0.00 | 0.00 | 0.00 | 0.00 | 0.00 | 0.00 | 0.00 |
| 鼻,鼻窦及其他 | C30－C31 | 11 | 0.16 | 0.47 | 0.00 | 0.00 | 0.00 | 0.00 | 0.00 | 0.00 | 0.00 | 0.00 |
| 喉 | C32 | 126 | 1.82 | 5.39 | 0.00 | 0.00 | 0.00 | 0.00 | 0.00 | 0.00 | 0.00 | 0.00 |
| 气管,支气管,肺 | C33－C34 | 1 883 | 27.21 | 80.54 | 0.00 | 0.00 | 0.00 | 0.00 | 0.00 | 0.00 | 1.17 | 1.04 |
| 其他的胸腔器官 | C37－C38 | 39 | 0.56 | 1.67 | 0.00 | 0.00 | 0.00 | 0.00 | 0.00 | 0.00 | 0.00 | 0.52 |
| 骨 | C40－C41 | 44 | 0.64 | 1.88 | 0.00 | 0.00 | 0.00 | 0.00 | 0.00 | 0.00 | 0.00 | 0.00 |
| 皮肤的黑色素瘤 | C43 | 7 | 0.10 | 0.30 | 0.00 | 0.00 | 0.00 | 1.14 | 0.00 | 0.00 | 0.00 | 0.00 |
| 其他的皮肤 | C44 | 36 | 0.52 | 1.54 | 0.00 | 0.00 | 0.00 | 0.00 | 0.00 | 0.00 | 0.00 | 0.00 |
| 间皮瘤 | C45 | 4 | 0.06 | 0.17 | 0.00 | 0.00 | 0.00 | 0.00 | 0.00 | 0.00 | 0.00 | 0.00 |
| 卡波氏肉瘤 | C46 | 0 | 0.00 | 0.00 | 0.00 | 0.00 | 0.00 | 0.00 | 0.00 | 0.00 | 0.00 | 0.00 |
| 周围神经,结缔、软组织 | C47;C49 | 27 | 0.39 | 1.15 | 0.00 | 2.81 | 0.00 | 0.00 | 0.00 | 0.00 | 0.58 | 0.00 |
| 乳房 | C50 | 10 | 0.14 | 0.43 | 0.00 | 0.00 | 0.00 | 0.00 | 0.00 | 0.00 | 0.00 | 0.00 |
| 外阴 | C51 | 0 | 0.00 | 0.00 | 0.00 | 0.00 | 0.00 | 0.00 | 0.00 | 0.00 | 0.00 | 0.00 |
| 阴道 | C52 | 0 | 0.00 | 0.00 | 0.00 | 0.00 | 0.00 | 0.00 | 0.00 | 0.00 | 0.00 | 0.00 |

**2016 年男性发病主要指标**

| 发病率（1/10⁵） | | | | | | | | | | | 中标率 | 世标率 | 累积率（%） | |
|---|---|---|---|---|---|---|---|---|---|---|---|---|---|---|
| 35－39 | 40－44 | 45－49 | 50－54 | 55－59 | 60－64 | 65－69 | 70－74 | 75－89 | 80－84 | 85＋ | (1/10⁵) | (1/10⁵) | 0－64 | 0－74 |
| 0.00 | 0.00 | 0.00 | 0.00 | 0.00 | 0.00 | 0.00 | 0.00 | 0.00 | 0.00 | 0.00 | 0.00 | 0.00 | 0.00 | 0.00 |
| 0.00 | 1.93 | 0.88 | 4.23 | 1.51 | 1.29 | 4.40 | 0.00 | 1.71 | 0.00 | 0.00 | 0.65 | 0.64 | 0.05 | 0.07 |
| 0.00 | 0.00 | 0.44 | 1.88 | 3.02 | 0.64 | 2.20 | 2.78 | 0.00 | 5.43 | 0.00 | 0.41 | 0.42 | 0.03 | 0.05 |
| 0.51 | 0.97 | 0.88 | 1.41 | 3.02 | 1.29 | 0.00 | 1.39 | 1.71 | 2.71 | 0.00 | 0.52 | 0.47 | 0.04 | 0.05 |
| 0.00 | 0.00 | 0.00 | 0.00 | 0.50 | 0.64 | 0.00 | 0.00 | 0.00 | 2.71 | 0.00 | 0.06 | 0.06 | 0.01 | 0.01 |
| 0.00 | 0.00 | 0.00 | 0.00 | 2.51 | 1.29 | 2.20 | 0.00 | 3.42 | 2.71 | 0.00 | 0.26 | 0.27 | 0.02 | 0.03 |
| 0.00 | 1.45 | 1.32 | 6.11 | 3.52 | 0.64 | 6.59 | 4.18 | 3.42 | 0.00 | 5.38 | 1.14 | 1.09 | 0.07 | 0.13 |
| 0.00 | 0.48 | 0.00 | 3.29 | 1.51 | 0.64 | 2.20 | 1.39 | 1.71 | 0.00 | 0.00 | 0.39 | 0.39 | 0.03 | 0.05 |
| 0.00 | 0.00 | 0.00 | 0.47 | 1.01 | 1.93 | 2.20 | 0.00 | 3.42 | 5.43 | 0.00 | 0.27 | 0.27 | 0.02 | 0.03 |
| 0.00 | 3.87 | 6.18 | 13.16 | 24.14 | 34.11 | 45.06 | 23.67 | 46.19 | 48.83 | 48.44 | 6.20 | 6.36 | 0.41 | 0.75 |
| 2.53 | 3.39 | 13.69 | 27.25 | 45.77 | 80.45 | 138.49 | 104.41 | 155.68 | 138.36 | 150.70 | 16.80 | 17.00 | 0.88 | 2.09 |
| 0.00 | 0.97 | 0.00 | 1.41 | 0.00 | 0.00 | 2.20 | 5.57 | 6.84 | 2.71 | 5.38 | 0.43 | 0.41 | 0.01 | 0.05 |
| 1.52 | 7.74 | 6.18 | 12.22 | 30.18 | 43.77 | 78.04 | 72.39 | 116.33 | 122.08 | 118.41 | 10.67 | 10.70 | 0.51 | 1.26 |
| 1.52 | 9.67 | 7.07 | 22.55 | 42.75 | 55.35 | 69.24 | 66.83 | 95.80 | 94.95 | 107.64 | 11.57 | 11.67 | 0.71 | 1.39 |
| 0.00 | 0.00 | 0.44 | 0.00 | 1.51 | 1.93 | 10.99 | 1.39 | 5.13 | 8.14 | 0.00 | 0.61 | 0.61 | 0.02 | 0.08 |
| 8.09 | 26.60 | 35.77 | 66.25 | 71.42 | 96.54 | 120.90 | 109.98 | 131.73 | 132.94 | 166.85 | 23.25 | 23.22 | 1.54 | 2.70 |
| 0.00 | 0.00 | 3.53 | 2.82 | 3.52 | 9.65 | 7.69 | 4.18 | 5.13 | 16.28 | 10.76 | 1.35 | 1.38 | 0.10 | 0.16 |
| 2.02 | 2.90 | 5.30 | 14.56 | 15.09 | 27.68 | 40.67 | 32.02 | 44.48 | 86.81 | 26.91 | 5.98 | 5.93 | 0.34 | 0.70 |
| 1.01 | 0.97 | 0.88 | 0.00 | 1.01 | 0.00 | 1.10 | 1.39 | 1.71 | 0.00 | 0.00 | 0.33 | 0.29 | 0.02 | 0.03 |
| 0.00 | 0.00 | 2.21 | 7.99 | 13.58 | 18.02 | 18.68 | 15.31 | 11.98 | 18.99 | 37.67 | 2.91 | 3.07 | 0.21 | 0.38 |
| 4.05 | 11.12 | 33.56 | 71.88 | 121.21 | 213.04 | 314.34 | 321.60 | 451.64 | 461.20 | 516.68 | 44.78 | 45.31 | 2.29 | 5.47 |
| 0.00 | 0.97 | 0.44 | 1.41 | 4.02 | 5.79 | 5.50 | 5.57 | 1.71 | 10.85 | 5.38 | 0.94 | 0.95 | 0.07 | 0.12 |
| 0.00 | 0.48 | 0.44 | 2.35 | 3.02 | 4.51 | 4.40 | 8.35 | 10.26 | 13.56 | 16.15 | 1.01 | 1.02 | 0.05 | 0.12 |
| 0.00 | 0.00 | 0.00 | 0.00 | 0.00 | 1.29 | 1.10 | 0.00 | 1.71 | 0.00 | 10.76 | 0.25 | 0.26 | 0.01 | 0.02 |
| 0.00 | 0.00 | 1.77 | 1.88 | 0.50 | 3.22 | 1.10 | 12.53 | 5.13 | 13.56 | 21.53 | 0.86 | 0.86 | 0.04 | 0.10 |
| 0.00 | 0.00 | 0.00 | 0.00 | 0.00 | 1.29 | 0.00 | 0.00 | 3.42 | 0.00 | 0.00 | 0.09 | 0.09 | 0.01 | 0.01 |
| 0.00 | 0.00 | 0.00 | 0.00 | 0.00 | 0.00 | 0.00 | 0.00 | 0.00 | 0.00 | 0.00 | 0.00 | 0.00 | 0.00 | 0.00 |
| 0.00 | 0.97 | 1.77 | 1.41 | 1.01 | 1.29 | 0.00 | 4.18 | 6.84 | 8.14 | 5.38 | 0.76 | 0.86 | 0.05 | 0.07 |
| 0.00 | 1.45 | 0.44 | 0.47 | 0.00 | 0.64 | 2.20 | 1.39 | 1.71 | 0.00 | 0.00 | 0.28 | 0.27 | 0.02 | 0.03 |
| 0.00 | 0.00 | 0.00 | 0.00 | 0.00 | 0.00 | 0.00 | 0.00 | 0.00 | 0.00 | 0.00 | 0.00 | 0.00 | 0.00 | 0.00 |
| 0.00 | 0.00 | 0.00 | 0.00 | 0.00 | 0.00 | 0.00 | 0.00 | 0.00 | 0.00 | 0.00 | 0.00 | 0.00 | 0.00 | 0.00 |

续表

| 部位 | ICD－10 | 发病数 | 构成<br>（％） | 粗率<br>（1/10⁵） | 年龄别 | | | | | | | |
|---|---|---|---|---|---|---|---|---|---|---|---|---|
| | | | | | 0－ | 1－4 | 5－9 | 10－14 | 15－19 | 20－24 | 25－29 | 30－34 |
| 子宫颈 | C53 | 0 | 0.00 | 0.00 | 0.00 | 0.00 | 0.00 | 0.00 | 0.00 | 0.00 | 0.00 | 0.00 |
| 子宫体 | C54 | 0 | 0.00 | 0.00 | 0.00 | 0.00 | 0.00 | 0.00 | 0.00 | 0.00 | 0.00 | 0.00 |
| 子宫,部位不明 | C55 | 0 | 0.00 | 0.00 | 0.00 | 0.00 | 0.00 | 0.00 | 0.00 | 0.00 | 0.00 | 0.00 |
| 卵巢 | C56 | 0 | 0.00 | 0.00 | 0.00 | 0.00 | 0.00 | 0.00 | 0.00 | 0.00 | 0.00 | 0.00 |
| 其他的女性生殖器 | C57 | 0 | 0.00 | 0.00 | 0.00 | 0.00 | 0.00 | 0.00 | 0.00 | 0.00 | 0.00 | 0.00 |
| 胎盘 | C58 | 0 | 0.00 | 0.00 | 0.00 | 0.00 | 0.00 | 0.00 | 0.00 | 0.00 | 0.00 | 0.00 |
| 阴茎 | C60 | 15 | 0.22 | 0.64 | 0.00 | 0.00 | 0.00 | 1.14 | 0.00 | 0.00 | 0.00 | 0.00 |
| 前列腺 | C61 | 186 | 2.69 | 7.96 | 0.00 | 0.00 | 0.00 | 0.00 | 0.00 | 0.00 | 0.00 | 0.00 |
| 睾丸 | C62 | 10 | 0.14 | 0.43 | 0.00 | 0.00 | 0.00 | 0.00 | 0.00 | 0.75 | 0.00 | 0.52 |
| 其他的男性生殖器 | C63 | 2 | 0.03 | 0.09 | 0.00 | 0.00 | 0.00 | 0.00 | 0.00 | 0.00 | 0.00 | 0.00 |
| 肾 | C64 | 174 | 2.51 | 7.44 | 0.00 | 0.00 | 0.00 | 0.00 | 0.00 | 0.00 | 0.00 | 0.52 |
| 肾盂 | C65 | 25 | 0.36 | 1.07 | 0.00 | 0.00 | 0.00 | 0.00 | 0.00 | 0.00 | 0.00 | 0.00 |
| 输尿管 | C66 | 18 | 0.26 | 0.77 | 0.00 | 0.00 | 0.00 | 0.00 | 0.00 | 0.00 | 0.00 | 0.00 |
| 膀胱 | C67 | 242 | 3.50 | 10.35 | 0.00 | 0.00 | 0.00 | 0.00 | 0.00 | 1.51 | 0.00 | 1.04 |
| 其他的泌尿器官 | C68 | 5 | 0.07 | 0.21 | 0.00 | 0.00 | 0.00 | 0.00 | 0.00 | 0.00 | 0.00 | 0.00 |
| 眼 | C69 | 4 | 0.06 | 0.17 | 0.00 | 1.40 | 0.00 | 0.00 | 0.00 | 0.00 | 0.00 | 0.52 |
| 脑,神经系统 | C70－C72 | 108 | 1.56 | 4.62 | 0.00 | 0.00 | 0.00 | 1.14 | 2.05 | 0.75 | 2.33 | 3.11 |
| 甲状腺 | C73 | 205 | 2.96 | 8.77 | 0.00 | 0.00 | 0.00 | 0.00 | 2.05 | 2.26 | 4.09 | 10.90 |
| 肾上腺 | C74 | 8 | 0.12 | 0.34 | 0.00 | 0.00 | 0.00 | 0.00 | 0.00 | 0.00 | 0.00 | 0.52 |
| 其他的内分泌腺 | C75 | 4 | 0.06 | 0.17 | 0.00 | 1.40 | 0.00 | 0.00 | 0.00 | 0.00 | 0.00 | 0.00 |
| 霍奇金病 | C81 | 9 | 0.13 | 0.38 | 0.00 | 0.00 | 0.00 | 1.14 | 0.00 | 0.75 | 0.00 | 0.00 |
| 非霍奇金淋巴瘤 | C82－C85;C96 | 66 | 0.95 | 2.82 | 0.00 | 0.00 | 0.00 | 0.00 | 0.00 | 0.75 | 0.58 | 0.52 |
| 免疫增生性疾病 | C88 | 1 | 0.01 | 0.04 | 0.00 | 0.00 | 0.00 | 0.00 | 0.00 | 0.00 | 0.00 | 0.00 |
| 多发性骨髓瘤 | C90 | 20 | 0.29 | 0.86 | 0.00 | 0.00 | 0.00 | 0.00 | 0.00 | 0.00 | 0.00 | 0.00 |
| 淋巴样白血病 | C91 | 25 | 0.36 | 1.07 | 0.00 | 0.00 | 2.13 | 1.14 | 1.02 | 0.75 | 0.58 | 0.00 |
| 髓样白血病 | C92－C94 | 29 | 0.42 | 1.24 | 0.00 | 1.40 | 0.00 | 1.14 | 1.02 | 0.00 | 0.58 | 0.00 |
| 白血病,未特指 | C95 | 101 | 1.46 | 4.32 | 0.00 | 0.00 | 8.54 | 5.69 | 0.00 | 3.02 | 2.33 | 1.04 |
| 其他的或未指明部位 | O&U | 158 | 2.28 | 6.76 | 0.00 | 0.00 | 5.34 | 1.14 | 3.07 | 2.26 | 3.50 | 3.11 |
| 所有部位合计 | ALL | 6 919 | 100.00 | 295.94 | 0.00 | 8.42 | 16.01 | 13.65 | 9.22 | 12.83 | 20.43 | 28.54 |
| 所有部位除外 C44 | ALLbC44 | 6 883 | 99.48 | 294.40 | 0.00 | 8.42 | 16.01 | 13.65 | 9.22 | 12.83 | 20.43 | 28.54 |
| 人口数 | POPU | 2 337 946 | | | | | | | | | | |

| 发病率(1/10⁵) | | | | | | | | | | | 中标率 | 世标率 | 累积率(%) | |
|---|---|---|---|---|---|---|---|---|---|---|---|---|---|---|
| 35－39 | 40－44 | 45－49 | 50－54 | 55－59 | 60－64 | 65－69 | 70－74 | 75－89 | 80－84 | 85＋ | (1/10⁵) | (1/10⁵) | 0－64 | 0－74 |
| 0.00 | 0.00 | 0.00 | 0.00 | 0.00 | 0.00 | 0.00 | 0.00 | 0.00 | 0.00 | 0.00 | 0.00 | 0.00 | 0.00 | 0.00 |
| 0.00 | 0.00 | 0.00 | 0.00 | 0.00 | 0.00 | 0.00 | 0.00 | 0.00 | 0.00 | 0.00 | 0.00 | 0.00 | 0.00 | 0.00 |
| 0.00 | 0.00 | 0.00 | 0.00 | 0.00 | 0.00 | 0.00 | 0.00 | 0.00 | 0.00 | 0.00 | 0.00 | 0.00 | 0.00 | 0.00 |
| 0.00 | 0.00 | 0.00 | 0.00 | 0.00 | 0.00 | 0.00 | 0.00 | 0.00 | 0.00 | 0.00 | 0.00 | 0.00 | 0.00 | 0.00 |
| 0.00 | 0.00 | 0.00 | 0.00 | 0.00 | 0.00 | 0.00 | 0.00 | 0.00 | 0.00 | 0.00 | 0.00 | 0.00 | 0.00 | 0.00 |
| 0.00 | 0.00 | 0.00 | 0.00 | 0.00 | 0.00 | 0.00 | 0.00 | 0.00 | 0.00 | 0.00 | 0.00 | 0.00 | 0.00 | 0.00 |
| 0.00 | 0.48 | 0.00 | 0.00 | 2.51 | 3.22 | 1.10 | 1.39 | 1.71 | 0.00 | 0.00 | 0.43 | 0.44 | 0.04 | 0.05 |
| 0.00 | 0.48 | 0.44 | 1.88 | 4.02 | 16.09 | 28.58 | 50.12 | 49.61 | 78.68 | 145.32 | 4.29 | 4.43 | 0.11 | 0.51 |
| 0.00 | 0.97 | 0.88 | 0.00 | 0.00 | 0.64 | 1.10 | 0.00 | 1.71 | 2.71 | 0.00 | 0.33 | 0.29 | 0.02 | 0.02 |
| 0.00 | 0.00 | 0.00 | 0.00 | 0.00 | 0.64 | 0.00 | 1.39 | 0.00 | 0.00 | 0.00 | 0.05 | 0.05 | 0.00 | 0.01 |
| 1.52 | 3.39 | 6.62 | 8.46 | 11.06 | 19.31 | 29.68 | 27.84 | 17.11 | 43.41 | 26.91 | 4.34 | 4.33 | 0.25 | 0.54 |
| 0.00 | 0.00 | 1.32 | 0.94 | 1.51 | 1.93 | 6.59 | 5.57 | 3.42 | 5.43 | 0.00 | 0.64 | 0.63 | 0.03 | 0.09 |
| 0.00 | 0.00 | 0.00 | 0.00 | 2.01 | 2.57 | 2.20 | 1.39 | 6.84 | 8.14 | 0.00 | 0.39 | 0.39 | 0.02 | 0.04 |
| 2.53 | 1.93 | 3.97 | 7.05 | 15.59 | 16.73 | 28.58 | 50.12 | 63.30 | 89.53 | 86.11 | 5.84 | 5.71 | 0.25 | 0.65 |
| 0.00 | 0.00 | 0.00 | 0.00 | 0.00 | 1.29 | 0.00 | 0.00 | 3.42 | 0.00 | 5.38 | 0.10 | 0.11 | 0.01 | 0.01 |
| 0.00 | 0.00 | 0.00 | 0.00 | 0.00 | 0.00 | 0.00 | 0.00 | 0.00 | 5.43 | 0.00 | 0.15 | 0.19 | 0.01 | 0.01 |
| 4.55 | 3.39 | 3.53 | 7.05 | 4.53 | 6.44 | 9.89 | 15.31 | 18.82 | 10.85 | 5.38 | 3.41 | 3.07 | 0.19 | 0.32 |
| 14.67 | 16.93 | 19.43 | 15.50 | 7.04 | 3.22 | 6.59 | 2.78 | 5.13 | 2.71 | 0.00 | 7.06 | 5.91 | 0.48 | 0.53 |
| 0.00 | 0.48 | 0.00 | 0.47 | 1.01 | 0.00 | 2.20 | 0.00 | 1.71 | 0.00 | 0.00 | 0.23 | 0.21 | 0.01 | 0.02 |
| 0.00 | 0.00 | 0.00 | 0.00 | 0.00 | 0.64 | 2.20 | 0.00 | 0.00 | 0.00 | 0.00 | 0.15 | 0.23 | 0.01 | 0.02 |
| 0.51 | 0.97 | 0.00 | 0.00 | 0.50 | 0.00 | 0.00 | 4.18 | 0.00 | 0.00 | 0.00 | 0.38 | 0.35 | 0.02 | 0.04 |
| 0.51 | 0.97 | 1.32 | 3.76 | 4.02 | 2.57 | 17.59 | 11.14 | 8.55 | 18.99 | 5.38 | 1.76 | 1.72 | 0.08 | 0.22 |
| 0.00 | 0.00 | 0.00 | 0.00 | 0.00 | 0.64 | 0.00 | 0.00 | 0.00 | 0.00 | 0.00 | 0.02 | 0.03 | 0.00 | 0.00 |
| 1.01 | 0.48 | 0.00 | 1.88 | 2.01 | 0.64 | 1.10 | 1.39 | 5.13 | 5.43 | 5.38 | 0.49 | 0.46 | 0.03 | 0.04 |
| 0.00 | 1.45 | 0.88 | 0.47 | 1.01 | 1.93 | 4.40 | 2.78 | 0.00 | 5.43 | 0.00 | 0.96 | 1.01 | 0.06 | 0.09 |
| 2.53 | 0.48 | 0.88 | 1.41 | 1.51 | 3.22 | 2.20 | 0.00 | 6.84 | 0.00 | 0.00 | 1.02 | 1.00 | 0.07 | 0.08 |
| 2.53 | 3.39 | 3.97 | 3.76 | 3.02 | 6.44 | 9.89 | 12.53 | 11.98 | 18.99 | 5.38 | 3.82 | 3.80 | 0.22 | 0.33 |
| 1.01 | 2.90 | 3.53 | 10.81 | 10.56 | 12.87 | 16.49 | 22.28 | 10.26 | 24.42 | 43.06 | 4.82 | 4.87 | 0.30 | 0.49 |
| 52.62 | 114.62 | 170.02 | 328.41 | 467.23 | 707.98 | 1 051.83 | 1 010.73 | 1 334.38 | 1 516.55 | 1 582.35 | 173.45 | 173.11 | 9.74 | 20.05 |
| 52.62 | 114.62 | 168.25 | 326.53 | 466.73 | 704.76 | 1 050.73 | 998.20 | 1 329.25 | 1 502.98 | 1 560.82 | 172.59 | 172.25 | 9.70 | 19.95 |

表 3 黑龙江省肿瘤登记地区

| 部位 | ICD-10 | 发病数 | 构成<br>(%) | 粗率<br>(1/10⁵) | 年龄别 | | | | | | | |
|---|---|---|---|---|---|---|---|---|---|---|---|---|
| | | | | | 0- | 1-4 | 5-9 | 10-14 | 15-19 | 20-24 | 25-29 | 30-34 |
| 唇 | C00 | 0 | 0.00 | 0.00 | 0.00 | 0.00 | 0.00 | 0.00 | 0.00 | 0.00 | 0.00 | 0.00 |
| 舌 | C01-C02 | 8 | 0.12 | 0.33 | 0.00 | 0.00 | 0.00 | 0.00 | 0.00 | 0.00 | 0.00 | 0.50 |
| 口 | C03-C06 | 6 | 0.09 | 0.25 | 0.00 | 0.00 | 0.00 | 0.00 | 0.00 | 0.00 | 0.00 | 0.00 |
| 唾液腺 | C07-C08 | 9 | 0.14 | 0.38 | 0.00 | 0.00 | 0.00 | 0.00 | 0.00 | 0.72 | 0.00 | 0.00 |
| 扁桃腺 | C09 | 0 | 0.00 | 0.00 | 0.00 | 0.00 | 0.00 | 0.00 | 0.00 | 0.00 | 0.00 | 0.00 |
| 其他的口咽 | C10 | 3 | 0.05 | 0.13 | 0.00 | 0.00 | 0.00 | 0.00 | 0.00 | 0.00 | 0.00 | 0.00 |
| 鼻咽 | C11 | 14 | 0.21 | 0.58 | 0.00 | 0.00 | 0.00 | 0.00 | 0.00 | 0.00 | 0.00 | 0.00 |
| 喉咽 | C12-C13 | 3 | 0.05 | 0.13 | 0.00 | 0.00 | 0.00 | 0.00 | 0.00 | 0.00 | 0.00 | 0.00 |
| 咽,部位不明 | C14 | 3 | 0.05 | 0.13 | 0.00 | 0.00 | 0.00 | 0.00 | 0.00 | 0.00 | 0.00 | 0.00 |
| 食管 | C15 | 31 | 0.47 | 1.29 | 0.00 | 0.00 | 0.00 | 0.00 | 0.00 | 0.00 | 0.00 | 0.00 |
| 胃 | C16 | 308 | 4.65 | 12.86 | 0.00 | 0.00 | 0.00 | 0.00 | 0.00 | 0.72 | 0.00 | 1.51 |
| 小肠 | C17 | 27 | 0.41 | 1.13 | 0.00 | 0.00 | 0.00 | 0.00 | 0.00 | 0.00 | 0.57 | 0.00 |
| 结肠 | C18 | 345 | 5.21 | 14.40 | 0.00 | 0.00 | 0.00 | 0.00 | 0.00 | 0.00 | 0.00 | 1.51 |
| 直肠 | C19-C20 | 252 | 3.81 | 10.52 | 0.00 | 0.00 | 0.00 | 0.00 | 0.00 | 0.00 | 0.00 | 0.50 |
| 肛门 | C21 | 10 | 0.15 | 0.42 | 0.00 | 0.00 | 0.00 | 0.00 | 0.00 | 0.00 | 0.00 | 0.00 |
| 肝脏 | C22 | 353 | 5.33 | 14.73 | 0.00 | 0.00 | 0.00 | 0.00 | 0.00 | 0.00 | 0.00 | 1.51 |
| 胆囊及其他 | C23-C24 | 48 | 0.72 | 2.00 | 0.00 | 0.00 | 0.00 | 0.00 | 0.00 | 0.00 | 0.00 | 0.00 |
| 胰腺 | C25 | 190 | 2.87 | 7.93 | 0.00 | 0.00 | 0.00 | 0.00 | 0.00 | 0.00 | 0.57 | 0.00 |
| 鼻,鼻窦及其他 | C30-C31 | 9 | 0.14 | 0.38 | 0.00 | 0.00 | 0.00 | 0.00 | 0.00 | 0.00 | 0.00 | 0.50 |
| 喉 | C32 | 21 | 0.32 | 0.88 | 0.00 | 0.00 | 0.00 | 0.00 | 0.00 | 0.00 | 0.00 | 0.00 |
| 气管,支气管,肺 | C33-C34 | 1 205 | 18.20 | 50.30 | 0.00 | 0.00 | 0.00 | 0.00 | 1.07 | 0.00 | 3.40 | 0.50 |
| 其他的胸腔器官 | C37-C38 | 26 | 0.39 | 1.09 | 0.00 | 0.00 | 0.00 | 0.00 | 1.07 | 0.00 | 0.00 | 0.00 |
| 骨 | C40-C41 | 30 | 0.45 | 1.25 | 0.00 | 0.00 | 0.00 | 0.00 | 1.07 | 0.00 | 0.00 | 0.50 |
| 皮肤的黑色素瘤 | C43 | 5 | 0.08 | 0.21 | 0.00 | 0.00 | 0.00 | 0.00 | 0.00 | 0.00 | 0.00 | 0.00 |
| 其他的皮肤 | C44 | 31 | 0.47 | 1.29 | 0.00 | 0.00 | 0.00 | 1.28 | 0.00 | 0.00 | 0.00 | 0.00 |
| 间皮瘤 | C45 | 5 | 0.08 | 0.21 | 0.00 | 0.00 | 0.00 | 0.00 | 0.00 | 0.00 | 0.00 | 0.00 |
| 卡波氏肉瘤 | C46 | 0 | 0.00 | 0.00 | 0.00 | 0.00 | 0.00 | 0.00 | 0.00 | 0.00 | 0.00 | 0.00 |
| 周围神经,结缔、软组织 | C47;C49 | 20 | 0.30 | 0.83 | 0.00 | 0.00 | 1.16 | 0.00 | 1.07 | 0.00 | 0.00 | 0.00 |
| 乳房 | C50 | 1 198 | 18.09 | 50.00 | 0.00 | 0.00 | 0.00 | 0.00 | 0.00 | 0.00 | 7.36 | 17.14 |
| 外阴 | C51 | 11 | 0.17 | 0.46 | 0.00 | 0.00 | 0.00 | 0.00 | 0.00 | 0.72 | 0.00 | 0.00 |
| 阴道 | C52 | 6 | 0.09 | 0.25 | 0.00 | 0.00 | 0.00 | 0.00 | 0.00 | 0.00 | 0.00 | 0.00 |

**2016 年女性发病主要指标**

| 发病率(1/10⁵) | | | | | | | | | | | 中标率 | 世标率 | 累积率(%) | |
|---|---|---|---|---|---|---|---|---|---|---|---|---|---|---|
| 35－39 | 40－44 | 45－49 | 50－54 | 55－59 | 60－64 | 65－69 | 70－74 | 75－89 | 80－84 | 85＋ | (1/10⁵) | (1/10⁵) | 0－64 | 0－74 |
| 0.00 | 0.00 | 0.00 | 0.00 | 0.00 | 0.00 | 0.00 | 0.00 | 0.00 | 0.00 | 0.00 | 0.00 | 0.00 | 0.00 | 0.00 |
| 0.00 | 0.00 | 0.44 | 0.95 | 0.00 | 1.23 | 0.00 | 2.36 | 0.00 | 0.00 | 0.00 | 0.22 | 0.20 | 0.02 | 0.03 |
| 0.00 | 0.00 | 0.00 | 0.00 | 0.50 | 1.23 | 0.00 | 1.18 | 0.00 | 4.95 | 0.00 | 0.12 | 0.12 | 0.01 | 0.01 |
| 0.00 | 0.00 | 0.00 | 0.00 | 1.50 | 1.23 | 0.97 | 1.18 | 0.00 | 2.48 | 0.00 | 0.22 | 0.23 | 0.02 | 0.03 |
| 0.00 | 0.00 | 0.00 | 0.00 | 0.00 | 0.00 | 0.00 | 0.00 | 0.00 | 0.00 | 0.00 | 0.00 | 0.00 | 0.00 | 0.00 |
| 0.00 | 0.00 | 0.00 | 0.00 | 0.00 | 0.62 | 0.00 | 2.36 | 0.00 | 0.00 | 0.00 | 0.07 | 0.07 | 0.00 | 0.01 |
| 0.99 | 0.00 | 0.00 | 1.42 | 0.50 | 2.47 | 0.00 | 2.36 | 0.00 | 4.95 | 0.00 | 0.34 | 0.32 | 0.03 | 0.04 |
| 0.00 | 0.00 | 0.44 | 0.00 | 0.00 | 0.00 | 1.94 | 0.00 | 0.00 | 0.00 | 0.00 | 0.08 | 0.08 | 0.00 | 0.01 |
| 0.00 | 0.00 | 0.00 | 0.00 | 0.00 | 0.00 | 0.97 | 1.18 | 1.42 | 0.00 | 0.00 | 0.07 | 0.07 | 0.00 | 0.01 |
| 0.00 | 0.46 | 0.00 | 1.42 | 1.50 | 0.00 | 7.75 | 3.55 | 12.75 | 9.90 | 0.00 | 0.67 | 0.64 | 0.02 | 0.07 |
| 2.97 | 4.56 | 5.75 | 14.66 | 13.48 | 21.58 | 45.51 | 40.18 | 75.10 | 89.13 | 58.30 | 6.96 | 6.74 | 0.33 | 0.75 |
| 0.00 | 0.46 | 1.33 | 0.95 | 2.00 | 3.08 | 1.94 | 4.73 | 5.67 | 0.00 | 4.86 | 0.64 | 0.64 | 0.04 | 0.08 |
| 0.99 | 3.19 | 6.63 | 13.72 | 20.48 | 35.14 | 43.57 | 55.54 | 79.35 | 76.75 | 58.30 | 7.61 | 7.54 | 0.41 | 0.90 |
| 3.46 | 1.37 | 3.98 | 8.99 | 14.48 | 27.74 | 33.89 | 28.36 | 65.18 | 66.85 | 34.01 | 5.56 | 5.44 | 0.30 | 0.61 |
| 0.00 | 0.00 | 0.00 | 0.00 | 0.50 | 0.00 | 0.97 | 0.00 | 4.25 | 7.43 | 9.72 | 0.18 | 0.18 | 0.00 | 0.01 |
| 0.49 | 4.10 | 7.96 | 14.19 | 15.48 | 32.06 | 46.48 | 53.18 | 79.35 | 96.56 | 102.02 | 7.75 | 7.70 | 0.38 | 0.88 |
| 0.00 | 0.46 | 0.44 | 0.95 | 1.00 | 3.70 | 5.81 | 10.64 | 14.17 | 14.85 | 24.29 | 1.01 | 1.01 | 0.03 | 0.11 |
| 0.00 | 0.00 | 3.09 | 6.15 | 7.99 | 17.88 | 32.92 | 34.27 | 34.01 | 74.27 | 34.01 | 4.13 | 4.13 | 0.18 | 0.51 |
| 0.00 | 0.46 | 0.44 | 0.47 | 0.00 | 0.00 | 0.97 | 1.18 | 0.00 | 7.43 | 0.00 | 0.24 | 0.20 | 0.01 | 0.02 |
| 0.00 | 0.46 | 0.44 | 0.95 | 2.00 | 1.23 | 0.97 | 1.18 | 5.67 | 12.38 | 0.00 | 0.43 | 0.40 | 0.03 | 0.04 |
| 1.48 | 7.75 | 20.78 | 33.58 | 55.43 | 102.96 | 164.61 | 218.63 | 291.89 | 334.23 | 412.94 | 26.09 | 26.18 | 1.13 | 3.05 |
| 0.00 | 0.46 | 0.00 | 1.89 | 1.50 | 3.70 | 1.94 | 2.36 | 9.92 | 0.00 | 0.00 | 0.62 | 0.63 | 0.04 | 0.06 |
| 0.00 | 0.46 | 0.44 | 0.00 | 0.50 | 4.32 | 5.81 | 2.36 | 7.08 | 9.90 | 4.86 | 0.75 | 0.74 | 0.04 | 0.08 |
| 0.00 | 0.00 | 0.00 | 0.00 | 0.00 | 0.62 | 2.90 | 0.00 | 1.42 | 0.00 | 0.00 | 0.12 | 0.13 | 0.00 | 0.02 |
| 0.00 | 0.46 | 1.33 | 2.37 | 1.00 | 0.62 | 3.87 | 3.55 | 9.92 | 2.48 | 14.57 | 0.80 | 0.78 | 0.04 | 0.07 |
| 0.00 | 0.00 | 0.88 | 0.00 | 0.00 | 1.23 | 0.00 | 1.18 | 0.00 | 0.00 | 0.00 | 0.13 | 0.13 | 0.01 | 0.02 |
| 0.00 | 0.00 | 0.00 | 0.00 | 0.00 | 0.00 | 0.00 | 0.00 | 0.00 | 0.00 | 0.00 | 0.00 | 0.00 | 0.00 | 0.00 |
| 0.00 | 0.91 | 1.33 | 0.95 | 1.00 | 2.47 | 3.87 | 0.00 | 0.00 | 2.48 | 0.00 | 0.62 | 0.66 | 0.04 | 0.06 |
| 29.65 | 57.91 | 77.37 | 94.13 | 79.90 | 111.60 | 99.73 | 73.27 | 63.76 | 79.23 | 34.01 | 31.43 | 29.54 | 2.38 | 3.24 |
| 0.00 | 1.37 | 0.00 | 0.00 | 0.00 | 1.85 | 0.97 | 0.00 | 4.25 | 0.00 | 0.00 | 0.29 | 0.29 | 0.02 | 0.02 |
| 0.00 | 0.00 | 0.00 | 0.00 | 1.50 | 0.00 | 0.00 | 1.18 | 1.42 | 2.48 | 0.00 | 0.11 | 0.11 | 0.01 | 0.01 |

续表

| 部位 | ICD-10 | 发病数 | 构成 (%) | 粗率 (1/10⁵) | 0- | 1-4 | 5-9 | 10-14 | 15-19 | 20-24 | 25-29 | 年龄别 30-34 |
|---|---|---|---|---|---|---|---|---|---|---|---|---|
| 子宫颈 | C53 | 366 | 5.53 | 15.28 | 0.00 | 0.00 | 0.00 | 0.00 | 0.00 | 0.72 | 2.83 | 3.53 |
| 子宫体 | C54 | 187 | 2.82 | 7.81 | 0.00 | 0.00 | 0.00 | 0.00 | 0.00 | 0.00 | 0.00 | 0.50 |
| 子宫,部位不明 | C55 | 18 | 0.27 | 0.75 | 0.00 | 0.00 | 0.00 | 0.00 | 0.00 | 0.00 | 0.00 | 0.50 |
| 卵巢 | C56 | 232 | 3.50 | 9.68 | 0.00 | 0.00 | 0.00 | 0.00 | 0.00 | 0.72 | 1.70 | 2.02 |
| 其他的女性生殖器 | C57 | 10 | 0.15 | 0.42 | 0.00 | 0.00 | 0.00 | 0.00 | 0.00 | 0.00 | 0.00 | 0.00 |
| 胎盘 | C58 | 1 | 0.02 | 0.04 | 0.00 | 0.00 | 0.00 | 0.00 | 0.00 | 0.00 | 0.00 | 0.00 |
| 阴茎 | C60 | 0 | 0.00 | 0.00 | 0.00 | 0.00 | 0.00 | 0.00 | 0.00 | 0.00 | 0.00 | 0.00 |
| 前列腺 | C61 | 0 | 0.00 | 0.00 | 0.00 | 0.00 | 0.00 | 0.00 | 0.00 | 0.00 | 0.00 | 0.00 |
| 睾丸 | C62 | 0 | 0.00 | 0.00 | 0.00 | 0.00 | 0.00 | 0.00 | 0.00 | 0.00 | 0.00 | 0.00 |
| 其他的男性生殖器 | C63 | 0 | 0.00 | 0.00 | 0.00 | 0.00 | 0.00 | 0.00 | 0.00 | 0.00 | 0.00 | 0.00 |
| 肾 | C64 | 101 | 1.53 | 4.22 | 0.00 | 0.00 | 0.00 | 0.00 | 0.00 | 0.00 | 0.00 | 1.01 |
| 肾盂 | C65 | 28 | 0.42 | 1.17 | 0.00 | 0.00 | 0.00 | 0.00 | 0.00 | 0.00 | 0.00 | 0.00 |
| 输尿管 | C66 | 25 | 0.38 | 1.04 | 0.00 | 0.00 | 0.00 | 0.00 | 0.00 | 0.00 | 0.00 | 0.00 |
| 膀胱 | C67 | 78 | 1.18 | 3.26 | 0.00 | 0.00 | 0.00 | 0.00 | 0.00 | 0.00 | 0.00 | 0.00 |
| 其他的泌尿器官 | C68 | 3 | 0.05 | 0.13 | 0.00 | 0.00 | 0.00 | 0.00 | 0.00 | 0.00 | 0.00 | 0.00 |
| 眼 | C69 | 2 | 0.03 | 0.08 | 0.00 | 1.47 | 0.00 | 0.00 | 0.00 | 0.00 | 0.00 | 0.00 |
| 脑,神经系统 | C70-C72 | 141 | 2.13 | 5.89 | 20.03 | 0.00 | 0.00 | 0.00 | 0.00 | 0.72 | 1.13 | 2.52 |
| 甲状腺 | C73 | 880 | 13.29 | 36.73 | 0.00 | 0.00 | 0.00 | 1.28 | 2.13 | 3.60 | 15.86 | 34.29 |
| 肾上腺 | C74 | 6 | 0.09 | 0.25 | 0.00 | 0.00 | 0.00 | 0.00 | 0.00 | 0.00 | 0.00 | 0.00 |
| 其他的内分泌腺 | C75 | 6 | 0.09 | 0.25 | 0.00 | 0.00 | 0.00 | 0.00 | 0.00 | 0.00 | 0.00 | 0.00 |
| 霍奇金病 | C81 | 3 | 0.05 | 0.13 | 0.00 | 0.00 | 0.00 | 0.00 | 0.00 | 0.00 | 0.00 | 0.00 |
| 非霍奇金淋巴瘤 | C82-C85;C96 | 68 | 1.03 | 2.84 | 0.00 | 0.00 | 1.16 | 1.28 | 0.00 | 0.72 | 0.00 | 1.01 |
| 免疫增生性疾病 | C88 | 0 | 0.00 | 0.00 | 0.00 | 0.00 | 0.00 | 0.00 | 0.00 | 0.00 | 0.00 | 0.00 |
| 多发性骨髓瘤 | C90 | 15 | 0.23 | 0.63 | 0.00 | 0.00 | 0.00 | 0.00 | 0.00 | 0.00 | 0.00 | 0.00 |
| 淋巴样白血病 | C91 | 9 | 0.14 | 0.38 | 0.00 | 1.47 | 1.16 | 0.00 | 0.00 | 0.00 | 0.00 | 0.00 |
| 髓样白血病 | C92-C94 | 25 | 0.38 | 1.04 | 0.00 | 1.47 | 0.00 | 0.00 | 0.00 | 0.72 | 0.00 | 0.50 |
| 白血病,未特指 | C95 | 68 | 1.03 | 2.84 | 0.00 | 2.94 | 2.32 | 3.84 | 1.07 | 1.44 | 0.57 | 0.50 |
| 其他的或未指明部位 | O&U | 173 | 2.61 | 7.22 | 0.00 | 1.47 | 0.00 | 3.84 | 3.20 | 0.00 | 1.13 | 1.01 |
| 所有部位合计 | ALL | 6 622 | 100.00 | 276.40 | 20.03 | 8.83 | 5.81 | 11.51 | 10.66 | 10.81 | 35.11 | 71.60 |
| 所有部位除外 C44 | ALLbC44 | 6 591 | 99.53 | 275.11 | 20.03 | 8.83 | 5.81 | 10.23 | 10.66 | 10.81 | 35.11 | 71.60 |
| 人口数 | POPU | 2 395 782 | | | | | | | | | | |

| 发病率(1/10⁵) | | | | | | | | | | | 中标率 | 世标率 | 累积率(%) | |
|---|---|---|---|---|---|---|---|---|---|---|---|---|---|---|
| 35－39 | 40－44 | 45－49 | 50－54 | 55－59 | 60－64 | 65－69 | 70－74 | 75－89 | 80－84 | 85＋ | (1/10⁵) | (1/10⁵) | 0－64 | 0－74 |
| 6.42 | 16.41 | 22.99 | 38.32 | 31.46 | 25.28 | 23.24 | 27.18 | 9.92 | 27.23 | 9.72 | 9.42 | 8.96 | 0.74 | 0.99 |
| 3.46 | 5.93 | 8.40 | 18.92 | 17.48 | 17.88 | 23.24 | 9.45 | 11.34 | 7.43 | 0.00 | 4.58 | 4.49 | 0.36 | 0.53 |
| 0.00 | 0.46 | 0.88 | 0.47 | 2.00 | 2.47 | 0.00 | 3.55 | 2.83 | 0.00 | 0.00 | 0.43 | 0.41 | 0.03 | 0.05 |
| 4.94 | 6.84 | 11.50 | 17.50 | 14.48 | 20.96 | 22.27 | 22.45 | 21.25 | 19.81 | 38.87 | 5.84 | 5.63 | 0.40 | 0.63 |
| 0.49 | 0.46 | 0.88 | 0.47 | 1.00 | 1.85 | 0.00 | 0.00 | 0.00 | 0.00 | 0.00 | 0.26 | 0.25 | 0.03 | 0.03 |
| 0.00 | 0.00 | 0.00 | 0.00 | 0.50 | 0.00 | 0.00 | 0.00 | 0.00 | 0.00 | 0.00 | 0.02 | 0.02 | 0.00 | 0.00 |
| 0.00 | 0.00 | 0.00 | 0.00 | 0.00 | 0.00 | 0.00 | 0.00 | 0.00 | 0.00 | 0.00 | 0.00 | 0.00 | 0.00 | 0.00 |
| 0.00 | 0.00 | 0.00 | 0.00 | 0.00 | 0.00 | 0.00 | 0.00 | 0.00 | 0.00 | 0.00 | 0.00 | 0.00 | 0.00 | 0.00 |
| 0.00 | 0.00 | 0.00 | 0.00 | 0.00 | 0.00 | 0.00 | 0.00 | 0.00 | 0.00 | 0.00 | 0.00 | 0.00 | 0.00 | 0.00 |
| 0.49 | 1.37 | 3.98 | 5.68 | 5.49 | 14.18 | 9.68 | 8.27 | 18.42 | 14.85 | 19.43 | 2.32 | 2.29 | 0.16 | 0.25 |
| 0.00 | 0.00 | 0.44 | 0.47 | 0.50 | 3.70 | 4.84 | 4.73 | 5.67 | 9.90 | 9.72 | 0.60 | 0.61 | 0.03 | 0.07 |
| 0.00 | 0.00 | 0.44 | 0.00 | 1.00 | 3.08 | 6.78 | 0.00 | 12.75 | 2.48 | 0.00 | 0.54 | 0.53 | 0.02 | 0.06 |
| 0.49 | 0.00 | 0.00 | 1.89 | 3.50 | 8.02 | 8.71 | 14.18 | 22.67 | 29.71 | 19.43 | 1.62 | 1.60 | 0.07 | 0.18 |
| 0.00 | 0.00 | 0.00 | 0.00 | 0.00 | 0.00 | 0.97 | 1.18 | 0.00 | 2.48 | 0.00 | 0.07 | 0.07 | 0.00 | 0.01 |
| 0.00 | 0.00 | 0.00 | 0.00 | 0.00 | 0.00 | 0.00 | 0.00 | 1.42 | 0.00 | 0.00 | 0.08 | 0.16 | 0.01 | 0.01 |
| 1.98 | 5.47 | 4.42 | 7.10 | 11.49 | 14.80 | 18.40 | 7.09 | 12.75 | 17.33 | 4.86 | 3.72 | 3.83 | 0.27 | 0.40 |
| 48.43 | 63.38 | 72.07 | 86.56 | 50.44 | 34.53 | 17.43 | 11.82 | 7.08 | 2.48 | 9.72 | 27.27 | 23.57 | 2.06 | 2.21 |
| 0.00 | 0.00 | 0.00 | 0.47 | 0.00 | 0.00 | 0.00 | 0.00 | 4.25 | 2.48 | 4.86 | 0.11 | 0.10 | 0.00 | 0.00 |
| 0.00 | 0.00 | 0.00 | 0.47 | 0.00 | 0.00 | 0.97 | 3.55 | 1.42 | 0.00 | 0.00 | 0.14 | 0.14 | 0.00 | 0.02 |
| 0.00 | 0.00 | 0.44 | 0.00 | 0.50 | 0.00 | 0.00 | 1.18 | 0.00 | 0.00 | 0.00 | 0.07 | 0.07 | 0.00 | 0.01 |
| 0.00 | 1.37 | 1.77 | 5.68 | 4.49 | 5.55 | 4.84 | 11.82 | 9.92 | 9.90 | 0.00 | 1.80 | 1.75 | 0.12 | 0.20 |
| 0.00 | 0.00 | 0.00 | 0.00 | 0.00 | 0.00 | 0.00 | 0.00 | 0.00 | 0.00 | 0.00 | 0.00 | 0.00 | 0.00 | 0.00 |
| 0.00 | 0.46 | 0.88 | 0.47 | 2.00 | 1.85 | 2.90 | 0.00 | 1.42 | 0.00 | 0.00 | 0.35 | 0.36 | 0.03 | 0.04 |
| 0.49 | 0.46 | 0.00 | 0.00 | 0.50 | 0.00 | 1.94 | 1.18 | 0.00 | 0.00 | 4.86 | 0.34 | 0.44 | 0.02 | 0.03 |
| 0.00 | 0.00 | 1.33 | 1.42 | 2.00 | 2.47 | 2.90 | 3.55 | 1.42 | 2.48 | 0.00 | 0.68 | 0.74 | 0.05 | 0.08 |
| 0.99 | 0.46 | 3.09 | 4.26 | 3.50 | 6.17 | 6.78 | 4.73 | 5.67 | 7.43 | 9.72 | 2.31 | 2.46 | 0.15 | 0.21 |
| 2.97 | 2.28 | 5.31 | 8.04 | 12.48 | 16.03 | 17.43 | 24.82 | 18.42 | 27.23 | 38.87 | 4.65 | 4.64 | 0.29 | 0.50 |
| 111.19 | 190.13 | 271.90 | 395.92 | 387.03 | 557.36 | 681.66 | 706.71 | 935.18 | 1 081.92 | 961.91 | 164.46 | 158.00 | 10.35 | 17.29 |
| 111.19 | 189.68 | 270.58 | 393.56 | 386.03 | 556.74 | 677.79 | 703.16 | 925.26 | 1 079.45 | 947.34 | 163.66 | 157.22 | 10.32 | 17.22 |

表 4　黑龙江省肿瘤登记城市地区

| 部位 | ICD-10 | 发病数 | 构成(%) | 粗率(1/10$^5$) | 0- | 1-4 | 5-9 | 10-14 | 15-19 | 20-24 | 25-29 | 30-34 |
|---|---|---|---|---|---|---|---|---|---|---|---|---|
| 唇 | C00 | 0 | 0.00 | 0.00 | 0.00 | 0.00 | 0.00 | 0.00 | 0.00 | 0.00 | 0.00 | 0.00 |
| 舌 | C01-C02 | 27 | 0.25 | 0.78 | 0.00 | 0.00 | 0.00 | 0.00 | 0.00 | 0.00 | 0.00 | 0.34 |
| 口 | C03-C06 | 23 | 0.21 | 0.67 | 0.00 | 0.00 | 0.00 | 0.00 | 0.00 | 0.00 | 0.00 | 0.00 |
| 唾液腺 | C07-C08 | 24 | 0.22 | 0.70 | 0.00 | 0.00 | 0.00 | 0.00 | 0.00 | 0.55 | 0.00 | 0.34 |
| 扁桃腺 | C09 | 3 | 0.03 | 0.09 | 0.00 | 0.00 | 0.00 | 0.00 | 0.00 | 0.00 | 0.00 | 0.00 |
| 其他的口咽 | C10 | 12 | 0.11 | 0.35 | 0.00 | 0.00 | 0.00 | 0.00 | 0.00 | 0.00 | 0.00 | 0.00 |
| 鼻咽 | C11 | 45 | 0.42 | 1.31 | 0.00 | 0.00 | 0.00 | 0.00 | 0.00 | 0.00 | 0.39 | 0.67 |
| 喉咽 | C12-C13 | 18 | 0.17 | 0.52 | 0.00 | 0.00 | 0.00 | 0.00 | 0.00 | 0.00 | 0.00 | 0.00 |
| 咽,部位不明 | C14 | 13 | 0.12 | 0.38 | 0.00 | 0.00 | 0.00 | 0.00 | 0.00 | 0.00 | 0.00 | 0.00 |
| 食管 | C15 | 206 | 1.91 | 5.98 | 0.00 | 0.00 | 0.00 | 0.00 | 0.00 | 0.00 | 0.00 | 0.00 |
| 胃 | C16 | 765 | 7.08 | 22.19 | 0.00 | 0.00 | 0.00 | 0.00 | 0.00 | 0.00 | 0.00 | 0.67 |
| 小肠 | C17 | 35 | 0.32 | 1.02 | 0.00 | 0.00 | 0.00 | 0.00 | 0.00 | 0.00 | 0.39 | 0.00 |
| 结肠 | C18 | 701 | 6.48 | 20.34 | 0.00 | 0.00 | 0.00 | 0.00 | 0.00 | 0.00 | 0.39 | 0.67 |
| 直肠 | C19-C20 | 625 | 5.78 | 18.13 | 0.00 | 0.00 | 0.00 | 0.00 | 0.00 | 0.00 | 0.00 | 1.35 |
| 肛门 | C21 | 20 | 0.19 | 0.58 | 0.00 | 0.00 | 0.00 | 0.00 | 0.00 | 0.00 | 0.00 | 0.00 |
| 肝脏 | C22 | 912 | 8.44 | 26.46 | 0.00 | 1.02 | 0.00 | 0.00 | 0.00 | 0.00 | 0.78 | 1.68 |
| 胆囊及其他 | C23-C24 | 93 | 0.86 | 2.70 | 0.00 | 0.00 | 0.00 | 0.00 | 0.00 | 0.00 | 0.00 | 0.00 |
| 胰腺 | C25 | 325 | 3.01 | 9.43 | 0.00 | 0.00 | 0.00 | 0.00 | 0.00 | 0.00 | 0.00 | 0.00 |
| 鼻,鼻窦及其他 | C30-C31 | 14 | 0.13 | 0.41 | 0.00 | 0.00 | 0.00 | 0.00 | 0.00 | 0.00 | 0.00 | 0.00 |
| 喉 | C32 | 116 | 1.07 | 3.37 | 0.00 | 0.00 | 0.00 | 0.00 | 0.00 | 0.00 | 0.00 | 0.00 |
| 气管,支气管,肺 | C33-C34 | 2 375 | 21.97 | 68.90 | 0.00 | 0.00 | 0.00 | 0.00 | 0.75 | 0.00 | 1.18 | 0.67 |
| 其他的胸腔器官 | C37-C38 | 60 | 0.56 | 1.74 | 0.00 | 0.00 | 0.00 | 0.00 | 0.75 | 0.00 | 0.00 | 0.34 |
| 骨 | C40-C41 | 47 | 0.43 | 1.36 | 0.00 | 0.00 | 0.00 | 0.00 | 0.75 | 0.00 | 0.00 | 0.34 |
| 皮肤的黑色素瘤 | C43 | 10 | 0.09 | 0.29 | 0.00 | 0.00 | 0.00 | 0.91 | 0.00 | 0.00 | 0.00 | 0.00 |
| 其他的皮肤 | C44 | 59 | 0.55 | 1.71 | 0.00 | 0.00 | 0.00 | 0.91 | 0.00 | 0.00 | 0.00 | 0.00 |
| 间皮瘤 | C45 | 8 | 0.07 | 0.23 | 0.00 | 0.00 | 0.00 | 0.00 | 0.00 | 0.00 | 0.00 | 0.00 |
| 卡波氏肉瘤 | C46 | 0 | 0.00 | 0.00 | 0.00 | 0.00 | 0.00 | 0.00 | 0.00 | 0.00 | 0.00 | 0.00 |
| 周围神经,结缔、软组织 | C47;C49 | 40 | 0.37 | 1.16 | 0.00 | 1.02 | 0.82 | 0.00 | 0.75 | 0.00 | 0.00 | 0.00 |
| 乳房 | C50 | 1 016 | 9.40 | 29.47 | 0.00 | 0.00 | 0.00 | 0.00 | 0.00 | 0.00 | 3.53 | 11.11 |
| 外阴 | C51 | 9 | 0.08 | 0.26 | 0.00 | 0.00 | 0.00 | 0.00 | 0.00 | 0.55 | 0.00 | 0.00 |
| 阴道 | C52 | 5 | 0.05 | 0.15 | 0.00 | 0.00 | 0.00 | 0.00 | 0.00 | 0.00 | 0.00 | 0.00 |

**2016 年男女合计发病主要指标**

| 发病率(1/10⁵) | | | | | | | | | | | 中标率 (1/10⁵) | 世标率 (1/10⁵) | 累积率(%) | |
|---|---|---|---|---|---|---|---|---|---|---|---|---|---|---|
| 35－39 | 40－44 | 45－49 | 50－54 | 55－59 | 60－64 | 65－69 | 70－74 | 75－89 | 80－84 | 85＋ | | | 0－64 | 0－74 |
| 0.00 | 0.00 | 0.00 | 0.00 | 0.00 | 0.00 | 0.00 | 0.00 | 0.00 | 0.00 | 0.00 | 0.00 | 0.00 | 0.00 | 0.00 |
| 0.00 | 1.35 | 0.93 | 2.80 | 1.02 | 0.82 | 2.02 | 0.83 | 0.96 | 0.00 | 0.00 | 0.48 | 0.46 | 0.04 | 0.05 |
| 0.00 | 0.00 | 0.31 | 1.24 | 2.37 | 1.23 | 0.67 | 2.50 | 0.00 | 6.37 | 0.00 | 0.33 | 0.33 | 0.03 | 0.04 |
| 0.36 | 0.34 | 0.62 | 0.62 | 2.71 | 1.64 | 0.67 | 0.83 | 0.00 | 3.18 | 0.00 | 0.42 | 0.40 | 0.04 | 0.04 |
| 0.00 | 0.00 | 0.00 | 0.00 | 0.34 | 0.41 | 0.00 | 0.00 | 0.00 | 1.59 | 0.00 | 0.04 | 0.04 | 0.00 | 0.00 |
| 0.00 | 0.00 | 0.00 | 0.00 | 1.36 | 0.82 | 1.35 | 1.67 | 0.96 | 1.59 | 0.00 | 0.17 | 0.18 | 0.01 | 0.03 |
| 0.36 | 0.67 | 0.62 | 3.73 | 2.37 | 1.64 | 4.04 | 3.34 | 0.96 | 3.18 | 3.13 | 0.78 | 0.75 | 0.05 | 0.09 |
| 0.00 | 0.34 | 0.31 | 2.18 | 1.02 | 0.41 | 2.02 | 0.83 | 0.96 | 0.00 | 0.00 | 0.29 | 0.29 | 0.02 | 0.04 |
| 0.00 | 0.00 | 0.00 | 0.31 | 0.68 | 0.82 | 2.02 | 0.83 | 1.92 | 3.18 | 0.00 | 0.19 | 0.19 | 0.01 | 0.02 |
| 0.00 | 1.68 | 2.79 | 6.53 | 13.57 | 16.01 | 20.19 | 9.18 | 27.79 | 20.70 | 28.16 | 3.01 | 3.09 | 0.20 | 0.35 |
| 2.50 | 4.71 | 10.22 | 18.98 | 32.56 | 53.79 | 84.80 | 71.74 | 109.26 | 106.68 | 87.61 | 11.51 | 11.53 | 0.62 | 1.40 |
| 0.00 | 0.67 | 0.62 | 1.24 | 0.68 | 1.64 | 1.35 | 5.84 | 7.67 | 1.59 | 6.26 | 0.55 | 0.54 | 0.03 | 0.06 |
| 1.79 | 6.39 | 7.12 | 14.00 | 30.19 | 43.12 | 70.67 | 74.24 | 111.18 | 113.05 | 96.99 | 10.43 | 10.39 | 0.52 | 1.24 |
| 3.22 | 6.73 | 7.12 | 18.35 | 31.54 | 46.40 | 51.82 | 53.39 | 84.34 | 82.80 | 71.96 | 9.41 | 9.38 | 0.57 | 1.10 |
| 0.00 | 0.00 | 0.31 | 0.00 | 1.36 | 0.82 | 2.69 | 0.83 | 3.83 | 6.37 | 0.00 | 0.28 | 0.27 | 0.01 | 0.03 |
| 3.22 | 13.79 | 22.60 | 37.02 | 43.75 | 56.67 | 76.05 | 65.07 | 98.72 | 109.87 | 100.12 | 14.21 | 14.13 | 0.90 | 1.61 |
| 0.00 | 0.34 | 2.79 | 2.18 | 3.05 | 7.80 | 7.40 | 8.34 | 10.54 | 15.92 | 18.77 | 1.38 | 1.40 | 0.08 | 0.16 |
| 1.07 | 1.35 | 3.41 | 9.95 | 13.23 | 19.30 | 38.36 | 35.04 | 30.67 | 76.43 | 31.29 | 4.85 | 4.85 | 0.24 | 0.61 |
| 0.36 | 1.01 | 0.93 | 0.31 | 0.00 | 0.00 | 0.00 | 1.67 | 0.96 | 4.78 | 0.00 | 0.25 | 0.22 | 0.01 | 0.02 |
| 0.00 | 0.34 | 1.55 | 4.98 | 8.48 | 9.44 | 6.73 | 7.51 | 9.58 | 15.92 | 21.90 | 1.65 | 1.72 | 0.12 | 0.20 |
| 3.22 | 10.09 | 26.93 | 52.57 | 94.29 | 160.97 | 235.57 | 271.95 | 343.12 | 380.55 | 409.87 | 34.99 | 35.35 | 1.75 | 4.29 |
| 0.00 | 1.01 | 0.31 | 2.18 | 3.73 | 5.34 | 4.71 | 4.17 | 5.75 | 6.37 | 3.13 | 0.96 | 0.97 | 0.07 | 0.11 |
| 0.00 | 0.34 | 0.62 | 0.93 | 1.36 | 3.70 | 3.37 | 5.01 | 3.83 | 14.33 | 6.26 | 0.74 | 0.74 | 0.04 | 0.08 |
| 0.00 | 0.00 | 0.00 | 0.00 | 0.00 | 1.23 | 2.02 | 0.00 | 1.92 | 0.00 | 3.13 | 0.22 | 0.23 | 0.01 | 0.02 |
| 0.00 | 0.34 | 2.17 | 2.49 | 1.02 | 2.05 | 2.02 | 10.01 | 7.67 | 9.55 | 15.64 | 0.97 | 0.94 | 0.04 | 0.11 |
| 0.00 | 0.00 | 0.62 | 0.00 | 0.00 | 1.23 | 0.00 | 0.83 | 1.92 | 0.00 | 0.00 | 0.13 | 0.12 | 0.01 | 0.01 |
| 0.00 | 0.00 | 0.00 | 0.00 | 0.00 | 0.00 | 0.00 | 0.00 | 0.00 | 0.00 | 0.00 | 0.00 | 0.00 | 0.00 | 0.00 |
| 0.00 | 1.35 | 1.55 | 1.24 | 1.02 | 2.46 | 2.02 | 2.50 | 3.83 | 6.37 | 3.13 | 0.75 | 0.82 | 0.05 | 0.07 |
| 16.46 | 35.66 | 42.72 | 49.46 | 47.83 | 65.29 | 61.25 | 45.05 | 42.17 | 49.36 | 15.64 | 18.23 | 17.12 | 1.36 | 1.89 |
| 0.00 | 1.01 | 0.00 | 0.00 | 0.00 | 0.82 | 0.67 | 0.00 | 1.92 | 0.00 | 0.00 | 0.18 | 0.18 | 0.01 | 0.02 |
| 0.00 | 0.00 | 0.00 | 0.00 | 1.02 | 0.00 | 0.00 | 0.00 | 0.96 | 1.59 | 0.00 | 0.06 | 0.06 | 0.01 | 0.01 |

续表

| 部位 | ICD - 10 | 发病数 | 构成 (%) | 粗率 (1/10⁵) | 0 - | 1 - 4 | 5 - 9 | 10 - 14 | 15 - 19 | 20 - 24 | 25 - 29 | 年龄别 30 - 34 |
|------|----------|--------|----------|----------|-----|-------|-------|---------|---------|---------|---------|---------|
| 子宫颈 | C53 | 303 | 2.80 | 8.79 | 0.00 | 0.00 | 0.00 | 0.00 | 0.00 | 0.55 | 1.18 | 2.02 |
| 子宫体 | C54 | 147 | 1.36 | 4.26 | 0.00 | 0.00 | 0.00 | 0.00 | 0.00 | 0.00 | 0.00 | 0.34 |
| 子宫,部位不明 | C55 | 15 | 0.14 | 0.44 | 0.00 | 0.00 | 0.00 | 0.00 | 0.00 | 0.00 | 0.00 | 0.34 |
| 卵巢 | C56 | 192 | 1.78 | 5.57 | 0.00 | 0.00 | 0.00 | 0.00 | 0.00 | 0.00 | 1.18 | 1.01 |
| 其他的女性生殖器 | C57 | 7 | 0.06 | 0.20 | 0.00 | 0.00 | 0.00 | 0.00 | 0.00 | 0.00 | 0.00 | 0.00 |
| 胎盘 | C58 | 1 | 0.01 | 0.03 | 0.00 | 0.00 | 0.00 | 0.00 | 0.00 | 0.00 | 0.00 | 0.00 |
| 阴茎 | C60 | 12 | 0.11 | 0.35 | 0.00 | 0.00 | 0.00 | 0.00 | 0.00 | 0.00 | 0.00 | 0.00 |
| 前列腺 | C61 | 159 | 1.47 | 4.61 | 0.00 | 0.00 | 0.00 | 0.00 | 0.00 | 0.00 | 0.00 | 0.00 |
| 睾丸 | C62 | 9 | 0.08 | 0.26 | 0.00 | 0.00 | 0.00 | 0.00 | 0.00 | 0.55 | 0.00 | 0.34 |
| 其他的男性生殖器 | C63 | 2 | 0.02 | 0.06 | 0.00 | 0.00 | 0.00 | 0.00 | 0.00 | 0.00 | 0.00 | 0.00 |
| 肾 | C64 | 233 | 2.16 | 6.76 | 0.00 | 0.00 | 0.00 | 0.00 | 0.00 | 0.00 | 0.00 | 0.34 |
| 肾盂 | C65 | 44 | 0.41 | 1.28 | 0.00 | 0.00 | 0.00 | 0.00 | 0.00 | 0.00 | 0.00 | 0.00 |
| 输尿管 | C66 | 36 | 0.33 | 1.04 | 0.00 | 0.00 | 0.00 | 0.00 | 0.00 | 0.00 | 0.00 | 0.00 |
| 膀胱 | C67 | 264 | 2.44 | 7.66 | 0.00 | 0.00 | 0.00 | 0.00 | 0.00 | 1.10 | 0.00 | 0.67 |
| 其他的泌尿器官 | C68 | 6 | 0.06 | 0.17 | 0.00 | 0.00 | 0.00 | 0.00 | 0.00 | 0.00 | 0.00 | 0.00 |
| 眼 | C69 | 5 | 0.05 | 0.15 | 0.00 | 1.02 | 0.00 | 0.00 | 0.00 | 0.00 | 0.00 | 0.34 |
| 脑,神经系统 | C70 - C72 | 198 | 1.83 | 5.74 | 13.19 | 0.00 | 0.00 | 0.75 | 0.55 | 1.96 | 3.37 | |
| 甲状腺 | C73 | 909 | 8.41 | 26.37 | 0.00 | 0.00 | 0.00 | 0.91 | 3.02 | 3.84 | 10.97 | 24.57 |
| 肾上腺 | C74 | 11 | 0.10 | 0.32 | 0.00 | 0.00 | 0.00 | 0.00 | 0.00 | 0.00 | 0.00 | 0.34 |
| 其他的内分泌腺 | C75 | 10 | 0.09 | 0.29 | 0.00 | 1.02 | 0.00 | 0.00 | 0.00 | 0.00 | 0.00 | 0.00 |
| 霍奇金病 | C81 | 10 | 0.09 | 0.29 | 0.00 | 0.00 | 0.00 | 0.91 | 0.00 | 0.55 | 0.00 | 0.00 |
| 非霍奇金淋巴瘤 | C82 - C85;C96 | 113 | 1.05 | 3.28 | 0.00 | 0.82 | 0.91 | 0.00 | 1.10 | 0.39 | 1.01 | |
| 免疫增生性疾病 | C88 | 0 | 0.00 | 0.00 | 0.00 | 0.00 | 0.00 | 0.00 | 0.00 | 0.00 | 0.00 | 0.00 |
| 多发性骨髓瘤 | C90 | 24 | 0.22 | 0.70 | 0.00 | 0.00 | 0.00 | 0.00 | 0.00 | 0.00 | 0.00 | 0.00 |
| 淋巴样白血病 | C91 | 33 | 0.31 | 0.96 | 0.00 | 1.02 | 2.46 | 0.91 | 0.75 | 0.55 | 0.39 | 0.00 |
| 髓样白血病 | C92 - C94 | 50 | 0.46 | 1.45 | 0.00 | 1.02 | 0.00 | 0.91 | 0.75 | 0.55 | 0.39 | 0.34 |
| 白血病,未特指 | C95 | 132 | 1.22 | 3.83 | 0.00 | 1.02 | 5.74 | 7.28 | 0.00 | 2.74 | 1.57 | 1.01 |
| 其他的或未指明部位 | O&U | 279 | 2.58 | 8.09 | 0.00 | 1.02 | 4.10 | 2.73 | 4.53 | 1.64 | 2.74 | 2.69 |
| 所有部位合计 | ALL | 10 810 | 100.00 | 313.60 | 13.19 | 8.16 | 13.94 | 16.38 | 12.83 | 14.80 | 27.42 | 56.88 |
| 所有部位除外 C44 | ALLbC44 | 10 751 | 99.45 | 311.89 | 13.19 | 8.16 | 13.94 | 15.47 | 12.83 | 14.80 | 27.42 | 56.88 |
| 人口数 | POPU | 3 447 076 | | | | | | | | | | |

| 发病率(1/10$^5$) | | | | | | | | | | | 中标率 | 世标率 | 累积率(%) | |
| 35－39 | 40－44 | 45－49 | 50－54 | 55－59 | 60－64 | 65－69 | 70－74 | 75－89 | 80－84 | 85＋ | (1/10$^5$) | (1/10$^5$) | 0－64 | 0－74 |
|---|---|---|---|---|---|---|---|---|---|---|---|---|---|---|
| 3.22 | 10.43 | 13.62 | 20.84 | 16.96 | 15.19 | 12.11 | 18.35 | 2.88 | 15.92 | 6.26 | 5.34 | 5.09 | 0.42 | 0.57 |
| 1.79 | 3.03 | 4.33 | 7.16 | 11.19 | 10.27 | 14.13 | 5.01 | 7.67 | 3.18 | 0.00 | 2.43 | 2.40 | 0.19 | 0.29 |
| 0.00 | 0.34 | 0.62 | 0.31 | 1.02 | 0.82 | 0.00 | 2.50 | 1.92 | 0.00 | 0.00 | 0.26 | 0.24 | 0.02 | 0.03 |
| 2.86 | 4.37 | 5.88 | 9.64 | 7.46 | 12.32 | 12.79 | 13.35 | 12.46 | 11.15 | 25.03 | 3.28 | 3.17 | 0.22 | 0.35 |
| 0.36 | 0.34 | 0.31 | 0.31 | 0.34 | 0.82 | 0.00 | 0.00 | 0.00 | 0.00 | 0.00 | 0.13 | 0.12 | 0.01 | 0.01 |
| 0.00 | 0.00 | 0.00 | 0.00 | 0.34 | 0.00 | 0.00 | 0.00 | 0.00 | 0.00 | 0.00 | 0.01 | 0.01 | 0.00 | 0.00 |
| 0.00 | 0.34 | 0.00 | 0.00 | 1.36 | 2.05 | 0.67 | 0.00 | 0.96 | 0.00 | 0.00 | 0.17 | 0.19 | 0.02 | 0.02 |
| 0.00 | 0.34 | 0.31 | 0.93 | 2.37 | 9.86 | 13.46 | 24.19 | 24.92 | 35.03 | 81.35 | 2.19 | 2.29 | 0.07 | 0.26 |
| 0.00 | 0.67 | 0.31 | 0.00 | 0.00 | 0.41 | 0.67 | 0.00 | 0.96 | 1.59 | 0.00 | 0.20 | 0.18 | 0.01 | 0.01 |
| 0.00 | 0.00 | 0.00 | 0.00 | 0.00 | 0.41 | 0.00 | 0.83 | 0.00 | 0.00 | 0.00 | 0.03 | 0.03 | 0.00 | 0.01 |
| 0.72 | 2.02 | 6.81 | 8.40 | 10.18 | 19.30 | 18.85 | 18.35 | 19.17 | 31.85 | 25.03 | 3.59 | 3.60 | 0.24 | 0.42 |
| 0.00 | 0.00 | 0.62 | 0.93 | 1.36 | 2.87 | 5.38 | 5.84 | 5.75 | 7.96 | 6.26 | 0.65 | 0.66 | 0.03 | 0.09 |
| 0.00 | 0.00 | 0.31 | 0.00 | 1.36 | 2.87 | 5.38 | 0.83 | 11.50 | 4.78 | 0.00 | 0.51 | 0.50 | 0.02 | 0.05 |
| 1.43 | 1.01 | 1.55 | 4.98 | 9.50 | 13.55 | 18.85 | 35.04 | 42.17 | 65.28 | 50.06 | 3.88 | 3.80 | 0.17 | 0.44 |
| 0.00 | 0.00 | 0.00 | 0.00 | 0.00 | 0.41 | 0.67 | 0.83 | 1.92 | 1.59 | 0.00 | 0.08 | 0.08 | 0.00 | 0.01 |
| 0.00 | 0.00 | 0.00 | 0.00 | 0.00 | 0.00 | 0.00 | 0.00 | 0.96 | 3.18 | 0.00 | 0.11 | 0.14 | 0.01 | 0.01 |
| 3.22 | 4.71 | 5.26 | 7.78 | 9.50 | 9.44 | 14.81 | 11.68 | 15.33 | 14.33 | 3.13 | 3.76 | 3.64 | 0.25 | 0.38 |
| 39.35 | 46.77 | 51.08 | 58.80 | 34.26 | 20.94 | 12.79 | 9.18 | 7.67 | 3.18 | 3.13 | 19.87 | 17.07 | 1.47 | 1.58 |
| 0.00 | 0.34 | 0.00 | 0.31 | 0.68 | 0.00 | 1.35 | 0.00 | 2.88 | 0.00 | 3.13 | 0.18 | 0.17 | 0.01 | 0.02 |
| 0.00 | 0.00 | 0.00 | 0.31 | 0.00 | 0.41 | 2.02 | 2.50 | 0.96 | 0.00 | 0.00 | 0.20 | 0.25 | 0.01 | 0.03 |
| 0.36 | 0.67 | 0.31 | 0.00 | 0.68 | 0.00 | 0.00 | 1.67 | 0.00 | 0.00 | 0.00 | 0.29 | 0.27 | 0.02 | 0.03 |
| 0.36 | 1.35 | 1.55 | 5.91 | 4.41 | 4.11 | 10.10 | 11.68 | 11.50 | 17.51 | 3.13 | 2.00 | 1.93 | 0.11 | 0.22 |
| 0.00 | 0.00 | 0.00 | 0.00 | 0.00 | 0.00 | 0.00 | 0.00 | 0.00 | 0.00 | 0.00 | 0.00 | 0.00 | 0.00 | 0.00 |
| 0.36 | 0.34 | 0.62 | 1.24 | 1.36 | 0.82 | 2.69 | 0.00 | 3.83 | 3.18 | 0.00 | 0.38 | 0.36 | 0.02 | 0.04 |
| 0.36 | 1.35 | 0.62 | 0.31 | 1.02 | 1.23 | 3.37 | 2.50 | 0.00 | 3.18 | 3.13 | 0.89 | 1.00 | 0.05 | 0.08 |
| 1.79 | 0.34 | 1.24 | 1.87 | 2.37 | 3.29 | 3.37 | 2.50 | 4.79 | 0.00 | 0.00 | 1.08 | 1.06 | 0.07 | 0.10 |
| 2.15 | 2.36 | 3.41 | 3.73 | 3.39 | 6.57 | 9.42 | 8.34 | 6.71 | 14.33 | 6.26 | 3.40 | 3.41 | 0.20 | 0.29 |
| 1.79 | 2.36 | 5.57 | 10.27 | 13.57 | 16.01 | 20.86 | 24.19 | 16.29 | 20.70 | 43.80 | 5.48 | 5.55 | 0.34 | 0.57 |
| 92.65 | 172.94 | 241.49 | 377.35 | 475.20 | 659.88 | 868.23 | 882.59 | 1 116.56 | 1 299.28 | 1 182.69 | 177.90 | 173.88 | 10.85 | 19.61 |
| 92.65 | 172.60 | 239.32 | 374.87 | 474.18 | 657.83 | 866.21 | 872.58 | 1 108.90 | 1 289.73 | 1 167.05 | 176.93 | 172.94 | 10.81 | 19.50 |

表5　黑龙江省肿瘤登记城市地区

| 部位 | ICD－10 | 发病数 | 构成（%） | 粗率（1/10⁵） | 0－ | 1－4 | 5－9 | 10－14 | 15－19 | 20－24 | 25－29 | 30－34 |
|------|---------|--------|-----------|---------------|-----|------|------|--------|--------|--------|--------|--------|
| 唇 | C00 | 0 | 0.00 | 0.00 | 0.00 | 0.00 | 0.00 | 0.00 | 0.00 | 0.00 | 0.00 | 0.00 |
| 舌 | C01－C02 | 23 | 0.42 | 1.37 | 0.00 | 0.00 | 0.00 | 0.00 | 0.00 | 0.00 | 0.00 | 0.00 |
| 口 | C03－C06 | 17 | 0.31 | 1.01 | 0.00 | 0.00 | 0.00 | 0.00 | 0.00 | 0.00 | 0.00 | 0.00 |
| 唾液腺 | C07－C08 | 16 | 0.29 | 0.95 | 0.00 | 0.00 | 0.00 | 0.00 | 0.00 | 0.00 | 0.00 | 0.69 |
| 扁桃腺 | C09 | 3 | 0.06 | 0.18 | 0.00 | 0.00 | 0.00 | 0.00 | 0.00 | 0.00 | 0.00 | 0.00 |
| 其他的口咽 | C10 | 9 | 0.17 | 0.54 | 0.00 | 0.00 | 0.00 | 0.00 | 0.00 | 0.00 | 0.00 | 0.00 |
| 鼻咽 | C11 | 34 | 0.63 | 2.03 | 0.00 | 0.00 | 0.00 | 0.00 | 0.00 | 0.00 | 0.81 | 1.38 |
| 喉咽 | C12－C13 | 16 | 0.29 | 0.95 | 0.00 | 0.00 | 0.00 | 0.00 | 0.00 | 0.00 | 0.00 | 0.00 |
| 咽,部位不明 | C14 | 10 | 0.18 | 0.60 | 0.00 | 0.00 | 0.00 | 0.00 | 0.00 | 0.00 | 0.00 | 0.00 |
| 食管 | C15 | 181 | 3.33 | 10.79 | 0.00 | 0.00 | 0.00 | 0.00 | 0.00 | 0.00 | 0.00 | 0.00 |
| 胃 | C16 | 521 | 9.59 | 31.04 | 0.00 | 0.00 | 0.00 | 0.00 | 0.00 | 0.00 | 0.00 | 0.00 |
| 小肠 | C17 | 16 | 0.29 | 0.95 | 0.00 | 0.00 | 0.00 | 0.00 | 0.00 | 0.00 | 0.00 | 0.00 |
| 结肠 | C18 | 398 | 7.32 | 23.72 | 0.00 | 0.00 | 0.00 | 0.00 | 0.00 | 0.00 | 0.81 | 0.00 |
| 直肠 | C19－C20 | 414 | 7.62 | 24.67 | 0.00 | 0.00 | 0.00 | 0.00 | 0.00 | 0.00 | 0.00 | 2.07 |
| 肛门 | C21 | 15 | 0.28 | 0.89 | 0.00 | 0.00 | 0.00 | 0.00 | 0.00 | 0.00 | 0.00 | 0.00 |
| 肝脏 | C22 | 648 | 11.92 | 38.61 | 0.00 | 1.99 | 0.00 | 0.00 | 0.00 | 0.00 | 1.61 | 1.38 |
| 胆囊及其他 | C23－C24 | 53 | 0.98 | 3.16 | 0.00 | 0.00 | 0.00 | 0.00 | 0.00 | 0.00 | 0.00 | 0.00 |
| 胰腺 | C25 | 183 | 3.37 | 10.90 | 0.00 | 0.00 | 0.00 | 0.00 | 0.00 | 0.00 | 0.00 | 0.00 |
| 鼻,鼻窦及其他 | C30－C31 | 7 | 0.13 | 0.42 | 0.00 | 0.00 | 0.00 | 0.00 | 0.00 | 0.00 | 0.00 | 0.00 |
| 喉 | C32 | 97 | 1.78 | 5.78 | 0.00 | 0.00 | 0.00 | 0.00 | 0.00 | 0.00 | 0.00 | 0.00 |
| 气管,支气管,肺 | C33－C34 | 1 444 | 26.57 | 86.04 | 0.00 | 0.00 | 0.00 | 0.00 | 0.00 | 0.00 | 0.00 | 0.69 |
| 其他的胸腔器官 | C37－C38 | 38 | 0.70 | 2.26 | 0.00 | 0.00 | 0.00 | 0.00 | 0.00 | 0.00 | 0.00 | 0.69 |
| 骨 | C40－C41 | 26 | 0.48 | 1.55 | 0.00 | 0.00 | 0.00 | 0.00 | 0.00 | 0.00 | 0.00 | 0.00 |
| 皮肤的黑色素瘤 | C43 | 5 | 0.09 | 0.30 | 0.00 | 0.00 | 0.00 | 1.77 | 0.00 | 0.00 | 0.00 | 0.00 |
| 其他的皮肤 | C44 | 32 | 0.59 | 1.91 | 0.00 | 0.00 | 0.00 | 0.00 | 0.00 | 0.00 | 0.00 | 0.00 |
| 间皮瘤 | C45 | 4 | 0.07 | 0.24 | 0.00 | 0.00 | 0.00 | 0.00 | 0.00 | 0.00 | 0.00 | 0.00 |
| 卡波氏肉瘤 | C46 | 0 | 0.00 | 0.00 | 0.00 | 0.00 | 0.00 | 0.00 | 0.00 | 0.00 | 0.00 | 0.00 |
| 周围神经,结缔,软组织 | C47;C49 | 22 | 0.40 | 1.31 | 0.00 | 1.99 | 0.00 | 0.00 | 0.00 | 0.00 | 0.00 | 0.00 |
| 乳房 | C50 | 8 | 0.15 | 0.48 | 0.00 | 0.00 | 0.00 | 0.00 | 0.00 | 0.00 | 0.00 | 0.00 |
| 外阴 | C51 | 0 | 0.00 | 0.00 | 0.00 | 0.00 | 0.00 | 0.00 | 0.00 | 0.00 | 0.00 | 0.00 |
| 阴道 | C52 | 0 | 0.00 | 0.00 | 0.00 | 0.00 | 0.00 | 0.00 | 0.00 | 0.00 | 0.00 | 0.00 |

**2016 年男性发病主要指标**

| 发病率(1/10⁵) | | | | | | | | | | | 中标率 | 世标率 | 累积率(%) | |
|---|---|---|---|---|---|---|---|---|---|---|---|---|---|---|
| 35－39 | 40－44 | 45－49 | 50－54 | 55－59 | 60－64 | 65－69 | 70－74 | 75－89 | 80－84 | 85＋ | (1/10⁵) | (1/10⁵) | 0－64 | 0－74 |
| 0.00 | 0.00 | 0.00 | 0.00 | 0.00 | 0.00 | 0.00 | 0.00 | 0.00 | 0.00 | 0.00 | 0.00 | 0.00 | 0.00 | 0.00 |
| 0.00 | 2.84 | 1.25 | 5.63 | 2.07 | 0.85 | 4.38 | 0.00 | 2.17 | 0.00 | 0.00 | 0.81 | 0.80 | 0.06 | 0.09 |
| 0.00 | 0.00 | 0.62 | 2.50 | 4.14 | 0.85 | 1.46 | 3.73 | 0.00 | 6.79 | 0.00 | 0.51 | 0.51 | 0.04 | 0.07 |
| 0.73 | 0.71 | 1.25 | 1.25 | 4.14 | 1.70 | 0.00 | 0.00 | 0.00 | 3.40 | 0.00 | 0.56 | 0.52 | 0.05 | 0.05 |
| 0.00 | 0.00 | 0.00 | 0.00 | 0.69 | 0.85 | 0.00 | 0.00 | 0.00 | 3.40 | 0.00 | 0.08 | 0.08 | 0.01 | 0.01 |
| 0.00 | 0.00 | 0.00 | 0.00 | 2.76 | 0.85 | 2.92 | 0.00 | 2.17 | 3.40 | 0.00 | 0.26 | 0.27 | 0.02 | 0.03 |
| 0.00 | 1.42 | 1.25 | 6.26 | 4.14 | 0.85 | 8.77 | 3.73 | 2.17 | 0.00 | 6.56 | 1.27 | 1.21 | 0.08 | 0.14 |
| 0.00 | 0.71 | 0.00 | 4.38 | 2.07 | 0.85 | 2.92 | 1.87 | 2.17 | 0.00 | 0.00 | 0.52 | 0.53 | 0.04 | 0.06 |
| 0.00 | 0.00 | 0.00 | 0.63 | 1.38 | 1.70 | 2.92 | 0.00 | 2.17 | 6.79 | 0.00 | 0.29 | 0.30 | 0.02 | 0.03 |
| 0.00 | 2.84 | 5.62 | 11.89 | 25.51 | 33.23 | 36.53 | 16.80 | 43.38 | 33.96 | 59.06 | 5.58 | 5.78 | 0.40 | 0.66 |
| 2.20 | 4.26 | 13.74 | 23.15 | 51.02 | 86.90 | 132.97 | 108.26 | 145.34 | 142.63 | 124.68 | 16.55 | 16.83 | 0.91 | 2.11 |
| 0.00 | 1.42 | 0.00 | 1.88 | 0.00 | 0.00 | 1.46 | 7.47 | 8.68 | 3.40 | 6.56 | 0.54 | 0.51 | 0.02 | 0.06 |
| 2.20 | 9.94 | 6.87 | 13.77 | 35.85 | 50.27 | 92.05 | 83.99 | 141.00 | 139.23 | 144.37 | 12.59 | 12.61 | 0.60 | 1.48 |
| 1.47 | 12.07 | 9.37 | 26.28 | 48.26 | 65.60 | 73.06 | 78.39 | 106.29 | 98.48 | 118.12 | 13.15 | 13.27 | 0.83 | 1.58 |
| 0.00 | 0.00 | 0.62 | 0.00 | 2.07 | 1.70 | 5.84 | 1.87 | 4.34 | 6.79 | 0.00 | 0.48 | 0.48 | 0.02 | 0.06 |
| 6.60 | 24.15 | 36.86 | 58.82 | 71.01 | 84.34 | 115.43 | 89.59 | 125.82 | 142.63 | 118.12 | 21.54 | 21.43 | 1.43 | 2.46 |
| 0.00 | 0.00 | 5.00 | 3.13 | 4.83 | 11.93 | 8.77 | 5.60 | 4.34 | 20.38 | 13.12 | 1.67 | 1.71 | 0.12 | 0.20 |
| 2.20 | 2.84 | 4.37 | 13.77 | 17.24 | 23.85 | 45.30 | 33.60 | 32.54 | 88.29 | 26.25 | 5.85 | 5.83 | 0.32 | 0.72 |
| 0.73 | 1.42 | 1.25 | 0.00 | 0.00 | 0.00 | 0.00 | 1.87 | 2.17 | 0.00 | 0.00 | 0.31 | 0.26 | 0.02 | 0.03 |
| 0.00 | 0.00 | 2.50 | 8.76 | 14.48 | 17.89 | 14.61 | 16.80 | 13.02 | 16.98 | 45.93 | 2.94 | 3.10 | 0.22 | 0.38 |
| 4.40 | 13.49 | 31.86 | 75.72 | 129.61 | 228.32 | 328.76 | 330.38 | 416.49 | 441.47 | 433.10 | 45.46 | 46.14 | 2.42 | 5.72 |
| 0.00 | 1.42 | 0.62 | 1.88 | 5.52 | 7.67 | 7.31 | 5.60 | 2.17 | 13.58 | 6.56 | 1.22 | 1.24 | 0.09 | 0.15 |
| 0.00 | 0.71 | 0.62 | 1.88 | 2.07 | 3.41 | 1.46 | 7.47 | 6.51 | 16.98 | 6.56 | 0.78 | 0.77 | 0.04 | 0.09 |
| 0.00 | 0.00 | 0.00 | 0.00 | 0.00 | 1.70 | 0.00 | 0.00 | 2.17 | 0.00 | 6.56 | 0.28 | 0.28 | 0.02 | 0.02 |
| 0.00 | 0.00 | 2.50 | 2.50 | 0.69 | 3.41 | 0.00 | 16.80 | 4.34 | 16.98 | 19.69 | 1.01 | 1.00 | 0.05 | 0.13 |
| 0.00 | 0.00 | 0.00 | 0.00 | 0.00 | 1.70 | 0.00 | 0.00 | 4.34 | 0.00 | 0.00 | 0.11 | 0.11 | 0.01 | 0.01 |
| 0.00 | 0.00 | 0.00 | 0.00 | 0.00 | 0.00 | 0.00 | 0.00 | 0.00 | 0.00 | 0.00 | 0.00 | 0.00 | 0.00 | 0.00 |
| 0.00 | 1.42 | 1.25 | 1.25 | 1.38 | 1.70 | 0.00 | 5.60 | 8.68 | 10.19 | 6.56 | 0.75 | 0.82 | 0.04 | 0.07 |
| 0.00 | 1.42 | 0.00 | 0.63 | 0.00 | 0.85 | 2.92 | 1.87 | 2.17 | 0.00 | 0.00 | 0.30 | 0.30 | 0.01 | 0.04 |
| 0.00 | 0.00 | 0.00 | 0.00 | 0.00 | 0.00 | 0.00 | 0.00 | 0.00 | 0.00 | 0.00 | 0.00 | 0.00 | 0.00 | 0.00 |
| 0.00 | 0.00 | 0.00 | 0.00 | 0.00 | 0.00 | 0.00 | 0.00 | 0.00 | 0.00 | 0.00 | 0.00 | 0.00 | 0.00 | 0.00 |

续表

| 部位 | ICD-10 | 发病数 | 构成(%) | 粗率(1/10$^5$) | 0- | 1-4 | 5-9 | 10-14 | 15-19 | 20-24 | 25-29 | 30-34 |
|---|---|---|---|---|---|---|---|---|---|---|---|---|
| 子宫颈 | C53 | 0 | 0.00 | 0.00 | 0.00 | 0.00 | 0.00 | 0.00 | 0.00 | 0.00 | 0.00 | 0.00 |
| 子宫体 | C54 | 0 | 0.00 | 0.00 | 0.00 | 0.00 | 0.00 | 0.00 | 0.00 | 0.00 | 0.00 | 0.00 |
| 子宫,部位不明 | C55 | 0 | 0.00 | 0.00 | 0.00 | 0.00 | 0.00 | 0.00 | 0.00 | 0.00 | 0.00 | 0.00 |
| 卵巢 | C56 | 0 | 0.00 | 0.00 | 0.00 | 0.00 | 0.00 | 0.00 | 0.00 | 0.00 | 0.00 | 0.00 |
| 其他的女性生殖器 | C57 | 0 | 0.00 | 0.00 | 0.00 | 0.00 | 0.00 | 0.00 | 0.00 | 0.00 | 0.00 | 0.00 |
| 胎盘 | C58 | 0 | 0.00 | 0.00 | 0.00 | 0.00 | 0.00 | 0.00 | 0.00 | 0.00 | 0.00 | 0.00 |
| 阴茎 | C60 | 12 | 0.22 | 0.72 | 0.00 | 0.00 | 0.00 | 0.00 | 0.00 | 0.00 | 0.00 | 0.00 |
| 前列腺 | C61 | 159 | 2.93 | 9.47 | 0.00 | 0.00 | 0.00 | 0.00 | 0.00 | 0.00 | 0.00 | 0.00 |
| 睾丸 | C62 | 9 | 0.17 | 0.54 | 0.00 | 0.00 | 0.00 | 0.00 | 0.00 | 1.14 | 0.00 | 0.69 |
| 其他的男性生殖器 | C63 | 2 | 0.04 | 0.12 | 0.00 | 0.00 | 0.00 | 0.00 | 0.00 | 0.00 | 0.00 | 0.00 |
| 肾 | C64 | 153 | 2.82 | 9.12 | 0.00 | 0.00 | 0.00 | 0.00 | 0.00 | 0.00 | 0.00 | 0.69 |
| 肾盂 | C65 | 21 | 0.39 | 1.25 | 0.00 | 0.00 | 0.00 | 0.00 | 0.00 | 0.00 | 0.00 | 0.00 |
| 输尿管 | C66 | 14 | 0.26 | 0.83 | 0.00 | 0.00 | 0.00 | 0.00 | 0.00 | 0.00 | 0.00 | 0.00 |
| 膀胱 | C67 | 200 | 3.68 | 11.92 | 0.00 | 0.00 | 0.00 | 0.00 | 0.00 | 2.27 | 0.00 | 1.38 |
| 其他的泌尿器官 | C68 | 3 | 0.06 | 0.18 | 0.00 | 0.00 | 0.00 | 0.00 | 0.00 | 0.00 | 0.00 | 0.00 |
| 眼 | C69 | 3 | 0.06 | 0.18 | 0.00 | 0.00 | 0.00 | 0.00 | 0.00 | 0.00 | 0.00 | 0.69 |
| 脑,神经系统 | C70-C72 | 82 | 1.51 | 4.89 | 0.00 | 0.00 | 0.00 | 1.49 | 0.00 | 3.22 | 3.46 |  |
| 甲状腺 | C73 | 178 | 3.28 | 10.61 | 0.00 | 0.00 | 0.00 | 0.00 | 2.98 | 3.41 | 4.83 | 14.52 |
| 肾上腺 | C74 | 6 | 0.11 | 0.36 | 0.00 | 0.00 | 0.00 | 0.00 | 0.00 | 0.00 | 0.00 | 0.69 |
| 其他的内分泌腺 | C75 | 4 | 0.07 | 0.24 | 0.00 | 1.99 | 0.00 | 0.00 | 0.00 | 0.00 | 0.00 | 0.00 |
| 霍奇金病 | C81 | 8 | 0.15 | 0.48 | 0.00 | 0.00 | 0.00 | 1.77 | 0.00 | 1.14 | 0.00 | 0.00 |
| 非霍奇金淋巴瘤 | C82-C85;C96 | 55 | 1.01 | 3.28 | 0.00 | 0.00 | 0.00 | 0.00 | 0.00 | 1.14 | 0.81 | 0.69 |
| 免疫增生性疾病 | C88 | 0 | 0.00 | 0.00 | 0.00 | 0.00 | 0.00 | 0.00 | 0.00 | 0.00 | 0.00 | 0.00 |
| 多发性骨髓瘤 | C90 | 11 | 0.20 | 0.66 | 0.00 | 0.00 | 0.00 | 0.00 | 0.00 | 0.00 | 0.00 | 0.00 |
| 淋巴样白血病 | C91 | 24 | 0.44 | 1.43 | 0.00 | 0.00 | 3.15 | 1.77 | 1.49 | 1.14 | 0.81 | 0.00 |
| 髓样白血病 | C92-C94 | 28 | 0.52 | 1.67 | 0.00 | 1.99 | 0.00 | 1.77 | 1.49 | 0.00 | 0.81 | 0.00 |
| 白血病,未特指 | C95 | 86 | 1.58 | 5.12 | 0.00 | 0.00 | 11.04 | 8.83 | 0.00 | 4.55 | 3.22 | 1.38 |
| 其他的或未指明部位 | O&U | 137 | 2.52 | 8.16 | 0.00 | 0.00 | 7.88 | 1.77 | 4.47 | 3.41 | 4.03 | 4.15 |
| 所有部位合计 | ALL | 5 435 | 100.00 | 323.85 | 0.00 | 7.96 | 22.08 | 17.66 | 11.91 | 18.19 | 20.93 | 35.25 |
| 所有部位除外 C44 | ALLbC44 | 5 403 | 99.41 | 321.94 | 0.00 | 7.96 | 22.08 | 17.66 | 11.91 | 18.19 | 20.93 | 35.25 |
| 人口数 | POPU | 1 678 249 | | | | | | | | | | |

| 发病率(1/10⁵) | | | | | | | | | | | 中标率 | 世标率 | 累积率(%) | |
|---|---|---|---|---|---|---|---|---|---|---|---|---|---|---|
| 35-39 | 40-44 | 45-49 | 50-54 | 55-59 | 60-64 | 65-69 | 70-74 | 75-89 | 80-84 | 85+ | (1/10⁵) | (1/10⁵) | 0-64 | 0-74 |
| 0.00 | 0.00 | 0.00 | 0.00 | 0.00 | 0.00 | 0.00 | 0.00 | 0.00 | 0.00 | 0.00 | 0.00 | 0.00 | 0.00 | 0.00 |
| 0.00 | 0.00 | 0.00 | 0.00 | 0.00 | 0.00 | 0.00 | 0.00 | 0.00 | 0.00 | 0.00 | 0.00 | 0.00 | 0.00 | 0.00 |
| 0.00 | 0.00 | 0.00 | 0.00 | 0.00 | 0.00 | 0.00 | 0.00 | 0.00 | 0.00 | 0.00 | 0.00 | 0.00 | 0.00 | 0.00 |
| 0.00 | 0.00 | 0.00 | 0.00 | 0.00 | 0.00 | 0.00 | 0.00 | 0.00 | 0.00 | 0.00 | 0.00 | 0.00 | 0.00 | 0.00 |
| 0.00 | 0.00 | 0.00 | 0.00 | 0.00 | 0.00 | 0.00 | 0.00 | 0.00 | 0.00 | 0.00 | 0.00 | 0.00 | 0.00 | 0.00 |
| 0.00 | 0.00 | 0.00 | 0.00 | 0.00 | 0.00 | 0.00 | 0.00 | 0.00 | 0.00 | 0.00 | 0.00 | 0.00 | 0.00 | 0.00 |
| 0.00 | 0.71 | 0.00 | 0.00 | 2.76 | 4.26 | 1.46 | 0.00 | 2.17 | 0.00 | 0.00 | 0.36 | 0.39 | 0.04 | 0.05 |
| 0.00 | 0.71 | 0.62 | 1.88 | 4.83 | 20.45 | 29.22 | 54.13 | 56.40 | 74.71 | 170.61 | 4.74 | 4.93 | 0.14 | 0.56 |
| 0.00 | 1.42 | 0.62 | 0.00 | 0.00 | 0.85 | 1.46 | 0.00 | 2.17 | 3.40 | 0.00 | 0.41 | 0.37 | 0.02 | 0.03 |
| 0.00 | 0.00 | 0.00 | 0.00 | 0.00 | 0.85 | 0.00 | 1.87 | 0.00 | 0.00 | 0.00 | 0.07 | 0.07 | 0.00 | 0.01 |
| 0.73 | 3.55 | 8.75 | 10.64 | 15.17 | 23.00 | 29.22 | 31.73 | 21.69 | 50.94 | 26.25 | 5.01 | 5.00 | 0.31 | 0.62 |
| 0.00 | 0.00 | 1.25 | 1.25 | 2.07 | 2.56 | 7.31 | 5.60 | 4.34 | 3.40 | 0.00 | 0.71 | 0.71 | 0.04 | 0.10 |
| 0.00 | 0.00 | 0.00 | 0.00 | 1.38 | 3.41 | 2.92 | 1.87 | 6.51 | 6.79 | 0.00 | 0.41 | 0.42 | 0.02 | 0.05 |
| 2.20 | 2.13 | 3.12 | 7.51 | 15.17 | 18.74 | 32.15 | 63.46 | 67.25 | 98.48 | 85.31 | 6.42 | 6.27 | 0.26 | 0.74 |
| 0.00 | 0.00 | 0.00 | 0.00 | 0.00 | 0.85 | 0.00 | 0.00 | 4.34 | 0.00 | 0.00 | 0.08 | 0.08 | 0.00 | 0.00 |
| 0.00 | 0.00 | 0.00 | 0.00 | 0.00 | 0.00 | 0.00 | 0.00 | 0.00 | 6.79 | 0.00 | 0.11 | 0.08 | 0.00 | 0.00 |
| 5.14 | 2.13 | 4.37 | 7.51 | 5.52 | 5.11 | 10.23 | 16.80 | 19.52 | 13.58 | 0.00 | 3.40 | 3.00 | 0.19 | 0.32 |
| 19.81 | 18.47 | 24.36 | 17.52 | 7.58 | 4.26 | 5.84 | 3.73 | 6.51 | 3.40 | 0.00 | 8.74 | 7.24 | 0.59 | 0.64 |
| 0.00 | 0.71 | 0.00 | 0.00 | 1.38 | 0.00 | 2.92 | 0.00 | 0.00 | 0.00 | 0.00 | 0.25 | 0.23 | 0.01 | 0.03 |
| 0.00 | 0.00 | 0.00 | 0.00 | 0.00 | 0.85 | 2.92 | 0.00 | 0.00 | 0.00 | 0.00 | 0.20 | 0.31 | 0.01 | 0.03 |
| 0.73 | 1.42 | 0.00 | 0.00 | 0.69 | 0.00 | 0.00 | 3.73 | 0.00 | 0.00 | 0.00 | 0.52 | 0.48 | 0.03 | 0.05 |
| 0.73 | 1.42 | 0.62 | 5.01 | 4.14 | 2.56 | 17.53 | 11.20 | 10.85 | 23.77 | 6.56 | 1.96 | 1.89 | 0.09 | 0.23 |
| 0.00 | 0.00 | 0.00 | 0.00 | 0.00 | 0.00 | 0.00 | 0.00 | 0.00 | 0.00 | 0.00 | 0.00 | 0.00 | 0.00 | 0.00 |
| 0.73 | 0.00 | 0.00 | 1.88 | 0.69 | 0.00 | 1.46 | 0.00 | 6.51 | 6.79 | 0.00 | 0.35 | 0.31 | 0.02 | 0.02 |
| 0.00 | 2.13 | 1.25 | 0.63 | 1.38 | 2.56 | 4.38 | 3.73 | 0.00 | 6.79 | 0.00 | 1.33 | 1.40 | 0.08 | 0.12 |
| 3.67 | 0.71 | 1.25 | 1.88 | 2.07 | 3.41 | 2.92 | 0.00 | 8.68 | 0.00 | 0.00 | 1.40 | 1.37 | 0.09 | 0.11 |
| 2.93 | 4.26 | 4.37 | 3.75 | 4.14 | 5.96 | 13.15 | 14.93 | 6.51 | 23.77 | 6.56 | 4.80 | 4.80 | 0.27 | 0.41 |
| 1.47 | 2.84 | 4.37 | 11.26 | 13.10 | 15.34 | 19.00 | 24.27 | 13.02 | 23.77 | 45.93 | 5.88 | 5.95 | 0.37 | 0.59 |
| 58.69 | 125.71 | 182.41 | 336.66 | 512.94 | 748.02 | 1 073.95 | 1 058.33 | 1 321.07 | 1 562.13 | 1 483.04 | 182.62 | 181.98 | 10.48 | 21.15 |
| 58.69 | 125.71 | 179.91 | 334.15 | 512.25 | 744.61 | 1 073.95 | 1 041.53 | 1 316.73 | 1 545.15 | 1 463.35 | 181.61 | 180.98 | 10.44 | 21.02 |

表6　黑龙江省肿瘤登记城市地区

| 部位 | ICD – 10 | 发病数 | 构成<br>（%） | 粗率<br>（1/10⁵） | 年龄别 | | | | | | | |
|---|---|---|---|---|---|---|---|---|---|---|---|---|
| | | | | | 0 – | 1 – 4 | 5 – 9 | 10 – 14 | 15 – 19 | 20 – 24 | 25 – 29 | 30 – 34 |
| 唇 | C00 | 0 | 0.00 | 0.00 | 0.00 | 0.00 | 0.00 | 0.00 | 0.00 | 0.00 | 0.00 | 0.00 |
| 舌 | C01 – C02 | 4 | 0.07 | 0.23 | 0.00 | 0.00 | 0.00 | 0.00 | 0.00 | 0.00 | 0.00 | 0.66 |
| 口 | C03 – C06 | 6 | 0.11 | 0.34 | 0.00 | 0.00 | 0.00 | 0.00 | 0.00 | 0.00 | 0.00 | 0.00 |
| 唾液腺 | C07 – C08 | 8 | 0.15 | 0.45 | 0.00 | 0.00 | 0.00 | 0.00 | 0.00 | 1.06 | 0.00 | 0.00 |
| 扁桃腺 | C09 | 0 | 0.00 | 0.00 | 0.00 | 0.00 | 0.00 | 0.00 | 0.00 | 0.00 | 0.00 | 0.00 |
| 其他的口咽 | C10 | 3 | 0.06 | 0.17 | 0.00 | 0.00 | 0.00 | 0.00 | 0.00 | 0.00 | 0.00 | 0.00 |
| 鼻咽 | C11 | 11 | 0.20 | 0.62 | 0.00 | 0.00 | 0.00 | 0.00 | 0.00 | 0.00 | 0.00 | 0.00 |
| 喉咽 | C12 – C13 | 2 | 0.04 | 0.11 | 0.00 | 0.00 | 0.00 | 0.00 | 0.00 | 0.00 | 0.00 | 0.00 |
| 咽,部位不明 | C14 | 3 | 0.06 | 0.17 | 0.00 | 0.00 | 0.00 | 0.00 | 0.00 | 0.00 | 0.00 | 0.00 |
| 食管 | C15 | 25 | 0.47 | 1.41 | 0.00 | 0.00 | 0.00 | 0.00 | 0.00 | 0.00 | 0.00 | 0.00 |
| 胃 | C16 | 244 | 4.54 | 13.79 | 0.00 | 0.00 | 0.00 | 0.00 | 0.00 | 0.00 | 0.00 | 1.31 |
| 小肠 | C17 | 19 | 0.35 | 1.07 | 0.00 | 0.00 | 0.00 | 0.00 | 0.00 | 0.00 | 0.76 | 0.00 |
| 结肠 | C18 | 303 | 5.64 | 17.13 | 0.00 | 0.00 | 0.00 | 0.00 | 0.00 | 0.00 | 0.00 | 1.31 |
| 直肠 | C19 – C20 | 211 | 3.93 | 11.93 | 0.00 | 0.00 | 0.00 | 0.00 | 0.00 | 0.00 | 0.00 | 0.66 |
| 肛门 | C21 | 5 | 0.09 | 0.28 | 0.00 | 0.00 | 0.00 | 0.00 | 0.00 | 0.00 | 0.00 | 0.00 |
| 肝脏 | C22 | 264 | 4.91 | 14.93 | 0.00 | 0.00 | 0.00 | 0.00 | 0.00 | 0.00 | 0.00 | 1.97 |
| 胆囊及其他 | C23 – C24 | 40 | 0.74 | 2.26 | 0.00 | 0.00 | 0.00 | 0.00 | 0.00 | 0.00 | 0.00 | 0.00 |
| 胰腺 | C25 | 142 | 2.64 | 8.03 | 0.00 | 0.00 | 0.00 | 0.00 | 0.00 | 0.00 | 0.00 | 0.00 |
| 鼻,鼻窦及其他 | C30 – C31 | 7 | 0.13 | 0.40 | 0.00 | 0.00 | 0.00 | 0.00 | 0.00 | 0.00 | 0.00 | 0.00 |
| 喉 | C32 | 19 | 0.35 | 1.07 | 0.00 | 0.00 | 0.00 | 0.00 | 0.00 | 0.00 | 0.00 | 0.00 |
| 气管,支气管,肺 | C33 – C34 | 931 | 17.32 | 52.63 | 0.00 | 0.00 | 0.00 | 0.00 | 1.53 | 0.00 | 2.29 | 0.66 |
| 其他的胸腔器官 | C37 – C38 | 22 | 0.41 | 1.24 | 0.00 | 0.00 | 0.00 | 0.00 | 1.53 | 0.00 | 0.00 | 0.00 |
| 骨 | C40 – C41 | 21 | 0.39 | 1.19 | 0.00 | 0.00 | 0.00 | 0.00 | 1.53 | 0.00 | 0.00 | 0.66 |
| 皮肤的黑色素瘤 | C43 | 5 | 0.09 | 0.28 | 0.00 | 0.00 | 0.00 | 0.00 | 0.00 | 0.00 | 0.00 | 0.00 |
| 其他的皮肤 | C44 | 27 | 0.50 | 1.53 | 0.00 | 0.00 | 0.00 | 1.88 | 0.00 | 0.00 | 0.00 | 0.00 |
| 间皮瘤 | C45 | 4 | 0.07 | 0.23 | 0.00 | 0.00 | 0.00 | 0.00 | 0.00 | 0.00 | 0.00 | 0.00 |
| 卡波氏肉瘤 | C46 | 0 | 0.00 | 0.00 | 0.00 | 0.00 | 0.00 | 0.00 | 0.00 | 0.00 | 0.00 | 0.00 |
| 周围神经,结缔、软组织 | C47;C49 | 18 | 0.33 | 1.02 | 0.00 | 0.00 | 1.71 | 0.00 | 1.53 | 0.00 | 0.00 | 0.00 |
| 乳房 | C50 | 1 008 | 18.75 | 56.99 | 0.00 | 0.00 | 0.00 | 0.00 | 0.00 | 0.00 | 6.87 | 21.65 |
| 外阴 | C51 | 9 | 0.17 | 0.51 | 0.00 | 0.00 | 0.00 | 0.00 | 0.00 | 1.06 | 0.00 | 0.00 |
| 阴道 | C52 | 5 | 0.09 | 0.28 | 0.00 | 0.00 | 0.00 | 0.00 | 0.00 | 0.00 | 0.00 | 0.00 |

**2016 年女性发病主要指标**

| 发病率(1/10⁵) | | | | | | | | | | | 中标率(1/10⁵) | 世标率(1/10⁵) | 累积率(%) | |
|---|---|---|---|---|---|---|---|---|---|---|---|---|---|---|
| 35－39 | 40－44 | 45－49 | 50－54 | 55－59 | 60－64 | 65－69 | 70－74 | 75－89 | 80－84 | 85＋ | (1/10⁵) | (1/10⁵) | 0－64 | 0－74 |
| 0.00 | 0.00 | 0.00 | 0.00 | 0.00 | 0.00 | 0.00 | 0.00 | 0.00 | 0.00 | 0.00 | 0.00 | 0.00 | 0.00 | 0.00 |
| 0.00 | 0.00 | 0.61 | 0.00 | 0.00 | 0.79 | 0.00 | 1.51 | 0.00 | 0.00 | 0.00 | 0.17 | 0.14 | 0.01 | 0.02 |
| 0.00 | 0.00 | 0.00 | 0.00 | 0.67 | 1.59 | 0.00 | 1.51 | 0.00 | 6.00 | 0.00 | 0.15 | 0.15 | 0.01 | 0.02 |
| 0.00 | 0.00 | 0.00 | 0.00 | 1.34 | 1.59 | 1.25 | 1.51 | 0.00 | 3.00 | 0.00 | 0.27 | 0.28 | 0.02 | 0.03 |
| 0.00 | 0.00 | 0.00 | 0.00 | 0.00 | 0.00 | 0.00 | 0.00 | 0.00 | 0.00 | 0.00 | 0.00 | 0.00 | 0.00 | 0.00 |
| 0.00 | 0.00 | 0.00 | 0.00 | 0.00 | 0.79 | 0.00 | 3.02 | 0.00 | 0.00 | 0.00 | 0.09 | 0.09 | 0.00 | 0.02 |
| 0.70 | 0.00 | 0.00 | 1.24 | 0.67 | 2.38 | 0.00 | 3.02 | 0.00 | 6.00 | 0.00 | 0.33 | 0.32 | 0.02 | 0.04 |
| 0.00 | 0.00 | 0.61 | 0.00 | 0.00 | 0.00 | 1.25 | 0.00 | 0.00 | 0.00 | 0.00 | 0.08 | 0.07 | 0.00 | 0.01 |
| 0.00 | 0.00 | 0.00 | 0.00 | 0.00 | 0.00 | 1.25 | 1.51 | 1.72 | 0.00 | 0.00 | 0.09 | 0.08 | 0.00 | 0.01 |
| 0.00 | 0.64 | 0.00 | 1.24 | 2.00 | 0.00 | 6.24 | 3.02 | 15.45 | 8.99 | 0.00 | 0.67 | 0.63 | 0.02 | 0.07 |
| 2.79 | 5.11 | 6.75 | 14.85 | 14.69 | 22.99 | 43.67 | 42.23 | 80.70 | 74.95 | 53.82 | 7.04 | 6.81 | 0.34 | 0.77 |
| 0.00 | 0.00 | 1.23 | 0.62 | 1.34 | 3.17 | 1.25 | 4.52 | 6.87 | 0.00 | 5.98 | 0.58 | 0.57 | 0.04 | 0.06 |
| 1.40 | 3.20 | 7.37 | 14.23 | 24.70 | 36.46 | 52.41 | 66.37 | 87.57 | 89.94 | 53.82 | 8.55 | 8.45 | 0.44 | 1.04 |
| 4.89 | 1.92 | 4.91 | 10.52 | 15.36 | 28.54 | 33.69 | 33.18 | 66.97 | 68.95 | 29.90 | 6.05 | 5.86 | 0.33 | 0.67 |
| 0.00 | 0.00 | 0.00 | 0.00 | 0.67 | 0.00 | 0.00 | 0.00 | 3.43 | 6.00 | 0.00 | 0.11 | 0.09 | 0.00 | 0.00 |
| 0.00 | 4.48 | 8.59 | 15.47 | 17.36 | 30.92 | 42.43 | 45.25 | 77.27 | 80.94 | 83.72 | 7.46 | 7.38 | 0.39 | 0.83 |
| 0.00 | 0.64 | 0.61 | 1.24 | 1.34 | 3.96 | 6.24 | 10.56 | 15.45 | 11.99 | 23.92 | 1.07 | 1.08 | 0.04 | 0.12 |
| 0.00 | 0.00 | 2.46 | 6.19 | 9.35 | 15.06 | 32.44 | 36.20 | 29.19 | 65.95 | 35.88 | 3.91 | 3.93 | 0.17 | 0.51 |
| 0.00 | 0.64 | 0.61 | 0.62 | 0.00 | 0.00 | 0.00 | 1.51 | 0.00 | 8.99 | 0.00 | 0.20 | 0.18 | 0.01 | 0.02 |
| 0.00 | 0.64 | 0.61 | 1.24 | 2.67 | 1.59 | 0.00 | 0.00 | 6.87 | 14.99 | 0.00 | 0.48 | 0.45 | 0.03 | 0.03 |
| 2.09 | 7.03 | 22.10 | 29.70 | 60.09 | 98.29 | 155.98 | 224.74 | 285.03 | 326.77 | 388.71 | 25.63 | 25.66 | 1.12 | 3.02 |
| 0.00 | 0.64 | 0.00 | 2.47 | 2.00 | 3.17 | 2.50 | 3.02 | 8.59 | 0.00 | 0.00 | 0.72 | 0.73 | 0.05 | 0.08 |
| 0.00 | 0.00 | 0.61 | 0.00 | 0.67 | 3.96 | 4.99 | 3.02 | 1.72 | 11.99 | 5.98 | 0.71 | 0.72 | 0.04 | 0.08 |
| 0.00 | 0.00 | 0.00 | 0.00 | 0.00 | 0.79 | 3.74 | 0.00 | 1.72 | 0.00 | 0.00 | 0.15 | 0.16 | 0.00 | 0.02 |
| 0.00 | 0.64 | 1.84 | 2.47 | 1.34 | 0.79 | 3.74 | 4.52 | 10.30 | 3.00 | 11.96 | 0.95 | 0.91 | 0.04 | 0.09 |
| 0.00 | 0.00 | 1.23 | 0.00 | 0.00 | 0.79 | 0.00 | 1.51 | 0.00 | 0.00 | 0.00 | 0.14 | 0.14 | 0.01 | 0.02 |
| 0.00 | 0.00 | 0.00 | 0.00 | 0.00 | 0.00 | 0.00 | 0.00 | 0.00 | 0.00 | 0.00 | 0.00 | 0.00 | 0.00 | 0.00 |
| 0.00 | 1.28 | 1.84 | 1.24 | 0.67 | 3.17 | 3.74 | 0.00 | 0.00 | 3.00 | 0.00 | 0.78 | 0.84 | 0.06 | 0.08 |
| 32.11 | 66.49 | 84.70 | 97.75 | 94.14 | 125.25 | 111.06 | 79.94 | 73.83 | 92.93 | 29.90 | 34.96 | 32.79 | 2.64 | 3.60 |
| 0.00 | 1.92 | 0.00 | 0.00 | 0.00 | 1.59 | 1.25 | 0.00 | 3.43 | 0.00 | 0.00 | 0.34 | 0.33 | 0.02 | 0.03 |
| 0.00 | 0.00 | 0.00 | 0.00 | 2.00 | 0.00 | 0.00 | 0.00 | 1.72 | 3.00 | 0.00 | 0.12 | 0.11 | 0.01 | 0.01 |

续表

| 部位 | ICD – 10 | 发病数 | 构成 (%) | 粗率 (1/10⁵) | 0 – | 1 – 4 | 5 – 9 | 10 – 14 | 15 – 19 | 20 – 24 | 25 – 29 | 年龄别 30 – 34 |
|------|----------|--------|----------|-------------|-----|-------|-------|---------|---------|---------|---------|----------|
| 子宫颈 | C53 | 303 | 5.64 | 17.13 | 0.00 | 0.00 | 0.00 | 0.00 | 0.00 | 1.06 | 2.29 | 3.94 |
| 子宫体 | C54 | 147 | 2.73 | 8.31 | 0.00 | 0.00 | 0.00 | 0.00 | 0.00 | 0.00 | 0.00 | 0.66 |
| 子宫,部位不明 | C55 | 15 | 0.28 | 0.85 | 0.00 | 0.00 | 0.00 | 0.00 | 0.00 | 0.00 | 0.00 | 0.66 |
| 卵巢 | C56 | 192 | 3.57 | 10.85 | 0.00 | 0.00 | 0.00 | 0.00 | 0.00 | 0.00 | 2.29 | 1.97 |
| 其他的女性生殖器 | C57 | 7 | 0.13 | 0.40 | 0.00 | 0.00 | 0.00 | 0.00 | 0.00 | 0.00 | 0.00 | 0.00 |
| 胎盘 | C58 | 1 | 0.02 | 0.06 | 0.00 | 0.00 | 0.00 | 0.00 | 0.00 | 0.00 | 0.00 | 0.00 |
| 阴茎 | C60 | 0 | 0.00 | 0.00 | 0.00 | 0.00 | 0.00 | 0.00 | 0.00 | 0.00 | 0.00 | 0.00 |
| 前列腺 | C61 | 0 | 0.00 | 0.00 | 0.00 | 0.00 | 0.00 | 0.00 | 0.00 | 0.00 | 0.00 | 0.00 |
| 睾丸 | C62 | 0 | 0.00 | 0.00 | 0.00 | 0.00 | 0.00 | 0.00 | 0.00 | 0.00 | 0.00 | 0.00 |
| 其他的男性生殖器 | C63 | 0 | 0.00 | 0.00 | 0.00 | 0.00 | 0.00 | 0.00 | 0.00 | 0.00 | 0.00 | 0.00 |
| 肾 | C64 | 80 | 1.49 | 4.52 | 0.00 | 0.00 | 0.00 | 0.00 | 0.00 | 0.00 | 0.00 | 0.00 |
| 肾盂 | C65 | 23 | 0.43 | 1.30 | 0.00 | 0.00 | 0.00 | 0.00 | 0.00 | 0.00 | 0.00 | 0.00 |
| 输尿管 | C66 | 22 | 0.41 | 1.24 | 0.00 | 0.00 | 0.00 | 0.00 | 0.00 | 0.00 | 0.00 | 0.00 |
| 膀胱 | C67 | 64 | 1.19 | 3.62 | 0.00 | 0.00 | 0.00 | 0.00 | 0.00 | 0.00 | 0.00 | 0.00 |
| 其他的泌尿器官 | C68 | 3 | 0.06 | 0.17 | 0.00 | 0.00 | 0.00 | 0.00 | 0.00 | 0.00 | 0.00 | 0.00 |
| 眼 | C69 | 2 | 0.04 | 0.11 | 0.00 | 2.09 | 0.00 | 0.00 | 0.00 | 0.00 | 0.00 | 0.00 |
| 脑,神经系统 | C70 – C72 | 116 | 2.16 | 6.56 | 27.28 | 0.00 | 0.00 | 0.00 | 0.00 | 1.06 | 0.76 | 3.28 |
| 甲状腺 | C73 | 731 | 13.60 | 41.33 | 0.00 | 0.00 | 0.00 | 1.88 | 3.06 | 4.23 | 16.79 | 34.11 |
| 肾上腺 | C74 | 5 | 0.09 | 0.28 | 0.00 | 0.00 | 0.00 | 0.00 | 0.00 | 0.00 | 0.00 | 0.00 |
| 其他的内分泌腺 | C75 | 6 | 0.11 | 0.34 | 0.00 | 0.00 | 0.00 | 0.00 | 0.00 | 0.00 | 0.00 | 0.00 |
| 霍奇金病 | C81 | 2 | 0.04 | 0.11 | 0.00 | 0.00 | 0.00 | 0.00 | 0.00 | 0.00 | 0.00 | 0.00 |
| 非霍奇金淋巴瘤 | C82 – C85;C96 | 58 | 1.08 | 3.28 | 0.00 | 0.00 | 1.71 | 1.88 | 0.00 | 1.06 | 0.00 | 1.31 |
| 免疫增生性疾病 | C88 | 0 | 0.00 | 0.00 | 0.00 | 0.00 | 0.00 | 0.00 | 0.00 | 0.00 | 0.00 | 0.00 |
| 多发性骨髓瘤 | C90 | 13 | 0.24 | 0.73 | 0.00 | 0.00 | 0.00 | 0.00 | 0.00 | 0.00 | 0.00 | 0.00 |
| 淋巴样白血病 | C91 | 9 | 0.17 | 0.51 | 0.00 | 2.09 | 1.71 | 0.00 | 0.00 | 0.00 | 0.00 | 0.00 |
| 髓样白血病 | C92 – C94 | 22 | 0.41 | 1.24 | 0.00 | 0.00 | 0.00 | 0.00 | 0.00 | 1.06 | 0.00 | 0.66 |
| 白血病,未特指 | C95 | 46 | 0.86 | 2.60 | 0.00 | 2.09 | 0.00 | 5.63 | 0.00 | 1.06 | 0.00 | 0.66 |
| 其他的或未指明部位 | O&U | 142 | 2.64 | 8.03 | 0.00 | 2.09 | 0.00 | 3.76 | 4.59 | 0.00 | 1.53 | 1.31 |
| 所有部位合计 | ALL | 5 375 | 100.00 | 303.87 | 27.28 | 8.37 | 5.12 | 15.02 | 13.77 | 11.64 | 33.58 | 77.41 |
| 所有部位除外 C44 | ALLbC44 | 5 348 | 99.50 | 302.35 | 27.28 | 8.37 | 5.12 | 13.14 | 13.77 | 11.64 | 33.58 | 77.41 |
| 人口数 | POPU | 1 768 827 | | | | | | | | | | |

| 发病率(1/10⁵) | | | | | | | | | | | 中标率 (1/10⁵) | 世标率 (1/10⁵) | 累积率(%) | |
|---|---|---|---|---|---|---|---|---|---|---|---|---|---|---|
| 35－39 | 40－44 | 45－49 | 50－54 | 55－59 | 60－64 | 65－69 | 70－74 | 75－89 | 80－84 | 85＋ | | | 0－64 | 0－74 |
| 6.28 | 19.82 | 27.01 | 41.45 | 33.38 | 29.33 | 22.46 | 33.18 | 5.15 | 29.98 | 11.96 | 10.36 | 9.87 | 0.82 | 1.10 |
| 3.49 | 5.75 | 8.59 | 14.23 | 22.03 | 19.82 | 26.20 | 9.05 | 13.74 | 6.00 | 0.00 | 4.69 | 4.63 | 0.37 | 0.55 |
| 0.00 | 0.64 | 1.23 | 0.62 | 2.00 | 1.59 | 0.00 | 4.52 | 3.43 | 0.00 | 0.00 | 0.49 | 0.45 | 0.03 | 0.06 |
| 5.58 | 8.31 | 11.66 | 19.18 | 14.69 | 23.78 | 23.71 | 24.13 | 22.32 | 20.99 | 47.84 | 6.31 | 6.09 | 0.44 | 0.68 |
| 0.70 | 0.64 | 0.61 | 0.62 | 0.67 | 1.59 | 0.00 | 0.00 | 0.00 | 0.00 | 0.00 | 0.26 | 0.24 | 0.02 | 0.02 |
| 0.00 | 0.00 | 0.00 | 0.00 | 0.67 | 0.00 | 0.00 | 0.00 | 0.00 | 0.00 | 0.00 | 0.02 | 0.03 | 0.00 | 0.00 |
| 0.00 | 0.00 | 0.00 | 0.00 | 0.00 | 0.00 | 0.00 | 0.00 | 0.00 | 0.00 | 0.00 | 0.00 | 0.00 | 0.00 | 0.00 |
| 0.00 | 0.00 | 0.00 | 0.00 | 0.00 | 0.00 | 0.00 | 0.00 | 0.00 | 0.00 | 0.00 | 0.00 | 0.00 | 0.00 | 0.00 |
| 0.00 | 0.00 | 0.00 | 0.00 | 0.00 | 0.00 | 0.00 | 0.00 | 0.00 | 0.00 | 0.00 | 0.00 | 0.00 | 0.00 | 0.00 |
| 0.70 | 0.64 | 4.91 | 6.19 | 5.34 | 15.85 | 9.98 | 7.54 | 17.17 | 14.99 | 23.92 | 2.32 | 2.35 | 0.17 | 0.26 |
| 0.00 | 0.00 | 0.00 | 0.62 | 0.67 | 3.17 | 3.74 | 6.03 | 6.87 | 11.99 | 11.96 | 0.60 | 0.61 | 0.02 | 0.07 |
| 0.00 | 0.00 | 0.61 | 0.00 | 1.34 | 2.38 | 7.49 | 0.00 | 15.45 | 3.00 | 0.00 | 0.60 | 0.58 | 0.02 | 0.06 |
| 0.70 | 0.00 | 0.00 | 2.47 | 4.01 | 8.72 | 7.49 | 12.07 | 22.32 | 35.97 | 17.94 | 1.66 | 1.63 | 0.08 | 0.18 |
| 0.00 | 0.00 | 0.00 | 0.00 | 0.00 | 0.00 | 1.25 | 1.51 | 0.00 | 3.00 | 0.00 | 0.09 | 0.08 | 0.00 | 0.01 |
| 0.00 | 0.00 | 0.00 | 0.00 | 0.00 | 0.00 | 0.00 | 0.00 | 1.72 | 0.00 | 0.00 | 0.11 | 0.22 | 0.01 | 0.01 |
| 1.40 | 7.03 | 6.14 | 8.04 | 13.35 | 13.48 | 18.72 | 7.54 | 12.02 | 14.99 | 5.98 | 4.11 | 4.28 | 0.30 | 0.43 |
| 57.94 | 72.25 | 77.34 | 99.60 | 60.09 | 36.46 | 18.72 | 13.57 | 8.59 | 3.00 | 5.98 | 30.48 | 26.43 | 2.32 | 2.48 |
| 0.00 | 0.00 | 0.00 | 0.62 | 0.00 | 0.00 | 0.00 | 0.00 | 5.15 | 0.00 | 5.98 | 0.12 | 0.11 | 0.00 | 0.00 |
| 0.00 | 0.00 | 0.00 | 0.62 | 0.00 | 0.00 | 1.25 | 4.52 | 1.72 | 0.00 | 0.00 | 0.18 | 0.18 | 0.00 | 0.03 |
| 0.00 | 0.00 | 0.61 | 0.00 | 0.67 | 0.00 | 0.00 | 0.00 | 0.00 | 0.00 | 0.00 | 0.07 | 0.06 | 0.01 | 0.01 |
| 0.00 | 1.28 | 2.46 | 6.81 | 4.67 | 5.55 | 3.74 | 12.07 | 12.02 | 11.99 | 0.00 | 2.07 | 2.01 | 0.13 | 0.21 |
| 0.00 | 0.00 | 0.00 | 0.00 | 0.00 | 0.00 | 0.00 | 0.00 | 0.00 | 0.00 | 0.00 | 0.00 | 0.00 | 0.00 | 0.00 |
| 0.00 | 0.64 | 1.23 | 0.62 | 2.00 | 1.59 | 3.74 | 0.00 | 1.72 | 0.00 | 0.00 | 0.41 | 0.42 | 0.03 | 0.05 |
| 0.70 | 0.64 | 0.00 | 0.00 | 0.67 | 0.00 | 2.50 | 1.51 | 0.00 | 0.00 | 5.98 | 0.46 | 0.61 | 0.03 | 0.05 |
| 0.00 | 0.00 | 1.23 | 1.86 | 2.67 | 3.17 | 3.74 | 4.52 | 1.72 | 0.00 | 0.00 | 0.75 | 0.74 | 0.05 | 0.09 |
| 1.40 | 0.64 | 2.46 | 3.71 | 2.67 | 7.13 | 6.24 | 3.02 | 6.87 | 6.00 | 5.98 | 2.05 | 2.06 | 0.14 | 0.18 |
| 2.09 | 1.92 | 6.75 | 9.28 | 14.02 | 16.65 | 22.46 | 24.13 | 18.89 | 17.99 | 41.86 | 5.08 | 5.13 | 0.32 | 0.55 |
| 124.96 | 215.46 | 299.53 | 417.59 | 438.65 | 577.88 | 692.55 | 740.57 | 954.69 | 1 067.24 | 908.98 | 175.07 | 167.78 | 11.21 | 18.38 |
| 124.96 | 214.82 | 297.69 | 415.12 | 437.31 | 577.09 | 688.80 | 736.05 | 944.38 | 1 064.24 | 897.02 | 174.12 | 166.87 | 11.17 | 18.29 |

表7 黑龙江省肿瘤登记农村地区

| 部位 | ICD－10 | 发病数 | 构成（％） | 粗率（1/10⁵） | 0－ | 1－4 | 5－9 | 10－14 | 15－19 | 20－24 | 25－29 | 30－34 |
|------|---------|--------|-----------|--------------|-----|------|------|--------|--------|--------|--------|--------|
| 唇 | C00 | 0 | 0.00 | 0.00 | 0.00 | 0.00 | 0.00 | 0.00 | 0.00 | 0.00 | 0.00 | 0.00 |
| 舌 | C01－C02 | 6 | 0.22 | 0.47 | 0.00 | 0.00 | 0.00 | 0.00 | 0.00 | 0.00 | 0.00 | 0.00 |
| 口 | C03－C06 | 1 | 0.04 | 0.08 | 0.00 | 0.00 | 0.00 | 0.00 | 0.00 | 0.00 | 0.00 | 0.00 |
| 唾液腺 | C07－C08 | 5 | 0.18 | 0.39 | 0.00 | 0.00 | 0.00 | 0.00 | 0.00 | 0.00 | 0.00 | 0.00 |
| 扁桃腺 | C09 | 0 | 0.00 | 0.00 | 0.00 | 0.00 | 0.00 | 0.00 | 0.00 | 0.00 | 0.00 | 0.00 |
| 其他的口咽 | C10 | 3 | 0.11 | 0.23 | 0.00 | 0.00 | 0.00 | 0.00 | 0.00 | 0.00 | 0.00 | 0.00 |
| 鼻咽 | C11 | 11 | 0.40 | 0.85 | 0.00 | 0.00 | 0.00 | 0.00 | 0.00 | 0.00 | 0.00 | 0.00 |
| 喉咽 | C12－C13 | 1 | 0.04 | 0.08 | 0.00 | 0.00 | 0.00 | 0.00 | 0.00 | 0.00 | 0.00 | 0.00 |
| 咽,部位不明 | C14 | 2 | 0.07 | 0.16 | 0.00 | 0.00 | 0.00 | 0.00 | 0.00 | 0.00 | 0.00 | 0.00 |
| 食管 | C15 | 88 | 3.22 | 6.84 | 0.00 | 0.00 | 0.00 | 0.00 | 0.00 | 0.00 | 0.00 | 0.00 |
| 胃 | C16 | 235 | 8.60 | 18.26 | 0.00 | 0.00 | 0.00 | 0.00 | 0.00 | 1.13 | 3.24 | 2.13 |
| 小肠 | C17 | 9 | 0.33 | 0.70 | 0.00 | 0.00 | 0.00 | 0.00 | 0.00 | 0.00 | 0.00 | 0.00 |
| 结肠 | C18 | 90 | 3.30 | 6.99 | 0.00 | 0.00 | 0.00 | 0.00 | 0.00 | 0.00 | 0.00 | 1.06 |
| 直肠 | C19－C20 | 111 | 4.06 | 8.63 | 0.00 | 0.00 | 0.00 | 0.00 | 0.00 | 0.00 | 1.08 | 0.00 |
| 肛门 | C21 | 14 | 0.51 | 1.09 | 0.00 | 0.00 | 0.00 | 0.00 | 0.00 | 0.00 | 0.00 | 0.00 |
| 肝脏 | C22 | 378 | 13.84 | 29.38 | 0.00 | 0.00 | 0.00 | 0.00 | 0.00 | 0.00 | 0.00 | 1.06 |
| 胆囊及其他 | C23－C24 | 12 | 0.44 | 0.93 | 0.00 | 0.00 | 0.00 | 0.00 | 0.00 | 0.00 | 0.00 | 0.00 |
| 胰腺 | C25 | 114 | 4.17 | 8.86 | 0.00 | 0.00 | 0.00 | 0.00 | 0.00 | 0.00 | 1.08 | 0.00 |
| 鼻,鼻窦及其他 | C30－C31 | 6 | 0.22 | 0.47 | 0.00 | 0.00 | 0.00 | 0.00 | 0.00 | 0.00 | 0.00 | 1.06 |
| 喉 | C32 | 31 | 1.14 | 2.41 | 0.00 | 0.00 | 0.00 | 0.00 | 0.00 | 0.00 | 0.00 | 0.00 |
| 气管,支气管,肺 | C33－C34 | 713 | 26.11 | 55.42 | 0.00 | 0.00 | 0.00 | 0.00 | 0.00 | 0.00 | 5.40 | 1.06 |
| 其他的胸腔器官 | C37－C38 | 5 | 0.18 | 0.39 | 0.00 | 0.00 | 0.00 | 0.00 | 0.00 | 0.00 | 0.00 | 0.00 |
| 骨 | C40－C41 | 27 | 0.99 | 2.10 | 0.00 | 0.00 | 0.00 | 0.00 | 0.00 | 0.00 | 0.00 | 0.00 |
| 皮肤的黑色素瘤 | C43 | 2 | 0.07 | 0.16 | 0.00 | 0.00 | 0.00 | 0.00 | 0.00 | 0.00 | 0.00 | 0.00 |
| 其他的皮肤 | C44 | 8 | 0.29 | 0.62 | 0.00 | 0.00 | 0.00 | 0.00 | 0.00 | 0.00 | 0.00 | 0.00 |
| 间皮瘤 | C45 | 1 | 0.04 | 0.08 | 0.00 | 0.00 | 0.00 | 0.00 | 0.00 | 0.00 | 0.00 | 0.00 |
| 卡波氏肉瘤 | C46 | 0 | 0.00 | 0.00 | 0.00 | 0.00 | 0.00 | 0.00 | 0.00 | 0.00 | 0.00 | 0.00 |
| 周围神经,结缔、软组织 | C47;C49 | 7 | 0.26 | 0.54 | 0.00 | 2.43 | 0.00 | 0.00 | 0.00 | 0.00 | 1.08 | 0.00 |
| 乳房 | C50 | 192 | 7.03 | 14.92 | 0.00 | 0.00 | 0.00 | 0.00 | 0.00 | 0.00 | 4.32 | 1.06 |
| 外阴 | C51 | 2 | 0.07 | 0.16 | 0.00 | 0.00 | 0.00 | 0.00 | 0.00 | 0.00 | 0.00 | 0.00 |
| 阴道 | C52 | 1 | 0.04 | 0.08 | 0.00 | 0.00 | 0.00 | 0.00 | 0.00 | 0.00 | 0.00 | 0.00 |

## 2016 年男女合计发病主要指标

| 发病率(1/10$^5$) | | | | | | | | | | | 中标率 (1/10$^5$) | 世标率 (1/10$^5$) | 累积率（%） | |
|---|---|---|---|---|---|---|---|---|---|---|---|---|---|---|
| 35－39 | 40－44 | 45－49 | 50－54 | 55－59 | 60－64 | 65－69 | 70－74 | 75－89 | 80－84 | 85＋ | | | 0－64 | 0－74 |
| 0.00 | 0.00 | 0.00 | 0.00 | 0.00 | 0.00 | 0.00 | 0.00 | 0.00 | 0.00 | 0.00 | 0.00 | 0.00 | 0.00 | 0.00 |
| 0.00 | 0.00 | 0.00 | 1.95 | 0.00 | 2.70 | 2.19 | 2.73 | 0.00 | 0.00 | 0.00 | 0.31 | 0.33 | 0.02 | 0.05 |
| 0.00 | 0.00 | 0.00 | 0.00 | 0.00 | 0.00 | 2.19 | 0.00 | 0.00 | 0.00 | 0.00 | 0.06 | 0.07 | 0.00 | 0.01 |
| 0.00 | 0.78 | 0.00 | 0.97 | 0.96 | 0.00 | 0.00 | 2.73 | 4.05 | 0.00 | 0.00 | 0.24 | 0.23 | 0.01 | 0.03 |
| 0.00 | 0.00 | 0.00 | 0.00 | 0.00 | 0.00 | 0.00 | 0.00 | 0.00 | 0.00 | 0.00 | 0.00 | 0.00 | 0.00 | 0.00 |
| 0.00 | 0.00 | 0.00 | 0.00 | 0.96 | 1.35 | 0.00 | 0.00 | 4.05 | 0.00 | 0.00 | 0.13 | 0.13 | 0.01 | 0.01 |
| 0.83 | 0.78 | 0.77 | 3.89 | 0.96 | 1.35 | 0.00 | 2.73 | 4.05 | 0.00 | 0.00 | 0.56 | 0.52 | 0.04 | 0.06 |
| 0.00 | 0.00 | 0.00 | 0.00 | 0.00 | 0.00 | 2.19 | 0.00 | 0.00 | 0.00 | 0.00 | 0.06 | 0.07 | 0.00 | 0.01 |
| 0.00 | 0.00 | 0.00 | 0.00 | 0.00 | 1.35 | 0.00 | 0.00 | 4.05 | 0.00 | 0.00 | 0.10 | 0.09 | 0.01 | 0.01 |
| 0.00 | 3.10 | 3.86 | 9.73 | 10.55 | 18.91 | 41.59 | 24.61 | 28.35 | 62.30 | 0.00 | 4.43 | 4.42 | 0.23 | 0.56 |
| 3.32 | 2.33 | 8.49 | 27.24 | 21.10 | 39.17 | 102.88 | 62.89 | 121.50 | 138.44 | 166.60 | 12.29 | 12.18 | 0.54 | 1.37 |
| 0.00 | 0.78 | 0.77 | 0.97 | 1.92 | 1.35 | 4.38 | 2.73 | 0.00 | 0.00 | 0.00 | 0.45 | 0.46 | 0.03 | 0.06 |
| 0.00 | 3.10 | 4.63 | 9.73 | 11.51 | 27.01 | 24.08 | 27.34 | 32.40 | 34.61 | 41.65 | 4.47 | 4.53 | 0.29 | 0.54 |
| 0.83 | 2.33 | 1.54 | 7.78 | 20.14 | 24.31 | 45.97 | 21.87 | 56.70 | 69.22 | 55.53 | 5.49 | 5.54 | 0.29 | 0.63 |
| 0.00 | 0.00 | 0.00 | 0.00 | 0.00 | 1.35 | 15.32 | 0.00 | 8.10 | 13.84 | 27.77 | 0.76 | 0.80 | 0.01 | 0.08 |
| 6.64 | 17.85 | 20.06 | 50.58 | 42.21 | 86.44 | 98.50 | 125.78 | 121.50 | 131.52 | 277.66 | 18.94 | 19.14 | 1.12 | 2.25 |
| 0.00 | 0.00 | 0.00 | 0.97 | 0.00 | 2.70 | 4.38 | 5.47 | 8.10 | 13.84 | 13.88 | 0.61 | 0.62 | 0.02 | 0.07 |
| 0.83 | 1.55 | 6.17 | 11.67 | 6.71 | 33.77 | 30.65 | 27.34 | 72.90 | 96.91 | 27.77 | 5.75 | 5.62 | 0.31 | 0.60 |
| 0.83 | 0.00 | 0.00 | 0.00 | 1.92 | 0.00 | 4.38 | 0.00 | 0.00 | 0.00 | 0.00 | 0.38 | 0.32 | 0.02 | 0.04 |
| 0.00 | 0.00 | 0.77 | 2.92 | 5.76 | 9.45 | 17.51 | 8.20 | 4.05 | 13.84 | 0.00 | 1.53 | 1.60 | 0.09 | 0.22 |
| 1.66 | 7.76 | 27.77 | 53.50 | 70.98 | 143.17 | 232.03 | 246.09 | 453.61 | 456.84 | 694.16 | 35.91 | 36.14 | 1.56 | 3.95 |
| 0.00 | 0.00 | 0.00 | 0.00 | 0.00 | 2.70 | 0.00 | 2.73 | 8.10 | 0.00 | 0.00 | 0.25 | 0.24 | 0.01 | 0.03 |
| 0.00 | 0.78 | 0.00 | 1.95 | 2.88 | 6.75 | 10.94 | 5.47 | 28.35 | 0.00 | 27.77 | 1.36 | 1.39 | 0.06 | 0.14 |
| 0.00 | 0.00 | 0.00 | 0.00 | 0.00 | 0.00 | 2.19 | 0.00 | 0.00 | 0.00 | 13.88 | 0.11 | 0.14 | 0.00 | 0.01 |
| 0.00 | 0.00 | 0.00 | 0.97 | 0.00 | 1.35 | 4.38 | 0.00 | 8.10 | 0.00 | 27.77 | 0.41 | 0.45 | 0.01 | 0.03 |
| 0.00 | 0.00 | 0.00 | 0.00 | 0.00 | 1.35 | 0.00 | 0.00 | 0.00 | 0.00 | 0.00 | 0.05 | 0.05 | 0.01 | 0.01 |
| 0.00 | 0.00 | 0.00 | 0.00 | 0.00 | 0.00 | 0.00 | 0.00 | 0.00 | 0.00 | 0.00 | 0.00 | 0.00 | 0.00 | 0.00 |
| 0.00 | 0.00 | 1.54 | 0.97 | 0.96 | 0.00 | 2.19 | 0.00 | 0.00 | 0.00 | 0.00 | 0.46 | 0.56 | 0.03 | 0.04 |
| 11.62 | 18.62 | 29.31 | 39.88 | 18.23 | 31.07 | 30.65 | 24.61 | 8.10 | 6.92 | 27.77 | 10.13 | 9.61 | 0.77 | 1.05 |
| 0.00 | 0.00 | 0.00 | 0.00 | 0.00 | 1.35 | 0.00 | 0.00 | 4.05 | 0.00 | 0.00 | 0.10 | 0.09 | 0.01 | 0.01 |
| 0.00 | 0.00 | 0.00 | 0.00 | 0.00 | 0.00 | 0.00 | 2.73 | 0.00 | 0.00 | 0.00 | 0.06 | 0.05 | 0.00 | 0.01 |

续表

| 部位 | ICD－10 | 发病数 | 构成(%) | 粗率(1/10⁵) | 年龄别 | | | | | | | |
|------|--------|--------|---------|-------------|-------|-------|-------|---------|---------|---------|---------|---------|
| | | | | | 0－ | 1－4 | 5－9 | 10－14 | 15－19 | 20－24 | 25－29 | 30－34 |
| 子宫颈 | C53 | 63 | 2.31 | 4.90 | 0.00 | 0.00 | 0.00 | 0.00 | 0.00 | 0.00 | 2.16 | 1.06 |
| 子宫体 | C54 | 40 | 1.46 | 3.11 | 0.00 | 0.00 | 0.00 | 0.00 | 0.00 | 0.00 | 0.00 | 0.00 |
| 子宫,部位不明 | C55 | 3 | 0.11 | 0.23 | 0.00 | 0.00 | 0.00 | 0.00 | 0.00 | 0.00 | 0.00 | 0.00 |
| 卵巢 | C56 | 40 | 1.46 | 3.11 | 0.00 | 0.00 | 0.00 | 0.00 | 0.00 | 1.13 | 0.00 | 1.06 |
| 其他的女性生殖器 | C57 | 3 | 0.11 | 0.23 | 0.00 | 0.00 | 0.00 | 0.00 | 0.00 | 0.00 | 0.00 | 0.00 |
| 胎盘 | C58 | 0 | 0.00 | 0.00 | 0.00 | 0.00 | 0.00 | 0.00 | 0.00 | 0.00 | 0.00 | 0.00 |
| 阴茎 | C60 | 3 | 0.11 | 0.23 | 0.00 | 0.00 | 0.00 | 1.78 | 0.00 | 0.00 | 0.00 | 0.00 |
| 前列腺 | C61 | 27 | 0.99 | 2.10 | 0.00 | 0.00 | 0.00 | 0.00 | 0.00 | 0.00 | 0.00 | 0.00 |
| 睾丸 | C62 | 1 | 0.04 | 0.08 | 0.00 | 0.00 | 0.00 | 0.00 | 0.00 | 0.00 | 0.00 | 0.00 |
| 其他的男性生殖器 | C63 | 0 | 0.00 | 0.00 | 0.00 | 0.00 | 0.00 | 0.00 | 0.00 | 0.00 | 0.00 | 0.00 |
| 肾 | C64 | 42 | 1.54 | 3.26 | 0.00 | 0.00 | 0.00 | 0.00 | 0.00 | 0.00 | 0.00 | 2.13 |
| 肾盂 | C65 | 9 | 0.33 | 0.70 | 0.00 | 0.00 | 0.00 | 0.00 | 0.00 | 0.00 | 0.00 | 0.00 |
| 输尿管 | C66 | 7 | 0.26 | 0.54 | 0.00 | 0.00 | 0.00 | 0.00 | 0.00 | 0.00 | 0.00 | 0.00 |
| 膀胱 | C67 | 56 | 2.05 | 4.35 | 0.00 | 0.00 | 0.00 | 0.00 | 0.00 | 0.00 | 0.00 | 0.00 |
| 其他的泌尿器官 | C68 | 2 | 0.07 | 0.16 | 0.00 | 0.00 | 0.00 | 0.00 | 0.00 | 0.00 | 0.00 | 0.00 |
| 眼 | C69 | 1 | 0.04 | 0.08 | 0.00 | 2.43 | 0.00 | 0.00 | 0.00 | 0.00 | 0.00 | 0.00 |
| 脑,神经系统 | C70－C72 | 51 | 1.87 | 3.96 | 0.00 | 0.00 | 0.00 | 1.78 | 1.70 | 1.13 | 1.08 | 1.06 |
| 甲状腺 | C73 | 176 | 6.44 | 13.68 | 0.00 | 0.00 | 0.00 | 0.00 | 0.00 | 1.13 | 7.56 | 17.03 |
| 肾上腺 | C74 | 3 | 0.11 | 0.23 | 0.00 | 0.00 | 0.00 | 0.00 | 0.00 | 0.00 | 0.00 | 0.00 |
| 其他的内分泌腺 | C75 | 0 | 0.00 | 0.00 | 0.00 | 0.00 | 0.00 | 0.00 | 0.00 | 0.00 | 0.00 | 0.00 |
| 霍奇金病 | C81 | 2 | 0.07 | 0.16 | 0.00 | 0.00 | 0.00 | 0.00 | 0.00 | 0.00 | 0.00 | 0.00 |
| 非霍奇金淋巴瘤 | C82－C85;C96 | 21 | 0.77 | 1.63 | 0.00 | 0.00 | 0.00 | 0.00 | 0.00 | 0.00 | 0.00 | 0.00 |
| 免疫增生性疾病 | C88 | 1 | 0.04 | 0.08 | 0.00 | 0.00 | 0.00 | 0.00 | 0.00 | 0.00 | 0.00 | 0.00 |
| 多发性骨髓瘤 | C90 | 11 | 0.40 | 0.85 | 0.00 | 0.00 | 0.00 | 0.00 | 0.00 | 0.00 | 0.00 | 1.06 |
| 淋巴样白血病 | C91 | 1 | 0.04 | 0.08 | 0.00 | 0.00 | 0.00 | 0.00 | 0.00 | 0.00 | 0.00 | 0.00 |
| 髓样白血病 | C92－C94 | 4 | 0.15 | 0.31 | 0.00 | 2.43 | 0.00 | 0.00 | 0.00 | 0.00 | 0.00 | 0.00 |
| 白血病,未特指 | C95 | 37 | 1.35 | 2.88 | 0.00 | 2.43 | 5.19 | 0.00 | 1.70 | 1.13 | 1.08 | 0.00 |
| 其他的或未指明部位 | O&U | 52 | 1.90 | 4.04 | 0.00 | 0.00 | 0.00 | 1.78 | 0.00 | 0.00 | 1.08 | 0.00 |
| 所有部位合计 | ALL | 2 731 | 100.00 | 212.26 | 0.00 | 9.71 | 5.19 | 5.33 | 3.40 | 5.63 | 29.14 | 29.80 |
| 所有部位除外 C44 | ALLbC44 | 2 723 | 99.71 | 211.63 | 0.00 | 9.71 | 5.19 | 5.33 | 3.40 | 5.63 | 29.14 | 29.80 |
| 人口数 | POPU | 1 286 652 | | | | | | | | | | |

| 发病率(1/10⁵) | | | | | | | | | | | 中标率 | 世标率 | 累积率(%) | |
|---|---|---|---|---|---|---|---|---|---|---|---|---|---|---|
| 35-39 | 40-44 | 45-49 | 50-54 | 55-59 | 60-64 | 65-69 | 70-74 | 75-89 | 80-84 | 85+ | (1/10⁵) | (1/10⁵) | 0-64 | 0-74 |
| 3.32 | 3.88 | 6.17 | 13.62 | 12.47 | 5.40 | 13.13 | 2.73 | 16.20 | 6.92 | 0.00 | 3.30 | 3.08 | 0.24 | 0.32 |
| 1.66 | 3.10 | 3.86 | 16.54 | 1.92 | 5.40 | 6.57 | 5.47 | 0.00 | 6.92 | 0.00 | 2.05 | 1.98 | 0.16 | 0.22 |
| 0.00 | 0.00 | 0.00 | 0.00 | 0.96 | 2.70 | 0.00 | 0.00 | 0.00 | 0.00 | 0.00 | 0.13 | 0.15 | 0.02 | 0.02 |
| 1.66 | 1.55 | 5.40 | 5.84 | 6.71 | 5.40 | 8.76 | 8.20 | 8.10 | 6.92 | 0.00 | 2.11 | 1.99 | 0.14 | 0.23 |
| 0.00 | 0.00 | 0.77 | 0.00 | 0.96 | 1.35 | 0.00 | 0.00 | 0.00 | 0.00 | 0.00 | 0.13 | 0.14 | 0.02 | 0.02 |
| 0.00 | 0.00 | 0.00 | 0.00 | 0.00 | 0.00 | 0.00 | 0.00 | 0.00 | 0.00 | 0.00 | 0.00 | 0.00 | 0.00 | 0.00 |
| 0.00 | 0.00 | 0.00 | 0.00 | 0.96 | 0.00 | 0.00 | 2.73 | 0.00 | 0.00 | 0.00 | 0.27 | 0.25 | 0.01 | 0.03 |
| 0.00 | 0.00 | 0.00 | 0.97 | 0.96 | 1.35 | 13.13 | 19.14 | 12.15 | 48.45 | 13.88 | 1.40 | 1.35 | 0.02 | 0.18 |
| 0.00 | 0.00 | 0.77 | 0.00 | 0.00 | 0.00 | 0.00 | 0.00 | 0.00 | 6.92 | 0.00 | 0.05 | 0.05 | 0.00 | 0.00 |
| 0.00 | 0.00 | 0.00 | 0.00 | 0.00 | 0.00 | 0.00 | 0.00 | 0.00 | 0.00 | 0.00 | 0.00 | 0.00 | 0.00 | 0.00 |
| 1.66 | 3.10 | 1.54 | 2.92 | 2.88 | 8.10 | 19.70 | 13.67 | 12.15 | 13.84 | 13.88 | 2.32 | 2.22 | 0.11 | 0.28 |
| 0.00 | 0.00 | 1.54 | 0.00 | 0.00 | 2.70 | 6.57 | 2.73 | 0.00 | 6.92 | 0.00 | 0.48 | 0.49 | 0.02 | 0.07 |
| 0.00 | 0.00 | 0.00 | 0.00 | 1.92 | 2.70 | 2.19 | 0.00 | 4.05 | 6.92 | 0.00 | 0.32 | 0.33 | 0.02 | 0.03 |
| 1.66 | 0.78 | 3.09 | 2.92 | 9.59 | 8.10 | 15.32 | 16.41 | 36.45 | 27.69 | 55.53 | 2.78 | 2.75 | 0.13 | 0.29 |
| 0.00 | 0.00 | 0.00 | 0.00 | 0.00 | 1.35 | 0.00 | 0.00 | 0.00 | 0.00 | 13.88 | 0.09 | 0.12 | 0.01 | 0.01 |
| 0.00 | 0.00 | 0.00 | 0.00 | 0.00 | 0.00 | 0.00 | 0.00 | 0.00 | 0.00 | 0.00 | 0.11 | 0.23 | 0.01 | 0.01 |
| 3.32 | 3.88 | 0.77 | 4.86 | 3.84 | 14.86 | 13.13 | 8.20 | 16.20 | 13.84 | 13.88 | 2.98 | 2.88 | 0.19 | 0.30 |
| 14.11 | 27.16 | 32.40 | 26.26 | 13.43 | 13.51 | 10.94 | 2.73 | 0.00 | 0.00 | 13.88 | 10.49 | 8.98 | 0.76 | 0.83 |
| 0.00 | 0.00 | 0.00 | 0.97 | 0.00 | 0.00 | 0.00 | 0.00 | 4.05 | 6.92 | 0.00 | 0.15 | 0.12 | 0.00 | 0.00 |
| 0.00 | 0.00 | 0.00 | 0.00 | 0.00 | 0.00 | 0.00 | 0.00 | 0.00 | 0.00 | 0.00 | 0.00 | 0.00 | 0.00 | 0.00 |
| 0.00 | 0.00 | 0.00 | 0.00 | 0.00 | 0.00 | 5.47 | 0.00 | 0.00 | 0.00 | 0.00 | 0.11 | 0.11 | 0.00 | 0.03 |
| 0.00 | 0.78 | 1.54 | 0.97 | 3.84 | 4.05 | 13.13 | 10.94 | 0.00 | 0.00 | 0.00 | 1.08 | 1.12 | 0.06 | 0.18 |
| 0.00 | 0.00 | 0.00 | 0.00 | 0.00 | 1.35 | 0.00 | 0.00 | 0.00 | 0.00 | 0.00 | 0.05 | 0.05 | 0.01 | 0.01 |
| 0.83 | 0.78 | 0.00 | 0.97 | 3.84 | 2.70 | 0.00 | 2.73 | 0.00 | 0.00 | 13.88 | 0.51 | 0.53 | 0.05 | 0.06 |
| 0.00 | 0.00 | 0.00 | 0.00 | 0.00 | 0.00 | 2.19 | 0.00 | 0.00 | 0.00 | 0.00 | 0.06 | 0.07 | 0.00 | 0.01 |
| 0.00 | 0.00 | 0.77 | 0.00 | 0.00 | 1.35 | 0.00 | 0.00 | 0.00 | 6.92 | 0.00 | 0.25 | 0.37 | 0.00 | 0.02 |
| 0.83 | 0.78 | 3.86 | 4.86 | 2.88 | 5.40 | 4.38 | 8.20 | 16.20 | 6.92 | 13.88 | 2.33 | 2.55 | 0.15 | 0.21 |
| 2.49 | 3.10 | 1.54 | 6.81 | 5.76 | 9.45 | 4.38 | 21.87 | 8.10 | 48.45 | 27.77 | 2.77 | 2.65 | 0.16 | 0.29 |
| 58.10 | 108.63 | 169.71 | 314.20 | 290.65 | 536.23 | 812.12 | 727.33 | 1 113.77 | 1 245.93 | 1 582.67 | 141.69 | 139.97 | 7.82 | 15.52 |
| 58.10 | 108.63 | 169.71 | 313.23 | 290.65 | 534.87 | 807.74 | 727.33 | 1 105.67 | 1 245.93 | 1 554.91 | 141.28 | 139.52 | 7.81 | 15.48 |

表8 黑龙江省肿瘤登记农村地区

| 部位 | ICD-10 | 发病数 | 构成(%) | 粗率(1/10⁵) | 年龄别 | | | | | | | |
|---|---|---|---|---|---|---|---|---|---|---|---|---|
| | | | | | 0- | 1-4 | 5-9 | 10-14 | 15-19 | 20-24 | 25-29 | 30-34 |
| 唇 | C00 | 0 | 0.00 | 0.00 | 0.00 | 0.00 | 0.00 | 0.00 | 0.00 | 0.00 | 0.00 | 0.00 |
| 舌 | C01-C02 | 2 | 0.13 | 0.30 | 0.00 | 0.00 | 0.00 | 0.00 | 0.00 | 0.00 | 0.00 | 0.00 |
| 口 | C03-C06 | 1 | 0.07 | 0.15 | 0.00 | 0.00 | 0.00 | 0.00 | 0.00 | 0.00 | 0.00 | 0.00 |
| 唾液腺 | C07-C08 | 4 | 0.27 | 0.61 | 0.00 | 0.00 | 0.00 | 0.00 | 0.00 | 0.00 | 0.00 | 0.00 |
| 扁桃腺 | C09 | 0 | 0.00 | 0.00 | 0.00 | 0.00 | 0.00 | 0.00 | 0.00 | 0.00 | 0.00 | 0.00 |
| 其他的口咽 | C10 | 3 | 0.20 | 0.45 | 0.00 | 0.00 | 0.00 | 0.00 | 0.00 | 0.00 | 0.00 | 0.00 |
| 鼻咽 | C11 | 8 | 0.54 | 1.21 | 0.00 | 0.00 | 0.00 | 0.00 | 0.00 | 0.00 | 0.00 | 0.00 |
| 喉咽 | C12-C13 | 0 | 0.00 | 0.00 | 0.00 | 0.00 | 0.00 | 0.00 | 0.00 | 0.00 | 0.00 | 0.00 |
| 咽,部位不明 | C14 | 2 | 0.13 | 0.30 | 0.00 | 0.00 | 0.00 | 0.00 | 0.00 | 0.00 | 0.00 | 0.00 |
| 食管 | C15 | 82 | 5.53 | 12.43 | 0.00 | 0.00 | 0.00 | 0.00 | 0.00 | 0.00 | 0.00 | 0.00 |
| 胃 | C16 | 171 | 11.52 | 25.92 | 0.00 | 0.00 | 0.00 | 0.00 | 0.00 | 0.00 | 6.37 | 2.08 |
| 小肠 | C17 | 1 | 0.07 | 0.15 | 0.00 | 0.00 | 0.00 | 0.00 | 0.00 | 0.00 | 0.00 | 0.00 |
| 结肠 | C18 | 48 | 3.23 | 7.28 | 0.00 | 0.00 | 0.00 | 0.00 | 0.00 | 0.00 | 0.00 | 0.00 |
| 直肠 | C19-C20 | 70 | 4.72 | 10.61 | 0.00 | 0.00 | 0.00 | 0.00 | 0.00 | 0.00 | 2.12 | 0.00 |
| 肛门 | C21 | 9 | 0.61 | 1.36 | 0.00 | 0.00 | 0.00 | 0.00 | 0.00 | 0.00 | 0.00 | 0.00 |
| 肝脏 | C22 | 289 | 19.47 | 43.81 | 0.00 | 0.00 | 0.00 | 0.00 | 0.00 | 0.00 | 0.00 | 2.08 |
| 胆囊及其他 | C23-C24 | 4 | 0.27 | 0.61 | 0.00 | 0.00 | 0.00 | 0.00 | 0.00 | 0.00 | 0.00 | 0.00 |
| 胰腺 | C25 | 66 | 4.45 | 10.00 | 0.00 | 0.00 | 0.00 | 0.00 | 0.00 | 0.00 | 0.00 | 0.00 |
| 鼻,鼻窦及其他 | C30-C31 | 4 | 0.27 | 0.61 | 0.00 | 0.00 | 0.00 | 0.00 | 0.00 | 0.00 | 0.00 | 0.00 |
| 喉 | C32 | 29 | 1.95 | 4.40 | 0.00 | 0.00 | 0.00 | 0.00 | 0.00 | 0.00 | 0.00 | 0.00 |
| 气管,支气管,肺 | C33-C34 | 439 | 29.58 | 66.55 | 0.00 | 0.00 | 0.00 | 0.00 | 0.00 | 0.00 | 4.25 | 2.08 |
| 其他的胸腔器官 | C37-C38 | 1 | 0.07 | 0.15 | 0.00 | 0.00 | 0.00 | 0.00 | 0.00 | 0.00 | 0.00 | 0.00 |
| 骨 | C40-C41 | 18 | 1.21 | 2.73 | 0.00 | 0.00 | 0.00 | 0.00 | 0.00 | 0.00 | 0.00 | 0.00 |
| 皮肤的黑色素瘤 | C43 | 2 | 0.13 | 0.30 | 0.00 | 0.00 | 0.00 | 0.00 | 0.00 | 0.00 | 0.00 | 0.00 |
| 其他的皮肤 | C44 | 4 | 0.27 | 0.61 | 0.00 | 0.00 | 0.00 | 0.00 | 0.00 | 0.00 | 0.00 | 0.00 |
| 间皮瘤 | C45 | 0 | 0.00 | 0.00 | 0.00 | 0.00 | 0.00 | 0.00 | 0.00 | 0.00 | 0.00 | 0.00 |
| 卡波氏肉瘤 | C46 | 0 | 0.00 | 0.00 | 0.00 | 0.00 | 0.00 | 0.00 | 0.00 | 0.00 | 0.00 | 0.00 |
| 周围神经,结缔、软组织 | C47;C49 | 5 | 0.34 | 0.76 | 0.00 | 4.75 | 0.00 | 0.00 | 0.00 | 0.00 | 2.12 | 0.00 |
| 乳房 | C50 | 2 | 0.13 | 0.30 | 0.00 | 0.00 | 0.00 | 0.00 | 0.00 | 0.00 | 0.00 | 0.00 |
| 外阴 | C51 | 0 | 0.00 | 0.00 | 0.00 | 0.00 | 0.00 | 0.00 | 0.00 | 0.00 | 0.00 | 0.00 |
| 阴道 | C52 | 0 | 0.00 | 0.00 | 0.00 | 0.00 | 0.00 | 0.00 | 0.00 | 0.00 | 0.00 | 0.00 |

**2016 年男性发病主要指标**

| 发病率(1/10⁵) | | | | | | | | | | | 中标率 (1/10⁵) | 世标率 (1/10⁵) | 累积率(%) | |
|---|---|---|---|---|---|---|---|---|---|---|---|---|---|---|
| 35－39 | 40－44 | 45－49 | 50－54 | 55－59 | 60－64 | 65－69 | 70－74 | 75－89 | 80－84 | 85＋ | | | 0－64 | 0－74 |
| 0.00 | 0.00 | 0.00 | 0.00 | 0.00 | 0.00 | 0.00 | 0.00 | 0.00 | 0.00 | 0.00 | 0.00 | 0.00 | 0.00 | 0.00 |
| 0.00 | 0.00 | 0.00 | 0.00 | 0.00 | 2.63 | 4.44 | 0.00 | 0.00 | 0.00 | 0.00 | 0.21 | 0.24 | 0.01 | 0.04 |
| 0.00 | 0.00 | 0.00 | 0.00 | 0.00 | 0.00 | 4.44 | 0.00 | 0.00 | 0.00 | 0.00 | 0.12 | 0.13 | 0.00 | 0.02 |
| 0.00 | 1.52 | 0.00 | 1.89 | 0.00 | 0.00 | 0.00 | 5.48 | 8.09 | 0.00 | 0.00 | 0.41 | 0.38 | 0.02 | 0.04 |
| 0.00 | 0.00 | 0.00 | 0.00 | 0.00 | 0.00 | 0.00 | 0.00 | 0.00 | 0.00 | 0.00 | 0.00 | 0.00 | 0.00 | 0.00 |
| 0.00 | 0.00 | 0.00 | 0.00 | 1.86 | 2.63 | 0.00 | 0.00 | 8.09 | 0.00 | 0.00 | 0.26 | 0.26 | 0.02 | 0.02 |
| 0.00 | 1.52 | 1.51 | 5.66 | 1.86 | 0.00 | 0.00 | 5.48 | 8.09 | 0.00 | 0.00 | 0.78 | 0.73 | 0.05 | 0.08 |
| 0.00 | 0.00 | 0.00 | 0.00 | 0.00 | 0.00 | 0.00 | 0.00 | 0.00 | 0.00 | 0.00 | 0.00 | 0.00 | 0.00 | 0.00 |
| 0.00 | 0.00 | 0.00 | 0.00 | 0.00 | 2.63 | 0.00 | 0.00 | 8.09 | 0.00 | 0.00 | 0.19 | 0.19 | 0.01 | 0.01 |
| 0.00 | 6.06 | 7.53 | 16.97 | 20.45 | 36.85 | 70.97 | 43.83 | 56.66 | 107.92 | 0.00 | 8.09 | 8.07 | 0.44 | 1.01 |
| 3.26 | 1.52 | 13.56 | 39.60 | 31.61 | 60.54 | 155.25 | 93.13 | 194.25 | 121.41 | 269.38 | 17.76 | 17.82 | 0.79 | 2.03 |
| 0.00 | 0.00 | 0.00 | 0.00 | 0.00 | 0.00 | 4.44 | 0.00 | 0.00 | 0.00 | 0.00 | 0.12 | 0.13 | 0.00 | 0.02 |
| 0.00 | 3.03 | 4.52 | 7.54 | 14.87 | 23.69 | 35.48 | 38.35 | 24.28 | 53.96 | 0.00 | 4.68 | 4.72 | 0.27 | 0.64 |
| 1.63 | 4.55 | 1.51 | 11.31 | 27.89 | 23.69 | 57.66 | 32.87 | 56.66 | 80.94 | 59.86 | 6.89 | 6.92 | 0.36 | 0.82 |
| 0.00 | 0.00 | 0.00 | 0.00 | 0.00 | 2.63 | 26.61 | 0.00 | 8.09 | 13.49 | 0.00 | 1.02 | 1.05 | 0.01 | 0.15 |
| 11.41 | 31.83 | 33.15 | 88.62 | 72.51 | 134.23 | 137.50 | 169.83 | 153.78 | 94.43 | 389.11 | 28.48 | 28.89 | 1.87 | 3.41 |
| 0.00 | 0.00 | 0.00 | 1.89 | 0.00 | 2.63 | 4.44 | 0.00 | 8.09 | 0.00 | 0.00 | 0.41 | 0.41 | 0.02 | 0.04 |
| 1.63 | 3.03 | 7.53 | 16.97 | 9.30 | 39.48 | 26.61 | 27.39 | 89.03 | 80.94 | 29.93 | 6.46 | 6.32 | 0.39 | 0.66 |
| 1.63 | 0.00 | 0.00 | 0.00 | 3.72 | 0.00 | 4.44 | 0.00 | 0.00 | 0.00 | 0.00 | 0.41 | 0.38 | 0.03 | 0.05 |
| 0.00 | 0.00 | 1.51 | 5.66 | 11.16 | 18.42 | 31.05 | 10.96 | 8.09 | 26.98 | 0.00 | 2.80 | 2.92 | 0.18 | 0.39 |
| 3.26 | 6.06 | 37.67 | 60.34 | 98.54 | 165.82 | 270.57 | 295.83 | 582.76 | 539.59 | 897.93 | 43.70 | 43.92 | 1.89 | 4.72 |
| 0.00 | 0.00 | 0.00 | 0.00 | 0.00 | 0.00 | 0.00 | 5.48 | 0.00 | 0.00 | 0.00 | 0.11 | 0.11 | 0.00 | 0.03 |
| 0.00 | 0.00 | 0.00 | 3.77 | 5.58 | 7.90 | 13.31 | 10.96 | 24.28 | 0.00 | 59.86 | 1.77 | 1.89 | 0.09 | 0.21 |
| 0.00 | 0.00 | 0.00 | 0.00 | 0.00 | 0.00 | 4.44 | 0.00 | 0.00 | 0.00 | 29.93 | 0.22 | 0.28 | 0.00 | 0.02 |
| 0.00 | 0.00 | 0.00 | 0.00 | 0.00 | 2.63 | 4.44 | 0.00 | 8.09 | 0.00 | 29.93 | 0.41 | 0.47 | 0.01 | 0.04 |
| 0.00 | 0.00 | 0.00 | 0.00 | 0.00 | 0.00 | 0.00 | 0.00 | 0.00 | 0.00 | 0.00 | 0.00 | 0.00 | 0.00 | 0.00 |
| 0.00 | 0.00 | 0.00 | 0.00 | 0.00 | 0.00 | 0.00 | 0.00 | 0.00 | 0.00 | 0.00 | 0.00 | 0.00 | 0.00 | 0.00 |
| 0.00 | 0.00 | 3.01 | 1.89 | 0.00 | 0.00 | 0.00 | 0.00 | 0.00 | 0.00 | 0.00 | 0.72 | 0.90 | 0.05 | 0.05 |
| 0.00 | 1.52 | 1.51 | 0.00 | 0.00 | 0.00 | 0.00 | 0.00 | 0.00 | 0.00 | 0.00 | 0.20 | 0.18 | 0.02 | 0.02 |
| 0.00 | 0.00 | 0.00 | 0.00 | 0.00 | 0.00 | 0.00 | 0.00 | 0.00 | 0.00 | 0.00 | 0.00 | 0.00 | 0.00 | 0.00 |
| 0.00 | 0.00 | 0.00 | 0.00 | 0.00 | 0.00 | 0.00 | 0.00 | 0.00 | 0.00 | 0.00 | 0.00 | 0.00 | 0.00 | 0.00 |

续表

| 部位 | ICD-10 | 发病数 | 构成(%) | 粗率(1/10⁵) | 年龄别 | | | | | | | |
|---|---|---|---|---|---|---|---|---|---|---|---|---|
| | | | | | 0- | 1-4 | 5-9 | 10-14 | 15-19 | 20-24 | 25-29 | 30-34 |
| 子宫颈 | C53 | 0 | 0.00 | 0.00 | 0.00 | 0.00 | 0.00 | 0.00 | 0.00 | 0.00 | 0.00 | 0.00 |
| 子宫体 | C54 | 0 | 0.00 | 0.00 | 0.00 | 0.00 | 0.00 | 0.00 | 0.00 | 0.00 | 0.00 | 0.00 |
| 子宫,部位不明 | C55 | 0 | 0.00 | 0.00 | 0.00 | 0.00 | 0.00 | 0.00 | 0.00 | 0.00 | 0.00 | 0.00 |
| 卵巢 | C56 | 0 | 0.00 | 0.00 | 0.00 | 0.00 | 0.00 | 0.00 | 0.00 | 0.00 | 0.00 | 0.00 |
| 其他的女性生殖器 | C57 | 0 | 0.00 | 0.00 | 0.00 | 0.00 | 0.00 | 0.00 | 0.00 | 0.00 | 0.00 | 0.00 |
| 胎盘 | C58 | 0 | 0.00 | 0.00 | 0.00 | 0.00 | 0.00 | 0.00 | 0.00 | 0.00 | 0.00 | 0.00 |
| 阴茎 | C60 | 3 | 0.20 | 0.45 | 0.00 | 0.00 | 0.00 | 3.20 | 0.00 | 0.00 | 0.00 | 0.00 |
| 前列腺 | C61 | 27 | 1.82 | 4.09 | 0.00 | 0.00 | 0.00 | 0.00 | 0.00 | 0.00 | 0.00 | 0.00 |
| 睾丸 | C62 | 1 | 0.07 | 0.15 | 0.00 | 0.00 | 0.00 | 0.00 | 0.00 | 0.00 | 0.00 | 0.00 |
| 其他的男性生殖器 | C63 | 0 | 0.00 | 0.00 | 0.00 | 0.00 | 0.00 | 0.00 | 0.00 | 0.00 | 0.00 | 0.00 |
| 肾 | C64 | 21 | 1.42 | 3.18 | 0.00 | 0.00 | 0.00 | 0.00 | 0.00 | 0.00 | 0.00 | 0.00 |
| 肾盂 | C65 | 4 | 0.27 | 0.61 | 0.00 | 0.00 | 0.00 | 0.00 | 0.00 | 0.00 | 0.00 | 0.00 |
| 输尿管 | C66 | 4 | 0.27 | 0.61 | 0.00 | 0.00 | 0.00 | 0.00 | 0.00 | 0.00 | 0.00 | 0.00 |
| 膀胱 | C67 | 42 | 2.83 | 6.37 | 0.00 | 0.00 | 0.00 | 0.00 | 0.00 | 0.00 | 0.00 | 0.00 |
| 其他的泌尿器官 | C68 | 2 | 0.13 | 0.30 | 0.00 | 0.00 | 0.00 | 0.00 | 0.00 | 0.00 | 0.00 | 0.00 |
| 眼 | C69 | 1 | 0.07 | 0.15 | 0.00 | 4.75 | 0.00 | 0.00 | 0.00 | 0.00 | 0.00 | 0.00 |
| 脑,神经系统 | C70-C72 | 26 | 1.75 | 3.94 | 0.00 | 0.00 | 0.00 | 3.20 | 3.28 | 2.24 | 0.00 | 2.08 |
| 甲状腺 | C73 | 27 | 1.82 | 4.09 | 0.00 | 0.00 | 0.00 | 0.00 | 0.00 | 0.00 | 2.12 | 0.00 |
| 肾上腺 | C74 | 2 | 0.13 | 0.30 | 0.00 | 0.00 | 0.00 | 0.00 | 0.00 | 0.00 | 0.00 | 0.00 |
| 其他的内分泌腺 | C75 | 0 | 0.00 | 0.00 | 0.00 | 0.00 | 0.00 | 0.00 | 0.00 | 0.00 | 0.00 | 0.00 |
| 霍奇金病 | C81 | 1 | 0.07 | 0.15 | 0.00 | 0.00 | 0.00 | 0.00 | 0.00 | 0.00 | 0.00 | 0.00 |
| 非霍奇金淋巴瘤 | C82-C85;C96 | 11 | 0.74 | 1.67 | 0.00 | 0.00 | 0.00 | 0.00 | 0.00 | 0.00 | 0.00 | 0.00 |
| 免疫增生性疾病 | C88 | 1 | 0.07 | 0.15 | 0.00 | 0.00 | 0.00 | 0.00 | 0.00 | 0.00 | 0.00 | 0.00 |
| 多发性骨髓瘤 | C90 | 9 | 0.61 | 1.36 | 0.00 | 0.00 | 0.00 | 0.00 | 0.00 | 0.00 | 0.00 | 0.00 |
| 淋巴样白血病 | C91 | 1 | 0.07 | 0.15 | 0.00 | 0.00 | 0.00 | 0.00 | 0.00 | 0.00 | 0.00 | 0.00 |
| 髓样白血病 | C92-C94 | 1 | 0.07 | 0.15 | 0.00 | 0.00 | 0.00 | 0.00 | 0.00 | 0.00 | 0.00 | 0.00 |
| 白血病,未特指 | C95 | 15 | 1.01 | 2.27 | 0.00 | 0.00 | 3.30 | 0.00 | 0.00 | 0.00 | 0.00 | 0.00 |
| 其他的或未指明部位 | O&U | 21 | 1.42 | 3.18 | 0.00 | 0.00 | 0.00 | 0.00 | 0.00 | 0.00 | 2.12 | 0.00 |
| 所有部位合计 | ALL | 1 484 | 100.00 | 224.95 | 0.00 | 9.50 | 3.30 | 6.39 | 3.28 | 2.24 | 19.11 | 8.32 |
| 所有部位除外 C44 | ALLbC44 | 1 480 | 99.73 | 224.35 | 0.00 | 9.50 | 3.30 | 6.39 | 3.28 | 2.24 | 19.11 | 8.32 |
| 人口数 | POPU | 659 697 | | | | | | | | | | |

| 发病率(1/10⁵) | | | | | | | | | | | 中标率 (1/10⁵) | 世标率 (1/10⁵) | 累积率(%) | |
|---|---|---|---|---|---|---|---|---|---|---|---|---|---|---|
| 35－39 | 40－44 | 45－49 | 50－54 | 55－59 | 60－64 | 65－69 | 70－74 | 75－89 | 80－84 | 85＋ | | | 0－64 | 0－74 |
| 0.00 | 0.00 | 0.00 | 0.00 | 0.00 | 0.00 | 0.00 | 0.00 | 0.00 | 0.00 | 0.00 | 0.00 | 0.00 | 0.00 | 0.00 |
| 0.00 | 0.00 | 0.00 | 0.00 | 0.00 | 0.00 | 0.00 | 0.00 | 0.00 | 0.00 | 0.00 | 0.00 | 0.00 | 0.00 | 0.00 |
| 0.00 | 0.00 | 0.00 | 0.00 | 0.00 | 0.00 | 0.00 | 0.00 | 0.00 | 0.00 | 0.00 | 0.00 | 0.00 | 0.00 | 0.00 |
| 0.00 | 0.00 | 0.00 | 0.00 | 0.00 | 0.00 | 0.00 | 0.00 | 0.00 | 0.00 | 0.00 | 0.00 | 0.00 | 0.00 | 0.00 |
| 0.00 | 0.00 | 0.00 | 0.00 | 0.00 | 0.00 | 0.00 | 0.00 | 0.00 | 0.00 | 0.00 | 0.00 | 0.00 | 0.00 | 0.00 |
| 0.00 | 0.00 | 0.00 | 0.00 | 0.00 | 0.00 | 0.00 | 0.00 | 0.00 | 0.00 | 0.00 | 0.00 | 0.00 | 0.00 | 0.00 |
| 0.00 | 0.00 | 0.00 | 0.00 | 1.86 | 0.00 | 0.00 | 5.48 | 0.00 | 0.00 | 0.00 | 0.50 | 0.47 | 0.03 | 0.05 |
| 0.00 | 0.00 | 0.00 | 1.89 | 1.86 | 2.63 | 26.61 | 38.35 | 24.28 | 94.43 | 29.93 | 2.80 | 2.70 | 0.03 | 0.36 |
| 0.00 | 0.00 | 1.51 | 0.00 | 0.00 | 0.00 | 0.00 | 0.00 | 0.00 | 0.00 | 0.00 | 0.10 | 0.09 | 0.01 | 0.01 |
| 0.00 | 0.00 | 0.00 | 0.00 | 0.00 | 0.00 | 0.00 | 0.00 | 0.00 | 0.00 | 0.00 | 0.00 | 0.00 | 0.00 | 0.00 |
| 3.26 | 3.03 | 1.51 | 1.89 | 0.00 | 7.90 | 31.05 | 16.43 | 0.00 | 13.49 | 29.93 | 2.34 | 2.36 | 0.09 | 0.33 |
| 0.00 | 0.00 | 1.51 | 0.00 | 0.00 | 0.00 | 4.44 | 5.48 | 0.00 | 13.49 | 0.00 | 0.43 | 0.40 | 0.01 | 0.06 |
| 0.00 | 0.00 | 0.00 | 0.00 | 3.72 | 0.00 | 0.00 | 0.00 | 8.09 | 13.49 | 0.00 | 0.33 | 0.30 | 0.02 | 0.02 |
| 3.26 | 1.52 | 6.03 | 5.66 | 16.73 | 10.53 | 17.74 | 10.96 | 48.56 | 53.96 | 89.79 | 4.05 | 3.98 | 0.22 | 0.36 |
| 0.00 | 0.00 | 0.00 | 0.00 | 0.00 | 2.63 | 0.00 | 0.00 | 0.00 | 0.00 | 29.93 | 0.18 | 0.25 | 0.01 | 0.01 |
| 0.00 | 0.00 | 0.00 | 0.00 | 0.00 | 0.00 | 0.00 | 0.00 | 0.00 | 0.00 | 0.00 | 0.21 | 0.46 | 0.02 | 0.02 |
| 3.26 | 6.06 | 1.51 | 5.66 | 1.86 | 10.53 | 8.87 | 10.96 | 16.19 | 0.00 | 29.93 | 3.25 | 3.11 | 0.20 | 0.30 |
| 3.26 | 13.64 | 7.53 | 9.43 | 5.58 | 0.00 | 8.87 | 0.00 | 0.00 | 0.00 | 0.00 | 2.83 | 2.60 | 0.21 | 0.25 |
| 0.00 | 0.00 | 0.00 | 1.89 | 0.00 | 0.00 | 0.00 | 0.00 | 8.09 | 0.00 | 0.00 | 0.20 | 0.18 | 0.01 | 0.01 |
| 0.00 | 0.00 | 0.00 | 0.00 | 0.00 | 0.00 | 0.00 | 0.00 | 0.00 | 0.00 | 0.00 | 0.00 | 0.00 | 0.00 | 0.00 |
| 0.00 | 0.00 | 0.00 | 0.00 | 0.00 | 0.00 | 0.00 | 5.48 | 0.00 | 0.00 | 0.00 | 0.11 | 0.11 | 0.00 | 0.03 |
| 0.00 | 0.00 | 3.01 | 0.00 | 3.72 | 2.63 | 17.74 | 10.96 | 0.00 | 0.00 | 0.00 | 1.16 | 1.19 | 0.05 | 0.19 |
| 0.00 | 0.00 | 0.00 | 0.00 | 0.00 | 2.63 | 0.00 | 0.00 | 0.00 | 0.00 | 0.00 | 0.09 | 0.11 | 0.01 | 0.01 |
| 1.63 | 1.52 | 0.00 | 1.89 | 5.58 | 2.63 | 0.00 | 5.48 | 0.00 | 0.00 | 29.93 | 0.84 | 0.87 | 0.07 | 0.09 |
| 0.00 | 0.00 | 0.00 | 0.00 | 0.00 | 0.00 | 4.44 | 0.00 | 0.00 | 0.00 | 0.00 | 0.12 | 0.13 | 0.00 | 0.02 |
| 0.00 | 0.00 | 0.00 | 0.00 | 0.00 | 2.63 | 0.00 | 0.00 | 0.00 | 0.00 | 0.00 | 0.09 | 0.11 | 0.01 | 0.01 |
| 1.63 | 1.52 | 3.01 | 3.77 | 0.00 | 7.90 | 0.00 | 5.48 | 32.38 | 0.00 | 0.00 | 1.67 | 1.64 | 0.11 | 0.13 |
| 0.00 | 3.03 | 1.51 | 9.43 | 3.72 | 5.26 | 8.87 | 16.43 | 0.00 | 26.98 | 29.93 | 2.15 | 2.15 | 0.13 | 0.25 |
| 39.11 | 90.95 | 140.13 | 303.57 | 343.96 | 584.30 | 984.70 | 871.04 | 1 384.06 | 1 335.49 | 2 035.32 | 149.72 | 150.50 | 7.76 | 17.04 |
| 39.11 | 90.95 | 140.13 | 303.57 | 343.96 | 581.67 | 980.26 | 871.04 | 1 375.96 | 1 335.49 | 2 005.39 | 149.31 | 150.03 | 7.75 | 17.00 |

表9 黑龙江省肿瘤登记农村地区

| 部位 | ICD－10 | 发病数 | 构成（％） | 粗率（1/10⁵） | 0－ | 1－4 | 5－9 | 10－14 | 15－19 | 20－24 | 25－29 | 年龄别 30－34 |
|------|---------|--------|-----------|--------------|------|------|------|--------|--------|--------|--------|--------|
| 唇 | C00 | 0 | 0.00 | 0.00 | 0.00 | 0.00 | 0.00 | 0.00 | 0.00 | 0.00 | 0.00 | 0.00 |
| 舌 | C01－C02 | 4 | 0.32 | 0.64 | 0.00 | 0.00 | 0.00 | 0.00 | 0.00 | 0.00 | 0.00 | 0.00 |
| 口 | C03－C06 | 0 | 0.00 | 0.00 | 0.00 | 0.00 | 0.00 | 0.00 | 0.00 | 0.00 | 0.00 | 0.00 |
| 唾液腺 | C07－C08 | 1 | 0.08 | 0.16 | 0.00 | 0.00 | 0.00 | 0.00 | 0.00 | 0.00 | 0.00 | 0.00 |
| 扁桃腺 | C09 | 0 | 0.00 | 0.00 | 0.00 | 0.00 | 0.00 | 0.00 | 0.00 | 0.00 | 0.00 | 0.00 |
| 其他的口咽 | C10 | 0 | 0.00 | 0.00 | 0.00 | 0.00 | 0.00 | 0.00 | 0.00 | 0.00 | 0.00 | 0.00 |
| 鼻咽 | C11 | 3 | 0.24 | 0.48 | 0.00 | 0.00 | 0.00 | 0.00 | 0.00 | 0.00 | 0.00 | 0.00 |
| 喉咽 | C12－C13 | 1 | 0.08 | 0.16 | 0.00 | 0.00 | 0.00 | 0.00 | 0.00 | 0.00 | 0.00 | 0.00 |
| 咽,部位不明 | C14 | 0 | 0.00 | 0.00 | 0.00 | 0.00 | 0.00 | 0.00 | 0.00 | 0.00 | 0.00 | 0.00 |
| 食管 | C15 | 6 | 0.48 | 0.96 | 0.00 | 0.00 | 0.00 | 0.00 | 0.00 | 0.00 | 0.00 | 0.00 |
| 胃 | C16 | 64 | 5.13 | 10.21 | 0.00 | 0.00 | 0.00 | 0.00 | 0.00 | 2.26 | 0.00 | 2.18 |
| 小肠 | C17 | 8 | 0.64 | 1.28 | 0.00 | 0.00 | 0.00 | 0.00 | 0.00 | 0.00 | 0.00 | 0.00 |
| 结肠 | C18 | 42 | 3.37 | 6.70 | 0.00 | 0.00 | 0.00 | 0.00 | 0.00 | 0.00 | 0.00 | 2.18 |
| 直肠 | C19－C20 | 41 | 3.29 | 6.54 | 0.00 | 0.00 | 0.00 | 0.00 | 0.00 | 0.00 | 0.00 | 0.00 |
| 肛门 | C21 | 5 | 0.40 | 0.80 | 0.00 | 0.00 | 0.00 | 0.00 | 0.00 | 0.00 | 0.00 | 0.00 |
| 肝脏 | C22 | 89 | 7.14 | 14.20 | 0.00 | 0.00 | 0.00 | 0.00 | 0.00 | 0.00 | 0.00 | 0.00 |
| 胆囊及其他 | C23－C24 | 8 | 0.64 | 1.28 | 0.00 | 0.00 | 0.00 | 0.00 | 0.00 | 0.00 | 0.00 | 0.00 |
| 胰腺 | C25 | 48 | 3.85 | 7.66 | 0.00 | 0.00 | 0.00 | 0.00 | 0.00 | 0.00 | 2.20 | 0.00 |
| 鼻,鼻窦及其他 | C30－C31 | 2 | 0.16 | 0.32 | 0.00 | 0.00 | 0.00 | 0.00 | 0.00 | 0.00 | 0.00 | 2.18 |
| 喉 | C32 | 2 | 0.16 | 0.32 | 0.00 | 0.00 | 0.00 | 0.00 | 0.00 | 0.00 | 0.00 | 0.00 |
| 气管,支气管,肺 | C33－C34 | 274 | 21.97 | 43.70 | 0.00 | 0.00 | 0.00 | 0.00 | 0.00 | 0.00 | 6.59 | 0.00 |
| 其他的胸腔器官 | C37－C38 | 4 | 0.32 | 0.64 | 0.00 | 0.00 | 0.00 | 0.00 | 0.00 | 0.00 | 0.00 | 0.00 |
| 骨 | C40－C41 | 9 | 0.72 | 1.44 | 0.00 | 0.00 | 0.00 | 0.00 | 0.00 | 0.00 | 0.00 | 0.00 |
| 皮肤的黑色素瘤 | C43 | 0 | 0.00 | 0.00 | 0.00 | 0.00 | 0.00 | 0.00 | 0.00 | 0.00 | 0.00 | 0.00 |
| 其他的皮肤 | C44 | 4 | 0.32 | 0.64 | 0.00 | 0.00 | 0.00 | 0.00 | 0.00 | 0.00 | 0.00 | 0.00 |
| 间皮瘤 | C45 | 1 | 0.08 | 0.16 | 0.00 | 0.00 | 0.00 | 0.00 | 0.00 | 0.00 | 0.00 | 0.00 |
| 卡波氏肉瘤 | C46 | 0 | 0.00 | 0.00 | 0.00 | 0.00 | 0.00 | 0.00 | 0.00 | 0.00 | 0.00 | 0.00 |
| 周围神经,结缔,软组织 | C47;C49 | 2 | 0.16 | 0.32 | 0.00 | 0.00 | 0.00 | 0.00 | 0.00 | 0.00 | 0.00 | 0.00 |
| 乳房 | C50 | 190 | 15.24 | 30.31 | 0.00 | 0.00 | 0.00 | 0.00 | 0.00 | 0.00 | 8.78 | 2.18 |
| 外阴 | C51 | 2 | 0.16 | 0.32 | 0.00 | 0.00 | 0.00 | 0.00 | 0.00 | 0.00 | 0.00 | 0.00 |
| 阴道 | C52 | 1 | 0.08 | 0.16 | 0.00 | 0.00 | 0.00 | 0.00 | 0.00 | 0.00 | 0.00 | 0.00 |

**2016 年女性发病主要指标**

| 发病率(1/10⁵) | | | | | | | | | | | 中标率 | 世标率 | 累积率（%） | |
|---|---|---|---|---|---|---|---|---|---|---|---|---|---|---|
| 35－39 | 40－44 | 45－49 | 50－54 | 55－59 | 60－64 | 65－69 | 70－74 | 75－89 | 80－84 | 85＋ | (1/10⁵) | (1/10⁵) | 0－64 | 0－74 |
| 0.00 | 0.00 | 0.00 | 0.00 | 0.00 | 0.00 | 0.00 | 0.00 | 0.00 | 0.00 | 0.00 | 0.00 | 0.00 | 0.00 | 0.00 |
| 0.00 | 0.00 | 0.00 | 4.02 | 0.00 | 2.77 | 0.00 | 5.46 | 0.00 | 0.00 | 0.00 | 0.41 | 0.42 | 0.03 | 0.06 |
| 0.00 | 0.00 | 0.00 | 0.00 | 0.00 | 0.00 | 0.00 | 0.00 | 0.00 | 0.00 | 0.00 | 0.00 | 0.00 | 0.00 | 0.00 |
| 0.00 | 0.00 | 0.00 | 0.00 | 1.98 | 0.00 | 0.00 | 0.00 | 0.00 | 0.00 | 0.00 | 0.07 | 0.08 | 0.01 | 0.01 |
| 0.00 | 0.00 | 0.00 | 0.00 | 0.00 | 0.00 | 0.00 | 0.00 | 0.00 | 0.00 | 0.00 | 0.00 | 0.00 | 0.00 | 0.00 |
| 0.00 | 0.00 | 0.00 | 0.00 | 0.00 | 0.00 | 0.00 | 0.00 | 0.00 | 0.00 | 0.00 | 0.00 | 0.00 | 0.00 | 0.00 |
| 1.69 | 0.00 | 0.00 | 2.01 | 0.00 | 2.77 | 0.00 | 0.00 | 0.00 | 0.00 | 0.00 | 0.34 | 0.31 | 0.03 | 0.03 |
| 0.00 | 0.00 | 0.00 | 0.00 | 0.00 | 0.00 | 4.32 | 0.00 | 0.00 | 0.00 | 0.00 | 0.12 | 0.13 | 0.00 | 0.02 |
| 0.00 | 0.00 | 0.00 | 0.00 | 0.00 | 0.00 | 0.00 | 0.00 | 0.00 | 0.00 | 0.00 | 0.00 | 0.00 | 0.00 | 0.00 |
| 0.00 | 0.00 | 0.00 | 2.01 | 0.00 | 0.00 | 12.97 | 5.46 | 0.00 | 14.22 | 0.00 | 0.67 | 0.67 | 0.01 | 0.10 |
| 3.38 | 3.18 | 3.16 | 14.07 | 9.91 | 16.65 | 51.86 | 32.75 | 48.64 | 156.38 | 77.68 | 6.77 | 6.53 | 0.27 | 0.70 |
| 0.00 | 1.59 | 1.58 | 2.01 | 3.96 | 2.77 | 4.32 | 5.46 | 0.00 | 0.00 | 0.00 | 0.79 | 0.80 | 0.06 | 0.11 |
| 0.00 | 3.18 | 4.74 | 12.06 | 7.93 | 30.52 | 12.97 | 16.38 | 40.53 | 14.22 | 77.68 | 4.25 | 4.33 | 0.30 | 0.45 |
| 0.00 | 0.00 | 1.58 | 4.02 | 11.89 | 24.97 | 34.58 | 10.92 | 56.74 | 56.87 | 51.79 | 4.05 | 4.14 | 0.21 | 0.44 |
| 0.00 | 0.00 | 0.00 | 0.00 | 0.00 | 0.00 | 4.32 | 0.00 | 8.11 | 14.22 | 51.79 | 0.48 | 0.54 | 0.00 | 0.02 |
| 1.69 | 3.18 | 6.32 | 10.05 | 9.91 | 36.07 | 60.51 | 81.89 | 89.17 | 170.60 | 181.25 | 9.09 | 9.12 | 0.34 | 1.05 |
| 0.00 | 0.00 | 0.00 | 0.00 | 0.00 | 2.77 | 4.32 | 10.92 | 8.11 | 28.43 | 25.89 | 0.81 | 0.81 | 0.01 | 0.09 |
| 0.00 | 0.00 | 4.74 | 6.03 | 3.96 | 27.75 | 34.58 | 27.30 | 56.74 | 113.73 | 25.89 | 4.99 | 4.88 | 0.22 | 0.53 |
| 0.00 | 0.00 | 0.00 | 0.00 | 0.00 | 0.00 | 4.32 | 0.00 | 0.00 | 0.00 | 0.00 | 0.34 | 0.26 | 0.01 | 0.03 |
| 0.00 | 0.00 | 0.00 | 0.00 | 0.00 | 0.00 | 4.32 | 5.46 | 0.00 | 0.00 | 0.00 | 0.23 | 0.24 | 0.00 | 0.05 |
| 0.00 | 9.54 | 17.39 | 46.22 | 41.61 | 119.31 | 194.49 | 196.53 | 324.25 | 369.63 | 517.87 | 28.04 | 28.34 | 1.20 | 3.16 |
| 0.00 | 0.00 | 0.00 | 0.00 | 5.55 | 0.00 | 0.00 | 16.21 | 0.00 | 0.00 | 0.00 | 0.39 | 0.38 | 0.03 | 0.03 |
| 0.00 | 1.59 | 0.00 | 0.00 | 0.00 | 5.55 | 8.64 | 0.00 | 32.43 | 0.00 | 0.00 | 0.95 | 0.90 | 0.04 | 0.08 |
| 0.00 | 0.00 | 0.00 | 0.00 | 0.00 | 0.00 | 0.00 | 0.00 | 0.00 | 0.00 | 0.00 | 0.00 | 0.00 | 0.00 | 0.00 |
| 0.00 | 0.00 | 0 00 | 2.01 | 0.00 | 0.00 | 4.32 | 0.00 | 8.11 | 0.00 | 25.89 | 0.41 | 0.44 | 0.01 | 0.03 |
| 0.00 | 0.00 | 0.00 | 0.00 | 0.00 | 2.77 | 0.00 | 0.00 | 0.00 | 0.00 | 0.00 | 0.09 | 0.11 | 0.01 | 0.01 |
| 0.00 | 0.00 | 0.00 | 0.00 | 0.00 | 0.00 | 0.00 | 0.00 | 0.00 | 0.00 | 0.00 | 0.00 | 0.00 | 0.00 | 0.00 |
| 0.00 | 0.00 | 0.00 | 0.00 | 1.98 | 0.00 | 4.32 | 0.00 | 0.00 | 0.00 | 0.00 | 0.19 | 0.21 | 0.01 | 0.03 |
| 23.68 | 36.56 | 58.49 | 82.39 | 37.65 | 63.81 | 60.51 | 49.13 | 16.21 | 14.22 | 51.79 | 20.47 | 19.43 | 1.57 | 2.12 |
| 0.00 | 0.00 | 0.00 | 0.00 | 0.00 | 2.77 | 0.00 | 0.00 | 8.11 | 0.00 | 0.00 | 0.20 | 0.19 | 0.01 | 0.01 |
| 0.00 | 0.00 | 0.00 | 0.00 | 0.00 | 0.00 | 0.00 | 5.46 | 0.00 | 0.00 | 0.00 | 0.11 | 0.11 | 0.00 | 0.03 |

续表

| 部位 | ICD – 10 | 发病数 | 构成 (%) | 粗率 (1/10⁵) | 年龄别 | | | | | | | |
|------|----------|--------|---------|--------------|------|------|------|------|------|------|------|------|
| | | | | | 0 – | 1 – 4 | 5 – 9 | 10 – 14 | 15 – 19 | 20 – 24 | 25 – 29 | 30 – 34 |
| 子宫颈 | C53 | 63 | 5.05 | 10.05 | 0.00 | 0.00 | 0.00 | 0.00 | 0.00 | 0.00 | 4.39 | 2.18 |
| 子宫体 | C54 | 40 | 3.21 | 6.38 | 0.00 | 0.00 | 0.00 | 0.00 | 0.00 | 0.00 | 0.00 | 0.00 |
| 子宫,部位不明 | C55 | 3 | 0.24 | 0.48 | 0.00 | 0.00 | 0.00 | 0.00 | 0.00 | 0.00 | 0.00 | 0.00 |
| 卵巢 | C56 | 40 | 3.21 | 6.38 | 0.00 | 0.00 | 0.00 | 0.00 | 0.00 | 2.26 | 0.00 | 2.18 |
| 其他的女性生殖器 | C57 | 3 | 0.24 | 0.48 | 0.00 | 0.00 | 0.00 | 0.00 | 0.00 | 0.00 | 0.00 | 0.00 |
| 胎盘 | C58 | 0 | 0.00 | 0.00 | 0.00 | 0.00 | 0.00 | 0.00 | 0.00 | 0.00 | 0.00 | 0.00 |
| 阴茎 | C60 | 0 | 0.00 | 0.00 | 0.00 | 0.00 | 0.00 | 0.00 | 0.00 | 0.00 | 0.00 | 0.00 |
| 前列腺 | C61 | 0 | 0.00 | 0.00 | 0.00 | 0.00 | 0.00 | 0.00 | 0.00 | 0.00 | 0.00 | 0.00 |
| 睾丸 | C62 | 0 | 0.00 | 0.00 | 0.00 | 0.00 | 0.00 | 0.00 | 0.00 | 0.00 | 0.00 | 0.00 |
| 其他的男性生殖器 | C63 | 0 | 0.00 | 0.00 | 0.00 | 0.00 | 0.00 | 0.00 | 0.00 | 0.00 | 0.00 | 0.00 |
| 肾 | C64 | 21 | 1.68 | 3.35 | 0.00 | 0.00 | 0.00 | 0.00 | 0.00 | 0.00 | 0.00 | 4.36 |
| 肾盂 | C65 | 5 | 0.40 | 0.80 | 0.00 | 0.00 | 0.00 | 0.00 | 0.00 | 0.00 | 0.00 | 0.00 |
| 输尿管 | C66 | 3 | 0.24 | 0.48 | 0.00 | 0.00 | 0.00 | 0.00 | 0.00 | 0.00 | 0.00 | 0.00 |
| 膀胱 | C67 | 14 | 1.12 | 2.23 | 0.00 | 0.00 | 0.00 | 0.00 | 0.00 | 0.00 | 0.00 | 0.00 |
| 其他的泌尿器官 | C68 | 0 | 0.00 | 0.00 | 0.00 | 0.00 | 0.00 | 0.00 | 0.00 | 0.00 | 0.00 | 0.00 |
| 眼 | C69 | 0 | 0.00 | 0.00 | 0.00 | 0.00 | 0.00 | 0.00 | 0.00 | 0.00 | 0.00 | 0.00 |
| 脑,神经系统 | C70 – C72 | 25 | 2.00 | 3.99 | 0.00 | 0.00 | 0.00 | 0.00 | 0.00 | 0.00 | 2.20 | 0.00 |
| 甲状腺 | C73 | 149 | 11.95 | 23.77 | 0.00 | 0.00 | 0.00 | 0.00 | 0.00 | 2.26 | 13.17 | 34.88 |
| 肾上腺 | C74 | 1 | 0.08 | 0.16 | 0.00 | 0.00 | 0.00 | 0.00 | 0.00 | 0.00 | 0.00 | 0.00 |
| 其他的内分泌腺 | C75 | 0 | 0.00 | 0.00 | 0.00 | 0.00 | 0.00 | 0.00 | 0.00 | 0.00 | 0.00 | 0.00 |
| 霍奇金病 | C81 | 1 | 0.08 | 0.16 | 0.00 | 0.00 | 0.00 | 0.00 | 0.00 | 0.00 | 0.00 | 0.00 |
| 非霍奇金淋巴瘤 | C82 – C85 ; C96 | 10 | 0.80 | 1.60 | 0.00 | 0.00 | 0.00 | 0.00 | 0.00 | 0.00 | 0.00 | 0.00 |
| 免疫增生性疾病 | C88 | 0 | 0.00 | 0.00 | 0.00 | 0.00 | 0.00 | 0.00 | 0.00 | 0.00 | 0.00 | 0.00 |
| 多发性骨髓瘤 | C90 | 2 | 0.16 | 0.32 | 0.00 | 0.00 | 0.00 | 0.00 | 0.00 | 0.00 | 0.00 | 0.00 |
| 淋巴样白血病 | C91 | 0 | 0.00 | 0.00 | 0.00 | 0.00 | 0.00 | 0.00 | 0.00 | 0.00 | 0.00 | 0.00 |
| 髓样白血病 | C92 – C94 | 3 | 0.24 | 0.48 | 0.00 | 4.97 | 0.00 | 0.00 | 0.00 | 0.00 | 0.00 | 0.00 |
| 白血病,未特指 | C95 | 22 | 1.76 | 3.51 | 0.00 | 4.97 | 7.28 | 0.00 | 3.52 | 2.26 | 2.20 | 0.00 |
| 其他的或未指明部位 | O&U | 31 | 2.49 | 4.94 | 0.00 | 0.00 | 0.00 | 4.01 | 0.00 | 0.00 | 0.00 | 0.00 |
| 所有部位合计 | ALL | 1 247 | 100.00 | 198.90 | 0.00 | 9.93 | 7.28 | 4.01 | 3.52 | 9.03 | 39.52 | 52.31 |
| 所有部位除外 C44 | ALLbC44 | 1 243 | 99.68 | 198.26 | 0.00 | 9.93 | 7.28 | 4.01 | 3.52 | 9.03 | 39.52 | 52.31 |
| 人口数 | POPU | 626 955 | | | | | | | | | | |

| 发病率(1/10⁵) | | | | | | | | | | | 中标率 | 世标率 | 累积率（%） | |
|---|---|---|---|---|---|---|---|---|---|---|---|---|---|---|
| 35－39 | 40－44 | 45－49 | 50－54 | 55－59 | 60－64 | 65－69 | 70－74 | 75－89 | 80－84 | 85＋ | (1/10⁵) | (1/10⁵) | 0－64 | 0－74 |
| 6.77 | 7.95 | 12.65 | 28.13 | 25.76 | 11.10 | 25.93 | 5.46 | 32.43 | 14.22 | 0.00 | 6.74 | 6.29 | 0.49 | 0.65 |
| 3.38 | 6.36 | 7.90 | 34.16 | 3.96 | 11.10 | 12.97 | 10.92 | 0.00 | 14.22 | 0.00 | 4.20 | 4.05 | 0.33 | 0.45 |
| 0.00 | 0.00 | 0.00 | 0.00 | 1.98 | 5.55 | 0.00 | 0.00 | 0.00 | 0.00 | 0.00 | 0.26 | 0.30 | 0.04 | 0.04 |
| 3.38 | 3.18 | 11.07 | 12.06 | 13.87 | 11.10 | 17.29 | 16.38 | 16.21 | 14.22 | 0.00 | 4.29 | 4.05 | 0.30 | 0.46 |
| 0.00 | 0.00 | 1.58 | 0.00 | 1.98 | 2.77 | 0.00 | 0.00 | 0.00 | 0.00 | 0.00 | 0.28 | 0.29 | 0.03 | 0.03 |
| 0.00 | 0.00 | 0.00 | 0.00 | 0.00 | 0.00 | 0.00 | 0.00 | 0.00 | 0.00 | 0.00 | 0.00 | 0.00 | 0.00 | 0.00 |
| 0.00 | 0.00 | 0.00 | 0.00 | 0.00 | 0.00 | 0.00 | 0.00 | 0.00 | 0.00 | 0.00 | 0.00 | 0.00 | 0.00 | 0.00 |
| 0.00 | 0.00 | 0.00 | 0.00 | 0.00 | 0.00 | 0.00 | 0.00 | 0.00 | 0.00 | 0.00 | 0.00 | 0.00 | 0.00 | 0.00 |
| 0.00 | 0.00 | 0.00 | 0.00 | 0.00 | 0.00 | 0.00 | 0.00 | 0.00 | 0.00 | 0.00 | 0.00 | 0.00 | 0.00 | 0.00 |
| 0.00 | 3.18 | 1.58 | 4.02 | 5.94 | 8.32 | 8.64 | 10.92 | 24.32 | 14.22 | 0.00 | 2.34 | 2.11 | 0.14 | 0.23 |
| 0.00 | 0.00 | 1.58 | 0.00 | 0.00 | 5.55 | 8.64 | 0.00 | 0.00 | 0.00 | 0.00 | 0.54 | 0.58 | 0.04 | 0.08 |
| 0.00 | 0.00 | 0.00 | 0.00 | 0.00 | 5.55 | 4.32 | 0.00 | 0.00 | 0.00 | 0.00 | 0.31 | 0.35 | 0.03 | 0.05 |
| 0.00 | 0.00 | 0.00 | 0.00 | 1.98 | 5.55 | 12.97 | 21.84 | 24.32 | 0.00 | 25.89 | 1.47 | 1.50 | 0.04 | 0.21 |
| 0.00 | 0.00 | 0.00 | 0.00 | 0.00 | 0.00 | 0.00 | 0.00 | 0.00 | 0.00 | 0.00 | 0.00 | 0.00 | 0.00 | 0.00 |
| 0.00 | 0.00 | 0.00 | 0.00 | 0.00 | 0.00 | 0.00 | 0.00 | 0.00 | 0.00 | 0.00 | 0.00 | 0.00 | 0.00 | 0.00 |
| 3.38 | 1.59 | 0.00 | 4.02 | 5.94 | 19.42 | 17.29 | 5.46 | 16.21 | 28.43 | 0.00 | 2.67 | 2.62 | 0.18 | 0.30 |
| 25.37 | 41.33 | 58.49 | 44.21 | 21.80 | 27.75 | 12.97 | 5.46 | 0.00 | 0.00 | 25.89 | 18.50 | 15.66 | 1.35 | 1.44 |
| 0.00 | 0.00 | 0.00 | 0.00 | 0.00 | 0.00 | 0.00 | 0.00 | 14.22 | 0.00 | 0.00 | 0.09 | 0.07 | 0.00 | 0.00 |
| 0.00 | 0.00 | 0.00 | 0.00 | 0.00 | 0.00 | 0.00 | 0.00 | 0.00 | 0.00 | 0.00 | 0.00 | 0.00 | 0.00 | 0.00 |
| 0.00 | 0.00 | 0.00 | 0.00 | 0.00 | 0.00 | 5.46 | 0.00 | 0.00 | 0.00 | 0.00 | 0.11 | 0.11 | 0.00 | 0.03 |
| 0.00 | 1.59 | 0.00 | 2.01 | 3.96 | 5.55 | 8.64 | 10.92 | 0.00 | 0.00 | 0.00 | 1.01 | 1.05 | 0.07 | 0.16 |
| 0.00 | 0.00 | 0.00 | 0.00 | 0.00 | 0.00 | 0.00 | 0.00 | 0.00 | 0.00 | 0.00 | 0.00 | 0.00 | 0.00 | 0.00 |
| 0.00 | 0.00 | 0.00 | 0.00 | 1.98 | 2.77 | 0.00 | 0.00 | 0.00 | 0.00 | 0.00 | 0.17 | 0.19 | 0.02 | 0.02 |
| 0.00 | 0.00 | 0.00 | 0.00 | 0.00 | 0.00 | 0.00 | 0.00 | 0.00 | 0.00 | 0.00 | 0.00 | 0.00 | 0.00 | 0.00 |
| 0.00 | 0.00 | 1.58 | 0.00 | 0.00 | 0.00 | 0.00 | 0.00 | 0.00 | 14.22 | 0.00 | 0.42 | 0.64 | 0.03 | 0.03 |
| 0.00 | 0.00 | 4.74 | 6.03 | 5.94 | 2.77 | 8.64 | 10.92 | 0.00 | 14.22 | 25.89 | 3.01 | 3.49 | 0.19 | 0.29 |
| 5.07 | 3.18 | 1.58 | 4.02 | 7.93 | 13.87 | 0.00 | 27.30 | 16.21 | 71.08 | 25.89 | 3.44 | 3.22 | 0.20 | 0.33 |
| 77.82 | 127.17 | 200.75 | 325.54 | 233.83 | 485.54 | 643.96 | 584.12 | 843.06 | 1 151.55 | 1 191.09 | 134.12 | 129.92 | 7.87 | 14.01 |
| 77.82 | 127.17 | 200.75 | 323.53 | 233.83 | 485.54 | 639.64 | 584.12 | 834.95 | 1 151.55 | 1 165.20 | 133.71 | 129.48 | 7.86 | 13.98 |

表 10  黑龙江省肿瘤登记地区

| 部位 | ICD－10 | 死亡数 | 构成（%） | 粗率（1/10⁵） | 年龄别 | | | | | | | |
|------|---------|--------|-----------|---------------|------|------|------|------|------|------|------|------|
| | | | | | 0－ | 1－4 | 5－9 | 10－14 | 15－19 | 20－24 | 25－29 | 30－34 |
| 唇 | C00 | 0 | 0.00 | 0.00 | 0.00 | 0.00 | 0.00 | 0.00 | 0.00 | 0.00 | 0.00 | 0.00 |
| 舌 | C01－C02 | 20 | 0.23 | 0.42 | 0.00 | 0.00 | 0.00 | 0.00 | 0.00 | 0.00 | 0.00 | 0.00 |
| 口 | C03－C06 | 17 | 0.20 | 0.36 | 0.00 | 0.00 | 0.00 | 0.00 | 0.00 | 0.00 | 0.00 | 0.00 |
| 唾液腺 | C07－C08 | 13 | 0.15 | 0.27 | 0.00 | 0.00 | 0.00 | 0.00 | 0.00 | 0.00 | 0.00 | 0.26 |
| 扁桃腺 | C09 | 5 | 0.06 | 0.11 | 0.00 | 0.00 | 0.00 | 0.00 | 0.00 | 0.00 | 0.00 | 0.00 |
| 其他的口咽 | C10 | 12 | 0.14 | 0.25 | 0.00 | 0.00 | 0.00 | 0.00 | 0.00 | 0.00 | 0.00 | 0.00 |
| 鼻咽 | C11 | 33 | 0.38 | 0.70 | 0.00 | 0.00 | 0.00 | 0.00 | 0.00 | 0.00 | 0.00 | 0.26 |
| 喉咽 | C12－C13 | 14 | 0.16 | 0.30 | 0.00 | 0.00 | 0.00 | 0.00 | 0.00 | 0.00 | 0.00 | 0.00 |
| 咽,部位不明 | C14 | 16 | 0.18 | 0.34 | 0.00 | 0.00 | 0.00 | 0.00 | 0.00 | 0.00 | 0.00 | 0.00 |
| 食管 | C15 | 267 | 3.07 | 5.64 | 0.00 | 0.00 | 0.00 | 0.00 | 0.00 | 0.00 | 0.00 | 0.00 |
| 胃 | C16 | 743 | 8.55 | 15.70 | 0.00 | 0.00 | 0.00 | 0.00 | 0.00 | 0.00 | 0.86 | 0.77 |
| 小肠 | C17 | 47 | 0.54 | 0.99 | 0.00 | 0.00 | 0.00 | 0.00 | 0.00 | 0.00 | 0.00 | 0.00 |
| 结肠 | C18 | 400 | 4.60 | 8.45 | 0.00 | 0.00 | 0.00 | 0.00 | 0.00 | 0.00 | 0.29 | 0.00 |
| 直肠 | C19－C20 | 361 | 4.15 | 7.63 | 0.00 | 0.00 | 0.00 | 0.00 | 0.00 | 0.00 | 0.00 | 0.26 |
| 肛门 | C21 | 38 | 0.44 | 0.80 | 0.00 | 0.00 | 0.00 | 0.00 | 0.00 | 0.00 | 0.00 | 0.00 |
| 肝脏 | C22 | 1 253 | 14.42 | 26.47 | 0.00 | 0.72 | 0.00 | 0.00 | 0.00 | 0.37 | 0.29 | 0.77 |
| 胆囊及其他 | C23－C24 | 89 | 1.02 | 1.88 | 0.00 | 0.00 | 0.00 | 0.00 | 0.00 | 0.00 | 0.00 | 0.00 |
| 胰腺 | C25 | 454 | 5.22 | 9.59 | 0.00 | 0.00 | 0.00 | 0.00 | 0.00 | 0.00 | 0.29 | 0.00 |
| 鼻,鼻窦及其他 | C30－C31 | 9 | 0.10 | 0.19 | 0.00 | 0.00 | 0.00 | 0.00 | 0.00 | 0.00 | 0.00 | 0.00 |
| 喉 | C32 | 100 | 1.15 | 2.11 | 0.00 | 0.00 | 0.00 | 0.00 | 0.00 | 0.00 | 0.00 | 0.00 |
| 气管,支气管,肺 | C33－C34 | 2 860 | 32.92 | 60.42 | 0.00 | 0.00 | 0.00 | 0.00 | 1.04 | 0.00 | 1.15 | 0.77 |
| 其他的胸腔器官 | C37－C38 | 51 | 0.59 | 1.08 | 0.00 | 0.00 | 0.00 | 0.00 | 0.52 | 0.00 | 0.29 | 0.00 |
| 骨 | C40－C41 | 83 | 0.96 | 1.75 | 0.00 | 0.00 | 0.00 | 0.60 | 0.00 | 0.37 | 0.57 | 0.00 |
| 皮肤的黑色素瘤 | C43 | 9 | 0.10 | 0.19 | 0.00 | 0.00 | 0.00 | 0.00 | 0.00 | 0.00 | 0.29 | 0.00 |
| 其他的皮肤 | C44 | 54 | 0.62 | 1.14 | 0.00 | 0.00 | 0.00 | 1.20 | 0.00 | 0.00 | 0.00 | 0.00 |
| 间皮瘤 | C45 | 14 | 0.16 | 0.30 | 0.00 | 0.00 | 0.00 | 0.00 | 0.00 | 0.00 | 0.00 | 0.00 |
| 卡波氏肉瘤 | C46 | 0 | 0.00 | 0.00 | 0.00 | 0.00 | 0.00 | 0.00 | 0.00 | 0.00 | 0.00 | 0.00 |
| 周围神经,结缔、软组织 | C47;C49 | 25 | 0.29 | 0.53 | 0.00 | 1.44 | 0.00 | 0.00 | 0.52 | 0.00 | 0.57 | 0.26 |
| 乳房 | C50 | 309 | 3.56 | 6.53 | 0.00 | 0.00 | 0.00 | 0.00 | 0.00 | 0.00 | 0.29 | 0.77 |
| 外阴 | C51 | 7 | 0.08 | 0.15 | 0.00 | 0.00 | 0.00 | 0.60 | 0.00 | 0.00 | 0.00 | 0.00 |
| 阴道 | C52 | 2 | 0.02 | 0.04 | 0.00 | 0.00 | 0.00 | 0.00 | 0.00 | 0.00 | 0.00 | 0.00 |

**2016 年男女合计死亡主要指标**

| 死亡率(1/10⁵) | | | | | | | | | | | 中标率 (1/10⁵) | 世标率 (1/10⁵) | 累积率(%) | |
|---|---|---|---|---|---|---|---|---|---|---|---|---|---|---|
| 35－39 | 40－44 | 45－49 | 50－54 | 55－59 | 60－64 | 65－69 | 70－74 | 75－89 | 80－84 | 85＋ | | | 0－64 | 0－74 |
| 0.00 | 0.00 | 0.00 | 0.00 | 0.00 | 0.00 | 0.00 | 0.00 | 0.00 | 0.00 | 0.00 | 0.00 | 0.00 | 0.00 | 0.00 |
| 0.00 | 0.47 | 0.22 | 1.41 | 0.50 | 0.31 | 2.06 | 2.56 | 0.00 | 0.00 | 0.00 | 0.26 | 0.26 | 0.01 | 0.04 |
| 0.00 | 0.00 | 0.00 | 0.24 | 0.50 | 0.94 | 0.51 | 0.64 | 2.33 | 3.88 | 7.66 | 0.17 | 0.18 | 0.01 | 0.01 |
| 0.25 | 0.00 | 0.00 | 0.24 | 0.50 | 0.00 | 0.51 | 0.64 | 2.33 | 3.88 | 0.00 | 0.16 | 0.13 | 0.01 | 0.01 |
| 0.00 | 0.00 | 0.00 | 0.00 | 0.00 | 0.31 | 0.51 | 0.00 | 0.78 | 2.59 | 0.00 | 0.05 | 0.05 | 0.00 | 0.00 |
| 0.00 | 0.00 | 0.22 | 0.00 | 0.50 | 0.31 | 1.03 | 1.92 | 1.55 | 1.29 | 0.00 | 0.14 | 0.14 | 0.01 | 0.02 |
| 0.25 | 0.70 | 0.66 | 1.18 | 1.25 | 2.20 | 0.51 | 1.92 | 1.55 | 2.59 | 0.00 | 0.41 | 0.39 | 0.03 | 0.04 |
| 0.00 | 0.00 | 0.00 | 0.24 | 1.75 | 0.00 | 2.06 | 0.00 | 0.78 | 1.29 | 0.00 | 0.15 | 0.16 | 0.01 | 0.02 |
| 0.00 | 0.00 | 0.00 | 0.00 | 1.25 | 1.57 | 1.03 | 1.28 | 0.78 | 1.29 | 0.00 | 0.17 | 0.18 | 0.01 | 0.03 |
| 0.00 | 0.70 | 1.99 | 6.60 | 12.03 | 17.63 | 17.50 | 15.34 | 23.25 | 34.95 | 20.43 | 2.95 | 3.02 | 0.19 | 0.36 |
| 1.25 | 2.82 | 4.64 | 9.90 | 21.05 | 35.27 | 53.54 | 56.25 | 105.40 | 112.62 | 117.45 | 8.36 | 8.32 | 0.38 | 0.93 |
| 0.00 | 0.00 | 0.44 | 0.94 | 1.75 | 0.94 | 2.06 | 7.03 | 6.20 | 0.00 | 20.43 | 0.52 | 0.55 | 0.02 | 0.07 |
| 0.50 | 2.35 | 1.99 | 4.95 | 8.52 | 14.80 | 26.25 | 24.93 | 55.03 | 89.32 | 117.45 | 4.33 | 4.36 | 0.17 | 0.42 |
| 0.50 | 1.64 | 1.99 | 3.77 | 8.77 | 11.02 | 28.83 | 29.40 | 48.05 | 80.26 | 76.60 | 3.99 | 3.96 | 0.14 | 0.43 |
| 0.00 | 0.00 | 0.00 | 0.00 | 1.00 | 2.52 | 5.15 | 0.64 | 4.65 | 7.77 | 7.66 | 0.41 | 0.43 | 0.02 | 0.05 |
| 4.25 | 12.44 | 20.55 | 37.01 | 42.35 | 56.05 | 78.25 | 79.26 | 106.95 | 137.22 | 153.20 | 14.68 | 14.64 | 0.87 | 1.66 |
| 0.00 | 0.23 | 0.88 | 1.18 | 1.50 | 3.78 | 8.75 | 9.59 | 7.75 | 16.83 | 15.32 | 1.02 | 1.03 | 0.04 | 0.13 |
| 1.00 | 1.17 | 4.20 | 8.01 | 11.53 | 18.58 | 39.12 | 30.68 | 46.50 | 102.26 | 58.73 | 5.11 | 5.07 | 0.22 | 0.57 |
| 0.25 | 0.00 | 0.00 | 0.24 | 0.25 | 0.31 | 0.51 | 0.64 | 0.78 | 2.59 | 0.00 | 0.11 | 0.10 | 0.01 | 0.01 |
| 0.00 | 0.00 | 0.88 | 3.30 | 3.26 | 5.67 | 6.18 | 6.39 | 6.98 | 20.71 | 10.21 | 1.10 | 1.11 | 0.07 | 0.13 |
| 3.00 | 4.46 | 19.00 | 39.84 | 68.91 | 128.79 | 200.76 | 249.92 | 385.18 | 491.90 | 569.40 | 31.76 | 31.90 | 1.33 | 3.59 |
| 0.25 | 0.23 | 0.88 | 0.71 | 2.51 | 1.89 | 3.09 | 4.47 | 4.65 | 5.18 | 2.55 | 0.64 | 0.63 | 0.04 | 0.07 |
| 0.00 | 0.70 | 0.66 | 1.65 | 1.50 | 4.41 | 3.09 | 7.03 | 9.30 | 12.94 | 17.87 | 1.01 | 1.01 | 0.05 | 0.10 |
| 0.00 | 0.00 | 0.00 | 0.00 | 0.00 | 0.31 | 1.03 | 0.00 | 1.55 | 1.29 | 5.11 | 0.11 | 0.11 | 0.00 | 0.01 |
| 0.00 | 0.23 | 1.10 | 0.71 | 0.75 | 2.20 | 1.54 | 6.39 | 7.75 | 9.06 | 7.66 | 0.71 | 0.68 | 0.03 | 0.07 |
| 0.00 | 0.00 | 0.00 | 0.47 | 0.50 | 0.63 | 0.51 | 1.92 | 2.33 | 0.00 | 2.55 | 0.16 | 0.16 | 0.01 | 0.02 |
| 0.00 | 0.00 | 0.00 | 0.00 | 0.00 | 0.00 | 0.00 | 0.00 | 0.00 | 0.00 | 0.00 | 0.00 | 0.00 | 0.00 | 0.00 |
| 0.25 | 0.00 | 0.88 | 0.47 | 0.25 | 0.63 | 0.51 | 0.64 | 1.55 | 2.59 | 7.66 | 0.41 | 0.47 | 0.02 | 0.03 |
| 1.75 | 3.05 | 7.29 | 10.61 | 8.52 | 15.12 | 15.44 | 15.34 | 24.80 | 33.66 | 33.19 | 3.72 | 3.62 | 0.24 | 0.39 |
| 0.00 | 0.23 | 0.00 | 0.00 | 0.00 | 0.31 | 0.00 | 0.00 | 1.55 | 2.59 | 0.00 | 0.12 | 0.11 | 0.01 | 0.01 |
| 0.00 | 0.00 | 0.00 | 0.24 | 0.00 | 0.00 | 0.00 | 0.00 | 0.00 | 1.29 | 0.00 | 0.02 | 0.02 | 0.00 | 0.00 |

续表

| 部位 | ICD－10 | 死亡数 | 构成（％） | 粗率（1/10⁵） | 年龄别 | | | | | | | |
|---|---|---|---|---|---|---|---|---|---|---|---|---|
| | | | | | 0 － | 1 － 4 | 5 － 9 | 10 － 14 | 15 － 19 | 20 － 24 | 25 － 29 | 30 － 34 |
| 子宫颈 | C53 | 142 | 1.63 | 3.00 | 0.00 | 0.00 | 0.00 | 0.00 | 0.00 | 0.00 | 1.15 | 1.02 |
| 子宫体 | C54 | 40 | 0.46 | 0.84 | 0.00 | 0.00 | 0.00 | 0.00 | 0.00 | 0.00 | 0.00 | 0.00 |
| 子宫,部位不明 | C55 | 5 | 0.06 | 0.11 | 0.00 | 0.00 | 0.00 | 0.00 | 0.00 | 0.00 | 0.00 | 0.00 |
| 卵巢 | C56 | 137 | 1.58 | 2.89 | 0.00 | 0.00 | 0.00 | 0.00 | 0.00 | 0.00 | 0.29 | 0.00 |
| 其他的女性生殖器 | C57 | 10 | 0.12 | 0.21 | 0.00 | 0.00 | 0.00 | 0.00 | 0.00 | 0.00 | 0.00 | 0.00 |
| 胎盘 | C58 | 0 | 0.00 | 0.00 | 0.00 | 0.00 | 0.00 | 0.00 | 0.00 | 0.00 | 0.00 | 0.00 |
| 阴茎 | C60 | 7 | 0.08 | 0.15 | 0.00 | 0.00 | 0.00 | 0.00 | 0.00 | 0.00 | 0.00 | 0.00 |
| 前列腺 | C61 | 109 | 1.25 | 2.30 | 0.00 | 0.00 | 0.00 | 0.00 | 0.00 | 0.00 | 0.00 | 0.00 |
| 睾丸 | C62 | 6 | 0.07 | 0.13 | 0.00 | 0.00 | 0.00 | 0.00 | 0.00 | 0.00 | 0.00 | 0.51 |
| 其他的男性生殖器 | C63 | 1 | 0.01 | 0.02 | 0.00 | 0.00 | 0.00 | 0.00 | 0.00 | 0.00 | 0.00 | 0.00 |
| 肾 | C64 | 100 | 1.15 | 2.11 | 0.00 | 0.00 | 0.00 | 0.00 | 0.00 | 0.00 | 0.00 | 0.00 |
| 肾盂 | C65 | 24 | 0.28 | 0.51 | 0.00 | 0.00 | 0.00 | 0.00 | 0.00 | 0.00 | 0.00 | 0.00 |
| 输尿管 | C66 | 12 | 0.14 | 0.25 | 0.00 | 0.00 | 0.00 | 0.00 | 0.00 | 0.00 | 0.00 | 0.00 |
| 膀胱 | C67 | 140 | 1.61 | 2.96 | 0.00 | 0.00 | 0.00 | 0.00 | 0.00 | 0.00 | 0.00 | 0.00 |
| 其他的泌尿器官 | C68 | 4 | 0.05 | 0.08 | 0.00 | 0.00 | 0.00 | 0.00 | 0.00 | 0.00 | 0.00 | 0.00 |
| 眼 | C69 | 2 | 0.02 | 0.04 | 0.00 | 0.72 | 0.00 | 0.00 | 0.00 | 0.00 | 0.00 | 0.00 |
| 脑,神经系统 | C70 － C72 | 146 | 1.68 | 3.08 | 6.42 | 1.44 | 0.00 | 0.00 | 1.57 | 0.74 | 0.29 | 1.79 |
| 甲状腺 | C73 | 38 | 0.44 | 0.80 | 0.00 | 0.00 | 0.00 | 0.00 | 0.00 | 0.00 | 0.00 | 0.51 |
| 肾上腺 | C74 | 20 | 0.23 | 0.42 | 0.00 | 0.00 | 0.00 | 0.00 | 0.00 | 0.00 | 0.00 | 0.26 |
| 其他的内分泌腺 | C75 | 8 | 0.09 | 0.17 | 0.00 | 0.72 | 0.00 | 0.00 | 0.00 | 0.00 | 0.00 | 0.00 |
| 霍奇金病 | C81 | 3 | 0.03 | 0.06 | 0.00 | 0.00 | 0.00 | 0.00 | 0.00 | 0.00 | 0.00 | 0.00 |
| 非霍奇金淋巴瘤 | C82 － C85；C96 | 86 | 0.99 | 1.82 | 0.00 | 0.00 | 0.56 | 0.00 | 0.52 | 0.00 | 0.00 | 0.26 |
| 免疫增生性疾病 | C88 | 0 | 0.00 | 0.00 | 0.00 | 0.00 | 0.00 | 0.00 | 0.00 | 0.00 | 0.00 | 0.00 |
| 多发性骨髓瘤 | C90 | 23 | 0.26 | 0.49 | 0.00 | 0.00 | 0.00 | 0.00 | 0.00 | 0.00 | 0.00 | 0.00 |
| 淋巴样白血病 | C91 | 19 | 0.22 | 0.40 | 0.00 | 0.72 | 0.56 | 0.00 | 0.00 | 0.37 | 0.00 | 0.00 |
| 髓样白血病 | C92 － C94 | 17 | 0.20 | 0.36 | 0.00 | 0.00 | 0.00 | 0.00 | 0.00 | 0.00 | 0.00 | 0.00 |
| 白血病,未特指 | C95 | 74 | 0.85 | 1.56 | 0.00 | 0.00 | 2.23 | 1.81 | 0.52 | 0.74 | 0.29 | 0.51 |
| 其他的或未指明部位 | O&U | 211 | 2.43 | 4.46 | 0.00 | 0.00 | 0.00 | 1.81 | 1.04 | 0.37 | 0.29 | 0.77 |
| 所有部位合计 | ALL | 8 689 | 100.00 | 183.56 | 6.42 | 5.75 | 3.34 | 6.02 | 5.75 | 2.95 | 7.19 | 9.72 |
| 所有部位除外 C44 | ALLbC44 | 8 635 | 99.38 | 182.41 | 6.42 | 5.75 | 3.34 | 4.82 | 5.75 | 2.95 | 7.19 | 9.72 |
| 人口数 | POPU | 4 733 728 | | | | | | | | | | |

| 死亡率(1/10⁵) | | | | | | | | | | | 中标率 | 世标率 | 累积率(%) | |
|---|---|---|---|---|---|---|---|---|---|---|---|---|---|---|
| 35－39 | 40－44 | 45－49 | 50－54 | 55－59 | 60－64 | 65－69 | 70－74 | 75－89 | 80－84 | 85＋ | (1/10⁵) | (1/10⁵) | 0－64 | 0－74 |
| 1.25 | 1.64 | 3.09 | 5.42 | 5.51 | 7.56 | 5.66 | 7.03 | 3.88 | 14.24 | 2.55 | 1.83 | 1.74 | 0.13 | 0.20 |
| 0.00 | 0.23 | 0.44 | 0.71 | 2.26 | 1.89 | 3.09 | 3.20 | 2.33 | 6.47 | 0.00 | 0.45 | 0.45 | 0.03 | 0.06 |
| 0.00 | 0.00 | 0.00 | 0.00 | 0.50 | 0.31 | 0.00 | 0.64 | 0.78 | 0.00 | 0.00 | 0.05 | 0.05 | 0.00 | 0.01 |
| 0.50 | 0.94 | 3.31 | 4.24 | 6.01 | 4.09 | 8.24 | 6.39 | 13.18 | 14.24 | 15.32 | 1.61 | 1.58 | 0.10 | 0.17 |
| 0.00 | 0.23 | 0.00 | 0.47 | 0.00 | 0.94 | 1.03 | 0.00 | 0.78 | 0.00 | 2.55 | 0.12 | 0.13 | 0.01 | 0.01 |
| 0.00 | 0.00 | 0.00 | 0.00 | 0.00 | 0.00 | 0.00 | 0.00 | 0.00 | 0.00 | 0.00 | 0.00 | 0.00 | 0.00 | 0.00 |
| 0.00 | 0.00 | 0.22 | 0.24 | 0.00 | 0.63 | 0.00 | 0.00 | 1.55 | 0.00 | 2.55 | 0.08 | 0.08 | 0.01 | 0.01 |
| 0.00 | 0.00 | 0.00 | 0.47 | 1.00 | 3.15 | 2.57 | 9.59 | 14.73 | 44.01 | 51.07 | 1.07 | 1.08 | 0.02 | 0.08 |
| 0.00 | 0.00 | 0.00 | 0.00 | 0.00 | 0.00 | 1.03 | 0.00 | 0.00 | 2.59 | 0.00 | 0.10 | 0.07 | 0.00 | 0.01 |
| 0.00 | 0.00 | 0.00 | 0.00 | 0.00 | 0.00 | 0.00 | 0.64 | 0.00 | 0.00 | 0.00 | 0.01 | 0.01 | 0.00 | 0.00 |
| 0.50 | 0.23 | 2.43 | 1.18 | 3.51 | 3.46 | 5.66 | 5.11 | 9.30 | 20.71 | 22.98 | 1.12 | 1.11 | 0.06 | 0.11 |
| 0.00 | 0.00 | 0.88 | 0.24 | 0.00 | 1.26 | 3.60 | 0.64 | 1.55 | 5.18 | 2.55 | 0.29 | 0.29 | 0.01 | 0.03 |
| 0.00 | 0.00 | 0.00 | 0.00 | 0.50 | 0.00 | 1.03 | 1.28 | 1.55 | 5.18 | 0.00 | 0.13 | 0.12 | 0.00 | 0.01 |
| 0.25 | 0.00 | 0.00 | 0.47 | 1.75 | 3.15 | 8.24 | 13.42 | 20.93 | 53.07 | 38.30 | 1.46 | 1.42 | 0.03 | 0.14 |
| 0.25 | 0.00 | 0.00 | 0.24 | 0.00 | 0.31 | 0.00 | 0.00 | 0.00 | 0.00 | 2.55 | 0.05 | 0.05 | 0.00 | 0.00 |
| 0.25 | 0.00 | 0.00 | 0.00 | 0.00 | 0.00 | 0.00 | 0.00 | 0.00 | 0.00 | 0.00 | 0.05 | 0.08 | 0.00 | 0.00 |
| 0.25 | 2.82 | 2.65 | 3.77 | 4.01 | 5.67 | 4.12 | 8.95 | 14.73 | 14.24 | 5.11 | 2.05 | 2.09 | 0.13 | 0.20 |
| 0.00 | 0.23 | 0.44 | 0.94 | 0.50 | 2.20 | 3.60 | 2.56 | 3.88 | 1.29 | 7.66 | 0.48 | 0.47 | 0.02 | 0.05 |
| 0.25 | 0.00 | 0.00 | 0.24 | 0.00 | 0.94 | 1.03 | 1.92 | 4.65 | 2.59 | 2.55 | 0.24 | 0.22 | 0.01 | 0.02 |
| 0.00 | 0.00 | 0.00 | 0.24 | 0.00 | 0.31 | 0.51 | 0.00 | 2.33 | 1.29 | 0.00 | 0.11 | 0.14 | 0.01 | 0.01 |
| 0.00 | 0.00 | 0.00 | 0.00 | 0.25 | 0.00 | 0.00 | 0.64 | 0.00 | 1.29 | 0.00 | 0.03 | 0.03 | 0.00 | 0.00 |
| 0.75 | 0.00 | 1.77 | 1.65 | 3.26 | 2.20 | 8.24 | 5.75 | 6.98 | 10.36 | 7.66 | 1.11 | 1.09 | 0.05 | 0.12 |
| 0.00 | 0.00 | 0.00 | 0.00 | 0.00 | 0.00 | 0.00 | 0.00 | 0.00 | 0.00 | 0.00 | 0.00 | 0.00 | 0.00 | 0.00 |
| 0.00 | 0.00 | 0.00 | 0.47 | 2.00 | 0.94 | 0.51 | 1.28 | 2.33 | 3.88 | 2.55 | 0.23 | 0.24 | 0.02 | 0.03 |
| 0.00 | 0.00 | 0.44 | 0.24 | 0.50 | 0.31 | 1.03 | 0.64 | 2.33 | 5.18 | 0.00 | 0.28 | 0.32 | 0.01 | 0.02 |
| 0.50 | 0.00 | 0.00 | 0.47 | 0.75 | 0.94 | 1.03 | 0.64 | 2.33 | 1.29 | 0.00 | 0.21 | 0.19 | 0.01 | 0.02 |
| 0.25 | 0.70 | 1.55 | 1.89 | 1.00 | 3.15 | 2.57 | 3.20 | 4.65 | 10.36 | 10.21 | 1.23 | 1.25 | 0.07 | 0.10 |
| 1.50 | 2.11 | 1.55 | 4.71 | 5.51 | 9.45 | 11.32 | 16.62 | 13.95 | 32.36 | 40.85 | 2.72 | 2.68 | 0.15 | 0.29 |
| 20.00 | 40.60 | 87.27 | 162.17 | 240.06 | 379.45 | 574.48 | 644.95 | 988.92 | 1 431.70 | 1 468.19 | 99.89 | 99.78 | 4.85 | 10.95 |
| 20.00 | 40.37 | 86.16 | 161.46 | 239.30 | 377.25 | 572.94 | 638.55 | 981.17 | 1 422.64 | 1 460.52 | 99.18 | 99.10 | 4.82 | 10.88 |

表 11　黑龙江省肿瘤登记地区

| 部位 | ICD－10 | 死亡数 | 构成（%） | 粗率（1/10⁵） | 年龄别 | | | | | | | |
|---|---|---|---|---|---|---|---|---|---|---|---|---|
| | | | | | 0－ | 1－4 | 5－9 | 10－14 | 15－19 | 20－24 | 25－29 | 30－34 |
| 唇 | C00 | 0 | 0.00 | 0.00 | 0.00 | 0.00 | 0.00 | 0.00 | 0.00 | 0.00 | 0.00 | 0.00 |
| 舌 | C01－C02 | 16 | 0.31 | 0.68 | 0.00 | 0.00 | 0.00 | 0.00 | 0.00 | 0.00 | 0.00 | 0.00 |
| 口 | C03－C06 | 14 | 0.27 | 0.60 | 0.00 | 0.00 | 0.00 | 0.00 | 0.00 | 0.00 | 0.00 | 0.00 |
| 唾液腺 | C07－C08 | 8 | 0.15 | 0.34 | 0.00 | 0.00 | 0.00 | 0.00 | 0.00 | 0.00 | 0.00 | 0.52 |
| 扁桃腺 | C09 | 4 | 0.08 | 0.17 | 0.00 | 0.00 | 0.00 | 0.00 | 0.00 | 0.00 | 0.00 | 0.00 |
| 其他的口咽 | C10 | 9 | 0.17 | 0.38 | 0.00 | 0.00 | 0.00 | 0.00 | 0.00 | 0.00 | 0.00 | 0.00 |
| 鼻咽 | C11 | 27 | 0.52 | 1.15 | 0.00 | 0.00 | 0.00 | 0.00 | 0.00 | 0.00 | 0.00 | 0.52 |
| 喉咽 | C12－C13 | 13 | 0.25 | 0.56 | 0.00 | 0.00 | 0.00 | 0.00 | 0.00 | 0.00 | 0.00 | 0.00 |
| 咽,部位不明 | C14 | 14 | 0.27 | 0.60 | 0.00 | 0.00 | 0.00 | 0.00 | 0.00 | 0.00 | 0.00 | 0.00 |
| 食管 | C15 | 240 | 4.61 | 10.27 | 0.00 | 0.00 | 0.00 | 0.00 | 0.00 | 0.00 | 0.00 | 0.00 |
| 胃 | C16 | 526 | 10.11 | 22.50 | 0.00 | 0.00 | 0.00 | 0.00 | 0.00 | 0.00 | 1.75 | 1.56 |
| 小肠 | C17 | 30 | 0.58 | 1.28 | 0.00 | 0.00 | 0.00 | 0.00 | 0.00 | 0.00 | 0.00 | 0.00 |
| 结肠 | C18 | 223 | 4.29 | 9.54 | 0.00 | 0.00 | 0.00 | 0.00 | 0.00 | 0.00 | 0.00 | 0.00 |
| 直肠 | C19－C20 | 220 | 4.23 | 9.41 | 0.00 | 0.00 | 0.00 | 0.00 | 0.00 | 0.00 | 0.00 | 0.00 |
| 肛门 | C21 | 26 | 0.50 | 1.11 | 0.00 | 0.00 | 0.00 | 0.00 | 0.00 | 0.00 | 0.00 | 0.00 |
| 肝脏 | C22 | 902 | 17.34 | 38.58 | 0.00 | 1.40 | 0.00 | 0.00 | 0.00 | 0.00 | 0.58 | 1.56 |
| 胆囊及其他 | C23－C24 | 42 | 0.81 | 1.80 | 0.00 | 0.00 | 0.00 | 0.00 | 0.00 | 0.00 | 0.00 | 0.00 |
| 胰腺 | C25 | 242 | 4.65 | 10.35 | 0.00 | 0.00 | 0.00 | 0.00 | 0.00 | 0.00 | 0.00 | 0.00 |
| 鼻,鼻窦及其他 | C30－C31 | 2 | 0.04 | 0.09 | 0.00 | 0.00 | 0.00 | 0.00 | 0.00 | 0.00 | 0.00 | 0.00 |
| 喉 | C32 | 84 | 1.61 | 3.59 | 0.00 | 0.00 | 0.00 | 0.00 | 0.00 | 0.00 | 0.00 | 0.00 |
| 气管,支气管,肺 | C33－C34 | 1 769 | 34.00 | 75.66 | 0.00 | 0.00 | 0.00 | 0.00 | 1.02 | 0.00 | 0.00 | 0.52 |
| 其他的胸腔器官 | C37－C38 | 26 | 0.50 | 1.11 | 0.00 | 0.00 | 0.00 | 0.00 | 0.00 | 0.00 | 0.58 | 0.00 |
| 骨 | C40－C41 | 47 | 0.90 | 2.01 | 0.00 | 0.00 | 0.00 | 0.00 | 0.00 | 0.75 | 0.00 | 0.00 |
| 皮肤的黑色素瘤 | C43 | 6 | 0.12 | 0.26 | 0.00 | 0.00 | 0.00 | 0.00 | 0.00 | 0.00 | 0.00 | 0.00 |
| 其他的皮肤 | C44 | 37 | 0.71 | 1.58 | 0.00 | 0.00 | 0.00 | 0.00 | 0.00 | 0.00 | 0.00 | 0.00 |
| 间皮瘤 | C45 | 7 | 0.13 | 0.30 | 0.00 | 0.00 | 0.00 | 0.00 | 0.00 | 0.00 | 0.00 | 0.00 |
| 卡波氏肉瘤 | C46 | 0 | 0.00 | 0.00 | 0.00 | 0.00 | 0.00 | 0.00 | 0.00 | 0.00 | 0.00 | 0.00 |
| 周围神经,结缔、软组织 | C47;C49 | 20 | 0.38 | 0.86 | 0.00 | 2.81 | 0.00 | 0.00 | 0.00 | 0.00 | 0.58 | 0.00 |
| 乳房 | C50 | 2 | 0.04 | 0.09 | 0.00 | 0.00 | 0.00 | 0.00 | 0.00 | 0.00 | 0.00 | 0.00 |
| 外阴 | C51 | 0 | 0.00 | 0.00 | 0.00 | 0.00 | 0.00 | 0.00 | 0.00 | 0.00 | 0.00 | 0.00 |
| 阴道 | C52 | 0 | 0.00 | 0.00 | 0.00 | 0.00 | 0.00 | 0.00 | 0.00 | 0.00 | 0.00 | 0.00 |

**2016 年男性死亡主要指标**

| 死亡率(1/10⁵) | | | | | | | | | | | 中标率 | 世标率 | 累积率(%) | |
|---|---|---|---|---|---|---|---|---|---|---|---|---|---|---|
| 35－39 | 40－44 | 45－49 | 50－54 | 55－59 | 60－64 | 65－69 | 70－74 | 75－89 | 80－84 | 85＋ | (1/10⁵) | (1/10⁵) | 0－64 | 0－74 |
| 0.00 | 0.00 | 0.00 | 0.00 | 0.00 | 0.00 | 0.00 | 0.00 | 0.00 | 0.00 | 0.00 | 0.00 | 0.00 | 0.00 | 0.00 |
| 0.00 | 0.97 | 0.44 | 2.82 | 0.50 | 0.00 | 4.40 | 2.78 | 0.00 | 0.00 | 0.00 | 0.44 | 0.43 | 0.02 | 0.06 |
| 0.00 | 0.00 | 0.00 | 0.47 | 1.01 | 1.93 | 1.10 | 1.39 | 5.13 | 2.71 | 10.76 | 0.30 | 0.32 | 0.02 | 0.03 |
| 0.00 | 0.00 | 0.00 | 0.47 | 0.50 | 0.00 | 1.10 | 1.39 | 3.42 | 2.71 | 0.00 | 0.22 | 0.18 | 0.01 | 0.02 |
| 0.00 | 0.00 | 0.00 | 0.00 | 0.00 | 0.64 | 1.10 | 0.00 | 1.71 | 2.71 | 0.00 | 0.09 | 0.09 | 0.00 | 0.01 |
| 0.00 | 0.00 | 0.44 | 0.00 | 1.01 | 0.64 | 2.20 | 0.00 | 3.42 | 2.71 | 0.00 | 0.21 | 0.21 | 0.01 | 0.02 |
| 0.51 | 1.45 | 1.32 | 1.88 | 2.51 | 2.57 | 1.10 | 2.78 | 3.42 | 2.71 | 0.00 | 0.71 | 0.66 | 0.05 | 0.07 |
| 0.00 | 0.00 | 0.00 | 0.47 | 3.52 | 0.00 | 3.30 | 0.00 | 1.71 | 2.71 | 0.00 | 0.29 | 0.29 | 0.02 | 0.04 |
| 0.00 | 0.00 | 0.00 | 0.00 | 2.51 | 3.22 | 2.20 | 0.00 | 1.71 | 2.71 | 0.00 | 0.30 | 0.33 | 0.03 | 0.04 |
| 0.00 | 1.45 | 3.97 | 12.69 | 23.64 | 34.76 | 31.87 | 30.63 | 35.93 | 56.97 | 37.67 | 5.53 | 5.70 | 0.38 | 0.70 |
| 1.01 | 5.32 | 6.18 | 11.75 | 33.19 | 56.64 | 83.53 | 87.71 | 155.68 | 154.64 | 145.32 | 12.53 | 12.48 | 0.59 | 1.44 |
| 0.00 | 0.00 | 0.88 | 1.88 | 1.51 | 0.00 | 3.30 | 6.96 | 8.55 | 0.00 | 43.06 | 0.70 | 0.75 | 0.02 | 0.07 |
| 0.00 | 2.90 | 2.65 | 6.11 | 11.06 | 15.45 | 32.97 | 23.67 | 61.59 | 108.52 | 156.08 | 5.01 | 5.10 | 0.19 | 0.47 |
| 0.00 | 1.93 | 2.65 | 6.11 | 12.57 | 15.45 | 43.96 | 34.80 | 58.17 | 92.24 | 80.73 | 5.15 | 5.16 | 0.19 | 0.59 |
| 0.00 | 0.00 | 0.00 | 0.00 | 2.01 | 3.86 | 9.89 | 1.39 | 3.42 | 8.14 | 5.38 | 0.62 | 0.66 | 0.03 | 0.09 |
| 7.59 | 20.31 | 33.56 | 60.61 | 70.41 | 91.39 | 107.71 | 112.77 | 128.31 | 157.35 | 220.67 | 22.07 | 22.12 | 1.44 | 2.54 |
| 0.00 | 0.48 | 0.44 | 1.88 | 2.51 | 4.51 | 8.79 | 8.35 | 3.42 | 16.28 | 10.76 | 1.00 | 1.03 | 0.05 | 0.13 |
| 0.51 | 1.93 | 4.42 | 12.69 | 13.08 | 21.88 | 43.96 | 32.02 | 49.61 | 103.09 | 53.82 | 5.71 | 5.68 | 0.27 | 0.65 |
| 0.00 | 0.00 | 0.00 | 0.00 | 0.50 | 0.00 | 1.10 | 0.00 | 0.00 | 0.00 | 0.00 | 0.05 | 0.05 | 0.00 | 0.01 |
| 0.00 | 0.00 | 1.32 | 6.58 | 6.04 | 10.94 | 13.19 | 11.14 | 10.26 | 21.70 | 21.53 | 1.96 | 2.02 | 0.12 | 0.25 |
| 5.06 | 6.29 | 27.82 | 57.32 | 104.11 | 177.64 | 270.38 | 334.13 | 446.50 | 558.87 | 662.00 | 41.57 | 41.97 | 1.90 | 4.92 |
| 0.00 | 0.48 | 0.88 | 0.47 | 2.51 | 1.93 | 5.50 | 5.57 | 1.71 | 5.43 | 5.38 | 0.67 | 0.68 | 0.03 | 0.09 |
| 0.00 | 0.97 | 0.44 | 2.35 | 1.01 | 6.44 | 4.40 | 11.14 | 13.69 | 10.85 | 10.76 | 1.16 | 1.16 | 0.06 | 0.14 |
| 0.00 | 0.00 | 0.00 | 0.00 | 0.00 | 0.64 | 2.20 | 0.00 | 3.42 | 0.00 | 5.38 | 0.14 | 0.15 | 0.00 | 0.01 |
| 0.00 | 0.48 | 1.77 | 1.41 | 1.01 | 2.57 | 3.30 | 12.53 | 8.55 | 13.56 | 5.38 | 0.91 | 0.88 | 0.04 | 0.12 |
| 0.00 | 0.00 | 0.00 | 0.47 | 0.50 | 0.64 | 0.00 | 2.78 | 1.71 | 0.00 | 5.38 | 0.16 | 0.17 | 0.01 | 0.02 |
| 0.00 | 0.00 | 0.00 | 0.00 | 0.00 | 0.00 | 0.00 | 0.00 | 0.00 | 0.00 | 0.00 | 0.00 | 0.00 | 0.00 | 0.00 |
| 0.51 | 0.00 | 1.77 | 0.94 | 0.50 | 1.29 | 1.10 | 0.00 | 3.42 | 5.43 | 10.76 | 0.60 | 0.72 | 0.04 | 0.04 |
| 0.00 | 0.00 | 0.00 | 0.47 | 0.00 | 0.64 | 0.00 | 0.00 | 0.00 | 0.00 | 0.00 | 0.05 | 0.05 | 0.01 | 0.01 |
| 0.00 | 0.00 | 0.00 | 0.00 | 0.00 | 0.00 | 0.00 | 0.00 | 0.00 | 0.00 | 0.00 | 0.00 | 0.00 | 0.00 | 0.00 |
| 0.00 | 0.00 | 0.00 | 0.00 | 0.00 | 0.00 | 0.00 | 0.00 | 0.00 | 0.00 | 0.00 | 0.00 | 0.00 | 0.00 | 0.00 |

续表

| 部位 | ICD-10 | 死亡数 | 构成(%) | 粗率(1/10⁵) | 0- | 1-4 | 5-9 | 10-14 | 15-19 | 20-24 | 25-29 | 年龄别 30-34 |
|------|--------|--------|---------|-------------|-----|-----|-----|-------|-------|-------|-------|------|
| 子宫颈 | C53 | 0 | 0.00 | 0.00 | 0.00 | 0.00 | 0.00 | 0.00 | 0.00 | 0.00 | 0.00 | 0.00 |
| 子宫体 | C54 | 0 | 0.00 | 0.00 | 0.00 | 0.00 | 0.00 | 0.00 | 0.00 | 0.00 | 0.00 | 0.00 |
| 子宫,部位不明 | C55 | 0 | 0.00 | 0.00 | 0.00 | 0.00 | 0.00 | 0.00 | 0.00 | 0.00 | 0.00 | 0.00 |
| 卵巢 | C56 | 0 | 0.00 | 0.00 | 0.00 | 0.00 | 0.00 | 0.00 | 0.00 | 0.00 | 0.00 | 0.00 |
| 其他的女性生殖器 | C57 | 0 | 0.00 | 0.00 | 0.00 | 0.00 | 0.00 | 0.00 | 0.00 | 0.00 | 0.00 | 0.00 |
| 胎盘 | C58 | 0 | 0.00 | 0.00 | 0.00 | 0.00 | 0.00 | 0.00 | 0.00 | 0.00 | 0.00 | 0.00 |
| 阴茎 | C60 | 7 | 0.13 | 0.30 | 0.00 | 0.00 | 0.00 | 0.00 | 0.00 | 0.00 | 0.00 | 0.00 |
| 前列腺 | C61 | 109 | 2.09 | 4.66 | 0.00 | 0.00 | 0.00 | 0.00 | 0.00 | 0.00 | 0.00 | 0.00 |
| 睾丸 | C62 | 6 | 0.12 | 0.26 | 0.00 | 0.00 | 0.00 | 0.00 | 0.00 | 0.00 | 0.00 | 1.04 |
| 其他的男性生殖器 | C63 | 1 | 0.02 | 0.04 | 0.00 | 0.00 | 0.00 | 0.00 | 0.00 | 0.00 | 0.00 | 0.00 |
| 肾 | C64 | 64 | 1.23 | 2.74 | 0.00 | 0.00 | 0.00 | 0.00 | 0.00 | 0.00 | 0.00 | 0.00 |
| 肾盂 | C65 | 15 | 0.29 | 0.64 | 0.00 | 0.00 | 0.00 | 0.00 | 0.00 | 0.00 | 0.00 | 0.00 |
| 输尿管 | C66 | 5 | 0.10 | 0.21 | 0.00 | 0.00 | 0.00 | 0.00 | 0.00 | 0.00 | 0.00 | 0.00 |
| 膀胱 | C67 | 97 | 1.86 | 4.15 | 0.00 | 0.00 | 0.00 | 0.00 | 0.00 | 0.00 | 0.00 | 0.00 |
| 其他的泌尿器官 | C68 | 3 | 0.06 | 0.13 | 0.00 | 0.00 | 0.00 | 0.00 | 0.00 | 0.00 | 0.00 | 0.00 |
| 眼 | C69 | 2 | 0.04 | 0.09 | 0.00 | 1.40 | 0.00 | 0.00 | 0.00 | 0.00 | 0.00 | 0.00 |
| 脑,神经系统 | C70-C72 | 76 | 1.46 | 3.25 | 0.00 | 1.40 | 0.00 | 0.00 | 3.07 | 1.51 | 0.58 | 2.59 |
| 甲状腺 | C73 | 8 | 0.15 | 0.34 | 0.00 | 0.00 | 0.00 | 0.00 | 0.00 | 0.00 | 0.00 | 0.00 |
| 肾上腺 | C74 | 8 | 0.15 | 0.34 | 0.00 | 0.00 | 0.00 | 0.00 | 0.00 | 0.00 | 0.00 | 0.00 |
| 其他的内分泌腺 | C75 | 4 | 0.08 | 0.17 | 0.00 | 1.40 | 0.00 | 0.00 | 0.00 | 0.00 | 0.00 | 0.00 |
| 霍奇金病 | C81 | 2 | 0.04 | 0.09 | 0.00 | 0.00 | 0.00 | 0.00 | 0.00 | 0.00 | 0.00 | 0.00 |
| 非霍奇金淋巴瘤 | C82-C85;C96 | 48 | 0.92 | 2.05 | 0.00 | 0.00 | 0.00 | 0.00 | 0.00 | 0.00 | 0.00 | 0.52 |
| 免疫增生性疾病 | C88 | 0 | 0.00 | 0.00 | 0.00 | 0.00 | 0.00 | 0.00 | 0.00 | 0.00 | 0.00 | 0.00 |
| 多发性骨髓瘤 | C90 | 15 | 0.29 | 0.64 | 0.00 | 0.00 | 0.00 | 0.00 | 0.00 | 0.00 | 0.00 | 0.00 |
| 淋巴样白血病 | C91 | 13 | 0.25 | 0.56 | 0.00 | 1.40 | 0.00 | 0.00 | 0.00 | 0.75 | 0.00 | 0.00 |
| 髓样白血病 | C92-C94 | 6 | 0.12 | 0.26 | 0.00 | 0.00 | 0.00 | 0.00 | 0.00 | 0.00 | 0.00 | 0.00 |
| 白血病,未特指 | C95 | 42 | 0.81 | 1.80 | 0.00 | 0.00 | 3.20 | 2.27 | 0.00 | 0.75 | 0.58 | 1.04 |
| 其他的或未指明部位 | O&U | 116 | 2.23 | 4.96 | 0.00 | 0.00 | 0.00 | 0.00 | 2.05 | 0.75 | 0.58 | 0.52 |
| 所有部位合计 | ALL | 5 203 | 100.00 | 222.55 | 0.00 | 9.82 | 3.20 | 2.27 | 6.15 | 4.53 | 5.25 | 10.38 |
| 所有部位除外 C44 | ALLbC44 | 5 166 | 99.29 | 220.96 | 0.00 | 9.82 | 3.20 | 2.27 | 6.15 | 4.53 | 5.25 | 10.38 |
| 人口数 | POPU | 2 337 946 | | | | | | | | | | |

| 死亡率(1/10$^5$) | | | | | | | | | | | 中标率 (1/10$^5$) | 世标率 (1/10$^5$) | 累积率(%) | |
|---|---|---|---|---|---|---|---|---|---|---|---|---|---|---|
| 35 – 39 | 40 – 44 | 45 – 49 | 50 – 54 | 55 – 59 | 60 – 64 | 65 – 69 | 70 – 74 | 75 – 89 | 80 – 84 | 85 + | | | 0 – 64 | 0 – 74 |
| 0.00 | 0.00 | 0.00 | 0.00 | 0.00 | 0.00 | 0.00 | 0.00 | 0.00 | 0.00 | 0.00 | 0.00 | 0.00 | 0.00 | 0.00 |
| 0.00 | 0.00 | 0.00 | 0.00 | 0.00 | 0.00 | 0.00 | 0.00 | 0.00 | 0.00 | 0.00 | 0.00 | 0.00 | 0.00 | 0.00 |
| 0.00 | 0.00 | 0.00 | 0.00 | 0.00 | 0.00 | 0.00 | 0.00 | 0.00 | 0.00 | 0.00 | 0.00 | 0.00 | 0.00 | 0.00 |
| 0.00 | 0.00 | 0.00 | 0.00 | 0.00 | 0.00 | 0.00 | 0.00 | 0.00 | 0.00 | 0.00 | 0.00 | 0.00 | 0.00 | 0.00 |
| 0.00 | 0.00 | 0.00 | 0.00 | 0.00 | 0.00 | 0.00 | 0.00 | 0.00 | 0.00 | 0.00 | 0.00 | 0.00 | 0.00 | 0.00 |
| 0.00 | 0.00 | 0.00 | 0.00 | 0.00 | 0.00 | 0.00 | 0.00 | 0.00 | 0.00 | 0.00 | 0.00 | 0.00 | 0.00 | 0.00 |
| 0.00 | 0.00 | 0.44 | 0.47 | 0.00 | 1.29 | 0.00 | 0.00 | 3.42 | 0.00 | 5.38 | 0.16 | 0.16 | 0.01 | 0.01 |
| 0.00 | 0.00 | 0.00 | 0.94 | 2.01 | 6.44 | 5.50 | 20.88 | 32.50 | 92.24 | 107.64 | 2.28 | 2.29 | 0.05 | 0.18 |
| 0.00 | 0.00 | 0.00 | 0.00 | 0.00 | 0.00 | 2.20 | 0.00 | 0.00 | 5.43 | 0.00 | 0.20 | 0.16 | 0.01 | 0.02 |
| 0.00 | 0.00 | 0.00 | 0.00 | 0.00 | 0.00 | 0.00 | 1.39 | 0.00 | 0.00 | 0.00 | 0.03 | 0.03 | 0.00 | 0.01 |
| 1.01 | 0.48 | 3.53 | 0.47 | 6.04 | 4.51 | 8.79 | 8.35 | 8.55 | 24.42 | 26.91 | 1.54 | 1.52 | 0.08 | 0.17 |
| 0.00 | 0.00 | 1.32 | 0.47 | 0.00 | 0.64 | 5.50 | 1.39 | 1.71 | 5.43 | 5.38 | 0.39 | 0.39 | 0.01 | 0.05 |
| 0.00 | 0.00 | 0.00 | 0.00 | 0.50 | 0.00 | 0.00 | 1.39 | 1.71 | 5.43 | 0.00 | 0.10 | 0.09 | 0.00 | 0.01 |
| 0.51 | 0.00 | 0.00 | 0.94 | 2.01 | 2.57 | 14.29 | 22.28 | 22.24 | 86.81 | 64.59 | 2.16 | 2.11 | 0.03 | 0.21 |
| 0.00 | 0.00 | 0.00 | 0.47 | 0.00 | 0.64 | 0.00 | 0.00 | 0.00 | 0.00 | 5.38 | 0.06 | 0.08 | 0.01 | 0.01 |
| 0.51 | 0.00 | 0.00 | 0.00 | 0.00 | 0.00 | 0.00 | 0.00 | 0.00 | 0.00 | 0.00 | 0.11 | 0.17 | 0.01 | 0.01 |
| 0.51 | 2.42 | 2.65 | 3.76 | 4.53 | 4.51 | 2.20 | 15.31 | 13.69 | 16.28 | 5.38 | 2.32 | 2.24 | 0.14 | 0.22 |
| 0.00 | 0.00 | 0.00 | 0.94 | 0.50 | 0.00 | 3.30 | 0.00 | 1.71 | 2.71 | 0.00 | 0.20 | 0.20 | 0.01 | 0.02 |
| 0.51 | 0.00 | 0.00 | 0.47 | 0.00 | 0.00 | 1.10 | 4.18 | 3.42 | 0.00 | 0.00 | 0.23 | 0.20 | 0.00 | 0.03 |
| 0.00 | 0.00 | 0.00 | 0.47 | 0.00 | 0.64 | 1.10 | 0.00 | 0.00 | 0.00 | 0.00 | 0.14 | 0.22 | 0.01 | 0.02 |
| 0.00 | 0.00 | 0.00 | 0.00 | 0.00 | 0.00 | 0.00 | 1.39 | 0.00 | 2.71 | 0.00 | 0.05 | 0.04 | 0.00 | 0.01 |
| 0.51 | 0.00 | 1.77 | 1.88 | 4.02 | 1.93 | 12.09 | 6.96 | 5.13 | 13.56 | 16.15 | 1.22 | 1.20 | 0.05 | 0.15 |
| 0.00 | 0.00 | 0.00 | 0.00 | 0.00 | 0.00 | 0.00 | 0.00 | 0.00 | 0.00 | 0.00 | 0.00 | 0.00 | 0.00 | 0.00 |
| 0.00 | 0.00 | 0.00 | 0.94 | 2.01 | 0.64 | 1.10 | 2.78 | 1.71 | 8.14 | 5.38 | 0.32 | 0.33 | 0.02 | 0.04 |
| 0.00 | 0.00 | 0.88 | 0.47 | 0.50 | 0.64 | 1.10 | 0.00 | 1.71 | 10.85 | 0.00 | 0.37 | 0.42 | 0.02 | 0.03 |
| 0.51 | 0.00 | 0.00 | 0.47 | 0.50 | 1.29 | 0.00 | 0.00 | 1.71 | 0.00 | 0.00 | 0.15 | 0.14 | 0.01 | 0.01 |
| 0.51 | 1.45 | 1.77 | 1.41 | 1.01 | 3.86 | 2.20 | 1.39 | 8.55 | 10.85 | 10.76 | 1.48 | 1.47 | 0.09 | 0.11 |
| 1.01 | 2.90 | 1.32 | 5.64 | 7.04 | 11.59 | 14.29 | 16.71 | 18.82 | 29.84 | 48.44 | 2.98 | 3.01 | 0.17 | 0.32 |
| 20.74 | 52.23 | 104.66 | 210.01 | 328.42 | 496.88 | 758.38 | 828.36 | 1 141.07 | 1 646.77 | 1 792.25 | 124.64 | 125.52 | 6.26 | 14.20 |
| 20.74 | 51.75 | 102.89 | 208.60 | 327.41 | 494.30 | 755.08 | 815.83 | 1 132.51 | 1 633.21 | 1 786.87 | 123.73 | 124.64 | 6.23 | 14.08 |

表12  黑龙江省肿瘤登记地区

| 部位 | ICD – 10 | 死亡数 | 构成(%) | 粗率(1/10⁵) | 0 – | 1 – 4 | 5 – 9 | 10 – 14 | 15 – 19 | 20 – 24 | 25 – 29 | 30 – 34 |
|---|---|---|---|---|---|---|---|---|---|---|---|---|
| 唇 | C00 | 0 | 0.00 | 0.00 | 0.00 | 0.00 | 0.00 | 0.00 | 0.00 | 0.00 | 0.00 | 0.00 |
| 舌 | C01 – C02 | 4 | 0.11 | 0.17 | 0.00 | 0.00 | 0.00 | 0.00 | 0.00 | 0.00 | 0.00 | 0.00 |
| 口 | C03 – C06 | 3 | 0.09 | 0.13 | 0.00 | 0.00 | 0.00 | 0.00 | 0.00 | 0.00 | 0.00 | 0.00 |
| 唾液腺 | C07 – C08 | 5 | 0.14 | 0.21 | 0.00 | 0.00 | 0.00 | 0.00 | 0.00 | 0.00 | 0.00 | 0.00 |
| 扁桃腺 | C09 | 1 | 0.03 | 0.04 | 0.00 | 0.00 | 0.00 | 0.00 | 0.00 | 0.00 | 0.00 | 0.00 |
| 其他的口咽 | C10 | 3 | 0.09 | 0.13 | 0.00 | 0.00 | 0.00 | 0.00 | 0.00 | 0.00 | 0.00 | 0.00 |
| 鼻咽 | C11 | 6 | 0.17 | 0.25 | 0.00 | 0.00 | 0.00 | 0.00 | 0.00 | 0.00 | 0.00 | 0.00 |
| 喉咽 | C12 – C13 | 1 | 0.03 | 0.04 | 0.00 | 0.00 | 0.00 | 0.00 | 0.00 | 0.00 | 0.00 | 0.00 |
| 咽,部位不明 | C14 | 2 | 0.06 | 0.08 | 0.00 | 0.00 | 0.00 | 0.00 | 0.00 | 0.00 | 0.00 | 0.00 |
| 食管 | C15 | 27 | 0.77 | 1.13 | 0.00 | 0.00 | 0.00 | 0.00 | 0.00 | 0.00 | 0.00 | 0.00 |
| 胃 | C16 | 217 | 6.22 | 9.06 | 0.00 | 0.00 | 0.00 | 0.00 | 0.00 | 0.00 | 0.00 | 0.00 |
| 小肠 | C17 | 17 | 0.49 | 0.71 | 0.00 | 0.00 | 0.00 | 0.00 | 0.00 | 0.00 | 0.00 | 0.00 |
| 结肠 | C18 | 177 | 5.08 | 7.39 | 0.00 | 0.00 | 0.00 | 0.00 | 0.00 | 0.00 | 0.57 | 0.00 |
| 直肠 | C19 – C20 | 141 | 4.04 | 5.89 | 0.00 | 0.00 | 0.00 | 0.00 | 0.00 | 0.00 | 0.00 | 0.50 |
| 肛门 | C21 | 12 | 0.34 | 0.50 | 0.00 | 0.00 | 0.00 | 0.00 | 0.00 | 0.00 | 0.00 | 0.00 |
| 肝脏 | C22 | 351 | 10.07 | 14.65 | 0.00 | 0.00 | 0.00 | 0.00 | 0.00 | 0.72 | 0.00 | 0.00 |
| 胆囊及其他 | C23 – C24 | 47 | 1.35 | 1.96 | 0.00 | 0.00 | 0.00 | 0.00 | 0.00 | 0.00 | 0.00 | 0.00 |
| 胰腺 | C25 | 212 | 6.08 | 8.85 | 0.00 | 0.00 | 0.00 | 0.00 | 0.00 | 0.00 | 0.57 | 0.00 |
| 鼻,鼻窦及其他 | C30 – C31 | 7 | 0.20 | 0.29 | 0.00 | 0.00 | 0.00 | 0.00 | 0.00 | 0.00 | 0.00 | 0.00 |
| 喉 | C32 | 16 | 0.46 | 0.67 | 0.00 | 0.00 | 0.00 | 0.00 | 0.00 | 0.00 | 0.00 | 0.00 |
| 气管,支气管,肺 | C33 – C34 | 1 091 | 31.30 | 45.54 | 0.00 | 0.00 | 0.00 | 0.00 | 1.07 | 0.00 | 2.27 | 1.01 |
| 其他的胸腔器官 | C37 – C38 | 25 | 0.72 | 1.04 | 0.00 | 0.00 | 0.00 | 0.00 | 1.07 | 0.00 | 0.00 | 0.00 |
| 骨 | C40 – C41 | 36 | 1.03 | 1.50 | 0.00 | 0.00 | 0.00 | 1.28 | 0.00 | 0.00 | 1.13 | 0.00 |
| 皮肤的黑色素瘤 | C43 | 3 | 0.09 | 0.13 | 0.00 | 0.00 | 0.00 | 0.00 | 0.00 | 0.00 | 0.57 | 0.00 |
| 其他的皮肤 | C44 | 17 | 0.49 | 0.71 | 0.00 | 0.00 | 0.00 | 2.56 | 0.00 | 0.00 | 0.00 | 0.00 |
| 间皮瘤 | C45 | 7 | 0.20 | 0.29 | 0.00 | 0.00 | 0.00 | 0.00 | 0.00 | 0.00 | 0.00 | 0.00 |
| 卡波氏肉瘤 | C46 | 0 | 0.00 | 0.00 | 0.00 | 0.00 | 0.00 | 0.00 | 0.00 | 0.00 | 0.00 | 0.00 |
| 周围神经,结缔、软组织 | C47;C49 | 5 | 0.14 | 0.21 | 0.00 | 0.00 | 0.00 | 0.00 | 1.07 | 0.00 | 0.57 | 0.50 |
| 乳房 | C50 | 307 | 8.81 | 12.81 | 0.00 | 0.00 | 0.00 | 0.00 | 0.00 | 0.00 | 0.57 | 1.51 |
| 外阴 | C51 | 7 | 0.20 | 0.29 | 0.00 | 0.00 | 0.00 | 1.28 | 0.00 | 0.00 | 0.00 | 0.00 |
| 阴道 | C52 | 2 | 0.06 | 0.08 | 0.00 | 0.00 | 0.00 | 0.00 | 0.00 | 0.00 | 0.00 | 0.00 |

**2016 年女性死亡主要指标**

| 死亡率(1/10⁵) | | | | | | | | | | | 中标率 | 世标率 | 累积率(%) | |
|---|---|---|---|---|---|---|---|---|---|---|---|---|---|---|
| 35－39 | 40－44 | 45－49 | 50－54 | 55－59 | 60－64 | 65－69 | 70－74 | 75－89 | 80－84 | 85＋ | (1/10⁵) | (1/10⁵) | 0－64 | 0－74 |
| 0.00 | 0.00 | 0.00 | 0.00 | 0.00 | 0.00 | 0.00 | 0.00 | 0.00 | 0.00 | 0.00 | 0.00 | 0.00 | 0.00 | 0.00 |
| 0.00 | 0.00 | 0.00 | 0.00 | 0.50 | 0.62 | 0.00 | 2.36 | 0.00 | 0.00 | 0.00 | 0.09 | 0.09 | 0.01 | 0.02 |
| 0.00 | 0.00 | 0.00 | 0.00 | 0.00 | 0.00 | 0.00 | 0.00 | 0.00 | 4.95 | 4.86 | 0.05 | 0.05 | 0.00 | 0.00 |
| 0.49 | 0.00 | 0.00 | 0.00 | 0.50 | 0.00 | 0.00 | 0.00 | 1.42 | 4.95 | 0.00 | 0.11 | 0.09 | 0.00 | 0.00 |
| 0.00 | 0.00 | 0.00 | 0.00 | 0.00 | 0.00 | 0.00 | 0.00 | 0.00 | 2.48 | 0.00 | 0.02 | 0.01 | 0.00 | 0.00 |
| 0.00 | 0.00 | 0.00 | 0.00 | 0.00 | 0.00 | 0.00 | 3.55 | 0.00 | 0.00 | 0.00 | 0.07 | 0.07 | 0.00 | 0.02 |
| 0.00 | 0.00 | 0.00 | 0.47 | 0.00 | 1.85 | 0.00 | 1.18 | 0.00 | 2.48 | 0.00 | 0.13 | 0.13 | 0.01 | 0.02 |
| 0.00 | 0.00 | 0.00 | 0.00 | 0.00 | 0.00 | 0.97 | 0.00 | 0.00 | 0.00 | 0.00 | 0.03 | 0.03 | 0.00 | 0.00 |
| 0.00 | 0.00 | 0.00 | 0.00 | 0.00 | 0.00 | 0.00 | 2.36 | 0.00 | 0.00 | 0.00 | 0.05 | 0.05 | 0.00 | 0.01 |
| 0.00 | 0.00 | 0.00 | 0.47 | 0.50 | 1.23 | 4.84 | 2.36 | 12.75 | 14.85 | 4.86 | 0.54 | 0.51 | 0.01 | 0.05 |
| 1.48 | 0.46 | 3.09 | 8.04 | 8.99 | 14.80 | 27.11 | 29.54 | 63.76 | 74.27 | 92.30 | 4.57 | 4.53 | 0.18 | 0.47 |
| 0.00 | 0.00 | 0.00 | 0.00 | 2.00 | 1.85 | 0.97 | 7.09 | 4.25 | 0.00 | 0.00 | 0.36 | 0.37 | 0.02 | 0.06 |
| 0.99 | 1.82 | 1.33 | 3.78 | 5.99 | 14.18 | 20.33 | 26.00 | 49.59 | 71.80 | 82.59 | 3.71 | 3.69 | 0.14 | 0.37 |
| 0.99 | 1.37 | 1.33 | 1.42 | 4.99 | 6.78 | 15.49 | 24.82 | 39.67 | 69.32 | 72.87 | 2.94 | 2.86 | 0.09 | 0.29 |
| 0.00 | 0.00 | 0.00 | 0.00 | 0.00 | 1.23 | 0.97 | 0.00 | 5.67 | 7.43 | 9.72 | 0.22 | 0.22 | 0.01 | 0.01 |
| 0.99 | 5.02 | 7.52 | 13.24 | 14.48 | 22.20 | 52.29 | 50.82 | 89.27 | 118.84 | 92.30 | 7.66 | 7.53 | 0.32 | 0.84 |
| 0.00 | 0.00 | 1.33 | 0.47 | 0.50 | 3.08 | 8.71 | 10.64 | 11.34 | 17.33 | 19.43 | 1.02 | 1.02 | 0.03 | 0.12 |
| 1.48 | 0.46 | 3.98 | 3.31 | 9.99 | 15.41 | 34.86 | 29.54 | 43.92 | 101.51 | 63.16 | 4.55 | 4.48 | 0.18 | 0.50 |
| 0.49 | 0.00 | 0.00 | 0.47 | 0.00 | 0.62 | 0.00 | 1.18 | 1.42 | 4.95 | 0.00 | 0.16 | 0.14 | 0.01 | 0.01 |
| 0.00 | 0.00 | 0.44 | 0.00 | 0.50 | 0.62 | 0.00 | 2.36 | 4.25 | 19.81 | 0.00 | 0.30 | 0.26 | 0.01 | 0.02 |
| 0.99 | 2.74 | 10.17 | 22.23 | 33.96 | 82.00 | 139.43 | 178.45 | 334.40 | 430.79 | 485.81 | 22.72 | 22.60 | 0.78 | 2.37 |
| 0.49 | 0.00 | 0.88 | 0.95 | 2.50 | 1.85 | 0.97 | 3.55 | 7.08 | 4.95 | 0.00 | 0.62 | 0.60 | 0.04 | 0.06 |
| 0.00 | 0.46 | 0.88 | 0.95 | 2.00 | 2.47 | 1.94 | 3.55 | 5.67 | 14.85 | 24.29 | 0.91 | 0.89 | 0.05 | 0.07 |
| 0.00 | 0.00 | 0.00 | 0.00 | 0.00 | 0.00 | 0.00 | 0.00 | 0.00 | 2.48 | 4.86 | 0.09 | 0.08 | 0.00 | 0.00 |
| 0.00 | 0.00 | 0.44 | 0.00 | 0.50 | 1.85 | 0.00 | 1.18 | 7.08 | 4.95 | 9.72 | 0.55 | 0.52 | 0.03 | 0.03 |
| 0.00 | 0.00 | 0.00 | 0.47 | 0.50 | 0.62 | 0.97 | 1.18 | 2.83 | 0.00 | 0.00 | 0.15 | 0.15 | 0.01 | 0.02 |
| 0.00 | 0.00 | 0.00 | 0.00 | 0.00 | 0.00 | 0.00 | 0.00 | 0.00 | 0.00 | 0.00 | 0.00 | 0.00 | 0.00 | 0.00 |
| 0.00 | 0.00 | 0.00 | 0.00 | 0.00 | 0.00 | 0.00 | 1.18 | 0.00 | 0.00 | 4.86 | 0.23 | 0.22 | 0.01 | 0.02 |
| 3.46 | 5.93 | 14.59 | 20.81 | 16.98 | 28.98 | 29.05 | 28.36 | 45.34 | 64.37 | 63.16 | 7.17 | 6.98 | 0.46 | 0.75 |
| 0.00 | 0.46 | 0.00 | 0.00 | 0.00 | 0.62 | 0.00 | 0.00 | 2.83 | 4.95 | 0.00 | 0.25 | 0.22 | 0.01 | 0.01 |
| 0.00 | 0.00 | 0.00 | 0.47 | 0.00 | 0.00 | 0.00 | 0.00 | 0.00 | 2.48 | 0.00 | 0.04 | 0.04 | 0.00 | 0.00 |

续表

| 部位 | ICD－10 | 死亡数 | 构成 (%) | 粗率 (1/10⁵) | 0－ | 1－4 | 5－9 | 10－14 | 15－19 | 20－24 | 25－29 | 年龄别 30－34 |
|---|---|---|---|---|---|---|---|---|---|---|---|---|
| 子宫颈 | C53 | 142 | 4.07 | 5.93 | 0.00 | 0.00 | 0.00 | 0.00 | 0.00 | 0.00 | 2.27 | 2.02 |
| 子宫体 | C54 | 40 | 1.15 | 1.67 | 0.00 | 0.00 | 0.00 | 0.00 | 0.00 | 0.00 | 0.00 | 0.00 |
| 子宫,部位不明 | C55 | 5 | 0.14 | 0.21 | 0.00 | 0.00 | 0.00 | 0.00 | 0.00 | 0.00 | 0.00 | 0.00 |
| 卵巢 | C56 | 137 | 3.93 | 5.72 | 0.00 | 0.00 | 0.00 | 0.00 | 0.00 | 0.00 | 0.57 | 0.00 |
| 其他的女性生殖器 | C57 | 10 | 0.29 | 0.42 | 0.00 | 0.00 | 0.00 | 0.00 | 0.00 | 0.00 | 0.00 | 0.00 |
| 胎盘 | C58 | 0 | 0.00 | 0.00 | 0.00 | 0.00 | 0.00 | 0.00 | 0.00 | 0.00 | 0.00 | 0.00 |
| 阴茎 | C60 | 0 | 0.00 | 0.00 | 0.00 | 0.00 | 0.00 | 0.00 | 0.00 | 0.00 | 0.00 | 0.00 |
| 前列腺 | C61 | 0 | 0.00 | 0.00 | 0.00 | 0.00 | 0.00 | 0.00 | 0.00 | 0.00 | 0.00 | 0.00 |
| 睾丸 | C62 | 0 | 0.00 | 0.00 | 0.00 | 0.00 | 0.00 | 0.00 | 0.00 | 0.00 | 0.00 | 0.00 |
| 其他的男性生殖器 | C63 | 0 | 0.00 | 0.00 | 0.00 | 0.00 | 0.00 | 0.00 | 0.00 | 0.00 | 0.00 | 0.00 |
| 肾 | C64 | 36 | 1.03 | 1.50 | 0.00 | 0.00 | 0.00 | 0.00 | 0.00 | 0.00 | 0.00 | 0.00 |
| 肾盂 | C65 | 9 | 0.26 | 0.38 | 0.00 | 0.00 | 0.00 | 0.00 | 0.00 | 0.00 | 0.00 | 0.00 |
| 输尿管 | C66 | 7 | 0.20 | 0.29 | 0.00 | 0.00 | 0.00 | 0.00 | 0.00 | 0.00 | 0.00 | 0.00 |
| 膀胱 | C67 | 43 | 1.23 | 1.79 | 0.00 | 0.00 | 0.00 | 0.00 | 0.00 | 0.00 | 0.00 | 0.00 |
| 其他的泌尿器官 | C68 | 1 | 0.03 | 0.04 | 0.00 | 0.00 | 0.00 | 0.00 | 0.00 | 0.00 | 0.00 | 0.00 |
| 眼 | C69 | 0 | 0.00 | 0.00 | 0.00 | 0.00 | 0.00 | 0.00 | 0.00 | 0.00 | 0.00 | 0.00 |
| 脑,神经系统 | C70－C72 | 70 | 2.01 | 2.92 | 13.35 | 1.47 | 0.00 | 0.00 | 0.00 | 0.00 | 0.00 | 1.01 |
| 甲状腺 | C73 | 30 | 0.86 | 1.25 | 0.00 | 0.00 | 0.00 | 0.00 | 0.00 | 0.00 | 0.00 | 1.01 |
| 肾上腺 | C74 | 12 | 0.34 | 0.50 | 0.00 | 0.00 | 0.00 | 0.00 | 0.00 | 0.00 | 0.00 | 0.50 |
| 其他的内分泌腺 | C75 | 4 | 0.11 | 0.17 | 0.00 | 0.00 | 0.00 | 0.00 | 0.00 | 0.00 | 0.00 | 0.00 |
| 霍奇金病 | C81 | 1 | 0.03 | 0.04 | 0.00 | 0.00 | 0.00 | 0.00 | 0.00 | 0.00 | 0.00 | 0.00 |
| 非霍奇金淋巴瘤 | C82－C85;C96 | 38 | 1.09 | 1.59 | 0.00 | 0.00 | 1.16 | 0.00 | 1.07 | 0.00 | 0.00 | 0.00 |
| 免疫增生性疾病 | C88 | 0 | 0.00 | 0.00 | 0.00 | 0.00 | 0.00 | 0.00 | 0.00 | 0.00 | 0.00 | 0.00 |
| 多发性骨髓瘤 | C90 | 8 | 0.23 | 0.33 | 0.00 | 0.00 | 0.00 | 0.00 | 0.00 | 0.00 | 0.00 | 0.00 |
| 淋巴样白血病 | C91 | 6 | 0.17 | 0.25 | 0.00 | 0.00 | 1.16 | 0.00 | 0.00 | 0.00 | 0.00 | 0.00 |
| 髓样白血病 | C92－C94 | 11 | 0.32 | 0.46 | 0.00 | 0.00 | 0.00 | 0.00 | 0.00 | 0.00 | 0.00 | 0.00 |
| 白血病,未特指 | C95 | 32 | 0.92 | 1.34 | 0.00 | 0.00 | 1.16 | 1.28 | 1.07 | 0.72 | 0.00 | 0.00 |
| 其他的或未指明部位 | O&U | 95 | 2.73 | 3.97 | 0.00 | 0&U | 0.00 | 3.84 | 0.00 | 0.00 | 0.00 | 1.01 |
| 所有部位合计 | ALL | 3 486 | 100.00 | 145.51 | 13.35 | 1.47 | 3.49 | 10.23 | 5.33 | 1.44 | 9.06 | 9.08 |
| 所有部位除外 C44 | ALLbC44 | 3 469 | 99.51 | 144.80 | 13.35 | 1.47 | 3.49 | 7.67 | 5.33 | 1.44 | 9.06 | 9.08 |
| 人口数 | POPU | 2 395 782 | | | | | | | | | | |

| 死亡率(1/10⁵) | | | | | | | | | | | 中标率(1/10⁵) | 世标率(1/10⁵) | 累积率(%) | |
|---|---|---|---|---|---|---|---|---|---|---|---|---|---|---|
| 35－39 | 40－44 | 45－49 | 50－54 | 55－59 | 60－64 | 65－69 | 70－74 | 75－89 | 80－84 | 85＋ | | | 0－64 | 0－74 |
| 2.47 | 3.19 | 6.19 | 10.88 | 10.99 | 14.80 | 10.65 | 13.00 | 7.08 | 27.23 | 4.86 | 3.58 | 3.40 | 0.26 | 0.38 |
| 0.00 | 0.46 | 0.88 | 1.42 | 4.49 | 3.70 | 5.81 | 5.91 | 4.25 | 12.38 | 0.00 | 0.87 | 0.88 | 0.05 | 0.11 |
| 0.00 | 0.00 | 0.00 | 0.00 | 1.00 | 0.62 | 0.00 | 1.18 | 1.42 | 0.00 | 0.00 | 0.10 | 0.10 | 0.01 | 0.01 |
| 0.99 | 1.82 | 6.63 | 8.51 | 11.99 | 8.02 | 15.49 | 11.82 | 24.09 | 27.23 | 29.15 | 3.12 | 3.06 | 0.19 | 0.33 |
| 0.00 | 0.46 | 0.00 | 0.95 | 0.00 | 1.85 | 1.94 | 0.00 | 1.42 | 0.00 | 4.86 | 0.23 | 0.25 | 0.02 | 0.03 |
| 0.00 | 0.00 | 0.00 | 0.00 | 0.00 | 0.00 | 0.00 | 0.00 | 0.00 | 0.00 | 0.00 | 0.00 | 0.00 | 0.00 | 0.00 |
| 0.00 | 0.00 | 0.00 | 0.00 | 0.00 | 0.00 | 0.00 | 0.00 | 0.00 | 0.00 | 0.00 | 0.00 | 0.00 | 0.00 | 0.00 |
| 0.00 | 0.00 | 0.00 | 0.00 | 0.00 | 0.00 | 0.00 | 0.00 | 0.00 | 0.00 | 0.00 | 0.00 | 0.00 | 0.00 | 0.00 |
| 0.00 | 0.00 | 0.00 | 0.00 | 0.00 | 0.00 | 0.00 | 0.00 | 0.00 | 0.00 | 0.00 | 0.00 | 0.00 | 0.00 | 0.00 |
| 0.00 | 0.00 | 1.33 | 1.89 | 1.00 | 2.47 | 2.90 | 2.36 | 9.92 | 17.33 | 19.43 | 0.74 | 0.73 | 0.03 | 0.06 |
| 0.00 | 0.00 | 0.44 | 0.00 | 0.00 | 1.85 | 1.94 | 0.00 | 1.42 | 4.95 | 0.00 | 0.20 | 0.20 | 0.01 | 0.02 |
| 0.00 | 0.00 | 0.00 | 0.00 | 0.50 | 0.00 | 1.94 | 1.18 | 1.42 | 4.95 | 0.00 | 0.15 | 0.14 | 0.00 | 0.02 |
| 0.00 | 0.00 | 0.00 | 0.00 | 1.50 | 3.70 | 2.90 | 5.91 | 19.84 | 22.28 | 14.57 | 0.83 | 0.80 | 0.03 | 0.07 |
| 0.49 | 0.00 | 0.00 | 0.00 | 0.00 | 0.00 | 0.00 | 0.00 | 0.00 | 0.00 | 0.00 | 0.04 | 0.03 | 0.00 | 0.00 |
| 0.00 | 0.00 | 0.00 | 0.00 | 0.00 | 0.00 | 0.00 | 0.00 | 0.00 | 0.00 | 0.00 | 0.00 | 0.00 | 0.00 | 0.00 |
| 0.00 | 3.19 | 2.65 | 3.78 | 3.50 | 6.78 | 5.81 | 3.55 | 15.59 | 12.38 | 4.86 | 1.79 | 1.96 | 0.12 | 0.17 |
| 0.00 | 0.46 | 0.88 | 0.95 | 0.50 | 4.32 | 3.87 | 4.73 | 5.67 | 0.00 | 14.57 | 0.73 | 0.72 | 0.04 | 0.08 |
| 0.00 | 0.00 | 0.00 | 0.00 | 0.00 | 1.85 | 0.97 | 0.00 | 5.67 | 4.95 | 4.86 | 0.26 | 0.24 | 0.01 | 0.02 |
| 0.00 | 0.00 | 0.00 | 0.00 | 0.00 | 0.00 | 0.00 | 0.00 | 4.25 | 2.48 | 0.00 | 0.07 | 0.05 | 0.00 | 0.00 |
| 0.00 | 0.00 | 0.00 | 0.00 | 0.50 | 0.00 | 0.00 | 0.00 | 0.00 | 0.00 | 0.00 | 0.02 | 0.02 | 0.00 | 0.00 |
| 0.99 | 0.00 | 1.77 | 1.42 | 2.50 | 2.47 | 4.84 | 4.73 | 8.50 | 7.43 | 0.00 | 1.02 | 1.01 | 0.06 | 0.10 |
| 0.00 | 0.00 | 0.00 | 0.00 | 0.00 | 0.00 | 0.00 | 0.00 | 0.00 | 0.00 | 0.00 | 0.00 | 0.00 | 0.00 | 0.00 |
| 0.00 | 0.00 | 0.00 | 0.00 | 2.00 | 1.23 | 0.00 | 0.00 | 2.83 | 0.00 | 0.00 | 0.15 | 0.16 | 0.02 | 0.02 |
| 0.00 | 0.00 | 0.00 | 0.00 | 0.50 | 0.00 | 0.97 | 1.18 | 2.83 | 0.00 | 0.00 | 0.19 | 0.22 | 0.01 | 0.02 |
| 0.49 | 0.00 | 0.00 | 0.47 | 1.00 | 0.62 | 1.94 | 1.18 | 2.83 | 2.48 | 0.00 | 0.26 | 0.24 | 0.01 | 0.03 |
| 0.00 | 0.00 | 1.33 | 2.37 | 1.00 | 2.47 | 2.90 | 4.73 | 1.42 | 9.90 | 9.72 | 0.98 | 1.02 | 0.06 | 0.10 |
| 1.98 | 1.37 | 1.77 | 3.78 | 4.00 | 7.40 | 8.71 | 16.54 | 9.92 | 34.66 | 34.01 | 2.51 | 2.39 | 0.13 | 0.25 |
| 19.27 | 29.64 | 69.86 | 114.00 | 152.31 | 266.97 | 412.48 | 489.26 | 862.91 | 1 235.42 | 1 175.67 | 77.13 | 76.04 | 3.47 | 7.98 |
| 19.27 | 29.64 | 69.41 | 114.00 | 151.82 | 265.12 | 412.48 | 488.08 | 855.83 | 1 230.47 | 1 165.95 | 76.59 | 75.52 | 3.45 | 7.95 |

表 13　黑龙江省肿瘤登记城市地区

| 部位 | ICD-10 | 死亡数 | 构成(%) | 粗率(1/10⁵) | 0- | 1-4 | 5-9 | 10-14 | 15-19 | 20-24 | 25-29 | 30-34 |
|------|--------|--------|---------|-------------|-----|-----|-----|-------|-------|-------|-------|-------|
| 唇 | C00 | 0 | 0.00 | 0.00 | 0.00 | 0.00 | 0.00 | 0.00 | 0.00 | 0.00 | 0.00 | 0.00 |
| 舌 | C01-C02 | 17 | 0.25 | 0.49 | 0.00 | 0.00 | 0.00 | 0.00 | 0.00 | 0.00 | 0.00 | 0.00 |
| 口 | C03-C06 | 17 | 0.25 | 0.49 | 0.00 | 0.00 | 0.00 | 0.00 | 0.00 | 0.00 | 0.00 | 0.00 |
| 唾液腺 | C07-C08 | 12 | 0.18 | 0.35 | 0.00 | 0.00 | 0.00 | 0.00 | 0.00 | 0.00 | 0.00 | 0.34 |
| 扁桃腺 | C09 | 5 | 0.07 | 0.15 | 0.00 | 0.00 | 0.00 | 0.00 | 0.00 | 0.00 | 0.00 | 0.00 |
| 其他的口咽 | C10 | 11 | 0.16 | 0.32 | 0.00 | 0.00 | 0.00 | 0.00 | 0.00 | 0.00 | 0.00 | 0.00 |
| 鼻咽 | C11 | 26 | 0.39 | 0.75 | 0.00 | 0.00 | 0.00 | 0.00 | 0.00 | 0.00 | 0.00 | 0.34 |
| 喉咽 | C12-C13 | 13 | 0.19 | 0.38 | 0.00 | 0.00 | 0.00 | 0.00 | 0.00 | 0.00 | 0.00 | 0.00 |
| 咽,部位不明 | C14 | 13 | 0.19 | 0.38 | 0.00 | 0.00 | 0.00 | 0.00 | 0.00 | 0.00 | 0.00 | 0.00 |
| 食管 | C15 | 204 | 3.04 | 5.92 | 0.00 | 0.00 | 0.00 | 0.00 | 0.00 | 0.00 | 0.00 | 0.00 |
| 胃 | C16 | 577 | 8.60 | 16.74 | 0.00 | 0.00 | 0.00 | 0.00 | 0.00 | 0.00 | 0.00 | 0.67 |
| 小肠 | C17 | 45 | 0.67 | 1.31 | 0.00 | 0.00 | 0.00 | 0.00 | 0.00 | 0.00 | 0.00 | 0.00 |
| 结肠 | C18 | 344 | 5.13 | 9.98 | 0.00 | 0.00 | 0.00 | 0.00 | 0.00 | 0.00 | 0.39 | 0.00 |
| 直肠 | C19-C20 | 299 | 4.46 | 8.67 | 0.00 | 0.00 | 0.00 | 0.00 | 0.00 | 0.00 | 0.00 | 0.34 |
| 肛门 | C21 | 22 | 0.33 | 0.64 | 0.00 | 0.00 | 0.00 | 0.00 | 0.00 | 0.00 | 0.00 | 0.00 |
| 肝脏 | C22 | 855 | 12.74 | 24.80 | 0.00 | 1.02 | 0.00 | 0.00 | 0.00 | 0.55 | 0.39 | 0.67 |
| 胆囊及其他 | C23-C24 | 78 | 1.16 | 2.26 | 0.00 | 0.00 | 0.00 | 0.00 | 0.00 | 0.00 | 0.00 | 0.00 |
| 胰腺 | C25 | 341 | 5.08 | 9.89 | 0.00 | 0.00 | 0.00 | 0.00 | 0.00 | 0.00 | 0.00 | 0.00 |
| 鼻,鼻窦及其他 | C30-C31 | 6 | 0.09 | 0.17 | 0.00 | 0.00 | 0.00 | 0.00 | 0.00 | 0.00 | 0.00 | 0.00 |
| 喉 | C32 | 75 | 1.12 | 2.18 | 0.00 | 0.00 | 0.00 | 0.00 | 0.00 | 0.00 | 0.00 | 0.00 |
| 气管,支气管,肺 | C33-C34 | 2 170 | 32.33 | 62.95 | 0.00 | 0.00 | 0.00 | 0.00 | 0.00 | 0.75 | 0.00 | 0.67 |
| 其他的胸腔器官 | C37-C38 | 48 | 0.72 | 1.39 | 0.00 | 0.00 | 0.00 | 0.00 | 0.00 | 0.75 | 0.39 | 0.00 |
| 骨 | C40-C41 | 59 | 0.88 | 1.71 | 0.00 | 0.00 | 0.00 | 0.00 | 0.00 | 0.00 | 0.39 | 0.00 |
| 皮肤的黑色素瘤 | C43 | 6 | 0.09 | 0.17 | 0.00 | 0.00 | 0.00 | 0.00 | 0.00 | 0.00 | 0.00 | 0.00 |
| 其他的皮肤 | C44 | 52 | 0.77 | 1.51 | 0.00 | 0.00 | 0.00 | 1.82 | 0.00 | 0.00 | 0.00 | 0.00 |
| 间皮瘤 | C45 | 14 | 0.21 | 0.41 | 0.00 | 0.00 | 0.00 | 0.00 | 0.00 | 0.00 | 0.00 | 0.00 |
| 卡波氏肉瘤 | C46 | 0 | 0.00 | 0.00 | 0.00 | 0.00 | 0.00 | 0.00 | 0.00 | 0.00 | 0.00 | 0.00 |
| 周围神经,结缔、软组织 | C47;C49 | 21 | 0.31 | 0.61 | 0.00 | 1.02 | 0.00 | 0.00 | 0.75 | 0.47 | 0.39 | 0.34 |
| 乳房 | C50 | 258 | 3.84 | 7.48 | 0.00 | 0.00 | 0.00 | 0.00 | 0.00 | 0.00 | 0.00 | 0.67 |
| 外阴 | C51 | 6 | 0.09 | 0.17 | 0.00 | 0.00 | 0.00 | 0.00 | 0.91 | 0.00 | 0.00 | 0.00 |
| 阴道 | C52 | 2 | 0.03 | 0.06 | 0.00 | 0.00 | 0.00 | 0.00 | 0.00 | 0.00 | 0.00 | 0.00 |

**2016 年男女合计死亡主要指标**

| 死亡率(1/10⁵) | | | | | | | | | | | 中标率 (1/10⁵) | 世标率 (1/10⁵) | 累积率(%) | |
|---|---|---|---|---|---|---|---|---|---|---|---|---|---|---|
| 35–39 | 40–44 | 45–49 | 50–54 | 55–59 | 60–64 | 65–69 | 70–74 | 75–89 | 80–84 | 85+ | | | 0–64 | 0–74 |
| 0.00 | 0.00 | 0.00 | 0.00 | 0.00 | 0.00 | 0.00 | 0.00 | 0.00 | 0.00 | 0.00 | 0.00 | 0.00 | 0.00 | 0.00 |
| 0.00 | 0.67 | 0.31 | 1.56 | 0.68 | 0.41 | 2.69 | 1.67 | 0.00 | 0.00 | 0.00 | 0.29 | 0.29 | 0.02 | 0.04 |
| 0.00 | 0.00 | 0.00 | 0.31 | 0.68 | 1.23 | 0.67 | 0.83 | 2.88 | 4.78 | 9.39 | 0.22 | 0.23 | 0.01 | 0.02 |
| 0.36 | 0.00 | 0.00 | 0.31 | 0.68 | 0.00 | 0.67 | 0.83 | 1.92 | 4.78 | 0.00 | 0.20 | 0.16 | 0.01 | 0.02 |
| 0.00 | 0.00 | 0.00 | 0.00 | 0.00 | 0.41 | 0.67 | 0.00 | 0.96 | 3.18 | 0.00 | 0.07 | 0.06 | 0.00 | 0.01 |
| 0.00 | 0.00 | 0.31 | 0.00 | 0.68 | 0.41 | 1.35 | 2.50 | 0.96 | 1.59 | 0.00 | 0.17 | 0.17 | 0.01 | 0.03 |
| 0.36 | 1.01 | 0.62 | 0.31 | 1.70 | 2.46 | 0.67 | 2.50 | 0.96 | 3.18 | 0.00 | 0.44 | 0.42 | 0.03 | 0.05 |
| 0.00 | 0.00 | 0.00 | 0.31 | 2.37 | 0.00 | 2.02 | 0.00 | 0.96 | 1.59 | 0.00 | 0.18 | 0.19 | 0.01 | 0.02 |
| 0.00 | 0.00 | 0.00 | 0.00 | 1.36 | 1.64 | 1.35 | 0.83 | 0.96 | 1.59 | 0.00 | 0.18 | 0.19 | 0.01 | 0.03 |
| 0.00 | 0.67 | 1.55 | 6.53 | 13.91 | 16.43 | 18.85 | 12.51 | 23.96 | 30.25 | 25.03 | 2.92 | 3.00 | 0.20 | 0.35 |
| 0.72 | 3.36 | 5.88 | 10.27 | 21.03 | 37.37 | 51.82 | 55.89 | 103.51 | 113.05 | 109.51 | 8.33 | 8.31 | 0.40 | 0.94 |
| 0.00 | 0.00 | 0.62 | 1.24 | 2.04 | 1.23 | 2.02 | 9.18 | 7.67 | 0.00 | 25.03 | 0.65 | 0.68 | 0.03 | 0.08 |
| 0.72 | 3.03 | 2.48 | 4.36 | 9.50 | 13.96 | 29.61 | 27.53 | 62.30 | 101.90 | 131.41 | 4.79 | 4.79 | 0.17 | 0.46 |
| 0.72 | 2.36 | 2.17 | 4.04 | 8.14 | 12.73 | 29.61 | 32.53 | 48.88 | 84.39 | 84.48 | 4.28 | 4.24 | 0.15 | 0.46 |
| 0.00 | 0.00 | 0.00 | 0.00 | 1.36 | 1.64 | 2.69 | 0.00 | 4.79 | 6.37 | 3.13 | 0.29 | 0.30 | 0.01 | 0.03 |
| 3.22 | 11.10 | 19.81 | 33.29 | 40.70 | 47.22 | 63.27 | 66.74 | 98.72 | 135.34 | 125.15 | 13.05 | 12.97 | 0.79 | 1.44 |
| 0.00 | 0.34 | 0.93 | 1.24 | 2.04 | 4.93 | 10.10 | 10.84 | 7.67 | 17.51 | 15.64 | 1.16 | 1.18 | 0.05 | 0.15 |
| 1.43 | 1.01 | 3.41 | 6.84 | 12.89 | 18.07 | 37.69 | 31.70 | 41.21 | 100.31 | 59.45 | 4.93 | 4.91 | 0.22 | 0.57 |
| 0.36 | 0.00 | 0.00 | 0.31 | 0.00 | 0.41 | 0.00 | 0.83 | 0.96 | 1.59 | 0.00 | 0.10 | 0.09 | 0.01 | 0.01 |
| 0.00 | 0.00 | 0.93 | 3.73 | 3.39 | 4.93 | 5.38 | 4.17 | 7.67 | 20.70 | 12.52 | 1.05 | 1.06 | 0.06 | 0.11 |
| 3.58 | 4.04 | 17.65 | 37.95 | 68.85 | 125.65 | 197.88 | 246.09 | 366.12 | 492.01 | 550.67 | 30.91 | 31.07 | 1.30 | 3.52 |
| 0.36 | 0.00 | 1.24 | 0.93 | 3.39 | 2.05 | 4.04 | 5.01 | 5.75 | 6.37 | 3.13 | 0.80 | 0.79 | 0.05 | 0.09 |
| 0.00 | 1.01 | 0.62 | 1.87 | 2.04 | 4.11 | 2.69 | 5.84 | 4.79 | 15.92 | 15.64 | 0.86 | 0.87 | 0.05 | 0.09 |
| 0.00 | 0.00 | 0.00 | 0.00 | 0.00 | 0.41 | 0.67 | 0.00 | 1.92 | 1.59 | 3.13 | 0.08 | 0.08 | 0.00 | 0.01 |
| 0.00 | 0.34 | 1.55 | 0.93 | 1.02 | 2.46 | 1.35 | 8.34 | 9.58 | 11.15 | 9.39 | 0.91 | 0.87 | 0.04 | 0.09 |
| 0.00 | 0.00 | 0.00 | 0.62 | 0.68 | 0.82 | 0.67 | 2.50 | 2.88 | 0.00 | 3.13 | 0.20 | 0.21 | 0.01 | 0.03 |
| 0.00 | 0.00 | 0.00 | 0.00 | 0.00 | 0.00 | 0.00 | 0.00 | 0.00 | 0.00 | 0.00 | 0.00 | 0.00 | 0.00 | 0.00 |
| 0.36 | 0.00 | 0.62 | 0.62 | 0.34 | 0.82 | 0.67 | 0.83 | 1.92 | 3.18 | 9.39 | 0.44 | 0.47 | 0.03 | 0.03 |
| 1.79 | 3.36 | 8.05 | 12.13 | 8.82 | 16.43 | 16.15 | 18.35 | 26.84 | 39.81 | 34.42 | 4.04 | 3.94 | 0.26 | 0.43 |
| 0.00 | 0.34 | 0.00 | 0.00 | 0.00 | 0.00 | 0.00 | 0.00 | 1.92 | 3.18 | 0.00 | 0.16 | 0.14 | 0.01 | 0.01 |
| 0.00 | 0.00 | 0.00 | 0.31 | 0.00 | 0.00 | 0.00 | 0.00 | 0.00 | 1.59 | 0.00 | 0.03 | 0.02 | 0.00 | 0.00 |

续表

| 部位 | ICD – 10 | 死亡数 | 构成 (%) | 粗率 (1/10$^5$) | 年龄别 | | | | | | | |
| --- | --- | --- | --- | --- | --- | --- | --- | --- | --- | --- | --- | --- |
| | | | | | 0 – | 1 – 4 | 5 – 9 | 10 – 14 | 15 – 19 | 20 – 24 | 25 – 29 | 30 – 34 |
| 子宫颈 | C53 | 110 | 1.64 | 3.19 | 0.00 | 0.00 | 0.00 | 0.00 | 0.00 | 0.00 | 0.78 | 1.35 |
| 子宫体 | C54 | 35 | 0.52 | 1.02 | 0.00 | 0.00 | 0.00 | 0.00 | 0.00 | 0.00 | 0.00 | 0.00 |
| 子宫,部位不明 | C55 | 3 | 0.04 | 0.09 | 0.00 | 0.00 | 0.00 | 0.00 | 0.00 | 0.00 | 0.00 | 0.00 |
| 卵巢 | C56 | 122 | 1.82 | 3.54 | 0.00 | 0.00 | 0.00 | 0.00 | 0.00 | 0.00 | 0.39 | 0.00 |
| 其他的女性生殖器 | C57 | 3 | 0.04 | 0.09 | 0.00 | 0.00 | 0.00 | 0.00 | 0.00 | 0.00 | 0.00 | 0.00 |
| 胎盘 | C58 | 0 | 0.00 | 0.00 | 0.00 | 0.00 | 0.00 | 0.00 | 0.00 | 0.00 | 0.00 | 0.00 |
| 阴茎 | C60 | 6 | 0.09 | 0.17 | 0.00 | 0.00 | 0.00 | 0.00 | 0.00 | 0.00 | 0.00 | 0.00 |
| 前列腺 | C61 | 98 | 1.46 | 2.84 | 0.00 | 0.00 | 0.00 | 0.00 | 0.00 | 0.00 | 0.00 | 0.00 |
| 睾丸 | C62 | 6 | 0.09 | 0.17 | 0.00 | 0.00 | 0.00 | 0.00 | 0.00 | 0.00 | 0.00 | 0.67 |
| 其他的男性生殖器 | C63 | 1 | 0.01 | 0.03 | 0.00 | 0.00 | 0.00 | 0.00 | 0.00 | 0.00 | 0.00 | 0.00 |
| 肾 | C64 | 82 | 1.22 | 2.38 | 0.00 | 0.00 | 0.00 | 0.00 | 0.00 | 0.00 | 0.00 | 0.00 |
| 肾盂 | C65 | 19 | 0.28 | 0.55 | 0.00 | 0.00 | 0.00 | 0.00 | 0.00 | 0.00 | 0.00 | 0.00 |
| 输尿管 | C66 | 11 | 0.16 | 0.32 | 0.00 | 0.00 | 0.00 | 0.00 | 0.00 | 0.00 | 0.00 | 0.00 |
| 膀胱 | C67 | 118 | 1.76 | 3.42 | 0.00 | 0.00 | 0.00 | 0.00 | 0.00 | 0.00 | 0.00 | 0.00 |
| 其他的泌尿器官 | C68 | 2 | 0.03 | 0.06 | 0.00 | 0.00 | 0.00 | 0.00 | 0.00 | 0.00 | 0.00 | 0.00 |
| 眼 | C69 | 0 | 0.00 | 0.00 | 0.00 | 0.00 | 0.00 | 0.00 | 0.00 | 0.00 | 0.00 | 0.00 |
| 脑,神经系统 | C70 – C72 | 109 | 1.62 | 3.16 | 8.79 | 2.04 | 0.00 | 0.00 | 1.51 | 0.55 | 0.39 | 2.02 |
| 甲状腺 | C73 | 33 | 0.49 | 0.96 | 0.00 | 0.00 | 0.00 | 0.00 | 0.00 | 0.00 | 0.00 | 0.67 |
| 肾上腺 | C74 | 17 | 0.25 | 0.49 | 0.00 | 0.00 | 0.00 | 0.00 | 0.00 | 0.00 | 0.00 | 0.34 |
| 其他的内分泌腺 | C75 | 8 | 0.12 | 0.23 | 0.00 | 1.02 | 0.00 | 0.00 | 0.00 | 0.00 | 0.00 | 0.00 |
| 霍奇金病 | C81 | 2 | 0.03 | 0.06 | 0.00 | 0.00 | 0.00 | 0.00 | 0.00 | 0.00 | 0.00 | 0.00 |
| 非霍奇金淋巴瘤 | C82 – C85;C96 | 72 | 1.07 | 2.09 | 0.00 | 0.00 | 0.82 | 0.00 | 0.75 | 0.00 | 0.00 | 0.34 |
| 免疫增生性疾病 | C88 | 0 | 0.00 | 0.00 | 0.00 | 0.00 | 0.00 | 0.00 | 0.00 | 0.00 | 0.00 | 0.00 |
| 多发性骨髓瘤 | C90 | 16 | 0.24 | 0.46 | 0.00 | 0.00 | 0.00 | 0.00 | 0.00 | 0.00 | 0.00 | 0.00 |
| 淋巴样白血病 | C91 | 17 | 0.25 | 0.49 | 0.00 | 1.02 | 0.82 | 0.00 | 0.00 | 0.55 | 0.00 | 0.00 |
| 髓样白血病 | C92 – C94 | 15 | 0.22 | 0.44 | 0.00 | 0.00 | 0.00 | 0.00 | 0.00 | 0.00 | 0.00 | 0.00 |
| 白血病,未特指 | C95 | 44 | 0.66 | 1.28 | 0.00 | 0.00 | 2.46 | 1.82 | 0.00 | 0.55 | 0.39 | 0.67 |
| 其他的或未指明部位 | O&U | 166 | 2.47 | 4.82 | 0.00 | 0.00 | 0.00 | 1.82 | 1.51 | 0.55 | 0.39 | 1.01 |
| 所有部位合计 | ALL | 6 711 | 100.00 | 194.69 | 8.79 | 6.12 | 4.10 | 6.37 | 6.04 | 2.74 | 4.70 | 11.11 |
| 所有部位除外 C44 | ALLbC44 | 6 659 | 99.23 | 193.18 | 8.79 | 6.12 | 4.10 | 4.55 | 6.04 | 2.74 | 4.70 | 11.11 |
| 人口数 | POPU | 3 447 076 | | | | | | | | | | |

| 死亡率(1/10⁵) | | | | | | | | | | | 中标率 | 世标率 | 累积率(%) | |
|---|---|---|---|---|---|---|---|---|---|---|---|---|---|---|
| 35 - 39 | 40 - 44 | 45 - 49 | 50 - 54 | 55 - 59 | 60 - 64 | 65 - 69 | 70 - 74 | 75 - 89 | 80 - 84 | 85 + | (1/10⁵) | (1/10⁵) | 0 - 64 | 0 - 74 |
| 0.72 | 2.02 | 3.41 | 4.67 | 6.11 | 9.44 | 4.71 | 6.67 | 2.88 | 15.92 | 3.13 | 1.84 | 1.77 | 0.14 | 0.20 |
| 0.00 | 0.34 | 0.62 | 0.93 | 2.71 | 2.05 | 3.37 | 3.34 | 2.88 | 6.37 | 0.00 | 0.52 | 0.52 | 0.03 | 0.07 |
| 0.00 | 0.00 | 0.00 | 0.00 | 0.34 | 0.00 | 0.00 | 0.83 | 0.96 | 0.00 | 0.00 | 0.04 | 0.04 | 0.00 | 0.01 |
| 0.72 | 1.35 | 3.72 | 5.29 | 6.44 | 4.93 | 10.77 | 6.67 | 14.38 | 15.92 | 18.77 | 1.90 | 1.87 | 0.11 | 0.20 |
| 0.00 | 0.34 | 0.00 | 0.00 | 0.00 | 0.00 | 0.00 | 0.00 | 0.96 | 0.00 | 3.13 | 0.04 | 0.05 | 0.00 | 0.00 |
| 0.00 | 0.00 | 0.00 | 0.00 | 0.00 | 0.00 | 0.00 | 0.00 | 0.00 | 0.00 | 0.00 | 0.00 | 0.00 | 0.00 | 0.00 |
| 0.00 | 0.00 | 0.00 | 0.31 | 0.00 | 0.82 | 0.00 | 0.00 | 1.92 | 0.00 | 3.13 | 0.08 | 0.08 | 0.01 | 0.01 |
| 0.00 | 0.00 | 0.00 | 0.31 | 1.36 | 3.70 | 3.37 | 10.84 | 17.25 | 47.77 | 56.32 | 1.22 | 1.23 | 0.03 | 0.10 |
| 0.00 | 0.00 | 0.00 | 0.00 | 0.00 | 0.00 | 1.35 | 0.00 | 0.00 | 3.18 | 0.00 | 0.13 | 0.10 | 0.00 | 0.01 |
| 0.00 | 0.00 | 0.00 | 0.00 | 0.00 | 0.00 | 0.00 | 0.83 | 0.00 | 0.00 | 0.00 | 0.02 | 0.02 | 0.00 | 0.00 |
| 0.36 | 0.00 | 3.10 | 1.56 | 3.73 | 3.29 | 4.71 | 5.84 | 9.58 | 23.88 | 25.03 | 1.18 | 1.16 | 0.06 | 0.11 |
| 0.00 | 0.00 | 0.62 | 0.31 | 0.00 | 0.82 | 4.04 | 0.83 | 1.92 | 6.37 | 3.13 | 0.29 | 0.29 | 0.01 | 0.03 |
| 0.00 | 0.00 | 0.00 | 0.00 | 0.68 | 0.00 | 1.35 | 1.67 | 1.92 | 4.78 | 0.00 | 0.15 | 0.14 | 0.00 | 0.02 |
| 0.36 | 0.00 | 0.00 | 0.31 | 1.70 | 3.70 | 8.08 | 15.85 | 20.13 | 60.51 | 37.55 | 1.55 | 1.50 | 0.03 | 0.15 |
| 0.36 | 0.00 | 0.00 | 0.31 | 0.00 | 0.00 | 0.00 | 0.00 | 0.00 | 0.00 | 0.00 | 0.05 | 0.04 | 0.00 | 0.00 |
| 0.00 | 0.00 | 0.00 | 0.00 | 0.00 | 0.00 | 0.00 | 0.00 | 0.00 | 0.00 | 0.00 | 0.00 | 0.00 | 0.00 | 0.00 |
| 0.36 | 2.69 | 2.79 | 3.42 | 4.07 | 4.93 | 4.71 | 9.18 | 14.38 | 12.74 | 3.13 | 2.09 | 2.17 | 0.13 | 0.20 |
| 0.00 | 0.34 | 0.62 | 1.24 | 0.34 | 2.46 | 3.37 | 3.34 | 4.79 | 1.59 | 6.26 | 0.55 | 0.53 | 0.03 | 0.06 |
| 0.36 | 0.00 | 0.00 | 0.00 | 0.00 | 1.23 | 1.35 | 2.50 | 4.79 | 1.59 | 3.13 | 0.28 | 0.25 | 0.01 | 0.03 |
| 0.00 | 0.00 | 0.00 | 0.31 | 0.00 | 0.41 | 0.67 | 0.00 | 2.88 | 1.59 | 0.00 | 0.14 | 0.19 | 0.01 | 0.01 |
| 0.00 | 0.00 | 0.00 | 0.00 | 0.34 | 0.00 | 0.00 | 0.00 | 0.00 | 1.59 | 0.00 | 0.02 | 0.02 | 0.00 | 0.00 |
| 1.07 | 0.00 | 1.86 | 2.18 | 3.73 | 2.46 | 6.73 | 5.84 | 8.63 | 12.74 | 6.26 | 1.23 | 1.20 | 0.07 | 0.13 |
| 0.00 | 0.00 | 0.00 | 0.00 | 0.00 | 0.00 | 0.00 | 0.00 | 0.00 | 0.00 | 0.00 | 0.00 | 0.00 | 0.00 | 0.00 |
| 0.00 | 0.00 | 0.00 | 0.31 | 2.04 | 0.41 | 0.67 | 0.83 | 2.88 | 4.78 | 0.00 | 0.21 | 0.20 | 0.01 | 0.02 |
| 0.00 | 0.00 | 0.62 | 0.00 | 0.68 | 0.41 | 0.67 | 0.83 | 2.88 | 6.37 | 0.00 | 0.34 | 0.40 | 0.00 | 0.03 |
| 0.72 | 0.00 | 0.00 | 0.62 | 1.02 | 1.23 | 1.35 | 0.00 | 2.88 | 0.00 | 0.00 | 0.25 | 0.23 | 0.02 | 0.02 |
| 0.36 | 0.67 | 1.24 | 0.93 | 1.02 | 2.46 | 1.35 | 1.67 | 1.92 | 11.15 | 9.39 | 1.04 | 1.04 | 0.06 | 0.08 |
| 1.43 | 2.36 | 2.17 | 4.04 | 6.11 | 10.27 | 12.79 | 14.18 | 16.29 | 27.07 | 40.67 | 2.86 | 2.82 | 0.16 | 0.29 |
| 20.75 | 42.73 | 89.47 | 157.10 | 250.66 | 373.26 | 560.65 | 639.83 | 975.68 | 1 472.84 | 1 448.64 | 99.76 | 99.56 | 4.88 | 10.88 |
| 20.75 | 42.39 | 87.93 | 156.17 | 249.64 | 370.80 | 559.30 | 631.49 | 966.09 | 1 461.69 | 1 439.25 | 98.85 | 98.69 | 4.84 | 10.79 |

表 14　黑龙江省肿瘤登记城市地区

| 部位 | ICD – 10 | 死亡数 | 构成<br>（%） | 粗率<br>(1/10⁵) | 0 – | 1 – 4 | 5 – 9 | 10 – 14 | 15 – 19 | 20 – 24 | 25 – 29 | 30 – 34 |
|---|---|---|---|---|---|---|---|---|---|---|---|---|
| 唇 | C00 | 0 | 0.00 | 0.00 | 0.00 | 0.00 | 0.00 | 0.00 | 0.00 | 0.00 | 0.00 | 0.00 |
| 舌 | C01 – C02 | 14 | 0.35 | 0.83 | 0.00 | 0.00 | 0.00 | 0.00 | 0.00 | 0.00 | 0.00 | 0.00 |
| 口 | C03 – C06 | 14 | 0.35 | 0.83 | 0.00 | 0.00 | 0.00 | 0.00 | 0.00 | 0.00 | 0.00 | 0.00 |
| 唾液腺 | C07 – C08 | 7 | 0.18 | 0.42 | 0.00 | 0.00 | 0.00 | 0.00 | 0.00 | 0.00 | 0.00 | 0.69 |
| 扁桃腺 | C09 | 4 | 0.10 | 0.24 | 0.00 | 0.00 | 0.00 | 0.00 | 0.00 | 0.00 | 0.00 | 0.00 |
| 其他的口咽 | C10 | 8 | 0.20 | 0.48 | 0.00 | 0.00 | 0.00 | 0.00 | 0.00 | 0.00 | 0.00 | 0.00 |
| 鼻咽 | C11 | 22 | 0.56 | 1.31 | 0.00 | 0.00 | 0.00 | 0.00 | 0.00 | 0.00 | 0.00 | 0.69 |
| 喉咽 | C12 – C13 | 13 | 0.33 | 0.77 | 0.00 | 0.00 | 0.00 | 0.00 | 0.00 | 0.00 | 0.00 | 0.00 |
| 咽,部位不明 | C14 | 12 | 0.30 | 0.72 | 0.00 | 0.00 | 0.00 | 0.00 | 0.00 | 0.00 | 0.00 | 0.00 |
| 食管 | C15 | 180 | 4.55 | 10.73 | 0.00 | 0.00 | 0.00 | 0.00 | 0.00 | 0.00 | 0.00 | 0.00 |
| 胃 | C16 | 401 | 10.14 | 23.89 | 0.00 | 0.00 | 0.00 | 0.00 | 0.00 | 0.00 | 0.00 | 1.38 |
| 小肠 | C17 | 29 | 0.73 | 1.73 | 0.00 | 0.00 | 0.00 | 0.00 | 0.00 | 0.00 | 0.00 | 0.00 |
| 结肠 | C18 | 192 | 4.85 | 11.44 | 0.00 | 0.00 | 0.00 | 0.00 | 0.00 | 0.00 | 0.00 | 0.00 |
| 直肠 | C19 – C20 | 185 | 4.68 | 11.02 | 0.00 | 0.00 | 0.00 | 0.00 | 0.00 | 0.00 | 0.00 | 0.00 |
| 肛门 | C21 | 17 | 0.43 | 1.01 | 0.00 | 0.00 | 0.00 | 0.00 | 0.00 | 0.00 | 0.00 | 0.00 |
| 肝脏 | C22 | 607 | 15.34 | 36.17 | 0.00 | 1.99 | 0.00 | 0.00 | 0.00 | 0.00 | 0.81 | 1.38 |
| 胆囊及其他 | C23 – C24 | 39 | 0.99 | 2.32 | 0.00 | 0.00 | 0.00 | 0.00 | 0.00 | 0.00 | 0.00 | 0.00 |
| 胰腺 | C25 | 181 | 4.58 | 10.79 | 0.00 | 0.00 | 0.00 | 0.00 | 0.00 | 0.00 | 0.00 | 0.00 |
| 鼻,鼻窦及其他 | C30 – C31 | 0 | 0.00 | 0.00 | 0.00 | 0.00 | 0.00 | 0.00 | 0.00 | 0.00 | 0.00 | 0.00 |
| 喉 | C32 | 61 | 1.54 | 3.63 | 0.00 | 0.00 | 0.00 | 0.00 | 0.00 | 0.00 | 0.00 | 0.00 |
| 气管,支气管,肺 | C33 – C34 | 1 326 | 33.52 | 79.01 | 0.00 | 0.00 | 0.00 | 0.00 | 0.00 | 0.00 | 0.00 | 0.00 |
| 其他的胸腔器官 | C37 – C38 | 24 | 0.61 | 1.43 | 0.00 | 0.00 | 0.00 | 0.00 | 0.00 | 0.00 | 0.81 | 0.00 |
| 骨 | C40 – C41 | 32 | 0.81 | 1.91 | 0.00 | 0.00 | 0.00 | 0.00 | 0.00 | 0.00 | 0.00 | 0.00 |
| 皮肤的黑色素瘤 | C43 | 4 | 0.10 | 0.24 | 0.00 | 0.00 | 0.00 | 0.00 | 0.00 | 0.00 | 0.00 | 0.00 |
| 其他的皮肤 | C44 | 36 | 0.91 | 2.15 | 0.00 | 0.00 | 0.00 | 0.00 | 0.00 | 0.00 | 0.00 | 0.00 |
| 间皮瘤 | C45 | 7 | 0.18 | 0.42 | 0.00 | 0.00 | 0.00 | 0.00 | 0.00 | 0.00 | 0.00 | 0.00 |
| 卡波氏肉瘤 | C46 | 0 | 0.00 | 0.00 | 0.00 | 0.00 | 0.00 | 0.00 | 0.00 | 0.00 | 0.00 | 0.00 |
| 周围神经,结缔,软组织 | C47;C49 | 16 | 0.40 | 0.95 | 0.00 | 1.99 | 0.00 | 0.00 | 0.00 | 0.00 | 0.00 | 0.00 |
| 乳房 | C50 | 2 | 0.05 | 0.12 | 0.00 | 0.00 | 0.00 | 0.00 | 0.00 | 0.00 | 0.00 | 0.00 |
| 外阴 | C51 | 0 | 0.00 | 0.00 | 0.00 | 0.00 | 0.00 | 0.00 | 0.00 | 0.00 | 0.00 | 0.00 |
| 阴道 | C52 | 0 | 0.00 | 0.00 | 0.00 | 0.00 | 0.00 | 0.00 | 0.00 | 0.00 | 0.00 | 0.00 |

**2016 年男性死亡主要指标**

| 死亡率(1/10⁵) | | | | | | | | | | | 中标率 (1/10⁵) | 世标率 (1/10⁵) | 累积率(%) | |
|---|---|---|---|---|---|---|---|---|---|---|---|---|---|---|
| 35－39 | 40－44 | 45－49 | 50－54 | 55－59 | 60－64 | 65－69 | 70－74 | 75－89 | 80－84 | 85＋ | | | 0－64 | 0－74 |
| 0.00 | 0.00 | 0.00 | 0.00 | 0.00 | 0.00 | 0.00 | 0.00 | 0.00 | 0.00 | 0.00 | 0.00 | 0.00 | 0.00 | 0.00 |
| 0.00 | 1.42 | 0.62 | 3.13 | 0.69 | 0.00 | 5.84 | 1.87 | 0.00 | 0.00 | 0.00 | 0.52 | 0.52 | 0.03 | 0.07 |
| 0.00 | 0.00 | 0.00 | 0.63 | 1.38 | 2.56 | 1.46 | 1.87 | 6.51 | 3.40 | 13.12 | 0.40 | 0.42 | 0.02 | 0.04 |
| 0.00 | 0.00 | 0.00 | 0.63 | 0.69 | 0.00 | 1.46 | 1.87 | 2.17 | 3.40 | 0.00 | 0.26 | 0.22 | 0.01 | 0.03 |
| 0.00 | 0.00 | 0.00 | 0.00 | 0.00 | 0.85 | 1.46 | 0.00 | 2.17 | 3.40 | 0.00 | 0.12 | 0.12 | 0.00 | 0.01 |
| 0.00 | 0.00 | 0.62 | 0.00 | 1.38 | 0.85 | 2.92 | 0.00 | 2.17 | 3.40 | 0.00 | 0.25 | 0.25 | 0.01 | 0.03 |
| 0.73 | 2.13 | 1.25 | 0.63 | 3.45 | 3.41 | 1.46 | 3.73 | 2.17 | 3.40 | 0.00 | 0.80 | 0.75 | 0.06 | 0.09 |
| 0.00 | 0.00 | 0.00 | 0.63 | 4.83 | 0.00 | 4.38 | 0.00 | 2.17 | 3.40 | 0.00 | 0.38 | 0.39 | 0.03 | 0.05 |
| 0.00 | 0.00 | 0.00 | 0.00 | 2.76 | 3.41 | 2.92 | 0.00 | 2.17 | 3.40 | 0.00 | 0.35 | 0.37 | 0.03 | 0.05 |
| 0.00 | 1.42 | 3.12 | 12.52 | 27.58 | 32.37 | 35.07 | 24.27 | 36.88 | 47.54 | 45.93 | 5.47 | 5.67 | 0.39 | 0.68 |
| 0.73 | 6.39 | 7.50 | 10.64 | 33.09 | 59.64 | 86.21 | 85.86 | 149.68 | 166.40 | 124.68 | 12.49 | 12.46 | 0.60 | 1.46 |
| 0.00 | 0.00 | 1.25 | 2.50 | 2.07 | 0.00 | 2.92 | 9.33 | 10.85 | 0.00 | 52.50 | 0.87 | 0.93 | 0.03 | 0.09 |
| 0.00 | 4.26 | 3.12 | 6.26 | 12.41 | 17.04 | 37.99 | 20.53 | 71.59 | 118.86 | 183.74 | 5.61 | 5.71 | 0.22 | 0.51 |
| 0.00 | 2.84 | 3.75 | 7.51 | 11.72 | 19.59 | 45.30 | 39.20 | 62.91 | 95.09 | 91.87 | 5.71 | 5.73 | 0.23 | 0.65 |
| 0.00 | 0.00 | 0.00 | 0.00 | 2.76 | 3.41 | 5.84 | 0.00 | 4.34 | 6.79 | 6.56 | 0.50 | 0.53 | 0.03 | 0.06 |
| 5.87 | 18.47 | 31.23 | 52.56 | 68.25 | 80.08 | 86.21 | 100.79 | 114.97 | 163.00 | 183.74 | 19.69 | 19.72 | 1.30 | 2.24 |
| 0.00 | 0.71 | 0.62 | 1.88 | 3.45 | 5.96 | 10.23 | 11.20 | 2.17 | 20.38 | 13.12 | 1.23 | 1.27 | 0.06 | 0.17 |
| 0.73 | 1.42 | 3.75 | 11.26 | 14.48 | 21.30 | 42.37 | 35.46 | 45.55 | 108.67 | 45.93 | 5.59 | 5.56 | 0.26 | 0.65 |
| 0.00 | 0.00 | 0.00 | 0.00 | 0.00 | 0.00 | 0.00 | 0.00 | 0.00 | 0.00 | 0.00 | 0.00 | 0.00 | 0.00 | 0.00 |
| 0.00 | 0.00 | 1.25 | 7.51 | 6.20 | 10.22 | 11.69 | 7.47 | 10.85 | 16.98 | 26.25 | 1.86 | 1.93 | 0.13 | 0.22 |
| 5.87 | 5.68 | 24.99 | 58.82 | 106.17 | 183.17 | 274.70 | 328.51 | 409.99 | 539.95 | 623.40 | 40.90 | 41.43 | 1.92 | 4.94 |
| 0.00 | 0.00 | 1.25 | 0.63 | 3.45 | 2.56 | 7.31 | 5.60 | 2.17 | 6.79 | 6.56 | 0.82 | 0.83 | 0.04 | 0.11 |
| 0.00 | 1.42 | 0.62 | 3.13 | 1.38 | 5.11 | 4.38 | 9.33 | 8.68 | 13.58 | 0.00 | 1.03 | 1.01 | 0.06 | 0.13 |
| 0.00 | 0.00 | 0.00 | 0.00 | 0.00 | 0.85 | 1.46 | 0.00 | 4.34 | 0.00 | 0.00 | 0.13 | 0.12 | 0.00 | 0.01 |
| 0.00 | 0.71 | 2.50 | 1.88 | 1.38 | 3.41 | 2.92 | 16.80 | 10.85 | 16.98 | 6.56 | 1.18 | 1.13 | 0.05 | 0.15 |
| 0.00 | 0.00 | 0.00 | 0.63 | 0.69 | 0.85 | 0.00 | 3.73 | 2.17 | 0.00 | 6.56 | 0.21 | 0.22 | 0.01 | 0.03 |
| 0.00 | 0.00 | 0.00 | 0.00 | 0.00 | 0.00 | 0.00 | 0.00 | 0.00 | 0.00 | 0.00 | 0.00 | 0.00 | 0.00 | 0.00 |
| 0.73 | 0.00 | 1.25 | 1.25 | 0.69 | 1.70 | 1.46 | 0.00 | 4.34 | 6.79 | 13.12 | 0.57 | 0.66 | 0.04 | 0.04 |
| 0.00 | 0.00 | 0.00 | 0.63 | 0.00 | 0.85 | 0.00 | 0.00 | 0.00 | 0.00 | 0.00 | 0.06 | 0.07 | 0.01 | 0.01 |
| 0.00 | 0.00 | 0.00 | 0.00 | 0.00 | 0.00 | 0.00 | 0.00 | 0.00 | 0.00 | 0.00 | 0.00 | 0.00 | 0.00 | 0.00 |
| 0.00 | 0.00 | 0.00 | 0.00 | 0.00 | 0.00 | 0.00 | 0.00 | 0.00 | 0.00 | 0.00 | 0.00 | 0.00 | 0.00 | 0.00 |

续表

| 部位 | ICD-10 | 死亡数 | 构成<br>(%) | 粗率<br>(1/10⁵) | 年龄别 | | | | | | | |
|---|---|---|---|---|---|---|---|---|---|---|---|---|
| | | | | | 0- | 1-4 | 5-9 | 10-14 | 15-19 | 20-24 | 25-29 | 30-34 |
| 子宫颈 | C53 | 0 | 0.00 | 0.00 | 0.00 | 0.00 | 0.00 | 0.00 | 0.00 | 0.00 | 0.00 | 0.00 |
| 子宫体 | C54 | 0 | 0.00 | 0.00 | 0.00 | 0.00 | 0.00 | 0.00 | 0.00 | 0.00 | 0.00 | 0.00 |
| 子宫,部位不明 | C55 | 0 | 0.00 | 0.00 | 0.00 | 0.00 | 0.00 | 0.00 | 0.00 | 0.00 | 0.00 | 0.00 |
| 卵巢 | C56 | 0 | 0.00 | 0.00 | 0.00 | 0.00 | 0.00 | 0.00 | 0.00 | 0.00 | 0.00 | 0.00 |
| 其他的女性生殖器 | C57 | 0 | 0.00 | 0.00 | 0.00 | 0.00 | 0.00 | 0.00 | 0.00 | 0.00 | 0.00 | 0.00 |
| 胎盘 | C58 | 0 | 0.00 | 0.00 | 0.00 | 0.00 | 0.00 | 0.00 | 0.00 | 0.00 | 0.00 | 0.00 |
| 阴茎 | C60 | 6 | 0.15 | 0.36 | 0.00 | 0.00 | 0.00 | 0.00 | 0.00 | 0.00 | 0.00 | 0.00 |
| 前列腺 | C61 | 98 | 2.48 | 5.84 | 0.00 | 0.00 | 0.00 | 0.00 | 0.00 | 0.00 | 0.00 | 0.00 |
| 睾丸 | C62 | 6 | 0.15 | 0.36 | 0.00 | 0.00 | 0.00 | 0.00 | 0.00 | 0.00 | 0.00 | 1.38 |
| 其他的男性生殖器 | C63 | 1 | 0.03 | 0.06 | 0.00 | 0.00 | 0.00 | 0.00 | 0.00 | 0.00 | 0.00 | 0.00 |
| 肾 | C64 | 52 | 1.31 | 3.10 | 0.00 | 0.00 | 0.00 | 0.00 | 0.00 | 0.00 | 0.00 | 0.00 |
| 肾盂 | C65 | 14 | 0.35 | 0.83 | 0.00 | 0.00 | 0.00 | 0.00 | 0.00 | 0.00 | 0.00 | 0.00 |
| 输尿管 | C66 | 4 | 0.10 | 0.24 | 0.00 | 0.00 | 0.00 | 0.00 | 0.00 | 0.00 | 0.00 | 0.00 |
| 膀胱 | C67 | 82 | 2.07 | 4.89 | 0.00 | 0.00 | 0.00 | 0.00 | 0.00 | 0.00 | 0.00 | 0.00 |
| 其他的泌尿器官 | C68 | 1 | 0.03 | 0.06 | 0.00 | 0.00 | 0.00 | 0.00 | 0.00 | 0.00 | 0.00 | 0.00 |
| 眼 | C69 | 0 | 0.00 | 0.00 | 0.00 | 0.00 | 0.00 | 0.00 | 0.00 | 0.00 | 0.00 | 0.00 |
| 脑,神经系统 | C70-C72 | 55 | 1.39 | 3.28 | 0.00 | 1.99 | 0.00 | 0.00 | 2.98 | 1.14 | 0.81 | 2.76 |
| 甲状腺 | C73 | 6 | 0.15 | 0.36 | 0.00 | 0.00 | 0.00 | 0.00 | 0.00 | 0.00 | 0.00 | 0.00 |
| 肾上腺 | C74 | 6 | 0.15 | 0.36 | 0.00 | 0.00 | 0.00 | 0.00 | 0.00 | 0.00 | 0.00 | 0.00 |
| 其他的内分泌腺 | C75 | 4 | 0.10 | 0.24 | 0.00 | 1.99 | 0.00 | 0.00 | 0.00 | 0.00 | 0.00 | 0.00 |
| 霍奇金病 | C81 | 1 | 0.03 | 0.06 | 0.00 | 0.00 | 0.00 | 0.00 | 0.00 | 0.00 | 0.00 | 0.00 |
| 非霍奇金淋巴瘤 | C82-C85;C96 | 39 | 0.99 | 2.32 | 0.00 | 0.00 | 0.00 | 0.00 | 0.00 | 0.00 | 0.00 | 0.69 |
| 免疫增生性疾病 | C88 | 0 | 0.00 | 0.00 | 0.00 | 0.00 | 0.00 | 0.00 | 0.00 | 0.00 | 0.00 | 0.00 |
| 多发性骨髓瘤 | C90 | 9 | 0.23 | 0.54 | 0.00 | 0.00 | 0.00 | 0.00 | 0.00 | 0.00 | 0.00 | 0.00 |
| 淋巴样白血病 | C91 | 11 | 0.28 | 0.66 | 0.00 | 1.99 | 0.00 | 0.00 | 0.00 | 1.14 | 0.00 | 0.00 |
| 髓样白血病 | C92-C94 | 6 | 0.15 | 0.36 | 0.00 | 0.00 | 0.00 | 0.00 | 0.00 | 0.00 | 0.00 | 0.00 |
| 白血病,未特指 | C95 | 29 | 0.73 | 1.73 | 0.00 | 0.00 | 4.73 | 3.53 | 0.00 | 1.14 | 0.81 | 1.38 |
| 其他的或未指明部位 | O&U | 93 | 2.35 | 5.54 | 0.00 | 0.00 | 0.00 | 0.00 | 2.98 | 1.14 | 0.81 | 0.69 |
| 所有部位合计 | ALL | 3 956 | 100.00 | 235.72 | 0.00 | 9.95 | 4.73 | 3.53 | 5.96 | 4.55 | 4.03 | 11.06 |
| 所有部位除外 C44 | ALLbC44 | 3 920 | 99.09 | 233.58 | 0.00 | 9.95 | 4.73 | 3.53 | 5.96 | 4.55 | 4.03 | 11.06 |
| 人口数 | POPU | 1 678 249 | | | | | | | | | | |

| 死亡率(1/10⁵) | | | | | | | | | | | 中标率 (1/10⁵) | 世标率 (1/10⁵) | 累积率(%) | |
|---|---|---|---|---|---|---|---|---|---|---|---|---|---|---|
| 35-39 | 40-44 | 45-49 | 50-54 | 55-59 | 60-64 | 65-69 | 70-74 | 75-89 | 80-84 | 85+ | | | 0-64 | 0-74 |
| 0.00 | 0.00 | 0.00 | 0.00 | 0.00 | 0.00 | 0.00 | 0.00 | 0.00 | 0.00 | 0.00 | 0.00 | 0.00 | 0.00 | 0.00 |
| 0.00 | 0.00 | 0.00 | 0.00 | 0.00 | 0.00 | 0.00 | 0.00 | 0.00 | 0.00 | 0.00 | 0.00 | 0.00 | 0.00 | 0.00 |
| 0.00 | 0.00 | 0.00 | 0.00 | 0.00 | 0.00 | 0.00 | 0.00 | 0.00 | 0.00 | 0.00 | 0.00 | 0.00 | 0.00 | 0.00 |
| 0.00 | 0.00 | 0.00 | 0.00 | 0.00 | 0.00 | 0.00 | 0.00 | 0.00 | 0.00 | 0.00 | 0.00 | 0.00 | 0.00 | 0.00 |
| 0.00 | 0.00 | 0.00 | 0.00 | 0.00 | 0.00 | 0.00 | 0.00 | 0.00 | 0.00 | 0.00 | 0.00 | 0.00 | 0.00 | 0.00 |
| 0.00 | 0.00 | 0.00 | 0.63 | 0.00 | 1.70 | 0.00 | 0.00 | 4.34 | 0.00 | 6.56 | 0.17 | 0.18 | 0.01 | 0.01 |
| 0.00 | 0.00 | 0.00 | 0.63 | 2.76 | 7.67 | 7.31 | 24.27 | 39.05 | 101.88 | 118.12 | 2.63 | 2.64 | 0.06 | 0.21 |
| 0.00 | 0.00 | 0.00 | 0.00 | 0.00 | 0.00 | 2.92 | 0.00 | 0.00 | 6.79 | 0.00 | 0.27 | 0.20 | 0.01 | 0.02 |
| 0.00 | 0.00 | 0.00 | 0.00 | 0.00 | 0.00 | 0.00 | 1.87 | 0.00 | 0.00 | 0.00 | 0.04 | 0.04 | 0.00 | 0.01 |
| 0.73 | 0.00 | 4.37 | 0.63 | 7.58 | 4.26 | 7.31 | 9.33 | 10.85 | 27.17 | 26.25 | 1.62 | 1.59 | 0.09 | 0.17 |
| 0.00 | 0.00 | 1.25 | 0.63 | 0.00 | 0.85 | 7.31 | 1.87 | 2.17 | 6.79 | 6.56 | 0.48 | 0.49 | 0.01 | 0.06 |
| 0.00 | 0.00 | 0.00 | 0.00 | 0.69 | 0.00 | 0.00 | 1.87 | 2.17 | 3.40 | 0.00 | 0.11 | 0.10 | 0.00 | 0.01 |
| 0.73 | 0.00 | 0.00 | 0.63 | 2.07 | 3.41 | 14.61 | 28.00 | 19.52 | 98.48 | 65.62 | 2.37 | 2.31 | 0.03 | 0.25 |
| 0.00 | 0.00 | 0.00 | 0.63 | 0.00 | 0.00 | 0.00 | 0.00 | 0.00 | 0.00 | 0.00 | 0.03 | 0.03 | 0.00 | 0.00 |
| 0.00 | 0.00 | 0.00 | 0.00 | 0.00 | 0.00 | 0.00 | 0.00 | 0.00 | 0.00 | 0.00 | 0.00 | 0.00 | 0.00 | 0.00 |
| 0.73 | 1.42 | 1.87 | 3.75 | 4.83 | 4.26 | 2.92 | 16.80 | 13.02 | 16.98 | 0.00 | 2.29 | 2.21 | 0.13 | 0.23 |
| 0.00 | 0.00 | 0.00 | 1.25 | 0.00 | 0.00 | 2.92 | 0.00 | 2.17 | 3.40 | 0.00 | 0.20 | 0.19 | 0.01 | 0.02 |
| 0.73 | 0.00 | 0.00 | 0.00 | 0.00 | 0.00 | 1.46 | 5.60 | 2.17 | 0.00 | 0.00 | 0.25 | 0.22 | 0.00 | 0.04 |
| 0.00 | 0.00 | 0.00 | 0.63 | 0.00 | 0.85 | 1.46 | 0.00 | 0.00 | 0.00 | 0.00 | 0.19 | 0.30 | 0.02 | 0.02 |
| 0.00 | 0.00 | 0.00 | 0.00 | 0.00 | 0.00 | 0.00 | 0.00 | 0.00 | 3.40 | 0.00 | 0.02 | 0.02 | 0.00 | 0.00 |
| 0.73 | 0.00 | 1.87 | 2.50 | 5.52 | 1.70 | 10.23 | 5.60 | 6.51 | 16.98 | 13.12 | 1.29 | 1.25 | 0.07 | 0.14 |
| 0.00 | 0.00 | 0.00 | 0.00 | 0.00 | 0.00 | 0.00 | 0.00 | 0.00 | 0.00 | 0.00 | 0.00 | 0.00 | 0.00 | 0.00 |
| 0.00 | 0.00 | 0.00 | 0.63 | 1.38 | 0.00 | 1.46 | 1.87 | 2.17 | 10.19 | 0.00 | 0.26 | 0.24 | 0.01 | 0.03 |
| 0.00 | 0.00 | 1.25 | 0.00 | 0.69 | 0.85 | 0.00 | 0.00 | 2.17 | 13.58 | 0.00 | 0.43 | 0.51 | 0.03 | 0.03 |
| 0.73 | 0.00 | 0.00 | 0.63 | 0.69 | 1.70 | 0.00 | 0.00 | 2.17 | 0.00 | 0.00 | 0.21 | 0.19 | 0.02 | 0.02 |
| 0.73 | 1.42 | 1.25 | 0.63 | 1.38 | 2.56 | 2.92 | 0.00 | 2.17 | 13.58 | 13.12 | 1.66 | 1.67 | 0.10 | 0.11 |
| 1.47 | 3.55 | 1.87 | 4.38 | 7.58 | 13.63 | 14.61 | 14.93 | 23.86 | 27.17 | 45.93 | 3.28 | 3.29 | 0.19 | 0.34 |
| 21.28 | 53.27 | 102.45 | 203.37 | 346.10 | 502.65 | 755.42 | 819.41 | 1 106.31 | 1 701.36 | 1 738.96 | 124.77 | 125.69 | 6.35 | 14.23 |
| 21.28 | 52.56 | 99.95 | 201.49 | 344.72 | 499.25 | 752.49 | 802.61 | 1 095.47 | 1 684.38 | 1 732.40 | 123.60 | 124.56 | 6.31 | 14.08 |

表15　黑龙江省肿瘤登记城市地区

| 部位 | ICD – 10 | 死亡数 | 构成 (％) | 粗率 (1/10⁵) | 年龄别 | | | | | | | |
|---|---|---|---|---|---|---|---|---|---|---|---|---|
| | | | | | 0 – | 1 – 4 | 5 – 9 | 10 – 14 | 15 – 19 | 20 – 24 | 25 – 29 | 30 – 34 |
| 唇 | C00 | 0 | 0.00 | 0.00 | 0.00 | 0.00 | 0.00 | 0.00 | 0.00 | 0.00 | 0.00 | 0.00 |
| 舌 | C01 – C02 | 3 | 0.11 | 0.17 | 0.00 | 0.00 | 0.00 | 0.00 | 0.00 | 0.00 | 0.00 | 0.00 |
| 口 | C03 – C06 | 3 | 0.11 | 0.17 | 0.00 | 0.00 | 0.00 | 0.00 | 0.00 | 0.00 | 0.00 | 0.00 |
| 唾液腺 | C07 – C08 | 5 | 0.18 | 0.28 | 0.00 | 0.00 | 0.00 | 0.00 | 0.00 | 0.00 | 0.00 | 0.69 |
| 扁桃腺 | C09 | 1 | 0.04 | 0.06 | 0.00 | 0.00 | 0.00 | 0.00 | 0.00 | 0.00 | 0.00 | 0.00 |
| 其他的口咽 | C10 | 3 | 0.11 | 0.17 | 0.00 | 0.00 | 0.00 | 0.00 | 0.00 | 0.00 | 0.00 | 0.00 |
| 鼻咽 | C11 | 4 | 0.15 | 0.23 | 0.00 | 0.00 | 0.00 | 0.00 | 0.00 | 0.00 | 0.00 | 0.69 |
| 喉咽 | C12 – C13 | 0 | 0.00 | 0.00 | 0.00 | 0.00 | 0.00 | 0.00 | 0.00 | 0.00 | 0.00 | 0.00 |
| 咽,部位不明 | C14 | 1 | 0.04 | 0.06 | 0.00 | 0.00 | 0.00 | 0.00 | 0.00 | 0.00 | 0.00 | 0.00 |
| 食管 | C15 | 24 | 0.87 | 1.36 | 0.00 | 0.00 | 0.00 | 0.00 | 0.00 | 0.00 | 0.00 | 0.00 |
| 胃 | C16 | 176 | 6.39 | 9.95 | 0.00 | 0.00 | 0.00 | 0.00 | 0.00 | 0.00 | 0.00 | 1.38 |
| 小肠 | C17 | 16 | 0.58 | 0.90 | 0.00 | 0.00 | 0.00 | 0.00 | 0.00 | 0.00 | 0.00 | 0.00 |
| 结肠 | C18 | 152 | 5.52 | 8.59 | 0.00 | 0.00 | 0.00 | 0.00 | 0.00 | 0.00 | 0.00 | 0.00 |
| 直肠 | C19 – C20 | 114 | 4.14 | 6.44 | 0.00 | 0.00 | 0.00 | 0.00 | 0.00 | 0.00 | 0.00 | 0.00 |
| 肛门 | C21 | 5 | 0.18 | 0.28 | 0.00 | 0.00 | 0.00 | 0.00 | 0.00 | 0.00 | 0.00 | 0.00 |
| 肝脏 | C22 | 248 | 9.00 | 14.02 | 0.00 | 1.99 | 0.00 | 0.00 | 0.00 | 0.00 | 0.81 | 1.38 |
| 胆囊及其他 | C23 – C24 | 39 | 1.42 | 2.20 | 0.00 | 0.00 | 0.00 | 0.00 | 0.00 | 0.00 | 0.00 | 0.00 |
| 胰腺 | C25 | 160 | 5.81 | 9.05 | 0.00 | 0.00 | 0.00 | 0.00 | 0.00 | 0.00 | 0.00 | 0.00 |
| 鼻,鼻窦及其他 | C30 – C31 | 6 | 0.22 | 0.34 | 0.00 | 0.00 | 0.00 | 0.00 | 0.00 | 0.00 | 0.00 | 0.00 |
| 喉 | C32 | 14 | 0.51 | 0.79 | 0.00 | 0.00 | 0.00 | 0.00 | 0.00 | 0.00 | 0.00 | 0.00 |
| 气管,支气管,肺 | C33 – C34 | 844 | 30.64 | 47.72 | 0.00 | 0.00 | 0.00 | 0.00 | 0.00 | 0.00 | 0.00 | 0.00 |
| 其他的胸腔器官 | C37 – C38 | 24 | 0.87 | 1.36 | 0.00 | 0.00 | 0.00 | 0.00 | 0.00 | 0.00 | 0.81 | 0.00 |
| 骨 | C40 – C41 | 27 | 0.98 | 1.53 | 0.00 | 0.00 | 0.00 | 0.00 | 0.00 | 0.00 | 0.00 | 0.00 |
| 皮肤的黑色素瘤 | C43 | 2 | 0.07 | 0.11 | 0.00 | 0.00 | 0.00 | 0.00 | 0.00 | 0.00 | 0.00 | 0.00 |
| 其他的皮肤 | C44 | 16 | 0.58 | 0.90 | 0.00 | 0.00 | 0.00 | 0.00 | 0.00 | 0.00 | 0.00 | 0.00 |
| 间皮瘤 | C45 | 7 | 0.25 | 0.40 | 0.00 | 0.00 | 0.00 | 0.00 | 0.00 | 0.00 | 0.00 | 0.00 |
| 卡波氏肉瘤 | C46 | 0 | 0.00 | 0.00 | 0.00 | 0.00 | 0.00 | 0.00 | 0.00 | 0.00 | 0.00 | 0.00 |
| 周围神经,结缔,软组织 | C47;C49 | 5 | 0.18 | 0.28 | 0.00 | 1.99 | 0.00 | 0.00 | 0.00 | 0.00 | 0.00 | 0.00 |
| 乳房 | C50 | 256 | 9.29 | 14.47 | 0.00 | 0.00 | 0.00 | 0.00 | 0.00 | 0.00 | 0.00 | 0.00 |
| 外阴 | C51 | 6 | 0.22 | 0.34 | 0.00 | 0.00 | 0.00 | 0.00 | 0.00 | 0.00 | 0.00 | 0.00 |
| 阴道 | C52 | 2 | 0.07 | 0.11 | 0.00 | 0.00 | 0.00 | 0.00 | 0.00 | 0.00 | 0.00 | 0.00 |

**2016 年女性死亡主要指标**

| 死亡率(1/10⁵) | | | | | | | | | | | 中标率 (1/10⁵) | 世标率 (1/10⁵) | 累积率(%) | |
|---|---|---|---|---|---|---|---|---|---|---|---|---|---|---|
| 35 – 39 | 40 – 44 | 45 – 49 | 50 – 54 | 55 – 59 | 60 – 64 | 65 – 69 | 70 – 74 | 75 – 89 | 80 – 84 | 85 + | | | 0 – 64 | 0 – 74 |
| 0.00 | 0.00 | 0.00 | 0.00 | 0.00 | 0.00 | 0.00 | 0.00 | 0.00 | 0.00 | 0.00 | 0.00 | 0.00 | 0.00 | 0.00 |
| 0.00 | 1.42 | 0.62 | 3.13 | 0.69 | 0.00 | 5.84 | 1.87 | 0.00 | 0.00 | 0.00 | 0.08 | 0.09 | 0.01 | 0.01 |
| 0.00 | 0.00 | 0.00 | 0.63 | 1.38 | 2.56 | 1.46 | 1.87 | 6.51 | 3.40 | 13.12 | 0.06 | 0.06 | 0.00 | 0.00 |
| 0.00 | 0.00 | 0.00 | 0.63 | 0.69 | 0.00 | 1.46 | 1.87 | 2.17 | 3.40 | 0.00 | 0.15 | 0.12 | 0.01 | 0.01 |
| 0.00 | 0.00 | 0.00 | 0.00 | 0.00 | 0.85 | 1.46 | 0.00 | 2.17 | 3.40 | 0.00 | 0.02 | 0.01 | 0.00 | 0.00 |
| 0.00 | 0.00 | 0.62 | 0.00 | 1.38 | 0.85 | 2.92 | 0.00 | 2.17 | 3.40 | 0.00 | 0.09 | 0.09 | 0.00 | 0.02 |
| 0.73 | 2.13 | 1.25 | 0.63 | 3.45 | 3.41 | 1.46 | 3.73 | 2.17 | 3.40 | 0.00 | 0.10 | 0.11 | 0.01 | 0.02 |
| 0.00 | 0.00 | 0.00 | 0.63 | 4.83 | 0.00 | 4.38 | 0.00 | 2.17 | 3.40 | 0.00 | 0.00 | 0.00 | 0.00 | 0.00 |
| 0.00 | 0.00 | 0.00 | 0.00 | 2.76 | 3.41 | 2.92 | 0.00 | 2.17 | 3.40 | 0.00 | 0.03 | 0.03 | 0.00 | 0.01 |
| 0.00 | 1.42 | 3.12 | 12.52 | 27.58 | 32.37 | 35.07 | 24.27 | 36.88 | 47.54 | 45.93 | 0.60 | 0.57 | 0.01 | 0.05 |
| 0.73 | 6.39 | 7.50 | 10.64 | 33.09 | 59.64 | 86.21 | 85.86 | 149.68 | 166.40 | 124.68 | 4.68 | 4.66 | 0.21 | 0.48 |
| 0.00 | 0.00 | 1.25 | 2.50 | 2.07 | 0.00 | 2.92 | 9.33 | 10.85 | 0.00 | 52.50 | 0.44 | 0.45 | 0.02 | 0.07 |
| 0.00 | 4.26 | 3.12 | 6.26 | 12.41 | 17.04 | 37.99 | 20.53 | 71.59 | 118.86 | 183.74 | 4.04 | 3.95 | 0.13 | 0.41 |
| 0.00 | 2.84 | 3.75 | 7.51 | 11.72 | 19.59 | 45.30 | 39.20 | 62.91 | 95.09 | 91.87 | 3.01 | 2.92 | 0.08 | 0.30 |
| 0.00 | 0.00 | 0.00 | 0.00 | 2.76 | 3.41 | 5.84 | 0.00 | 4.34 | 6.79 | 6.56 | 0.10 | 0.08 | 0.00 | 0.00 |
| 5.87 | 18.47 | 31.23 | 52.56 | 68.25 | 80.08 | 86.21 | 100.79 | 114.97 | 163.00 | 183.74 | 6.91 | 6.72 | 0.30 | 0.71 |
| 0.00 | 0.71 | 0.62 | 1.88 | 3.45 | 5.96 | 10.23 | 11.20 | 2.17 | 20.38 | 13.12 | 1.08 | 1.09 | 0.03 | 0.14 |
| 0.73 | 1.42 | 3.75 | 11.26 | 14.48 | 21.30 | 42.37 | 35.46 | 45.55 | 108.67 | 45.93 | 4.34 | 4.31 | 0.17 | 0.49 |
| 0.00 | 0.00 | 0.00 | 0.00 | 0.00 | 0.00 | 0.00 | 0.00 | 0.00 | 0.00 | 0.00 | 0.19 | 0.17 | 0.01 | 0.02 |
| 0.00 | 0.00 | 1.25 | 7.51 | 6.20 | 10.22 | 11.69 | 7.47 | 10.85 | 16.98 | 26.25 | 0.32 | 0.27 | 0.01 | 0.01 |
| 5.87 | 5.68 | 24.99 | 58.82 | 106.17 | 183.17 | 274.70 | 328.51 | 409.99 | 539.95 | 623.40 | 21.96 | 21.74 | 0.70 | 2.26 |
| 0.00 | 0.00 | 1.25 | 0.63 | 3.45 | 2.56 | 7.31 | 5.60 | 2.17 | 6.79 | 6.56 | 0.79 | 0.76 | 0.05 | 0.08 |
| 0.00 | 1.42 | 0.62 | 3.13 | 1.38 | 5.11 | 4.38 | 9.33 | 8.68 | 13.58 | 0.00 | 0.72 | 0.76 | 0.04 | 0.06 |
| 0.00 | 0.00 | 0.00 | 0.00 | 0.00 | 0.85 | 1.46 | 0.00 | 4.34 | 0.00 | 0.00 | 0.04 | 0.04 | 0.00 | 0.00 |
| 0.00 | 0.71 | 2.50 | 1.88 | 1.38 | 3.41 | 2.92 | 16.80 | 10.85 | 16.98 | 6.56 | 0.72 | 0.67 | 0.03 | 0.04 |
| 0.00 | 0.00 | 0.00 | 0.63 | 0.69 | 0.85 | 0.00 | 3.73 | 2.17 | 0.00 | 6.56 | 0.19 | 0.19 | 0.01 | 0.02 |
| 0.73 | 0.00 | 1.25 | 1.25 | 0.69 | 1.70 | 1.46 | 0.00 | 4.34 | 6.79 | 13.12 | 0.32 | 0.30 | 0.01 | 0.02 |
| 0.00 | 0.00 | 0.00 | 0.63 | 0.00 | 0.85 | 0.00 | 0.00 | 0.00 | 0.00 | 0.00 | 7.67 | 7.48 | 0.49 | 0.81 |
| 0.00 | 0.00 | 0.00 | 0.00 | 0.00 | 0.00 | 0.00 | 0.00 | 0.00 | 0.00 | 0.00 | 0.31 | 0.27 | 0.01 | 0.01 |
| 0.00 | 0.00 | 0.00 | 0.00 | 0.00 | 0.00 | 0.00 | 0.00 | 0.00 | 0.00 | 0.00 | 0.05 | 0.05 | 0.00 | 0.00 |

续表

| 部位 | ICD - 10 | 死亡数 | 构成<br>(%) | 粗率<br>(1/10⁵) | 0 - | 1 - 4 | 5 - 9 | 10 - 14 | 15 - 19 | 20 - 24 | 25 - 29 | 年龄别<br>30 - 34 |
|------|----------|--------|------|------|-----|-------|-------|---------|---------|---------|---------|---------|
| 子宫颈 | C53 | 110 | 3.99 | 6.22 | 0.00 | 0.00 | 0.00 | 0.00 | 0.00 | 0.00 | 0.00 | 0.00 |
| 子宫体 | C54 | 35 | 1.27 | 1.98 | 0.00 | 0.00 | 0.00 | 0.00 | 0.00 | 0.00 | 0.00 | 0.00 |
| 子宫,部位不明 | C55 | 3 | 0.11 | 0.17 | 0.00 | 0.00 | 0.00 | 0.00 | 0.00 | 0.00 | 0.00 | 0.00 |
| 卵巢 | C56 | 122 | 4.43 | 6.90 | 0.00 | 0.00 | 0.00 | 0.00 | 0.00 | 0.00 | 0.00 | 0.00 |
| 其他的女性生殖器 | C57 | 3 | 0.11 | 0.17 | 0.00 | 0.00 | 0.00 | 0.00 | 0.00 | 0.00 | 0.00 | 0.00 |
| 胎盘 | C58 | 0 | 0.00 | 0.00 | 0.00 | 0.00 | 0.00 | 0.00 | 0.00 | 0.00 | 0.00 | 0.00 |
| 阴茎 | C60 | 0 | 0.00 | 0.00 | 0.00 | 0.00 | 0.00 | 0.00 | 0.00 | 0.00 | 0.00 | 0.00 |
| 前列腺 | C61 | 0 | 0.00 | 0.00 | 0.00 | 0.00 | 0.00 | 0.00 | 0.00 | 0.00 | 0.00 | 0.00 |
| 睾丸 | C62 | 0 | 0.00 | 0.00 | 0.00 | 0.00 | 0.00 | 0.00 | 0.00 | 0.00 | 0.00 | 1.38 |
| 其他的男性生殖器 | C63 | 0 | 0.00 | 0.00 | 0.00 | 0.00 | 0.00 | 0.00 | 0.00 | 0.00 | 0.00 | 0.00 |
| 肾 | C64 | 30 | 1.09 | 1.70 | 0.00 | 0.00 | 0.00 | 0.00 | 0.00 | 0.00 | 0.00 | 0.00 |
| 肾盂 | C65 | 5 | 0.18 | 0.28 | 0.00 | 0.00 | 0.00 | 0.00 | 0.00 | 0.00 | 0.00 | 0.00 |
| 输尿管 | C66 | 7 | 0.25 | 0.40 | 0.00 | 0.00 | 0.00 | 0.00 | 0.00 | 0.00 | 0.00 | 0.00 |
| 膀胱 | C67 | 36 | 1.31 | 2.04 | 0.00 | 0.00 | 0.00 | 0.00 | 0.00 | 0.00 | 0.00 | 0.00 |
| 其他的泌尿器官 | C68 | 1 | 0.04 | 0.06 | 0.00 | 0.00 | 0.00 | 0.00 | 0.00 | 0.00 | 0.00 | 0.00 |
| 眼 | C69 | 0 | 0.00 | 0.00 | 0.00 | 0.00 | 0.00 | 0.00 | 0.00 | 0.00 | 0.00 | 0.00 |
| 脑,神经系统 | C70 - C72 | 54 | 1.96 | 3.05 | 0.00 | 1.99 | 0.00 | 0.00 | 2.98 | 1.14 | 0.81 | 2.76 |
| 甲状腺 | C73 | 27 | 0.98 | 1.53 | 0.00 | 0.00 | 0.00 | 0.00 | 0.00 | 0.00 | 0.00 | 0.00 |
| 肾上腺 | C74 | 11 | 0.40 | 0.62 | 0.00 | 0.00 | 0.00 | 0.00 | 0.00 | 0.00 | 0.00 | 0.00 |
| 其他的内分泌腺 | C75 | 4 | 0.15 | 0.23 | 0.00 | 1.99 | 0.00 | 0.00 | 0.00 | 0.00 | 0.00 | 0.00 |
| 霍奇金病 | C81 | 1 | 0.04 | 0.06 | 0.00 | 0.00 | 0.00 | 0.00 | 0.00 | 0.00 | 0.00 | 0.00 |
| 非霍奇金淋巴瘤 | C82 - C85;C96 | 33 | 1.20 | 1.87 | 0.00 | 0.00 | 0.00 | 0.00 | 0.00 | 0.00 | 0.00 | 0.69 |
| 免疫增生性疾病 | C88 | 0 | 0.00 | 0.00 | 0.00 | 0.00 | 0.00 | 0.00 | 0.00 | 0.00 | 0.00 | 0.00 |
| 多发性骨髓瘤 | C90 | 7 | 0.25 | 0.40 | 0.00 | 0.00 | 0.00 | 0.00 | 0.00 | 0.00 | 0.00 | 0.00 |
| 淋巴样白血病 | C91 | 6 | 0.22 | 0.34 | 0.00 | 1.99 | 0.00 | 0.00 | 0.00 | 1.14 | 0.00 | 0.00 |
| 髓样白血病 | C92 - C94 | 9 | 0.33 | 0.51 | 0.00 | 0.00 | 0.00 | 0.00 | 0.00 | 0.00 | 0.00 | 0.00 |
| 白血病,未特指 | C95 | 15 | 0.54 | 0.85 | 0.00 | 0.00 | 4.73 | 3.53 | 0.00 | 1.14 | 0.81 | 1.38 |
| 其他的或未指明部位 | O&U | 73 | 2.65 | 4.13 | 0.00 | 0.00 | 0.00 | 0.00 | 2.98 | 1.14 | 0.81 | 0.69 |
| 所有部位合计 | ALL | 2 755 | 100.00 | 155.75 | 0.00 | 9.95 | 4.73 | 3.53 | 5.96 | 4.55 | 4.03 | 11.06 |
| 所有部位除外 C44 | ALLbC44 | 2 739 | 99.42 | 154.85 | 0.00 | 9.95 | 4.73 | 3.53 | 5.96 | 4.55 | 4.03 | 11.06 |
| 人口数 | POPU | 1 768 827 | | | | | | | | | | |

| 死亡率(1/10⁵) | | | | | | | | | | | 中标率 | 世标率 | 累积率(%) | |
|---|---|---|---|---|---|---|---|---|---|---|---|---|---|---|
| 35－39 | 40－44 | 45－49 | 50－54 | 55－59 | 60－64 | 65－69 | 70－74 | 75－89 | 80－84 | 85＋ | (1/10⁵) | (1/10⁵) | 0－64 | 0－74 |
| 0.00 | 0.00 | 0.00 | 0.00 | 0.00 | 0.00 | 0.00 | 0.00 | 0.00 | 0.00 | 0.00 | 3.56 | 3.41 | 0.28 | 0.38 |
| 0.00 | 0.00 | 0.00 | 0.00 | 0.00 | 0.00 | 0.00 | 0.00 | 0.00 | 0.00 | 0.00 | 1.00 | 1.00 | 0.07 | 0.13 |
| 0.00 | 0.00 | 0.00 | 0.00 | 0.00 | 0.00 | 0.00 | 0.00 | 0.00 | 0.00 | 0.00 | 0.08 | 0.07 | 0.00 | 0.01 |
| 0.00 | 0.00 | 0.00 | 0.00 | 0.00 | 0.00 | 0.00 | 0.00 | 0.00 | 0.00 | 0.00 | 3.64 | 3.58 | 0.22 | 0.38 |
| 0.00 | 0.00 | 0.00 | 0.00 | 0.00 | 0.00 | 0.00 | 0.00 | 0.00 | 0.00 | 0.00 | 0.08 | 0.09 | 0.00 | 0.00 |
| 0.00 | 0.00 | 0.00 | 0.00 | 0.00 | 0.00 | 0.00 | 0.00 | 0.00 | 0.00 | 0.00 | 0.00 | 0.00 | 0.00 | 0.00 |
| 0.00 | 0.00 | 0.00 | 0.63 | 0.00 | 1.70 | 0.00 | 0.00 | 4.34 | 0.00 | 6.56 | 0.00 | 0.00 | 0.00 | 0.00 |
| 0.00 | 0.00 | 0.00 | 0.63 | 2.76 | 7.67 | 7.31 | 24.27 | 39.05 | 101.88 | 118.12 | 0.00 | 0.00 | 0.00 | 0.00 |
| 0.00 | 0.00 | 0.00 | 0.00 | 0.00 | 0.00 | 2.92 | 0.00 | 0.00 | 6.79 | 6.56 | 0.00 | 0.00 | 0.00 | 0.00 |
| 0.00 | 0.00 | 0.00 | 0.00 | 0.00 | 0.00 | 0.00 | 1.87 | 0.00 | 0.00 | 0.00 | 0.00 | 0.00 | 0.00 | 0.00 |
| 0.73 | 0.00 | 4.37 | 0.63 | 7.58 | 4.26 | 7.31 | 9.33 | 10.85 | 27.17 | 26.25 | 0.79 | 0.77 | 0.03 | 0.06 |
| 0.00 | 0.00 | 1.25 | 0.63 | 0.00 | 0.85 | 7.31 | 1.87 | 2.17 | 6.79 | 6.56 | 0.12 | 0.12 | 0.00 | 0.01 |
| 0.00 | 0.00 | 0.00 | 0.00 | 0.69 | 0.00 | 0.00 | 1.87 | 2.17 | 3.40 | 0.00 | 0.19 | 0.18 | 0.00 | 0.02 |
| 0.73 | 0.00 | 0.00 | 0.63 | 2.07 | 3.41 | 14.61 | 28.00 | 19.52 | 98.48 | 65.62 | 0.85 | 0.81 | 0.03 | 0.07 |
| 0.00 | 0.00 | 0.00 | 0.63 | 0.00 | 0.00 | 0.00 | 0.00 | 0.00 | 0.00 | 0.00 | 0.06 | 0.04 | 0.00 | 0.00 |
| 0.00 | 0.00 | 0.00 | 0.00 | 0.00 | 0.00 | 0.00 | 0.00 | 0.00 | 0.00 | 0.00 | 0.00 | 0.00 | 0.00 | 0.00 |
| 0.73 | 1.42 | 1.87 | 3.75 | 4.83 | 4.26 | 2.92 | 16.80 | 13.02 | 16.98 | 0.00 | 1.91 | 2.15 | 0.13 | 0.18 |
| 0.00 | 0.00 | 0.00 | 1.25 | 0.00 | 0.00 | 2.92 | 0.00 | 2.17 | 3.40 | 0.00 | 0.86 | 0.83 | 0.05 | 0.10 |
| 0.73 | 0.00 | 0.00 | 0.00 | 0.00 | 0.00 | 1.46 | 5.60 | 2.17 | 0.00 | 0.00 | 0.31 | 0.29 | 0.02 | 0.02 |
| 0.00 | 0.00 | 0.00 | 0.63 | 0.00 | 0.85 | 1.46 | 0.00 | 0.00 | 0.00 | 0.00 | 0.09 | 0.07 | 0.00 | 0.00 |
| 0.00 | 0.00 | 0.00 | 0.00 | 0.00 | 0.00 | 0.00 | 0.00 | 0.00 | 3.40 | 0.00 | 0.02 | 0.03 | 0.00 | 0.00 |
| 0.73 | 0.00 | 1.87 | 2.50 | 5.52 | 1.70 | 10.23 | 5.60 | 6.51 | 16.98 | 13.12 | 1.19 | 1.18 | 0.07 | 0.12 |
| 0.00 | 0.00 | 0.00 | 0.00 | 0.00 | 0.00 | 0.00 | 0.00 | 0.00 | 0.00 | 0.00 | 0.00 | 0.00 | 0.00 | 0.00 |
| 0.00 | 0.00 | 0.00 | 0.63 | 1.38 | 0.00 | 1.46 | 1.87 | 2.17 | 10.19 | 0.00 | 0.17 | 0.17 | 0.02 | 0.02 |
| 0.00 | 0.00 | 1.25 | 0.00 | 0.69 | 0.85 | 0.00 | 0.00 | 2.17 | 13.58 | 0.00 | 0.26 | 0.30 | 0.01 | 0.03 |
| 0.73 | 0.00 | 0.00 | 0.63 | 0.69 | 1.70 | 0.00 | 0.00 | 2.17 | 0.00 | 0.00 | 0.28 | 0.27 | 0.02 | 0.03 |
| 0.73 | 1.42 | 1.25 | 0.63 | 1.38 | 2.56 | 2.92 | 0.00 | 2.17 | 13.58 | 13.12 | 0.41 | 0.41 | 0.03 | 0.04 |
| 1.47 | 3.55 | 1.87 | 4.38 | 7.58 | 13.63 | 14.61 | 14.93 | 23.86 | 27.17 | 45.93 | 2.51 | 2.41 | 0.13 | 0.25 |
| 21.28 | 53.27 | 102.45 | 203.37 | 346.10 | 502.65 | 755.42 | 819.41 | 1 106.31 | 1 701.36 | 1 738.96 | 77.41 | 76.10 | 3.47 | 7.92 |
| 21.28 | 52.56 | 99.95 | 201.49 | 344.72 | 499.25 | 752.49 | 802.61 | 1 095.47 | 1 684.38 | 1 732.40 | 76.69 | 75.43 | 3.44 | 7.88 |

表16　黑龙江省肿瘤登记农村地区

| 部位 | ICD－10 | 死亡数 | 构成（%） | 粗率（1/10⁵） | 0－ | 1－4 | 5－9 | 10－14 | 15－19 | 20－24 | 25－29 | 30－34 |
|---|---|---|---|---|---|---|---|---|---|---|---|---|
| 唇 | C00 | 0 | 0.00 | 0.00 | 0.00 | 0.00 | 0.00 | 0.00 | 0.00 | 0.00 | 0.00 | 0.00 |
| 舌 | C01－C02 | 3 | 0.15 | 0.23 | 0.00 | 0.00 | 0.00 | 0.00 | 0.00 | 0.00 | 0.00 | 0.00 |
| 口 | C03－C06 | 0 | 0.00 | 0.00 | 0.00 | 0.00 | 0.00 | 0.00 | 0.00 | 0.00 | 0.00 | 0.00 |
| 唾液腺 | C07－C08 | 1 | 0.05 | 0.08 | 0.00 | 0.00 | 0.00 | 0.00 | 0.00 | 0.00 | 0.00 | 0.00 |
| 扁桃腺 | C09 | 0 | 0.00 | 0.00 | 0.00 | 0.00 | 0.00 | 0.00 | 0.00 | 0.00 | 0.00 | 0.00 |
| 其他的口咽 | C10 | 1 | 0.05 | 0.08 | 0.00 | 0.00 | 0.00 | 0.00 | 0.00 | 0.00 | 0.00 | 0.00 |
| 鼻咽 | C11 | 7 | 0.35 | 0.54 | 0.00 | 0.00 | 0.00 | 0.00 | 0.00 | 0.00 | 0.00 | 0.00 |
| 喉咽 | C12－C13 | 1 | 0.05 | 0.08 | 0.00 | 0.00 | 0.00 | 0.00 | 0.00 | 0.00 | 0.00 | 0.00 |
| 咽,部位不明 | C14 | 3 | 0.15 | 0.23 | 0.00 | 0.00 | 0.00 | 0.00 | 0.00 | 0.00 | 0.00 | 0.00 |
| 食管 | C15 | 63 | 3.19 | 4.90 | 0.00 | 0.00 | 0.00 | 0.00 | 0.00 | 0.00 | 0.00 | 0.00 |
| 胃 | C16 | 166 | 8.39 | 12.90 | 0.00 | 0.00 | 0.00 | 0.00 | 0.00 | 0.00 | 3.24 | 1.06 |
| 小肠 | C17 | 2 | 0.10 | 0.16 | 0.00 | 0.00 | 0.00 | 0.00 | 0.00 | 0.00 | 0.00 | 0.00 |
| 结肠 | C18 | 56 | 2.83 | 4.35 | 0.00 | 0.00 | 0.00 | 0.00 | 0.00 | 0.00 | 0.00 | 0.00 |
| 直肠 | C19－C20 | 62 | 3.13 | 4.82 | 0.00 | 0.00 | 0.00 | 0.00 | 0.00 | 0.00 | 0.00 | 0.00 |
| 肛门 | C21 | 16 | 0.81 | 1.24 | 0.00 | 0.00 | 0.00 | 0.00 | 0.00 | 0.00 | 0.00 | 0.00 |
| 肝脏 | C22 | 398 | 20.12 | 30.93 | 0.00 | 0.00 | 0.00 | 0.00 | 0.00 | 0.00 | 0.00 | 1.06 |
| 胆囊及其他 | C23－C24 | 11 | 0.56 | 0.85 | 0.00 | 0.00 | 0.00 | 0.00 | 0.00 | 0.00 | 0.00 | 0.00 |
| 胰腺 | C25 | 113 | 5.71 | 8.78 | 0.00 | 0.00 | 0.00 | 0.00 | 0.00 | 0.00 | 1.08 | 0.00 |
| 鼻,鼻窦及其他 | C30－C31 | 3 | 0.15 | 0.23 | 0.00 | 0.00 | 0.00 | 0.00 | 0.00 | 0.00 | 0.00 | 0.00 |
| 喉 | C32 | 25 | 1.26 | 1.94 | 0.00 | 0.00 | 0.00 | 0.00 | 0.00 | 0.00 | 0.00 | 0.00 |
| 气管,支气管,肺 | C33－C34 | 690 | 34.88 | 53.63 | 0.00 | 0.00 | 0.00 | 1.70 | 0.00 | 0.00 | 3.24 | 1.06 |
| 其他的胸腔器官 | C37－C38 | 3 | 0.15 | 0.23 | 0.00 | 0.00 | 0.00 | 0.00 | 0.00 | 0.00 | 0.00 | 0.00 |
| 骨 | C40－C41 | 24 | 1.21 | 1.87 | 0.00 | 0.00 | 0.00 | 1.78 | 0.00 | 1.13 | 1.08 | 0.00 |
| 皮肤的黑色素瘤 | C43 | 3 | 0.15 | 0.23 | 0.00 | 0.00 | 0.00 | 0.00 | 0.00 | 0.00 | 1.08 | 0.00 |
| 其他的皮肤 | C44 | 2 | 0.10 | 0.16 | 0.00 | 0.00 | 0.00 | 0.00 | 0.00 | 0.00 | 0.00 | 0.00 |
| 间皮瘤 | C45 | 0 | 0.00 | 0.00 | 0.00 | 0.00 | 0.00 | 0.00 | 0.00 | 0.00 | 0.00 | 0.00 |
| 卡波氏肉瘤 | C46 | 0 | 0.00 | 0.00 | 0.00 | 0.00 | 0.00 | 0.00 | 0.00 | 0.00 | 0.00 | 0.00 |
| 周围神经,结缔、软组织 | C47;C49 | 4 | 0.20 | 0.31 | 0.00 | 2.43 | 0.00 | 0.00 | 0.00 | 0.00 | 1.08 | 0.00 |
| 乳房 | C50 | 51 | 2.58 | 3.96 | 0.00 | 0.00 | 0.00 | 0.00 | 0.00 | 0.00 | 1.08 | 1.06 |
| 外阴 | C51 | 1 | 0.05 | 0.08 | 0.00 | 0.00 | 0.00 | 0.00 | 0.00 | 0.00 | 0.00 | 0.00 |
| 阴道 | C52 | 0 | 0.00 | 0.00 | 0.00 | 0.00 | 0.00 | 0.00 | 0.00 | 0.00 | 0.00 | 0.00 |

**2016 年男女合计死亡主要指标**

| 死亡率(1/10⁵) | | | | | | | | | | | 中标率 (1/10⁵) | 世标率 (1/10⁵) | 累积率(%) | |
|---|---|---|---|---|---|---|---|---|---|---|---|---|---|---|
| 35－39 | 40－44 | 45－49 | 50－54 | 55－59 | 60－64 | 65－69 | 70－74 | 75－89 | 80－84 | 85＋ | | | 0－64 | 0－74 |
| 0.00 | 0.00 | 0.00 | 0.00 | 0.00 | 0.00 | 0.00 | 0.00 | 0.00 | 0.00 | 0.00 | 0.00 | 0.00 | 0.00 | 0.00 |
| 0.00 | 0.00 | 0.00 | 0.97 | 0.00 | 0.00 | 0.00 | 5.47 | 0.00 | 0.00 | 0.00 | 0.16 | 0.16 | 0.00 | 0.03 |
| 0.00 | 0.00 | 0.00 | 0.00 | 0.00 | 0.00 | 0.00 | 0.00 | 0.00 | 0.00 | 0.00 | 0.00 | 0.00 | 0.00 | 0.00 |
| 0.00 | 0.00 | 0.00 | 0.00 | 0.00 | 0.00 | 0.00 | 4.05 | 0.00 | 0.00 | 0.00 | 0.05 | 0.04 | 0.00 | 0.00 |
| 0.00 | 0.00 | 0.00 | 0.00 | 0.00 | 0.00 | 0.00 | 4.05 | 0.00 | 0.00 | 0.00 | 0.05 | 0.04 | 0.00 | 0.00 |
| 0.00 | 0.00 | 0.77 | 3.89 | 0.00 | 1.35 | 0.00 | 0.00 | 4.05 | 0.00 | 0.00 | 0.35 | 0.34 | 0.03 | 0.03 |
| 0.00 | 0.00 | 0.00 | 0.00 | 0.00 | 0.00 | 2.19 | 0.00 | 0.00 | 0.00 | 0.00 | 0.06 | 0.07 | 0.00 | 0.01 |
| 0.00 | 0.00 | 0.00 | 0.00 | 0.96 | 1.35 | 0.00 | 2.73 | 0.00 | 0.00 | 0.00 | 0.14 | 0.15 | 0.01 | 0.03 |
| 0.00 | 0.78 | 3.09 | 6.81 | 6.71 | 21.61 | 13.13 | 24.61 | 20.25 | 55.37 | 0.00 | 3.08 | 3.07 | 0.19 | 0.38 |
| 2.49 | 1.55 | 1.54 | 8.75 | 21.10 | 28.36 | 59.10 | 57.42 | 113.40 | 110.75 | 152.71 | 8.52 | 8.45 | 0.34 | 0.92 |
| 0.00 | 0.00 | 0.00 | 0.00 | 0.96 | 0.00 | 2.19 | 0.00 | 0.00 | 0.00 | 0.00 | 0.10 | 0.10 | 0.00 | 0.02 |
| 0.00 | 0.78 | 0.77 | 6.81 | 5.76 | 17.56 | 15.32 | 16.41 | 24.30 | 34.61 | 55.53 | 2.73 | 2.85 | 0.16 | 0.32 |
| 0.00 | 0.00 | 1.54 | 2.92 | 10.55 | 5.40 | 26.27 | 19.14 | 44.55 | 62.30 | 41.65 | 3.06 | 3.01 | 0.10 | 0.33 |
| 0.00 | 0.00 | 0.00 | 0.00 | 0.00 | 5.40 | 13.13 | 2.73 | 4.05 | 13.84 | 27.77 | 0.84 | 0.91 | 0.03 | 0.11 |
| 6.64 | 15.52 | 22.37 | 48.64 | 47.00 | 85.09 | 126.96 | 120.31 | 141.75 | 145.36 | 277.66 | 20.01 | 20.20 | 1.13 | 2.37 |
| 0.00 | 0.00 | 0.77 | 0.97 | 0.00 | 0.00 | 4.38 | 5.47 | 8.10 | 13.84 | 13.88 | 0.58 | 0.56 | 0.01 | 0.06 |
| 0.00 | 1.55 | 6.17 | 11.67 | 7.67 | 20.26 | 43.78 | 27.34 | 68.85 | 110.75 | 55.53 | 5.75 | 5.63 | 0.24 | 0.60 |
| 0.00 | 0.00 | 0.00 | 0.00 | 0.96 | 0.00 | 2.19 | 0.00 | 0.00 | 6.92 | 0.00 | 0.14 | 0.14 | 0.00 | 0.02 |
| 0.00 | 0.00 | 0.77 | 1.95 | 2.88 | 8.10 | 8.76 | 13.67 | 4.05 | 20.77 | 0.00 | 1.24 | 1.26 | 0.07 | 0.18 |
| 1.66 | 5.43 | 22.37 | 45.72 | 69.06 | 139.12 | 210.14 | 262.50 | 465.76 | 491.45 | 652.51 | 34.69 | 34.79 | 1.45 | 3.81 |
| 0.00 | 0.78 | 0.00 | 0.00 | 0.00 | 1.35 | 0.00 | 2.73 | 0.00 | 0.00 | 0.00 | 0.15 | 0.16 | 0.01 | 0.02 |
| 0.00 | 0.00 | 0.77 | 0.97 | 0.00 | 5.40 | 4.38 | 10.94 | 28.35 | 0.00 | 27.77 | 1.45 | 1.42 | 0.06 | 0.13 |
| 0.00 | 0.00 | 0.00 | 0.00 | 0.00 | 0.00 | 2.19 | 0.00 | 0.00 | 0.00 | 13.88 | 0.21 | 0.22 | 0.01 | 0.02 |
| 0.00 | 0.00 | 0.00 | 0.00 | 0.00 | 1.35 | 2.19 | 0.00 | 0.00 | 0.00 | 0.00 | 0.11 | 0.12 | 0.01 | 0.02 |
| 0.00 | 0.00 | 0.00 | 0.00 | 0.00 | 0.00 | 0.00 | 0.00 | 0.00 | 0.00 | 0.00 | 0.00 | 0.00 | 0.00 | 0.00 |
| 0.00 | 0.00 | 0.00 | 0.00 | 0.00 | 0.00 | 0.00 | 0.00 | 0.00 | 0.00 | 0.00 | 0.00 | 0.00 | 0.00 | 0.00 |
| 0.00 | 0.00 | 1.54 | 0.00 | 0.00 | 0.00 | 0.00 | 0.00 | 0.00 | 0.00 | 0.00 | 0.32 | 0.41 | 0.02 | 0.02 |
| 1.66 | 2.33 | 5.40 | 5.84 | 7.67 | 10.81 | 13.13 | 5.47 | 16.20 | 6.92 | 27.77 | 2.65 | 2.58 | 0.18 | 0.27 |
| 0.00 | 0.00 | 0.00 | 0.00 | 0.00 | 1.35 | 0.00 | 0.00 | 0.00 | 0.00 | 0.00 | 0.05 | 0.05 | 0.01 | 0.01 |
| 0.00 | 0.00 | 0.00 | 0.00 | 0.00 | 0.00 | 0.00 | 0.00 | 0.00 | 0.00 | 0.00 | 0.00 | 0.00 | 0.00 | 0.00 |

续表

| 部位 | ICD－10 | 死亡数 | 构成<br>（%） | 粗率<br>（1/10⁵） | 0－ | 1－4 | 5－9 | 10－14 | 15－19 | 20－24 | 25－29 | 年龄别<br>30－34 |
|---|---|---|---|---|---|---|---|---|---|---|---|---|
| 子宫颈 | C53 | 32 | 1.62 | 2.49 | 0.00 | 0.00 | 0.00 | 0.00 | 0.00 | 0.00 | 2.16 | 0.00 |
| 子宫体 | C54 | 5 | 0.25 | 0.39 | 0.00 | 0.00 | 0.00 | 0.00 | 0.00 | 0.00 | 0.00 | 0.00 |
| 子宫,部位不明 | C55 | 2 | 0.10 | 0.16 | 0.00 | 0.00 | 0.00 | 0.00 | 0.00 | 0.00 | 0.00 | 0.00 |
| 卵巢 | C56 | 15 | 0.76 | 1.17 | 0.00 | 0.00 | 0.00 | 0.00 | 0.00 | 0.00 | 0.00 | 0.00 |
| 其他的女性生殖器 | C57 | 7 | 0.35 | 0.54 | 0.00 | 0.00 | 0.00 | 0.00 | 0.00 | 0.00 | 0.00 | 0.00 |
| 胎盘 | C58 | 0 | 0.00 | 0.00 | 0.00 | 0.00 | 0.00 | 0.00 | 0.00 | 0.00 | 0.00 | 0.00 |
| 阴茎 | C60 | 1 | 0.05 | 0.08 | 0.00 | 0.00 | 0.00 | 0.00 | 0.00 | 0.00 | 0.00 | 0.00 |
| 前列腺 | C61 | 11 | 0.56 | 0.85 | 0.00 | 0.00 | 0.00 | 0.00 | 0.00 | 0.00 | 0.00 | 0.00 |
| 睾丸 | C62 | 0 | 0.00 | 0.00 | 0.00 | 0.00 | 0.00 | 0.00 | 0.00 | 0.00 | 0.00 | 0.00 |
| 其他的男性生殖器 | C63 | 0 | 0.00 | 0.00 | 0.00 | 0.00 | 0.00 | 0.00 | 0.00 | 0.00 | 0.00 | 0.00 |
| 肾 | C64 | 18 | 0.91 | 1.40 | 0.00 | 0.00 | 0.00 | 0.00 | 0.00 | 0.00 | 0.00 | 0.00 |
| 肾盂 | C65 | 5 | 0.25 | 0.39 | 0.00 | 0.00 | 0.00 | 0.00 | 0.00 | 0.00 | 0.00 | 0.00 |
| 输尿管 | C66 | 1 | 0.05 | 0.08 | 0.00 | 0.00 | 0.00 | 0.00 | 0.00 | 0.00 | 0.00 | 0.00 |
| 膀胱 | C67 | 22 | 1.11 | 1.71 | 0.00 | 0.00 | 0.00 | 0.00 | 0.00 | 0.00 | 0.00 | 0.00 |
| 其他的泌尿器官 | C68 | 2 | 0.10 | 0.16 | 0.00 | 0.00 | 0.00 | 0.00 | 0.00 | 0.00 | 0.00 | 0.00 |
| 眼 | C69 | 2 | 0.10 | 0.16 | 0.00 | 2.43 | 0.00 | 0.00 | 0.00 | 0.00 | 0.00 | 0.00 |
| 脑,神经系统 | C70－C72 | 37 | 1.87 | 2.88 | 0.00 | 0.00 | 0.00 | 0.00 | 1.70 | 1.13 | 0.00 | 1.06 |
| 甲状腺 | C73 | 5 | 0.25 | 0.39 | 0.00 | 0.00 | 0.00 | 0.00 | 0.00 | 0.00 | 0.00 | 0.00 |
| 肾上腺 | C74 | 3 | 0.15 | 0.23 | 0.00 | 0.00 | 0.00 | 0.00 | 0.00 | 0.00 | 0.00 | 0.00 |
| 其他的内分泌腺 | C75 | 0 | 0.00 | 0.00 | 0.00 | 0.00 | 0.00 | 0.00 | 0.00 | 0.00 | 0.00 | 0.00 |
| 霍奇金病 | C81 | 1 | 0.05 | 0.08 | 0.00 | 0.00 | 0.00 | 0.00 | 0.00 | 0.00 | 0.00 | 0.00 |
| 非霍奇金淋巴瘤 | C82－C85;C96 | 14 | 0.71 | 1.09 | 0.00 | 0.00 | 0.00 | 0.00 | 0.00 | 0.00 | 0.00 | 0.00 |
| 免疫增生性疾病 | C88 | 0 | 0.00 | 0.00 | 0.00 | 0.00 | 0.00 | 0.00 | 0.00 | 0.00 | 0.00 | 0.00 |
| 多发性骨髓瘤 | C90 | 7 | 0.35 | 0.54 | 0.00 | 0.00 | 0.00 | 0.00 | 0.00 | 0.00 | 0.00 | 0.00 |
| 淋巴样白血病 | C91 | 2 | 0.10 | 0.16 | 0.00 | 0.00 | 0.00 | 0.00 | 0.00 | 0.00 | 0.00 | 0.00 |
| 髓样白血病 | C92－C94 | 2 | 0.10 | 0.16 | 0.00 | 0.00 | 0.00 | 0.00 | 0.00 | 0.00 | 0.00 | 0.00 |
| 白血病,未特指 | C95 | 30 | 1.52 | 2.33 | 0.00 | 0.00 | 1.73 | 1.78 | 1.70 | 1.13 | 0.00 | 0.00 |
| 其他的或未指明部位 | O&U | 45 | 2.28 | 3.50 | 0.00 | 0.00 | 1.78 | 0.00 | 0.00 | 0.00 | 0.00 | 0.00 |
| 所有部位合计 | ALL | 1 978 | 100.00 | 153.73 | 0.00 | 4.86 | 1.73 | 5.33 | 5.09 | 3.38 | 14.03 | 5.32 |
| 所有部位除外 C44 | ALLbC44 | 1 976 | 99.90 | 153.58 | 0.00 | 4.86 | 1.73 | 5.33 | 5.09 | 3.38 | 14.03 | 5.32 |
| 人口数 | POPU | 1 286 652 | | | | | | | | | | |

| 死亡率(1/10⁵) | | | | | | | | | | | 中标率 | 世标率 | 累积率(%) | |
|---|---|---|---|---|---|---|---|---|---|---|---|---|---|---|
| 35－39 | 40－44 | 45－49 | 50－54 | 55－59 | 60－64 | 65－69 | 70－74 | 75－89 | 80－84 | 85＋ | (1/10⁵) | (1/10⁵) | 0－64 | 0－74 |
| 2.49 | 0.78 | 2.31 | 7.78 | 3.84 | 1.35 | 8.76 | 8.20 | 8.10 | 6.92 | 0.00 | 1.78 | 1.65 | 0.10 | 0.19 |
| 0.00 | 0.00 | 0.00 | 0.00 | 0.96 | 1.35 | 2.19 | 2.73 | 0.00 | 6.92 | 0.00 | 0.24 | 0.25 | 0.01 | 0.04 |
| 0.00 | 0.00 | 0.00 | 0.00 | 0.96 | 1.35 | 0.00 | 0.00 | 0.00 | 0.00 | 0.00 | 0.08 | 0.09 | 0.01 | 0.01 |
| 0.00 | 0.00 | 2.31 | 0.97 | 4.80 | 1.35 | 0.00 | 5.47 | 8.10 | 6.92 | 0.00 | 0.69 | 0.66 | 0.05 | 0.07 |
| 0.00 | 0.00 | 0.00 | 1.95 | 0.00 | 4.05 | 4.38 | 0.00 | 0.00 | 0.00 | 0.00 | 0.36 | 0.39 | 0.03 | 0.05 |
| 0.00 | 0.00 | 0.00 | 0.00 | 0.00 | 0.00 | 0.00 | 0.00 | 0.00 | 0.00 | 0.00 | 0.00 | 0.00 | 0.00 | 0.00 |
| 0.00 | 0.00 | 0.77 | 0.00 | 0.00 | 0.00 | 0.00 | 0.00 | 0.00 | 0.00 | 0.00 | 0.05 | 0.05 | 0.00 | 0.00 |
| 0.00 | 0.00 | 0.00 | 0.97 | 0.00 | 1.35 | 0.00 | 5.47 | 4.05 | 27.69 | 27.77 | 0.53 | 0.53 | 0.01 | 0.04 |
| 0.00 | 0.00 | 0.00 | 0.00 | 0.00 | 0.00 | 0.00 | 0.00 | 0.00 | 0.00 | 0.00 | 0.00 | 0.00 | 0.00 | 0.00 |
| 0.83 | 0.78 | 0.77 | 0.00 | 2.88 | 4.05 | 8.76 | 2.73 | 8.10 | 6.92 | 13.88 | 0.91 | 0.92 | 0.05 | 0.10 |
| 0.00 | 0.00 | 1.54 | 0.00 | 0.00 | 2.70 | 2.19 | 0.00 | 0.00 | 0.00 | 0.00 | 0.26 | 0.27 | 0.02 | 0.03 |
| 0.00 | 0.00 | 0.00 | 0.00 | 0.00 | 0.00 | 0.00 | 0.00 | 0.00 | 6.92 | 0.00 | 0.04 | 0.03 | 0.00 | 0.00 |
| 0.00 | 0.00 | 0.00 | 0.97 | 1.92 | 1.35 | 8.76 | 5.47 | 24.30 | 20.77 | 41.65 | 1.10 | 1.11 | 0.02 | 0.09 |
| 0.00 | 0.00 | 0.00 | 0.00 | 0.00 | 1.35 | 0.00 | 0.00 | 0.00 | 0.00 | 13.88 | 0.09 | 0.12 | 0.01 | 0.01 |
| 0.83 | 0.00 | 0.00 | 0.00 | 0.00 | 0.00 | 0.00 | 0.00 | 0.00 | 0.00 | 0.00 | 0.18 | 0.28 | 0.01 | 0.01 |
| 0.00 | 3.10 | 2.31 | 4.86 | 3.84 | 8.10 | 2.19 | 8.20 | 16.20 | 20.77 | 13.88 | 1.98 | 1.92 | 0.13 | 0.18 |
| 0.00 | 0.00 | 0.00 | 0.00 | 0.96 | 1.35 | 4.38 | 0.00 | 0.00 | 0.00 | 13.88 | 0.25 | 0.29 | 0.01 | 0.03 |
| 0.00 | 0.00 | 0.00 | 0.97 | 0.00 | 0.00 | 0.00 | 0.00 | 4.05 | 6.92 | 0.00 | 0.15 | 0.12 | 0.00 | 0.00 |
| 0.00 | 0.00 | 0.00 | 0.00 | 0.00 | 0.00 | 0.00 | 0.00 | 0.00 | 0.00 | 0.00 | 0.00 | 0.00 | 0.00 | 0.00 |
| 0.00 | 0.00 | 0.00 | 0.00 | 0.00 | 0.00 | 0.00 | 2.73 | 0.00 | 0.00 | 0.00 | 0.06 | 0.05 | 0.00 | 0.01 |
| 0.00 | 0.00 | 1.54 | 0.00 | 1.92 | 1.35 | 13.13 | 5.47 | 0.00 | 0.00 | 13.88 | 0.75 | 0.80 | 0.02 | 0.12 |
| 0.00 | 0.00 | 0.00 | 0.00 | 0.00 | 0.00 | 0.00 | 0.00 | 0.00 | 0.00 | 0.00 | 0.00 | 0.00 | 0.00 | 0.00 |
| 0.00 | 0.00 | 0.00 | 0.97 | 1.92 | 2.70 | 0.00 | 2.73 | 0.00 | 0.00 | 13.88 | 0.31 | 0.36 | 0.03 | 0.04 |
| 0.00 | 0.00 | 0.00 | 0.97 | 0.00 | 0.00 | 2.19 | 0.00 | 0.00 | 0.00 | 0.00 | 0.11 | 0.11 | 0.00 | 0.02 |
| 0.00 | 0.00 | 0.00 | 0.00 | 0.00 | 0.00 | 0.00 | 2.73 | 0.00 | 6.92 | 0.00 | 0.10 | 0.09 | 0.00 | 0.01 |
| 0.00 | 0.78 | 2.31 | 4.86 | 0.96 | 5.40 | 6.57 | 8.20 | 16.20 | 6.92 | 13.88 | 1.86 | 1.89 | 0.10 | 0.18 |
| 1.66 | 1.55 | 0.00 | 6.81 | 3.84 | 6.75 | 6.57 | 24.61 | 4.05 | 55.37 | 41.65 | 2.38 | 2.33 | 0.11 | 0.27 |
| 18.26 | 35.69 | 81.77 | 178.02 | 210.07 | 399.81 | 619.49 | 661.71 | 1 044.92 | 1 252.86 | 1 554.91 | 100.74 | 101.04 | 4.81 | 11.22 |
| 18.26 | 35.69 | 81.77 | 178.02 | 210.07 | 398.45 | 617.30 | 661.71 | 1 044.92 | 1 252.86 | 1 554.91 | 100.63 | 100.92 | 4.81 | 11.20 |

表 17　黑龙江省肿瘤登记农村地区

| 部位 | ICD－10 | 死亡数 | 构成<br>(%) | 粗率<br>(1/10⁵) | 年龄别 | | | | | | | |
| --- | --- | --- | --- | --- | --- | --- | --- | --- | --- | --- | --- | --- |
| | | | | | 0－ | 1－4 | 5－9 | 10－14 | 15－19 | 20－24 | 25－29 | 30－34 |
| 唇 | C00 | 0 | 0.00 | 0.00 | 0.00 | 0.00 | 0.00 | 0.00 | 0.00 | 0.00 | 0.00 | 0.00 |
| 舌 | C01－C02 | 2 | 0.16 | 0.30 | 0.00 | 0.00 | 0.00 | 0.00 | 0.00 | 0.00 | 0.00 | 0.00 |
| 口 | C03－C06 | 0 | 0.00 | 0.00 | 0.00 | 0.00 | 0.00 | 0.00 | 0.00 | 0.00 | 0.00 | 0.00 |
| 唾液腺 | C07－C08 | 1 | 0.08 | 0.15 | 0.00 | 0.00 | 0.00 | 0.00 | 0.00 | 0.00 | 0.00 | 0.00 |
| 扁桃腺 | C09 | 0 | 0.00 | 0.00 | 0.00 | 0.00 | 0.00 | 0.00 | 0.00 | 0.00 | 0.00 | 0.00 |
| 其他的口咽 | C10 | 1 | 0.08 | 0.15 | 0.00 | 0.00 | 0.00 | 0.00 | 0.00 | 0.00 | 0.00 | 0.00 |
| 鼻咽 | C11 | 5 | 0.40 | 0.76 | 0.00 | 0.00 | 0.00 | 0.00 | 0.00 | 0.00 | 0.00 | 0.00 |
| 喉咽 | C12－C13 | 0 | 0.00 | 0.00 | 0.00 | 0.00 | 0.00 | 0.00 | 0.00 | 0.00 | 0.00 | 0.00 |
| 咽,部位不明 | C14 | 2 | 0.16 | 0.30 | 0.00 | 0.00 | 0.00 | 0.00 | 0.00 | 0.00 | 0.00 | 0.00 |
| 食管 | C15 | 60 | 4.81 | 9.10 | 0.00 | 0.00 | 0.00 | 0.00 | 0.00 | 0.00 | 0.00 | 0.00 |
| 胃 | C16 | 125 | 10.02 | 18.95 | 0.00 | 0.00 | 0.00 | 0.00 | 0.00 | 0.00 | 6.37 | 2.08 |
| 小肠 | C17 | 1 | 0.08 | 0.15 | 0.00 | 0.00 | 0.00 | 0.00 | 0.00 | 0.00 | 0.00 | 0.00 |
| 结肠 | C18 | 31 | 2.49 | 4.70 | 0.00 | 0.00 | 0.00 | 0.00 | 0.00 | 0.00 | 0.00 | 0.00 |
| 直肠 | C19－C20 | 35 | 2.81 | 5.31 | 0.00 | 0.00 | 0.00 | 0.00 | 0.00 | 0.00 | 0.00 | 0.00 |
| 肛门 | C21 | 9 | 0.72 | 1.36 | 0.00 | 0.00 | 0.00 | 0.00 | 0.00 | 0.00 | 0.00 | 0.00 |
| 肝脏 | C22 | 295 | 23.66 | 44.72 | 0.00 | 0.00 | 0.00 | 0.00 | 0.00 | 0.00 | 0.00 | 2.08 |
| 胆囊及其他 | C23－C24 | 3 | 0.24 | 0.45 | 0.00 | 0.00 | 0.00 | 0.00 | 0.00 | 0.00 | 0.00 | 0.00 |
| 胰腺 | C25 | 61 | 4.89 | 9.25 | 0.00 | 0.00 | 0.00 | 0.00 | 0.00 | 0.00 | 0.00 | 0.00 |
| 鼻,鼻窦及其他 | C30－C31 | 2 | 0.16 | 0.30 | 0.00 | 0.00 | 0.00 | 0.00 | 0.00 | 0.00 | 0.00 | 0.00 |
| 喉 | C32 | 23 | 1.84 | 3.49 | 0.00 | 0.00 | 0.00 | 0.00 | 0.00 | 0.00 | 0.00 | 0.00 |
| 气管,支气管,肺 | C33－C34 | 443 | 35.53 | 67.15 | 0.00 | 0.00 | 0.00 | 0.00 | 0.00 | 3.28 | 0.00 | 2.08 |
| 其他的胸腔器官 | C37－C38 | 2 | 0.16 | 0.30 | 0.00 | 0.00 | 0.00 | 0.00 | 0.00 | 0.00 | 0.00 | 0.00 |
| 骨 | C40－C41 | 15 | 1.20 | 2.27 | 0.00 | 0.00 | 0.00 | 0.00 | 0.00 | 2.24 | 0.00 | 30.00 |
| 皮肤的黑色素瘤 | C43 | 2 | 0.16 | 0.30 | 0.00 | 0.00 | 0.00 | 0.00 | 0.00 | 0.00 | 0.00 | 0.00 |
| 其他的皮肤 | C44 | 1 | 0.08 | 0.15 | 0.00 | 0.00 | 0.00 | 0.00 | 0.00 | 0.00 | 0.00 | 0.00 |
| 间皮瘤 | C45 | 0 | 0.00 | 0.00 | 0.00 | 0.00 | 0.00 | 0.00 | 0.00 | 0.00 | 0.00 | 0.00 |
| 卡波氏肉瘤 | C46 | 0 | 0.00 | 0.00 | 0.00 | 0.00 | 0.00 | 0.00 | 0.00 | 0.00 | 0.00 | 0.00 |
| 周围神经,结缔、软组织 | C47;C49 | 4 | 0.32 | 0.61 | 0.00 | 4.75 | 0.00 | 0.00 | 0.00 | 0.00 | 2.12 | 0.00 |
| 乳房 | C50 | 0 | 0.00 | 0.00 | 0.00 | 0.00 | 0.00 | 0.00 | 0.00 | 0.00 | 0.00 | 0.00 |
| 外阴 | C51 | 0 | 0.00 | 0.00 | 0.00 | 0.00 | 0.00 | 0.00 | 0.00 | 0.00 | 0.00 | 0.00 |
| 阴道 | C52 | 0 | 0.00 | 0.00 | 0.00 | 0.00 | 0.00 | 0.00 | 0.00 | 0.00 | 0.00 | 0.00 |

**2016 年男性死亡主要指标**

| 死亡率(1/10$^5$) | | | | | | | | | | | 中标率 (1/10$^5$) | 世标率 (1/10$^5$) | 累积率（%） | |
|---|---|---|---|---|---|---|---|---|---|---|---|---|---|---|
| 35－39 | 40－44 | 45－49 | 50－54 | 55－59 | 60－64 | 65－69 | 70－74 | 75－89 | 80－84 | 85＋ | | | 0－64 | 0－74 |
| 0.00 | 0.00 | 0.00 | 0.00 | 0.00 | 0.00 | 0.00 | 0.00 | 0.00 | 0.00 | 0.00 | 0.00 | 0.00 | 0.00 | 0.00 |
| 0.00 | 0.00 | 0.00 | 1.89 | 0.00 | 0.00 | 0.00 | 5.48 | 0.00 | 0.00 | 0.00 | 0.21 | 0.20 | 0.01 | 0.04 |
| 0.00 | 0.00 | 0.00 | 0.00 | 0.00 | 0.00 | 0.00 | 0.00 | 0.00 | 0.00 | 0.00 | 0.00 | 0.00 | 0.00 | 0.00 |
| 0.00 | 0.00 | 0.00 | 0.00 | 0.00 | 0.00 | 0.00 | 8.09 | 0.00 | 0.00 | 0.00 | 0.10 | 0.08 | 0.00 | 0.00 |
| 0.00 | 0.00 | 0.00 | 0.00 | 0.00 | 0.00 | 0.00 | 0.00 | 0.00 | 0.00 | 0.00 | 0.00 | 0.00 | 0.00 | 0.00 |
| 0.00 | 0.00 | 0.00 | 0.00 | 0.00 | 0.00 | 0.00 | 8.09 | 0.00 | 0.00 | 0.00 | 0.10 | 0.08 | 0.00 | 0.00 |
| 0.00 | 0.00 | 1.51 | 5.66 | 0.00 | 0.00 | 0.00 | 0.00 | 8.09 | 0.00 | 0.00 | 0.50 | 0.45 | 0.04 | 0.04 |
| 0.00 | 0.00 | 0.00 | 0.00 | 0.00 | 0.00 | 0.00 | 0.00 | 0.00 | 0.00 | 0.00 | 0.00 | 0.00 | 0.00 | 0.00 |
| 0.00 | 0.00 | 0.00 | 0.00 | 1.86 | 2.63 | 0.00 | 0.00 | 0.00 | 0.00 | 0.00 | 0.16 | 0.18 | 0.02 | 0.02 |
| 0.00 | 1.52 | 6.03 | 13.20 | 13.01 | 42.11 | 22.18 | 49.30 | 32.38 | 94.43 | 0.00 | 5.74 | 5.76 | 0.38 | 0.74 |
| 1.63 | 3.03 | 3.01 | 15.08 | 33.47 | 47.38 | 75.40 | 93.13 | 178.07 | 107.92 | 239.45 | 12.75 | 12.73 | 0.56 | 1.40 |
| 0.00 | 0.00 | 0.00 | 0.00 | 0.00 | 0.00 | 4.44 | 0.00 | 0.00 | 0.00 | 0.00 | 0.12 | 0.13 | 0.00 | 0.02 |
| 0.00 | 0.00 | 1.51 | 5.66 | 7.44 | 10.53 | 17.74 | 32.87 | 24.28 | 67.45 | 29.93 | 3.04 | 3.01 | 0.13 | 0.38 |
| 0.00 | 0.00 | 0.00 | 1.89 | 14.87 | 2.63 | 39.92 | 21.91 | 40.47 | 80.94 | 29.93 | 3.44 | 3.39 | 0.10 | 0.41 |
| 0.00 | 0.00 | 0.00 | 0.00 | 0.00 | 5.26 | 22.18 | 5.48 | 0.00 | 13.49 | 0.00 | 1.00 | 1.05 | 0.03 | 0.16 |
| 11.41 | 24.25 | 39.17 | 84.85 | 76.23 | 126.34 | 172.99 | 147.91 | 178.07 | 134.90 | 389.11 | 29.19 | 29.51 | 1.82 | 3.43 |
| 0.00 | 0.00 | 0.00 | 1.89 | 0.00 | 0.00 | 4.44 | 0.00 | 8.09 | 0.00 | 0.00 | 0.32 | 0.31 | 0.01 | 0.03 |
| 0.00 | 3.03 | 6.03 | 16.97 | 9.30 | 23.69 | 48.79 | 21.91 | 64.75 | 80.94 | 89.79 | 6.08 | 6.11 | 0.30 | 0.65 |
| 0.00 | 0.00 | 0.00 | 0.00 | 1.86 | 0.00 | 4.44 | 0.00 | 0.00 | 0.00 | 0.00 | 0.19 | 0.21 | 0.01 | 0.03 |
| 0.00 | 0.00 | 1.51 | 3.77 | 5.58 | 13.16 | 17.74 | 21.91 | 8.09 | 40.47 | 0.00 | 2.26 | 2.28 | 0.12 | 0.32 |
| 3.26 | 7.58 | 34.65 | 52.79 | 98.54 | 160.55 | 257.26 | 350.61 | 582.76 | 634.02 | 838.07 | 44.07 | 44.07 | 1.81 | 4.85 |
| 0.00 | 1.52 | 0.00 | 0.00 | 0.00 | 0.00 | 0.00 | 5.48 | 0.00 | 0.00 | 0.00 | 0.21 | 0.20 | 0.01 | 0.03 |
| 0.00 | 0.00 | 0.00 | 0.00 | 0.00 | 10.53 | 4.44 | 16.43 | 32.38 | 0.00 | 59.86 | 1.59 | 1.69 | 0.06 | 0.17 |
| 0.00 | 0.00 | 0.00 | 0.00 | 0.00 | 0.00 | 4.44 | 0.00 | 0.00 | 0.00 | 29.93 | 0.22 | 0.28 | 0.00 | 0.02 |
| 0.00 | 0.00 | 0.00 | 0.00 | 0.00 | 0.00 | 4.44 | 0.00 | 0.00 | 0.00 | 0.00 | 0.12 | 0.13 | 0.00 | 0.02 |
| 0.00 | 0.00 | 0.00 | 0.00 | 0.00 | 0.00 | 0.00 | 0.00 | 0.00 | 0.00 | 0.00 | 0.00 | 0.00 | 0.00 | 0.00 |
| 0.00 | 0.00 | 3.01 | 0.00 | 0.00 | 0.00 | 0.00 | 0.00 | 0.00 | 0.00 | 0.00 | 0.62 | 0.81 | 0.04 | 0.04 |
| 0.00 | 0.00 | 0.00 | 0.00 | 0.00 | 0.00 | 0.00 | 0.00 | 0.00 | 0.00 | 0.00 | 0.00 | 0.00 | 0.00 | 0.00 |
| 0.00 | 0.00 | 0.00 | 0.00 | 0.00 | 0.00 | 0.00 | 0.00 | 0.00 | 0.00 | 0.00 | 0.00 | 0.00 | 0.00 | 0.00 |
| 0.00 | 0.00 | 0.00 | 0.00 | 0.00 | 0.00 | 0.00 | 0.00 | 0.00 | 0.00 | 0.00 | 0.00 | 0.00 | 0.00 | 0.00 |

续表

| 部位 | ICD - 10 | 死亡数 | 构成 (%) | 粗率 (1/10^5) | 年龄别 | | | | | | | |
|---|---|---|---|---|---|---|---|---|---|---|---|---|
| | | | | | 0 - | 1 - 4 | 5 - 9 | 10 - 14 | 15 - 19 | 20 - 24 | 25 - 29 | 30 - 34 |
| 子宫颈 | C53 | 0 | 0.00 | 0.00 | 0.00 | 0.00 | 0.00 | 0.00 | 0.00 | 0.00 | 0.00 | 0.00 |
| 子宫体 | C54 | 0 | 0.00 | 0.00 | 0.00 | 0.00 | 0.00 | 0.00 | 0.00 | 0.00 | 0.00 | 0.00 |
| 子宫,部位不明 | C55 | 0 | 0.00 | 0.00 | 0.00 | 0.00 | 0.00 | 0.00 | 0.00 | 0.00 | 0.00 | 0.00 |
| 卵巢 | C56 | 0 | 0.00 | 0.00 | 0.00 | 0.00 | 0.00 | 0.00 | 0.00 | 0.00 | 0.00 | 0.00 |
| 其他的女性生殖器 | C57 | 0 | 0.00 | 0.00 | 0.00 | 0.00 | 0.00 | 0.00 | 0.00 | 0.00 | 0.00 | 0.00 |
| 胎盘 | C58 | 0 | 0.00 | 0.00 | 0.00 | 0.00 | 0.00 | 0.00 | 0.00 | 0.00 | 0.00 | 0.00 |
| 阴茎 | C60 | 1 | 0.08 | 0.15 | 0.00 | 0.00 | 0.00 | 0.00 | 0.00 | 0.00 | 0.00 | 0.00 |
| 前列腺 | C61 | 11 | 0.88 | 1.67 | 0.00 | 0.00 | 0.00 | 0.00 | 0.00 | 0.00 | 0.00 | 0.00 |
| 睾丸 | C62 | 0 | 0.00 | 0.00 | 0.00 | 0.00 | 0.00 | 0.00 | 0.00 | 0.00 | 0.00 | 0.00 |
| 其他的男性生殖器 | C63 | 0 | 0.00 | 0.00 | 0.00 | 0.00 | 0.00 | 0.00 | 0.00 | 0.00 | 0.00 | 0.00 |
| 肾 | C64 | 12 | 0.96 | 1.82 | 0.00 | 0.00 | 0.00 | 0.00 | 0.00 | 0.00 | 0.00 | 0.00 |
| 肾盂 | C65 | 1 | 0.08 | 0.15 | 0.00 | 0.00 | 0.00 | 0.00 | 0.00 | 0.00 | 0.00 | 0.00 |
| 输尿管 | C66 | 1 | 0.08 | 0.15 | 0.00 | 0.00 | 0.00 | 0.00 | 0.00 | 0.00 | 0.00 | 0.00 |
| 膀胱 | C67 | 15 | 1.20 | 2.27 | 0.00 | 0.00 | 0.00 | 0.00 | 0.00 | 0.00 | 0.00 | 0.00 |
| 其他的泌尿器官 | C68 | 2 | 0.16 | 0.30 | 0.00 | 0.00 | 0.00 | 0.00 | 0.00 | 0.00 | 0.00 | 0.00 |
| 眼 | C69 | 2 | 0.16 | 0.30 | 0.00 | 4.75 | 0.00 | 0.00 | 0.00 | 0.00 | 0.00 | 0.00 |
| 脑,神经系统 | C70 - C72 | 21 | 1.68 | 3.18 | 0.00 | 0.00 | 0.00 | 0.00 | 3.28 | 2.24 | 0.00 | 2.08 |
| 甲状腺 | C73 | 2 | 0.16 | 0.30 | 0.00 | 0.00 | 0.00 | 0.00 | 0.00 | 0.00 | 0.00 | 0.00 |
| 肾上腺 | C74 | 2 | 0.16 | 0.30 | 0.00 | 0.00 | 0.00 | 0.00 | 0.00 | 0.00 | 0.00 | 0.00 |
| 其他的内分泌腺 | C75 | 0 | 0.00 | 0.00 | 0.00 | 0.00 | 0.00 | 0.00 | 0.00 | 0.00 | 0.00 | 0.00 |
| 霍奇金病 | C81 | 1 | 0.08 | 0.15 | 0.00 | 0.00 | 0.00 | 0.00 | 0.00 | 0.00 | 0.00 | 0.00 |
| 非霍奇金淋巴瘤 | C82 - C85;C96 | 9 | 0.72 | 1.36 | 0.00 | 0.00 | 0.00 | 0.00 | 0.00 | 0.00 | 0.00 | 0.00 |
| 免疫增生性疾病 | C88 | 0 | 0.00 | 0.00 | 0.00 | 0.00 | 0.00 | 0.00 | 0.00 | 0.00 | 0.00 | 0.00 |
| 多发性骨髓瘤 | C90 | 6 | 0.48 | 0.91 | 0.00 | 0.00 | 0.00 | 0.00 | 0.00 | 0.00 | 0.00 | 0.00 |
| 淋巴样白血病 | C91 | 2 | 0.16 | 0.30 | 0.00 | 0.00 | 0.00 | 0.00 | 0.00 | 0.00 | 0.00 | 0.00 |
| 髓样白血病 | C92 - C94 | 0 | 0.00 | 0.00 | 0.00 | 0.00 | 0.00 | 0.00 | 0.00 | 0.00 | 0.00 | 0.00 |
| 白血病,未特指 | C95 | 13 | 1.04 | 1.97 | 0.00 | 0.00 | 0.00 | 0.00 | 0.00 | 0.00 | 0.00 | 0.00 |
| 其他的或未指明部位 | O&U | 23 | 1.84 | 3.49 | 0.00 | 0.00 | 0.00 | 0.00 | 0.00 | 0.00 | 0.00 | 0.00 |
| 所有部位合计 | ALL | 1 247 | 100.00 | 189.03 | 0.00 | 9.50 | 0.00 | 0.00 | 6.56 | 4.49 | 8.49 | 8.32 |
| 所有部位除外 C44 | ALLbC44 | 1 246 | 99.92 | 188.87 | 0.00 | 9.50 | 0.00 | 0.00 | 6.56 | 4.49 | 8.49 | 8.32 |
| 人口数 | POPU | 659 697 | | | | | | | | | | |

| 死亡率(1/10⁵) | | | | | | | | | | | 中标率 | 世标率 | 累积率(%) | |
|---|---|---|---|---|---|---|---|---|---|---|---|---|---|---|
| 35－39 | 40－44 | 45－49 | 50－54 | 55－59 | 60－64 | 65－69 | 70－74 | 75－89 | 80－84 | 85＋ | (1/10⁵) | (1/10⁵) | 0－64 | 0－74 |
| 0.00 | 0.00 | 0.00 | 0.00 | 0.00 | 0.00 | 0.00 | 0.00 | 0.00 | 0.00 | 0.00 | 0.00 | 0.00 | 0.00 | 0.00 |
| 0.00 | 0.00 | 0.00 | 0.00 | 0.00 | 0.00 | 0.00 | 0.00 | 0.00 | 0.00 | 0.00 | 0.00 | 0.00 | 0.00 | 0.00 |
| 0.00 | 0.00 | 0.00 | 0.00 | 0.00 | 0.00 | 0.00 | 0.00 | 0.00 | 0.00 | 0.00 | 0.00 | 0.00 | 0.00 | 0.00 |
| 0.00 | 0.00 | 0.00 | 0.00 | 0.00 | 0.00 | 0.00 | 0.00 | 0.00 | 0.00 | 0.00 | 0.00 | 0.00 | 0.00 | 0.00 |
| 0.00 | 0.00 | 0.00 | 0.00 | 0.00 | 0.00 | 0.00 | 0.00 | 0.00 | 0.00 | 0.00 | 0.00 | 0.00 | 0.00 | 0.00 |
| 0.00 | 0.00 | 0.00 | 0.00 | 0.00 | 0.00 | 0.00 | 0.00 | 0.00 | 0.00 | 0.00 | 0.00 | 0.00 | 0.00 | 0.00 |
| 0.00 | 0.00 | 1.51 | 0.00 | 0.00 | 0.00 | 0.00 | 0.00 | 0.00 | 0.00 | 0.00 | 0.10 | 0.09 | 0.01 | 0.01 |
| 0.00 | 0.00 | 0.00 | 1.89 | 0.00 | 2.63 | 0.00 | 10.96 | 8.09 | 53.96 | 59.86 | 1.05 | 1.07 | 0.02 | 0.08 |
| 0.00 | 0.00 | 0.00 | 0.00 | 0.00 | 0.00 | 0.00 | 0.00 | 0.00 | 0.00 | 0.00 | 0.00 | 0.00 | 0.00 | 0.00 |
| 1.63 | 1.52 | 1.51 | 0.00 | 1.86 | 5.26 | 13.31 | 5.48 | 0.00 | 13.49 | 29.93 | 1.26 | 1.29 | 0.06 | 0.15 |
| 0.00 | 0.00 | 1.51 | 0.00 | 0.00 | 0.00 | 0.00 | 0.00 | 0.00 | 0.00 | 0.00 | 0.10 | 0.09 | 0.01 | 0.01 |
| 0.00 | 0.00 | 0.00 | 0.00 | 0.00 | 0.00 | 0.00 | 0.00 | 0.00 | 13.49 | 0.00 | 0.09 | 0.07 | 0.00 | 0.00 |
| 0.00 | 0.00 | 0.00 | 1.89 | 1.86 | 0.00 | 13.31 | 5.48 | 32.38 | 40.47 | 59.86 | 1.52 | 1.50 | 0.02 | 0.11 |
| 0.00 | 0.00 | 0.00 | 0.00 | 0.00 | 2.63 | 0.00 | 0.00 | 0.00 | 0.00 | 29.93 | 0.18 | 0.25 | 0.01 | 0.01 |
| 1.63 | 0.00 | 0.00 | 0.00 | 0.00 | 0.00 | 0.00 | 0.00 | 0.00 | 0.00 | 0.00 | 0.35 | 0.55 | 0.03 | 0.03 |
| 0.00 | 4.55 | 4.52 | 3.77 | 3.72 | 5.26 | 0.00 | 10.96 | 16.19 | 13.49 | 29.93 | 2.39 | 2.29 | 0.15 | 0.20 |
| 0.00 | 0.00 | 0.00 | 0.00 | 1.86 | 0.00 | 4.44 | 0.00 | 0.00 | 0.00 | 0.00 | 0.19 | 0.21 | 0.01 | 0.03 |
| 0.00 | 0.00 | 0.00 | 1.89 | 0.00 | 0.00 | 0.00 | 0.00 | 8.09 | 0.00 | 0.00 | 0.20 | 0.18 | 0.01 | 0.01 |
| 0.00 | 0.00 | 0.00 | 0.00 | 0.00 | 0.00 | 0.00 | 5.48 | 0.00 | 0.00 | 0.00 | 0.11 | 0.11 | 0.00 | 0.03 |
| 0.00 | 0.00 | 1.51 | 0.00 | 0.00 | 2.63 | 17.74 | 10.96 | 0.00 | 0.00 | 29.93 | 1.01 | 1.10 | 0.02 | 0.16 |
| 0.00 | 0.00 | 0.00 | 0.00 | 0.00 | 0.00 | 0.00 | 0.00 | 0.00 | 0.00 | 0.00 | 0.00 | 0.00 | 0.00 | 0.00 |
| 0.00 | 0.00 | 0.00 | 1.89 | 3.72 | 2.63 | 0.00 | 5.48 | 0.00 | 0.00 | 29.93 | 0.53 | 0.61 | 0.04 | 0.07 |
| 0.00 | 0.00 | 0.00 | 1.89 | 0.00 | 0.00 | 4.44 | 0.00 | 0.00 | 0.00 | 0.00 | 0.22 | 0.23 | 0.01 | 0.03 |
| 0.00 | 0.00 | 0.00 | 0.00 | 0.00 | 0.00 | 0.00 | 0.00 | 0.00 | 0.00 | 0.00 | 0.00 | 0.00 | 0.00 | 0.00 |
| 0.00 | 1.52 | 3.01 | 3.77 | 0.00 | 7.90 | 0.00 | 5.48 | 32.38 | 0.00 | 0.00 | 1.29 | 1.21 | 0.08 | 0.11 |
| 0.00 | 1.52 | 0.00 | 9.43 | 5.58 | 5.26 | 13.31 | 21.91 | 0.00 | 40.47 | 59.86 | 2.24 | 2.34 | 0.11 | 0.29 |
| 19.56 | 50.02 | 109.99 | 230.03 | 280.75 | 479.02 | 767.35 | 854.61 | 1 270.74 | 1 429.92 | 2 035.32 | 124.90 | 125.85 | 6.02 | 14.13 |
| 19.56 | 50.02 | 109.99 | 230.03 | 280.75 | 479.02 | 762.92 | 854.61 | 1 270.74 | 1 429.92 | 2 035.32 | 124.77 | 125.72 | 6.02 | 14.11 |

表 18　黑龙江省肿瘤登记农村地区

| 部位 | ICD－10 | 死亡数 | 构成<br>（％） | 粗率<br>（1/10$^5$） | 0－ | 1－4 | 5－9 | 10－14 | 15－19 | 20－24 | 25－29 | 年龄别<br>30－34 |
|---|---|---|---|---|---|---|---|---|---|---|---|---|
| 唇 | C00 | 0 | 0.00 | 0.00 | 0.00 | 0.00 | 0.00 | 0.00 | 0.00 | 0.00 | 0.00 | 0.00 |
| 舌 | C01－C02 | 1 | 0.14 | 0.16 | 0.00 | 0.00 | 0.00 | 0.00 | 0.00 | 0.00 | 0.00 | 0.00 |
| 口 | C03－C06 | 0 | 0.00 | 0.00 | 0.00 | 0.00 | 0.00 | 0.00 | 0.00 | 0.00 | 0.00 | 0.00 |
| 唾液腺 | C07－C08 | 0 | 0.00 | 0.00 | 0.00 | 0.00 | 0.00 | 0.00 | 0.00 | 0.00 | 0.00 | 0.00 |
| 扁桃腺 | C09 | 0 | 0.00 | 0.00 | 0.00 | 0.00 | 0.00 | 0.00 | 0.00 | 0.00 | 0.00 | 0.00 |
| 其他的口咽 | C10 | 0 | 0.00 | 0.00 | 0.00 | 0.00 | 0.00 | 0.00 | 0.00 | 0.00 | 0.00 | 0.00 |
| 鼻咽 | C11 | 2 | 0.27 | 0.32 | 0.00 | 0.00 | 0.00 | 0.00 | 0.00 | 0.00 | 0.00 | 0.00 |
| 喉咽 | C12－C13 | 1 | 0.14 | 0.16 | 0.00 | 0.00 | 0.00 | 0.00 | 0.00 | 0.00 | 0.00 | 0.00 |
| 咽,部位不明 | C14 | 1 | 0.14 | 0.16 | 0.00 | 0.00 | 0.00 | 0.00 | 0.00 | 0.00 | 0.00 | 0.00 |
| 食管 | C15 | 3 | 0.41 | 0.48 | 0.00 | 0.00 | 0.00 | 0.00 | 0.00 | 0.00 | 0.00 | 0.00 |
| 胃 | C16 | 41 | 5.61 | 6.54 | 0.00 | 0.00 | 0.00 | 0.00 | 0.00 | 0.00 | 0.00 | 0.00 |
| 小肠 | C17 | 1 | 0.14 | 0.16 | 0.00 | 0.00 | 0.00 | 0.00 | 0.00 | 0.00 | 0.00 | 0.00 |
| 结肠 | C18 | 25 | 3.42 | 3.99 | 0.00 | 0.00 | 0.00 | 0.00 | 0.00 | 0.00 | 0.00 | 0.00 |
| 直肠 | C19－C20 | 27 | 3.69 | 4.31 | 0.00 | 0.00 | 0.00 | 0.00 | 0.00 | 0.00 | 0.00 | 0.00 |
| 肛门 | C21 | 7 | 0.96 | 1.12 | 0.00 | 0.00 | 0.00 | 0.00 | 0.00 | 0.00 | 0.00 | 0.00 |
| 肝脏 | C22 | 103 | 14.09 | 16.43 | 0.00 | 0.00 | 0.00 | 0.00 | 0.00 | 0.00 | 0.00 | 0.00 |
| 胆囊及其他 | C23－C24 | 8 | 1.09 | 1.28 | 0.00 | 0.00 | 0.00 | 0.00 | 0.00 | 0.00 | 0.00 | 0.00 |
| 胰腺 | C25 | 52 | 7.11 | 8.29 | 0.00 | 0.00 | 0.00 | 0.00 | 0.00 | 0.00 | 2.20 | 0.00 |
| 鼻,鼻窦及其他 | C30－C31 | 1 | 0.14 | 0.16 | 0.00 | 0.00 | 0.00 | 0.00 | 0.00 | 0.00 | 0.00 | 0.00 |
| 喉 | C32 | 2 | 0.27 | 0.32 | 0.00 | 0.00 | 0.00 | 0.00 | 0.00 | 0.00 | 0.00 | 0.00 |
| 气管,支气管,肺 | C33－C34 | 247 | 33.79 | 39.40 | 0.00 | 0.00 | 0.00 | 0.00 | 0.00 | 0.00 | 6.59 | 0.00 |
| 其他的胸腔器官 | C37－C38 | 1 | 0.14 | 0.16 | 0.00 | 0.00 | 0.00 | 0.00 | 0.00 | 0.00 | 0.00 | 0.00 |
| 骨 | C40－C41 | 9 | 1.23 | 1.44 | 0.00 | 0.00 | 0.00 | 4.01 | 0.00 | 0.00 | 2.20 | 0.00 |
| 皮肤的黑色素瘤 | C43 | 1 | 0.14 | 0.16 | 0.00 | 0.00 | 0.00 | 0.00 | 0.00 | 0.00 | 2.20 | 0.00 |
| 其他的皮肤 | C44 | 1 | 0.14 | 0.16 | 0.00 | 0.00 | 0.00 | 0.00 | 0.00 | 0.00 | 0.00 | 0.00 |
| 间皮瘤 | C45 | 0 | 0.00 | 0.00 | 0.00 | 0.00 | 0.00 | 0.00 | 0.00 | 0.00 | 0.00 | 0.00 |
| 卡波氏肉瘤 | C46 | 0 | 0.00 | 0.00 | 0.00 | 0.00 | 0.00 | 0.00 | 0.00 | 0.00 | 0.00 | 0.00 |
| 周围神经,结缔,软组织 | C47;C49 | 0 | 0.00 | 0.00 | 0.00 | 0.00 | 0.00 | 0.00 | 0.00 | 0.00 | 0.00 | 0.00 |
| 乳房 | C50 | 51 | 6.98 | 8.13 | 0.00 | 0.00 | 0.00 | 0.00 | 0.00 | 0.00 | 2.20 | 2.18 |
| 外阴 | C51 | 1 | 0.14 | 0.16 | 0.00 | 0.00 | 0.00 | 0.00 | 0.00 | 0.00 | 0.00 | 0.00 |
| 阴道 | C52 | 0 | 0.00 | 0.00 | 0.00 | 0.00 | 0.00 | 0.00 | 0.00 | 0.00 | 0.00 | 0.00 |

**2016 年女性死亡主要指标**

| 死亡率(1/10⁵) | | | | | | | | | | | 中标率 (1/10⁵) | 世标率 (1/10⁵) | 累积率（%） | |
|---|---|---|---|---|---|---|---|---|---|---|---|---|---|---|
| 35 – 39 | 40 – 44 | 45 – 49 | 50 – 54 | 55 – 59 | 60 – 64 | 65 – 69 | 70 – 74 | 75 – 89 | 80 – 84 | 85 + | | | 0 – 64 | 0 – 74 |
| 0.00 | 0.00 | 0.00 | 0.00 | 0.00 | 0.00 | 0.00 | 0.00 | 0.00 | 0.00 | 0.00 | 0.00 | 0.00 | 0.00 | 0.00 |
| 0.00 | 0.00 | 0.00 | 0.00 | 0.00 | 0.00 | 0.00 | 5.46 | 0.00 | 0.00 | 0.00 | 0.11 | 0.11 | 0.00 | 0.03 |
| 0.00 | 0.00 | 0.00 | 0.00 | 0.00 | 0.00 | 0.00 | 0.00 | 0.00 | 0.00 | 0.00 | 0.00 | 0.00 | 0.00 | 0.00 |
| 0.00 | 0.00 | 0.00 | 0.00 | 0.00 | 0.00 | 0.00 | 0.00 | 0.00 | 0.00 | 0.00 | 0.00 | 0.00 | 0.00 | 0.00 |
| 0.00 | 0.00 | 0.00 | 0.00 | 0.00 | 0.00 | 0.00 | 0.00 | 0.00 | 0.00 | 0.00 | 0.00 | 0.00 | 0.00 | 0.00 |
| 0.00 | 0.00 | 0.00 | 2.01 | 0.00 | 2.77 | 0.00 | 0.00 | 0.00 | 0.00 | 0.00 | 0.20 | 0.21 | 0.02 | 0.02 |
| 0.00 | 0.00 | 0.00 | 0.00 | 0.00 | 0.00 | 4.32 | 0.00 | 0.00 | 0.00 | 0.00 | 0.12 | 0.13 | 0.00 | 0.02 |
| 0.00 | 0.00 | 0.00 | 0.00 | 0.00 | 0.00 | 0.00 | 5.46 | 0.00 | 0.00 | 0.00 | 0.11 | 0.11 | 0.00 | 0.03 |
| 0.00 | 0.00 | 0.00 | 0.00 | 0.00 | 4.32 | 0.00 | 8.11 | 14.22 | 0.00 | 0.00 | 0.32 | 0.28 | 0.00 | 0.02 |
| 3.38 | 0.00 | 0.00 | 2.01 | 7.93 | 8.32 | 43.22 | 21.84 | 48.64 | 113.73 | 77.68 | 4.24 | 4.13 | 0.11 | 0.43 |
| 0.00 | 0.00 | 0.00 | 0.00 | 1.98 | 0.00 | 0.00 | 0.00 | 0.00 | 0.00 | 0.00 | 0.07 | 0.08 | 0.01 | 0.01 |
| 0.00 | 1.59 | 0.00 | 8.04 | 3.96 | 24.97 | 12.97 | 0.00 | 24.32 | 0.00 | 77.68 | 2.42 | 2.68 | 0.19 | 0.26 |
| 0.00 | 0.00 | 3.16 | 4.02 | 5.94 | 8.32 | 12.97 | 16.38 | 48.64 | 42.65 | 51.79 | 2.69 | 2.64 | 0.11 | 0.25 |
| 0.00 | 0.00 | 0.00 | 0.00 | 0.00 | 5.55 | 4.32 | 0.00 | 8.11 | 14.22 | 51.79 | 0.67 | 0.76 | 0.03 | 0.05 |
| 1.69 | 6.36 | 4.74 | 10.05 | 15.85 | 41.62 | 82.12 | 92.80 | 105.38 | 156.38 | 181.25 | 10.54 | 10.63 | 0.40 | 1.28 |
| 0.00 | 0.00 | 1.58 | 0.00 | 0.00 | 0.00 | 4.32 | 10.92 | 8.11 | 28.43 | 25.89 | 0.82 | 0.80 | 0.01 | 0.08 |
| 0.00 | 0.00 | 6.32 | 6.03 | 5.94 | 16.65 | 38.90 | 32.75 | 72.96 | 142.17 | 25.89 | 5.43 | 5.15 | 0.19 | 0.54 |
| 0.00 | 0.00 | 0.00 | 0.00 | 0.00 | 0.00 | 0.00 | 0.00 | 14.22 | 0.00 | 0.00 | 0.09 | 0.07 | 0.00 | 0.00 |
| 0.00 | 0.00 | 0.00 | 0.00 | 0.00 | 2.77 | 0.00 | 5.46 | 0.00 | 0.00 | 0.00 | 0.21 | 0.22 | 0.01 | 0.04 |
| 0.00 | 3.18 | 9.48 | 38.18 | 37.65 | 116.53 | 164.23 | 174.69 | 348.57 | 341.20 | 491.97 | 25.18 | 25.44 | 1.06 | 2.75 |
| 0.00 | 0.00 | 0.00 | 0.00 | 0.00 | 2.77 | 0.00 | 0.00 | 0.00 | 0.00 | 0.00 | 0.09 | 0.11 | 0.01 | 0.01 |
| 0.00 | 0.00 | 1.58 | 2.01 | 0.00 | 0.00 | 4.32 | 5.46 | 24.32 | 0.00 | 0.00 | 1.37 | 1.21 | 0.05 | 0.10 |
| 0.00 | 0.00 | 0.00 | 0.00 | 0.00 | 0.00 | 0.00 | 0.00 | 0.00 | 0.00 | 0.00 | 0.21 | 0.18 | 0.01 | 0.01 |
| 0.00 | 0.00 | 0.00 | 0.00 | 0.00 | 2.77 | 0.00 | 0.00 | 0.00 | 0.00 | 0.00 | 0.09 | 0.11 | 0.01 | 0.01 |
| 0.00 | 0.00 | 0.00 | 0.00 | 0.00 | 0.00 | 0.00 | 0.00 | 0.00 | 0.00 | 0.00 | 0.00 | 0.00 | 0.00 | 0.00 |
| 0.00 | 0.00 | 0.00 | 0.00 | 0.00 | 0.00 | 0.00 | 0.00 | 0.00 | 0.00 | 0.00 | 0.00 | 0.00 | 0.00 | 0.00 |
| 0.00 | 0.00 | 0.00 | 0.00 | 0.00 | 0.00 | 0.00 | 0.00 | 0.00 | 0.00 | 0.00 | 0.00 | 0.00 | 0.00 | 0.00 |
| 3.38 | 4.77 | 11.07 | 12.06 | 15.85 | 22.20 | 25.93 | 10.92 | 32.43 | 14.22 | 51.79 | 5.38 | 5.23 | 0.37 | 0.55 |
| 0.00 | 0.00 | 0.00 | 0.00 | 0.00 | 2.77 | 0.00 | 0.00 | 0.00 | 0.00 | 0.00 | 0.09 | 0.11 | 0.01 | 0.01 |
| 0.00 | 0.00 | 0.00 | 0.00 | 0.00 | 0.00 | 0.00 | 0.00 | 0.00 | 0.00 | 0.00 | 0.00 | 0.00 | 0.00 | 0.00 |

续表

| 部位 | ICD－10 | 死亡数 | 构成(％) | 粗率(1/10⁵) | 0－ | 1－4 | 5－9 | 10－14 | 15－19 | 20－24 | 25－29 | 年龄别 30－34 |
|---|---|---|---|---|---|---|---|---|---|---|---|---|
| 子宫颈 | C53 | 32 | 4.38 | 5.10 | 0.00 | 0.00 | 0.00 | 0.00 | 0.00 | 0.00 | 4.39 | 0.00 |
| 子宫体 | C54 | 5 | 0.68 | 0.80 | 0.00 | 0.00 | 0.00 | 0.00 | 0.00 | 0.00 | 0.00 | 0.00 |
| 子宫,部位不明 | C55 | 2 | 0.27 | 0.32 | 0.00 | 0.00 | 0.00 | 0.00 | 0.00 | 0.00 | 0.00 | 0.00 |
| 卵巢 | C56 | 15 | 2.05 | 2.39 | 0.00 | 0.00 | 0.00 | 0.00 | 0.00 | 0.00 | 0.00 | 0.00 |
| 其他的女性生殖器 | C57 | 7 | 0.96 | 1.12 | 0.00 | 0.00 | 0.00 | 0.00 | 0.00 | 0.00 | 0.00 | 0.00 |
| 胎盘 | C58 | 0 | 0.00 | 0.00 | 0.00 | 0.00 | 0.00 | 0.00 | 0.00 | 0.00 | 0.00 | 0.00 |
| 阴茎 | C60 | 0 | 0.00 | 0.00 | 0.00 | 0.00 | 0.00 | 0.00 | 0.00 | 0.00 | 0.00 | 0.00 |
| 前列腺 | C61 | 0 | 0.00 | 0.00 | 0.00 | 0.00 | 0.00 | 0.00 | 0.00 | 0.00 | 0.00 | 0.00 |
| 睾丸 | C62 | 0 | 0.00 | 0.00 | 0.00 | 0.00 | 0.00 | 0.00 | 0.00 | 0.00 | 0.00 | 0.00 |
| 其他的男性生殖器 | C63 | 0 | 0.00 | 0.00 | 0.00 | 0.00 | 0.00 | 0.00 | 0.00 | 0.00 | 0.00 | 0.00 |
| 肾 | C64 | 6 | 0.82 | 0.96 | 0.00 | 0.00 | 0.00 | 0.00 | 0.00 | 0.00 | 0.00 | 0.00 |
| 肾盂 | C65 | 4 | 0.55 | 0.64 | 0.00 | 0.00 | 0.00 | 0.00 | 0.00 | 0.00 | 0.00 | 0.00 |
| 输尿管 | C66 | 0 | 0.00 | 0.00 | 0.00 | 0.00 | 0.00 | 0.00 | 0.00 | 0.00 | 0.00 | 0.00 |
| 膀胱 | C67 | 7 | 0.96 | 1.12 | 0.00 | 0.00 | 0.00 | 0.00 | 0.00 | 0.00 | 0.00 | 0.00 |
| 其他的泌尿器官 | C68 | 0 | 0.00 | 0.00 | 0.00 | 0.00 | 0.00 | 0.00 | 0.00 | 0.00 | 0.00 | 0.00 |
| 眼 | C69 | 0 | 0.00 | 0.00 | 0.00 | 0.00 | 0.00 | 0.00 | 0.00 | 0.00 | 0.00 | 0.00 |
| 脑,神经系统 | C70－C72 | 16 | 2.19 | 2.55 | 0.00 | 0.00 | 0.00 | 0.00 | 0.00 | 0.00 | 0.00 | 0.00 |
| 甲状腺 | C73 | 3 | 0.41 | 0.48 | 0.00 | 0.00 | 0.00 | 0.00 | 0.00 | 0.00 | 0.00 | 0.00 |
| 肾上腺 | C74 | 1 | 0.14 | 0.16 | 0.00 | 0.00 | 0.00 | 0.00 | 0.00 | 0.00 | 0.00 | 0.00 |
| 其他的内分泌腺 | C75 | 0 | 0.00 | 0.00 | 0.00 | 0.00 | 0.00 | 0.00 | 0.00 | 0.00 | 0.00 | 0.00 |
| 霍奇金病 | C81 | 0 | 0.00 | 0.00 | 0.00 | 0.00 | 0.00 | 0.00 | 0.00 | 0.00 | 0.00 | 0.00 |
| 非霍奇金淋巴瘤 | C82－C85;C96 | 5 | 0.68 | 0.80 | 0.00 | 0.00 | 0.00 | 0.00 | 0.00 | 0.00 | 0.00 | 0.00 |
| 免疫增生性疾病 | C88 | 0 | 0.00 | 0.00 | 0.00 | 0.00 | 0.00 | 0.00 | 0.00 | 0.00 | 0.00 | 0.00 |
| 多发性骨髓瘤 | C90 | 1 | 0.14 | 0.16 | 0.00 | 0.00 | 0.00 | 0.00 | 0.00 | 0.00 | 0.00 | 0.00 |
| 淋巴样白血病 | C91 | 0 | 0.00 | 0.00 | 0.00 | 0.00 | 0.00 | 0.00 | 0.00 | 0.00 | 0.00 | 0.00 |
| 髓样白血病 | C92－C94 | 2 | 0.27 | 0.32 | 0.00 | 0.00 | 0.00 | 0.00 | 0.00 | 0.00 | 0.00 | 0.00 |
| 白血病,未特指 | C95 | 17 | 2.33 | 2.71 | 0.00 | 0.00 | 3.64 | 4.01 | 3.52 | 2.26 | 0.00 | 0.00 |
| 其他的或未指明部位 | O&U | 22 | 3.01 | 3.51 | 0.00 | 0.00 | 0.00 | 4.01 | 0.00 | 0.00 | 0.00 | 0.00 |
| 所有部位合计 | ALL | 731 | 100.00 | 116.60 | 0.00 | 0.00 | 3.64 | 12.03 | 3.52 | 2.26 | 19.76 | 2.18 |
| 所有部位除外 C44 | ALLbC44 | 730 | 99.86 | 116.44 | 0.00 | 0.00 | 3.64 | 12.03 | 3.52 | 2.26 | 19.76 | 2.18 |
| 人口数 | POPU | 626 955 | | | | | | | | | | |

| 死亡率(1/10⁵) | | | | | | | | | | | 中标率 (1/10⁵) | 世标率 (1/10⁵) | 累积率(%) | |
|---|---|---|---|---|---|---|---|---|---|---|---|---|---|---|
| 35－39 | 40－44 | 45－49 | 50－54 | 55－59 | 60－64 | 65－69 | 70－74 | 75－89 | 80－84 | 85＋ | | | 0－64 | 0－74 |
| 5.07 | 1.59 | 4.74 | 16.08 | 7.93 | 2.77 | 17.29 | 16.38 | 16.21 | 14.22 | 0.00 | 3.62 | 3.35 | 0.21 | 0.38 |
| 0.00 | 0.00 | 0.00 | 0.00 | 1.98 | 2.77 | 4.32 | 5.46 | 0.00 | 14.22 | 0.00 | 0.49 | 0.50 | 0.02 | 0.07 |
| 0.00 | 0.00 | 0.00 | 0.00 | 1.98 | 2.77 | 0.00 | 0.00 | 0.00 | 0.00 | 0.00 | 0.17 | 0.19 | 0.02 | 0.02 |
| 0.00 | 0.00 | 4.74 | 2.01 | 9.91 | 2.77 | 0.00 | 10.92 | 16.21 | 14.22 | 0.00 | 1.42 | 1.34 | 0.10 | 0.15 |
| 0.00 | 0.00 | 0.00 | 4.02 | 0.00 | 8.32 | 8.64 | 0.00 | 0.00 | 0.00 | 0.00 | 0.73 | 0.79 | 0.06 | 0.10 |
| 0.00 | 0.00 | 0.00 | 0.00 | 0.00 | 0.00 | 0.00 | 0.00 | 0.00 | 0.00 | 0.00 | 0.00 | 0.00 | 0.00 | 0.00 |
| 0.00 | 0.00 | 0.00 | 0.00 | 0.00 | 0.00 | 0.00 | 0.00 | 0.00 | 0.00 | 0.00 | 0.00 | 0.00 | 0.00 | 0.00 |
| 0.00 | 0.00 | 0.00 | 0.00 | 0.00 | 0.00 | 0.00 | 0.00 | 0.00 | 0.00 | 0.00 | 0.00 | 0.00 | 0.00 | 0.00 |
| 0.00 | 0.00 | 0.00 | 0.00 | 0.00 | 0.00 | 0.00 | 0.00 | 0.00 | 0.00 | 0.00 | 0.00 | 0.00 | 0.00 | 0.00 |
| 0.00 | 0.00 | 0.00 | 0.00 | 3.96 | 2.77 | 4.32 | 0.00 | 16.21 | 0.00 | 0.00 | 0.57 | 0.56 | 0.03 | 0.06 |
| 0.00 | 0.00 | 1.58 | 0.00 | 0.00 | 5.55 | 4.32 | 0.00 | 0.00 | 0.00 | 0.00 | 0.42 | 0.45 | 0.04 | 0.06 |
| 0.00 | 0.00 | 0.00 | 0.00 | 0.00 | 0.00 | 0.00 | 0.00 | 0.00 | 0.00 | 0.00 | 0.00 | 0.00 | 0.00 | 0.00 |
| 0.00 | 0.00 | 0.00 | 0.00 | 1.98 | 2.77 | 4.32 | 5.46 | 16.21 | 0.00 | 25.89 | 0.69 | 0.72 | 0.02 | 0.07 |
| 0.00 | 0.00 | 0.00 | 0.00 | 0.00 | 0.00 | 0.00 | 0.00 | 0.00 | 0.00 | 0.00 | 0.00 | 0.00 | 0.00 | 0.00 |
| 0.00 | 1.59 | 0.00 | 6.03 | 3.96 | 11.10 | 4.32 | 5.46 | 16.21 | 28.43 | 0.00 | 1.56 | 1.54 | 0.11 | 0.16 |
| 0.00 | 0.00 | 0.00 | 0.00 | 0.00 | 2.77 | 4.32 | 0.00 | 0.00 | 0.00 | 25.89 | 0.30 | 0.37 | 0.01 | 0.04 |
| 0.00 | 0.00 | 0.00 | 0.00 | 0.00 | 0.00 | 0.00 | 0.00 | 14.22 | 0.00 | 0.00 | 0.09 | 0.07 | 0.00 | 0.00 |
| 0.00 | 0.00 | 0.00 | 0.00 | 0.00 | 0.00 | 0.00 | 0.00 | 0.00 | 0.00 | 0.00 | 0.00 | 0.00 | 0.00 | 0.00 |
| 0.00 | 0.00 | 1.58 | 0.00 | 3.96 | 0.00 | 8.64 | 0.00 | 0.00 | 0.00 | 0.00 | 0.50 | 0.51 | 0.03 | 0.07 |
| 0.00 | 0.00 | 0.00 | 0.00 | 0.00 | 0.00 | 0.00 | 0.00 | 0.00 | 0.00 | 0.00 | 0.00 | 0.00 | 0.00 | 0.00 |
| 0.00 | 0.00 | 0.00 | 0.00 | 0.00 | 2.77 | 0.00 | 0.00 | 0.00 | 0.00 | 0.00 | 0.09 | 0.11 | 0.01 | 0.01 |
| 0.00 | 0.00 | 0.00 | 0.00 | 0.00 | 0.00 | 0.00 | 0.00 | 0.00 | 0.00 | 0.00 | 0.00 | 0.00 | 0.00 | 0.00 |
| 0.00 | 0.00 | 0.00 | 0.00 | 0.00 | 0.00 | 0.00 | 5.46 | 0.00 | 14.22 | 0.00 | 0.20 | 0.18 | 0.00 | 0.03 |
| 0.00 | 0.00 | 1.58 | 6.03 | 1.98 | 2.77 | 12.97 | 10.92 | 0.00 | 14.22 | 25.89 | 2.48 | 2.62 | 0.13 | 0.25 |
| 3.38 | 1.59 | 0.00 | 4.02 | 1.98 | 8.32 | 0.00 | 27.30 | 8.11 | 71.08 | 25.89 | 2.57 | 2.38 | 0.12 | 0.25 |
| 16.92 | 20.66 | 52.16 | 122.58 | 134.75 | 316.30 | 475.41 | 469.48 | 818.74 | 1 066.25 | 1 139.31 | 76.34 | 76.08 | 3.53 | 8.26 |
| 16.92 | 20.66 | 52.16 | 122.58 | 134.75 | 313.52 | 475.41 | 469.48 | 818.74 | 1 066.25 | 1 139.31 | 76.25 | 75.97 | 3.52 | 8.24 |

# 附录 2　黑龙江省 10 个肿瘤登记地区恶性肿瘤发病和死亡结果

黑龙江省 10 个肿瘤登记地区恶性肿瘤发病和死亡结果见表 19 至表 38。

**表 19　哈尔滨市南岗区 2016 年**

| 部位 | ICD-10 | 男女合计 | | | | | | | 发病数 | 构成(%) |
| --- | --- | --- | --- | --- | --- | --- | --- | --- | --- | --- |
| | | 发病数 | 构成(%) | 粗率(1/10^5) | 中标率(1/10^5) | 世标率(1/10^5) | 累积率(%) 0-64 | 0-74 | | |
| 唇 | C00 | 0 | 0.00 | 0.00 | 0.00 | 0.00 | 0.00 | 0.00 | 0 | 0.00 |
| 舌 | C01-C02 | 4 | 0.12 | 0.39 | 0.29 | 0.27 | 0.02 | 0.03 | 3 | 0.20 |
| 口 | C03-C06 | 10 | 0.31 | 0.99 | 0.52 | 0.51 | 0.04 | 0.06 | 7 | 0.47 |
| 唾液腺 | C07-C08 | 8 | 0.25 | 0.79 | 0.53 | 0.44 | 0.04 | 0.04 | 6 | 0.41 |
| 扁桃腺 | C09 | 1 | 0.03 | 0.10 | 0.05 | 0.06 | 0.01 | 0.01 | 1 | 0.07 |
| 其他的口咽 | C10 | 3 | 0.09 | 0.30 | 0.13 | 0.14 | 0.01 | 0.01 | 2 | 0.14 |
| 鼻咽 | C11 | 13 | 0.40 | 1.28 | 0.82 | 0.81 | 0.05 | 0.10 | 10 | 0.68 |
| 喉咽 | C12-C13 | 8 | 0.25 | 0.79 | 0.50 | 0.49 | 0.03 | 0.06 | 6 | 0.41 |
| 咽,部位不明 | C14 | 1 | 0.03 | 0.10 | 0.07 | 0.07 | 0.00 | 0.02 | 0 | 0.00 |
| 食管 | C15 | 50 | 1.55 | 4.93 | 2.62 | 2.70 | 0.21 | 0.30 | 48 | 3.25 |
| 胃 | C16 | 186 | 5.78 | 18.33 | 10.15 | 10.14 | 0.60 | 1.28 | 134 | 9.07 |
| 小肠 | C17 | 8 | 0.25 | 0.79 | 0.52 | 0.49 | 0.02 | 0.05 | 2 | 0.14 |
| 结肠 | C18 | 226 | 7.02 | 22.27 | 12.26 | 12.10 | 0.60 | 1.51 | 119 | 8.05 |
| 直肠 | C19-C20 | 181 | 5.62 | 17.84 | 9.97 | 9.87 | 0.72 | 1.14 | 118 | 7.98 |
| 肛门 | C21 | 1 | 0.03 | 0.10 | 0.07 | 0.07 | 0.00 | 0.01 | 1 | 0.07 |
| 肝脏 | C22 | 218 | 6.77 | 21.48 | 12.14 | 11.96 | 0.74 | 1.38 | 151 | 10.22 |
| 胆囊及其他 | C23-C24 | 35 | 1.09 | 3.45 | 1.88 | 1.93 | 0.11 | 0.22 | 21 | 1.42 |
| 胰腺 | C25 | 63 | 1.96 | 6.21 | 3.41 | 3.47 | 0.13 | 0.51 | 36 | 2.44 |
| 鼻,鼻窦及其他 | C30-C31 | 4 | 0.12 | 0.39 | 0.28 | 0.26 | 0.02 | 0.03 | 1 | 0.07 |
| 喉 | C32 | 33 | 1.03 | 3.25 | 1.70 | 1.79 | 0.13 | 0.23 | 30 | 2.03 |
| 气管,支气管,肺 | C33-C34 | 562 | 17.46 | 55.38 | 30.32 | 30.58 | 1.67 | 3.88 | 342 | 23.14 |
| 其他的胸腔器官 | C37-C38 | 13 | 0.40 | 1.28 | 0.74 | 0.70 | 0.06 | 0.08 | 8 | 0.54 |
| 骨 | C40-C41 | 15 | 0.47 | 1.48 | 0.90 | 0.93 | 0.04 | 0.10 | 7 | 0.47 |
| 皮肤的黑色素瘤 | C43 | 6 | 0.19 | 0.59 | 0.53 | 0.51 | 0.02 | 0.03 | 3 | 0.20 |
| 其他的皮肤 | C44 | 10 | 0.31 | 0.99 | 0.53 | 0.51 | 0.02 | 0.06 | 4 | 0.27 |
| 间皮瘤 | C45 | 7 | 0.22 | 0.69 | 0.38 | 0.38 | 0.03 | 0.04 | 4 | 0.27 |
| 卡波氏肉瘤 | C46 | 0 | 0.00 | 0.00 | 0.00 | 0.00 | 0.00 | 0.00 | 0 | 0.00 |
| 周围神经,结缔,软组织 | C47;C49 | 14 | 0.43 | 1.38 | 0.81 | 0.82 | 0.04 | 0.06 | 9 | 0.61 |
| 乳房 | C50 | 370 | 11.49 | 36.46 | 22.94 | 21.84 | 1.69 | 2.48 | 2 | 0.14 |

**恶性肿瘤发病主要指标**

| 男性 | | | | | 女性 | | | | | | |
| 粗率 (1/10^5) | 中标率 (1/10^5) | 世标率 (1/10^5) | 累积率(%) 0-64 | 0-74 | 发病数 | 构成 (%) | 粗率 (1/10^5) | 中标率 (1/10^5) | 世标率 (1/10^5) | 累积率(%) 0-64 | 0-74 |
|---|---|---|---|---|---|---|---|---|---|---|---|
| 0.00 | 0.00 | 0.00 | 0.00 | 0.00 | 0.00 | 0.00 | 0.00 | 0.00 | 0.00 | 0.00 | 0.00 |
| 0.61 | 0.45 | 0.43 | 0.02 | 0.05 | 1 | 0.06 | 0.19 | 0.16 | 0.14 | 0.01 | 0.01 |
| 1.42 | 0.82 | 0.78 | 0.06 | 0.10 | 3 | 0.17 | 0.58 | 0.24 | 0.25 | 0.03 | 0.03 |
| 1.22 | 0.92 | 0.72 | 0.06 | 0.06 | 2 | 0.11 | 0.38 | 0.18 | 0.20 | 0.02 | 0.02 |
| 0.20 | 0.10 | 0.12 | 0.01 | 0.01 | 0 | 0.00 | 0.00 | 0.00 | 0.00 | 0.00 | 0.00 |
| 0.41 | 0.18 | 0.18 | 0.01 | 0.01 | 1 | 0.06 | 0.19 | 0.09 | 0.11 | 0.01 | 0.01 |
| 2.03 | 1.42 | 1.37 | 0.06 | 0.18 | 3 | 0.17 | 0.58 | 0.29 | 0.32 | 0.04 | 0.04 |
| 1.22 | 0.74 | 0.72 | 0.06 | 0.10 | 2 | 0.11 | 0.38 | 0.28 | 0.27 | 0.01 | 0.03 |
| 0.00 | 0.00 | 0.00 | 0.00 | 0.00 | 1 | 0.06 | 0.19 | 0.12 | 0.12 | 0.00 | 0.03 |
| 9.73 | 5.36 | 5.55 | 0.43 | 0.63 | 2 | 0.11 | 0.38 | 0.16 | 0.12 | 0.00 | 0.00 |
| 27.18 | 15.55 | 15.77 | 1.00 | 2.01 | 52 | 2.99 | 9.97 | 5.40 | 5.16 | 0.22 | 0.64 |
| 0.41 | 0.29 | 0.28 | 0.01 | 0.04 | 6 | 0.34 | 1.15 | 0.73 | 0.67 | 0.04 | 0.06 |
| 24.13 | 14.03 | 13.76 | 0.66 | 1.66 | 107 | 6.15 | 20.51 | 10.79 | 10.72 | 0.55 | 1.38 |
| 23.93 | 13.63 | 13.57 | 1.03 | 1.53 | 63 | 3.62 | 12.08 | 6.70 | 6.56 | 0.43 | 0.79 |
| 0.20 | 0.14 | 0.15 | 0.00 | 0.03 | 0 | 0.00 | 0.00 | 0.00 | 0.00 | 0.00 | 0.00 |
| 30.62 | 18.37 | 18.00 | 1.19 | 2.11 | 67 | 3.85 | 12.84 | 6.50 | 6.48 | 0.32 | 0.73 |
| 4.26 | 2.34 | 2.36 | 0.17 | 0.23 | 14 | 0.80 | 2.68 | 1.44 | 1.51 | 0.05 | 0.19 |
| 7.30 | 3.94 | 3.98 | 0.21 | 0.47 | 27 | 1.55 | 5.18 | 2.90 | 2.97 | 0.05 | 0.53 |
| 0.20 | 0.16 | 0.14 | 0.01 | 0.01 | 3 | 0.17 | 0.58 | 0.39 | 0.36 | 0.02 | 0.05 |
| 6.08 | 3.37 | 3.58 | 0.25 | 0.49 | 3 | 0.17 | 0.58 | 0.23 | 0.22 | 0.01 | 0.01 |
| 69.36 | 39.63 | 40.36 | 2.19 | 5.27 | 220 | 12.64 | 42.17 | 22.35 | 22.13 | 1.20 | 2.69 |
| 1.62 | 1.06 | 0.95 | 0.07 | 0.11 | 5 | 0.29 | 0.96 | 0.46 | 0.48 | 0.05 | 0.05 |
| 1.42 | 0.78 | 0.80 | 0.04 | 0.11 | 8 | 0.46 | 1.53 | 1.06 | 1.11 | 0.05 | 0.10 |
| 0.61 | 0.74 | 0.69 | 0.03 | 0.03 | 3 | 0.17 | 0.58 | 0.29 | 0.30 | 0.01 | 0.04 |
| 0.81 | 0.40 | 0.42 | 0.01 | 0.05 | 6 | 0.34 | 1.15 | 0.66 | 0.60 | 0.03 | 0.06 |
| 0.81 | 0.42 | 0.41 | 0.03 | 0.03 | 3 | 0.17 | 0.58 | 0.37 | 0.36 | 0.02 | 0.05 |
| 0.00 | 0.00 | 0.00 | 0.00 | 0.00 | 0 | 0.00 | 0.00 | 0.00 | 0.00 | 0.00 | 0.00 |
| 1.83 | 0.97 | 0.85 | 0.03 | 0.06 | 5 | 0.29 | 0.96 | 0.76 | 0.89 | 0.06 | 0.06 |
| 0.41 | 0.26 | 0.27 | 0.01 | 0.05 | 368 | 21.14 | 70.54 | 43.64 | 41.57 | 3.27 | 4.68 |

续表

| 部位 | ICD－10 | 男女合计 | | | | | | | 发病数 | 构成（%） |
|---|---|---|---|---|---|---|---|---|---|---|
| | | 发病数 | 构成（%） | 粗率（1/10⁵） | 中标率（1/10⁵） | 世标率（1/10⁵） | 累积率（%） | | | |
| | | | | | | | 0－64 | 0－74 | | |
| 外阴 | C51 | 1 | 0.03 | 0.10 | 0.05 | 0.04 | 0.00 | 0.00 | 0 | 0.00 |
| 阴道 | C52 | 2 | 0.06 | 0.20 | 0.09 | 0.10 | 0.01 | 0.01 | 0 | 0.00 |
| 子宫颈 | C53 | 103 | 3.20 | 10.15 | 6.53 | 6.21 | 0.55 | 0.67 | 0 | 0.00 |
| 子宫体 | C54 | 54 | 1.68 | 5.32 | 3.20 | 3.13 | 0.27 | 0.36 | 0 | 0.00 |
| 子宫,部位不明 | C55 | 3 | 0.09 | 0.30 | 0.25 | 0.20 | 0.02 | 0.02 | 0 | 0.00 |
| 卵巢 | C56 | 66 | 2.05 | 6.50 | 4.20 | 4.02 | 0.30 | 0.47 | 0 | 0.00 |
| 其他的女性生殖器 | C57 | 3 | 0.09 | 0.30 | 0.20 | 0.17 | 0.02 | 0.02 | 0 | 0.00 |
| 胎盘 | C58 | 0 | 0.00 | 0.00 | 0.00 | 0.00 | 0.00 | 0.00 | 0 | 0.00 |
| 阴茎 | C60 | 6 | 0.19 | 0.59 | 0.32 | 0.34 | 0.03 | 0.04 | 6 | 0.41 |
| 前列腺 | C61 | 51 | 1.58 | 5.03 | 2.55 | 2.62 | 0.06 | 0.33 | 51 | 3.45 |
| 睾丸 | C62 | 3 | 0.09 | 0.30 | 0.22 | 0.20 | 0.02 | 0.02 | 3 | 0.20 |
| 其他的男性生殖器 | C63 | 2 | 0.06 | 0.20 | 0.12 | 0.12 | 0.01 | 0.02 | 2 | 0.14 |
| 肾 | C64 | 85 | 2.64 | 8.38 | 4.70 | 4.70 | 0.35 | 0.61 | 51 | 3.45 |
| 肾盂 | C65 | 21 | 0.65 | 2.07 | 1.11 | 1.15 | 0.07 | 0.16 | 10 | 0.68 |
| 输尿管 | C66 | 18 | 0.56 | 1.77 | 0.83 | 0.77 | 0.04 | 0.05 | 6 | 0.41 |
| 膀胱 | C67 | 82 | 2.55 | 8.08 | 4.39 | 4.28 | 0.20 | 0.50 | 68 | 4.60 |
| 其他的泌尿器官 | C68 | 4 | 0.12 | 0.39 | 0.19 | 0.19 | 0.01 | 0.02 | 2 | 0.14 |
| 眼 | C69 | 2 | 0.06 | 0.20 | 0.14 | 0.09 | 0.01 | 0.01 | 2 | 0.14 |
| 脑,神经系统 | C70－C72 | 85 | 2.64 | 8.38 | 5.57 | 5.28 | 0.39 | 0.62 | 37 | 2.50 |
| 甲状腺 | C73 | 417 | 12.95 | 41.09 | 30.59 | 26.56 | 2.32 | 2.50 | 78 | 5.28 |
| 肾上腺 | C74 | 1 | 0.03 | 0.10 | 0.07 | 0.07 | 0.00 | 0.01 | 1 | 0.07 |
| 其他的内分泌腺 | C75 | 0 | 0.00 | 0.00 | 0.00 | 0.00 | 0.00 | 0.00 | 0 | 0.00 |
| 霍奇金病 | C81 | 1 | 0.03 | 0.10 | 0.05 | 0.05 | 0.01 | 0.01 | 0 | 0.00 |
| 非霍奇金淋巴瘤 | C82－C85;C96 | 48 | 1.49 | 4.73 | 2.78 | 2.75 | 0.17 | 0.31 | 23 | 1.56 |
| 免疫增生性疾病 | C88 | 0 | 0.00 | 0.00 | 0.00 | 0.00 | 0.00 | 0.00 | 0 | 0.00 |
| 多发性骨髓瘤 | C90 | 14 | 0.43 | 1.38 | 0.84 | 0.77 | 0.04 | 0.08 | 6 | 0.41 |
| 淋巴样白血病 | C91 | 22 | 0.68 | 2.17 | 1.71 | 1.86 | 0.12 | 0.17 | 16 | 1.08 |
| 髓样白血病 | C92－C94 | 25 | 0.78 | 2.46 | 1.87 | 1.86 | 0.12 | 0.16 | 16 | 1.08 |
| 白血病,未特指 | C95 | 10 | 0.31 | 0.99 | 0.58 | 0.63 | 0.04 | 0.05 | 6 | 0.41 |
| 其他的或未指明部位 | O&U | 40 | 1.24 | 3.94 | 2.58 | 2.53 | 0.15 | 0.29 | 19 | 1.29 |
| 所有部位合计 | ALL | 3 219 | 100.00 | 317.22 | 190.82 | 184.52 | 12.36 | 21.23 | 1 478 | 100.00 |
| 所有部位除外 C44 | ALLbC44 | 3 209 | 99.69 | 316.23 | 190.28 | 184.01 | 12.33 | 21.18 | 1 474 | 99.73 |
| 人口数 | POPU | 1 014 765 | | | | | | | 493 075 | |

| 男性 | | | | | | | 女性 | | | | |
| 粗率 (1/10^5) | 中标率 (1/10^5) | 世标率 (1/10^5) | 累积率(%) 0-64 | 累积率(%) 0-74 | 发病数 | 构成 (%) | 粗率 (1/10^5) | 中标率 (1/10^5) | 世标率 (1/10^5) | 累积率(%) 0-64 | 累积率(%) 0-74 |
|---|---|---|---|---|---|---|---|---|---|---|---|
| 0.00 | 0.00 | 0.00 | 0.00 | 0.00 | 1 | 0.06 | 0.19 | 0.08 | 0.06 | 0.00 | 0.00 |
| 0.00 | 0.00 | 0.00 | 0.00 | 0.00 | 2 | 0.11 | 0.38 | 0.18 | 0.20 | 0.02 | 0.02 |
| 0.00 | 0.00 | 0.00 | 0.00 | 0.00 | 103 | 5.92 | 19.74 | 12.67 | 12.07 | 1.08 | 1.28 |
| 0.00 | 0.00 | 0.00 | 0.00 | 0.00 | 54 | 3.10 | 10.35 | 6.14 | 5.99 | 0.52 | 0.69 |
| 0.00 | 0.00 | 0.00 | 0.00 | 0.00 | 3 | 0.17 | 0.58 | 0.49 | 0.38 | 0.03 | 0.03 |
| 0.00 | 0.00 | 0.00 | 0.00 | 0.00 | 66 | 3.79 | 12.65 | 8.02 | 7.67 | 0.58 | 0.89 |
| 0.00 | 0.00 | 0.00 | 0.00 | 0.00 | 3 | 0.17 | 0.58 | 0.39 | 0.34 | 0.03 | 0.03 |
| 0.00 | 0.00 | 0.00 | 0.00 | 0.00 | 0 | 0.00 | 0.00 | 0.00 | 0.00 | 0.00 | 0.00 |
| 1.22 | 0.69 | 0.73 | 0.06 | 0.08 | 0 | 0.00 | 0.00 | 0.00 | 0.00 | 0.00 | 0.00 |
| 10.34 | 5.68 | 5.79 | 0.13 | 0.74 | 0 | 0.00 | 0.00 | 0.00 | 0.00 | 0.00 | 0.00 |
| 0.61 | 0.45 | 0.41 | 0.03 | 0.03 | 0 | 0.00 | 0.00 | 0.00 | 0.00 | 0.00 | 0.00 |
| 0.41 | 0.26 | 0.27 | 0.01 | 0.05 | 0 | 0.00 | 0.00 | 0.00 | 0.00 | 0.00 | 0.00 |
| 10.34 | 6.26 | 6.13 | 0.42 | 0.88 | 34 | 1.95 | 6.52 | 3.35 | 3.47 | 0.29 | 0.38 |
| 2.03 | 1.12 | 1.23 | 0.09 | 0.17 | 11 | 0.63 | 2.11 | 1.04 | 1.03 | 0.04 | 0.14 |
| 1.22 | 0.59 | 0.57 | 0.04 | 0.04 | 12 | 0.69 | 2.30 | 1.02 | 0.92 | 0.04 | 0.06 |
| 13.79 | 8.13 | 7.85 | 0.31 | 0.94 | 14 | 0.80 | 2.68 | 1.26 | 1.27 | 0.09 | 0.14 |
| 0.41 | 0.21 | 0.20 | 0.01 | 0.01 | 2 | 0.11 | 0.38 | 0.18 | 0.18 | 0.00 | 0.02 |
| 0.41 | 0.30 | 0.19 | 0.01 | 0.01 | 0 | 0.00 | 0.00 | 0.00 | 0.00 | 0.00 | 0.00 |
| 7.50 | 5.89 | 5.33 | 0.34 | 0.61 | 48 | 2.76 | 9.20 | 5.28 | 5.23 | 0.43 | 0.64 |
| 15.82 | 12.35 | 10.23 | 0.87 | 0.94 | 339 | 19.47 | 64.98 | 47.73 | 41.96 | 3.69 | 3.96 |
| 0.20 | 0.14 | 0.15 | 0.00 | 0.03 | 0 | 0.00 | 0.00 | 0.00 | 0.00 | 0.00 | 0.00 |
| 0.00 | 0.00 | 0.00 | 0.00 | 0.00 | 0 | 0.00 | 0.00 | 0.00 | 0.00 | 0.00 | 0.00 |
| 0.00 | 0.00 | 0.00 | 0.00 | 0.00 | 1 | 0.06 | 0.19 | 0.09 | 0.10 | 0.01 | 0.01 |
| 4.66 | 2.88 | 2.80 | 0.12 | 0.32 | 25 | 1.44 | 4.79 | 2.78 | 2.79 | 0.23 | 0.31 |
| 0.00 | 0.00 | 0.00 | 0.00 | 0.00 | 0 | 0.00 | 0.00 | 0.00 | 0.00 | 0.00 | 0.00 |
| 1.22 | 0.77 | 0.64 | 0.02 | 0.05 | 8 | 0.46 | 1.53 | 0.93 | 0.91 | 0.06 | 0.10 |
| 3.24 | 2.57 | 2.68 | 0.19 | 0.25 | 6 | 0.34 | 1.15 | 0.89 | 1.06 | 0.05 | 0.10 |
| 3.24 | 2.82 | 2.76 | 0.16 | 0.19 | 9 | 0.52 | 1.73 | 0.96 | 0.97 | 0.07 | 0.13 |
| 1.22 | 0.81 | 0.89 | 0.03 | 0.06 | 4 | 0.23 | 0.77 | 0.35 | 0.37 | 0.04 | 0.04 |
| 3.85 | 2.34 | 2.28 | 0.18 | 0.18 | 21 | 1.21 | 4.03 | 2.82 | 2.76 | 0.13 | 0.38 |
| 299.75 | 180.34 | 177.35 | 10.70 | 21.01 | 1 741 | 100.00 | 333.72 | 202.86 | 193.34 | 13.95 | 21.69 |
| 298.94 | 179.94 | 176.93 | 10.68 | 20.96 | 1 735 | 99.66 | 332.57 | 202.20 | 192.74 | 13.91 | 21.62 |
| | | | | | 521 690 | | | | | | |

表 20　哈尔滨市南岗区 2016 年

| 部位 | ICD-10 | 男女合计 | | | | | | | | |
|---|---|---|---|---|---|---|---|---|---|---|
| | | 死亡数 | 构成（%） | 粗率（1/10⁵） | 中标率（1/10⁵） | 世标率（1/10⁵） | 累积率（%） 0-64 | 累积率（%） 0-74 | 死亡数 | 构成（%） |
| 唇 | C00 | 0 | 0.00 | 0.00 | 0.00 | 0.00 | 0.00 | 0.00 | 0 | 0.00 |
| 舌 | C01-C02 | 2 | 0.10 | 0.20 | 0.12 | 0.12 | 0.01 | 0.01 | 2 | 0.17 |
| 口 | C03-C06 | 4 | 0.20 | 0.39 | 0.18 | 0.19 | 0.02 | 0.02 | 3 | 0.26 |
| 唾液腺 | C07-C08 | 2 | 0.10 | 0.20 | 0.15 | 0.10 | 0.01 | 0.01 | 2 | 0.17 |
| 扁桃腺 | C09 | 4 | 0.20 | 0.39 | 0.19 | 0.19 | 0.01 | 0.02 | 3 | 0.26 |
| 其他的口咽 | C10 | 2 | 0.10 | 0.20 | 0.10 | 0.09 | 0.00 | 0.02 | 1 | 0.09 |
| 鼻咽 | C11 | 10 | 0.50 | 0.99 | 0.60 | 0.58 | 0.05 | 0.07 | 8 | 0.68 |
| 喉咽 | C12-C13 | 7 | 0.35 | 0.69 | 0.36 | 0.37 | 0.02 | 0.05 | 7 | 0.60 |
| 咽,部位不明 | C14 | 1 | 0.05 | 0.10 | 0.07 | 0.07 | 0.00 | 0.02 | 0 | 0.00 |
| 食管 | C15 | 57 | 2.86 | 5.62 | 2.89 | 2.89 | 0.20 | 0.29 | 51 | 4.36 |
| 胃 | C16 | 158 | 7.92 | 15.57 | 8.13 | 8.22 | 0.40 | 1.01 | 115 | 9.84 |
| 小肠 | C17 | 16 | 0.80 | 1.58 | 0.80 | 0.87 | 0.03 | 0.09 | 10 | 0.86 |
| 结肠 | C18 | 121 | 6.06 | 11.92 | 6.09 | 5.97 | 0.23 | 0.58 | 70 | 5.99 |
| 直肠 | C19-C20 | 103 | 5.16 | 10.15 | 5.21 | 5.26 | 0.20 | 0.62 | 60 | 5.13 |
| 肛门 | C21 | 3 | 0.15 | 0.30 | 0.13 | 0.15 | 0.00 | 0.01 | 2 | 0.17 |
| 肝脏 | C22 | 244 | 12.22 | 24.04 | 13.28 | 13.16 | 0.79 | 1.52 | 177 | 15.14 |
| 胆囊及其他 | C23-C24 | 29 | 1.45 | 2.86 | 1.65 | 1.69 | 0.08 | 0.24 | 16 | 1.37 |
| 胰腺 | C25 | 100 | 5.01 | 9.85 | 5.06 | 5.09 | 0.20 | 0.65 | 51 | 4.36 |
| 鼻,鼻窦及其他 | C30-C31 | 5 | 0.25 | 0.49 | 0.32 | 0.28 | 0.02 | 0.03 | 0 | 0.00 |
| 喉 | C32 | 19 | 0.95 | 1.87 | 0.91 | 0.90 | 0.05 | 0.09 | 15 | 1.28 |
| 气管,支气管,肺 | C33-C34 | 600 | 30.06 | 59.13 | 30.52 | 30.50 | 1.32 | 3.56 | 372 | 31.82 |
| 其他的胸腔器官 | C37-C38 | 19 | 0.95 | 1.87 | 1.22 | 1.15 | 0.06 | 0.15 | 8 | 0.68 |
| 骨 | C40-C41 | 20 | 1.00 | 1.97 | 0.92 | 0.97 | 0.06 | 0.09 | 9 | 0.77 |
| 皮肤的黑色素瘤 | C43 | 4 | 0.20 | 0.39 | 0.19 | 0.19 | 0.00 | 0.01 | 3 | 0.26 |
| 其他的皮肤 | C44 | 6 | 0.30 | 0.59 | 0.35 | 0.33 | 0.01 | 0.06 | 4 | 0.34 |
| 间皮瘤 | C45 | 12 | 0.60 | 1.18 | 0.63 | 0.65 | 0.04 | 0.08 | 6 | 0.51 |
| 卡波氏肉瘤 | C46 | 0 | 0.00 | 0.00 | 0.00 | 0.00 | 0.00 | 0.00 | 0 | 0.00 |
| 周围神经,结缔、软组织 | C47;C49 | 9 | 0.45 | 0.89 | 0.55 | 0.49 | 0.02 | 0.05 | 7 | 0.60 |
| 乳房 | C50 | 93 | 4.66 | 9.16 | 5.15 | 5.09 | 0.31 | 0.57 | 1 | 0.09 |
| 外阴 | C51 | 3 | 0.15 | 0.30 | 0.11 | 0.09 | 0.00 | 0.00 | 0 | 0.00 |
| 阴道 | C52 | 1 | 0.05 | 0.10 | 0.06 | 0.05 | 0.01 | 0.01 | 0 | 0.00 |

**恶性肿瘤死亡主要指标**

| 男性 | | | | | 死亡数 | 构成（%） | 女性 | | | | |
| 粗率（1/10^5） | 中标率（1/10^5） | 世标率（1/10^5） | 累积率（%）0-64 | 累积率（%）0-74 | | | 粗率（1/10^5） | 中标率（1/10^5） | 世标率（1/10^5） | 累积率（%）0-64 | 累积率（%）0-74 |
|---|---|---|---|---|---|---|---|---|---|---|---|
| 0.00 | 0.00 | 0.00 | 0.00 | 0.00 | 0 | 0.00 | 0.00 | 0.00 | 0.00 | 0.00 | 0.00 |
| 0.41 | 0.24 | 0.24 | 0.02 | 0.02 | 0 | 0.00 | 0.00 | 0.00 | 0.00 | 0.00 | 0.00 |
| 0.61 | 0.30 | 0.34 | 0.04 | 0.04 | 1 | 0.12 | 0.19 | 0.06 | 0.05 | 0.00 | 0.00 |
| 0.41 | 0.33 | 0.22 | 0.01 | 0.01 | 0 | 0.00 | 0.00 | 0.00 | 0.00 | 0.00 | 0.00 |
| 0.61 | 0.35 | 0.35 | 0.01 | 0.04 | 1 | 0.12 | 0.19 | 0.06 | 0.05 | 0.00 | 0.00 |
| 0.20 | 0.08 | 0.06 | 0.00 | 0.00 | 1 | 0.12 | 0.19 | 0.12 | 0.12 | 0.00 | 0.03 |
| 1.62 | 1.09 | 1.00 | 0.08 | 0.12 | 2 | 0.24 | 0.38 | 0.18 | 0.21 | 0.03 | 0.03 |
| 1.42 | 0.76 | 0.78 | 0.05 | 0.10 | 0 | 0.00 | 0.00 | 0.00 | 0.00 | 0.00 | 0.00 |
| 0.00 | 0.00 | 0.00 | 0.00 | 0.00 | 1 | 0.12 | 0.19 | 0.12 | 0.12 | 0.00 | 0.03 |
| 10.34 | 5.60 | 5.60 | 0.41 | 0.59 | 6 | 0.73 | 1.15 | 0.46 | 0.44 | 0.00 | 0.02 |
| 23.32 | 13.10 | 13.19 | 0.62 | 1.72 | 43 | 5.20 | 8.24 | 4.04 | 4.09 | 0.20 | 0.42 |
| 2.03 | 1.00 | 1.18 | 0.04 | 0.10 | 6 | 0.73 | 1.15 | 0.59 | 0.57 | 0.02 | 0.08 |
| 14.20 | 7.59 | 7.61 | 0.33 | 0.80 | 51 | 6.17 | 9.78 | 4.75 | 4.50 | 0.14 | 0.38 |
| 12.17 | 6.63 | 6.66 | 0.26 | 0.80 | 43 | 5.20 | 8.24 | 4.00 | 4.04 | 0.14 | 0.47 |
| 0.41 | 0.21 | 0.25 | 0.00 | 0.03 | 1 | 0.12 | 0.19 | 0.06 | 0.05 | 0.00 | 0.00 |
| 35.90 | 20.79 | 20.65 | 1.35 | 2.49 | 67 | 8.10 | 12.84 | 6.56 | 6.45 | 0.26 | 0.66 |
| 3.24 | 2.00 | 2.05 | 0.12 | 0.31 | 13 | 1.57 | 2.49 | 1.33 | 1.36 | 0.04 | 0.18 |
| 10.34 | 5.63 | 5.72 | 0.23 | 0.71 | 49 | 5.93 | 9.39 | 4.50 | 4.49 | 0.17 | 0.59 |
| 0.00 | 0.00 | 0.00 | 0.00 | 0.00 | 5 | 0.60 | 0.96 | 0.59 | 0.53 | 0.04 | 0.06 |
| 3.04 | 1.60 | 1.61 | 0.10 | 0.17 | 4 | 0.48 | 0.77 | 0.31 | 0.26 | 0.00 | 0.03 |
| 75.44 | 42.00 | 42.69 | 2.00 | 5.40 | 228 | 27.57 | 43.70 | 20.51 | 19.82 | 0.68 | 1.97 |
| 1.62 | 1.28 | 1.23 | 0.05 | 0.18 | 11 | 1.33 | 2.11 | 1.16 | 1.09 | 0.07 | 0.13 |
| 1.83 | 1.04 | 1.01 | 0.06 | 0.14 | 11 | 1.33 | 2.11 | 0.83 | 0.95 | 0.05 | 0.05 |
| 0.61 | 0.36 | 0.32 | 0.00 | 0.03 | 1 | 0.12 | 0.19 | 0.06 | 0.09 | 0.00 | 0.00 |
| 0.81 | 0.53 | 0.51 | 0.01 | 0.09 | 2 | 0.24 | 0.38 | 0.20 | 0.18 | 0.00 | 0.03 |
| 1.22 | 0.64 | 0.68 | 0.04 | 0.08 | 6 | 0.73 | 1.15 | 0.62 | 0.63 | 0.04 | 0.09 |
| 0.00 | 0.00 | 0.00 | 0.00 | 0.00 | 0 | 0.00 | 0.00 | 0.00 | 0.00 | 0.00 | 0.00 |
| 1.42 | 0.81 | 0.77 | 0.04 | 0.07 | 2 | 0.24 | 0.38 | 0.32 | 0.23 | 0.01 | 0.04 |
| 0.20 | 0.11 | 0.11 | 0.01 | 0.01 | 92 | 11.12 | 17.63 | 9.59 | 9.51 | 0.59 | 1.07 |
| 0.00 | 0.00 | 0.00 | 0.00 | 0.00 | 3 | 0.36 | 0.58 | 0.20 | 0.16 | 0.00 | 0.00 |
| 0.00 | 0.00 | 0.00 | 0.00 | 0.00 | 1 | 0.12 | 0.19 | 0.11 | 0.11 | 0.01 | 0.01 |

续表

| 部位 | ICD-10 | 男女合计 | | | | | | | | |
|------|--------|----------|----------|----------|----------|----------|----------|----------|----------|----------|
| | | 死亡数 | 构成<br>(%) | 粗率<br>(1/10⁵) | 中标率<br>(1/10⁵) | 世标率<br>(1/10⁵) | 累积率(%) | | 死亡数 | 构成<br>(%) |
| | | | | | | | 0-64 | 0-74 | | |
| 子宫颈 | C53 | 40 | 2.00 | 3.94 | 2.11 | 2.11 | 0.19 | 0.24 | 0 | 0.00 |
| 子宫体 | C54 | 7 | 0.35 | 0.69 | 0.36 | 0.36 | 0.03 | 0.04 | 0 | 0.00 |
| 子宫,部位不明 | C55 | 0 | 0.00 | 0.00 | 0.00 | 0.00 | 0.00 | 0.00 | 0 | 0.00 |
| 卵巢 | C56 | 35 | 1.75 | 3.45 | 1.91 | 1.86 | 0.13 | 0.18 | 0 | 0.00 |
| 其他的女性生殖器 | C57 | 1 | 0.05 | 0.10 | 0.05 | 0.04 | 0.00 | 0.00 | 0 | 0.00 |
| 胎盘 | C58 | 0 | 0.00 | 0.00 | 0.00 | 0.00 | 0.00 | 0.00 | 0 | 0.00 |
| 阴茎 | C60 | 2 | 0.10 | 0.20 | 0.09 | 0.09 | 0.01 | 0.01 | 2 | 0.17 |
| 前列腺 | C61 | 36 | 1.80 | 3.55 | 1.51 | 1.57 | 0.04 | 0.11 | 36 | 3.08 |
| 睾丸 | C62 | 1 | 0.05 | 0.10 | 0.07 | 0.07 | 0.00 | 0.01 | 1 | 0.09 |
| 其他的男性生殖器 | C63 | 1 | 0.05 | 0.10 | 0.07 | 0.07 | 0.00 | 0.02 | 1 | 0.09 |
| 肾 | C64 | 27 | 1.35 | 2.66 | 1.39 | 1.33 | 0.04 | 0.14 | 14 | 1.20 |
| 肾盂 | C65 | 6 | 0.30 | 0.59 | 0.33 | 0.37 | 0.01 | 0.05 | 5 | 0.43 |
| 输尿管 | C66 | 6 | 0.30 | 0.59 | 0.32 | 0.29 | 0.00 | 0.05 | 2 | 0.17 |
| 膀胱 | C67 | 43 | 2.15 | 4.24 | 1.99 | 1.91 | 0.03 | 0.20 | 31 | 2.65 |
| 其他的泌尿器官 | C68 | 1 | 0.05 | 0.10 | 0.10 | 0.07 | 0.01 | 0.01 | 0 | 0.00 |
| 眼 | C69 | 0 | 0.00 | 0.00 | 0.00 | 0.00 | 0.00 | 0.00 | 0 | 0.00 |
| 脑,神经系统 | C70-C72 | 38 | 1.90 | 3.74 | 2.89 | 3.04 | 0.15 | 0.28 | 23 | 1.97 |
| 甲状腺 | C73 | 7 | 0.35 | 0.69 | 0.35 | 0.39 | 0.02 | 0.05 | 0 | 0.00 |
| 肾上腺 | C74 | 7 | 0.35 | 0.69 | 0.43 | 0.39 | 0.01 | 0.06 | 5 | 0.43 |
| 其他的内分泌腺 | C75 | 3 | 0.15 | 0.30 | 0.14 | 0.12 | 0.01 | 0.01 | 1 | 0.09 |
| 霍奇金病 | C81 | 0 | 0.00 | 0.00 | 0.00 | 0.00 | 0.00 | 0.00 | 0 | 0.00 |
| 非霍奇金淋巴瘤 | C82-C85;C96 | 20 | 1.00 | 1.97 | 1.09 | 1.00 | 0.04 | 0.11 | 10 | 0.86 |
| 免疫增生性疾病 | C88 | 0 | 0.00 | 0.00 | 0.00 | 0.00 | 0.00 | 0.00 | 0 | 0.00 |
| 多发性骨髓瘤 | C90 | 9 | 0.45 | 0.89 | 0.42 | 0.40 | 0.03 | 0.04 | 5 | 0.43 |
| 淋巴样白血病 | C91 | 10 | 0.50 | 0.99 | 0.65 | 0.84 | 0.04 | 0.05 | 7 | 0.60 |
| 髓样白血病 | C92-C94 | 6 | 0.30 | 0.59 | 0.36 | 0.34 | 0.03 | 0.04 | 4 | 0.34 |
| 白血病,未特指 | C95 | 8 | 0.40 | 0.79 | 0.49 | 0.52 | 0.02 | 0.04 | 3 | 0.26 |
| 其他的或未指明部位 | O&U | 28 | 1.40 | 2.76 | 1.80 | 1.82 | 0.10 | 0.16 | 16 | 1.37 |
| 所有部位合计 | ALL | 1 996 | 100.00 | 196.70 | 104.86 | 104.69 | 5.04 | 11.81 | 1169 | 100.00 |
| 所有部位除外 C44 | ALLbC44 | 1 990 | 99.70 | 196.10 | 104.52 | 104.36 | 5.03 | 11.75 | 1165 | 99.66 |
| 人口数 | POPU | 1 014 765 | | | | | | | 493 075 | |

| 男性 | | | | | 死亡数 | 构成 | 女性 | | | | |
| 粗率 $(1/10^5)$ | 中标率 $(1/10^5)$ | 世标率 $(1/10^5)$ | 累积率(%) 0-64 | 累积率(%) 0-74 | | （%） | 粗率 $(1/10^5)$ | 中标率 $(1/10^5)$ | 世标率 $(1/10^5)$ | 累积率(%) 0-64 | 累积率(%) 0-74 |
|---|---|---|---|---|---|---|---|---|---|---|---|
| 0.00 | 0.00 | 0.00 | 0.00 | 0.00 | 40 | 4.84 | 7.67 | 4.02 | 4.02 | 0.37 | 0.45 |
| 0.00 | 0.00 | 0.00 | 0.00 | 0.00 | 7 | 0.85 | 1.34 | 0.67 | 0.68 | 0.05 | 0.07 |
| 0.00 | 0.00 | 0.00 | 0.00 | 0.00 | 0 | 0.00 | 0.00 | 0.00 | 0.00 | 0.00 | 0.00 |
| 0.00 | 0.00 | 0.00 | 0.00 | 0.00 | 35 | 4.23 | 6.71 | 3.63 | 3.55 | 0.26 | 0.35 |
| 0.00 | 0.00 | 0.00 | 0.00 | 0.00 | 1 | 0.12 | 0.19 | 0.08 | 0.06 | 0.00 | 0.00 |
| 0.00 | 0.00 | 0.00 | 0.00 | 0.00 | 0 | 0.00 | 0.00 | 0.00 | 0.00 | 0.00 | 0.00 |
| 0.41 | 0.21 | 0.20 | 0.01 | 0.01 | 0 | 0.00 | 0.00 | 0.00 | 0.00 | 0.00 | 0.00 |
| 7.30 | 3.35 | 3.46 | 0.08 | 0.25 | 0 | 0.00 | 0.00 | 0.00 | 0.00 | 0.00 | 0.00 |
| 0.20 | 0.14 | 0.15 | 0.00 | 0.03 | 0 | 0.00 | 0.00 | 0.00 | 0.00 | 0.00 | 0.00 |
| 0.20 | 0.16 | 0.15 | 0.00 | 0.04 | 0 | 0.00 | 0.00 | 0.00 | 0.00 | 0.00 | 0.00 |
| 2.84 | 1.66 | 1.55 | 0.07 | 0.20 | 13 | 1.57 | 2.49 | 1.18 | 1.14 | 0.02 | 0.10 |
| 1.01 | 0.56 | 0.63 | 0.03 | 0.08 | 1 | 0.12 | 0.19 | 0.12 | 0.13 | 0.00 | 0.02 |
| 0.41 | 0.27 | 0.24 | 0.00 | 0.04 | 4 | 0.48 | 0.77 | 0.37 | 0.34 | 0.00 | 0.05 |
| 6.29 | 3.24 | 3.10 | 0.04 | 0.33 | 12 | 1.45 | 2.30 | 0.98 | 0.93 | 0.01 | 0.09 |
| 0.00 | 0.00 | 0.00 | 0.00 | 0.00 | 1 | 0.12 | 0.19 | 0.19 | 0.13 | 0.01 | 0.01 |
| 0.00 | 0.00 | 0.00 | 0.00 | 0.00 | 0 | 0.00 | 0.00 | 0.00 | 0.00 | 0.00 | 0.00 |
| 4.66 | 4.06 | 4.12 | 0.22 | 0.41 | 15 | 1.81 | 2.88 | 1.76 | 1.98 | 0.08 | 0.18 |
| 0.00 | 0.00 | 0.00 | 0.00 | 0.00 | 7 | 0.85 | 1.34 | 0.65 | 0.72 | 0.04 | 0.09 |
| 1.01 | 0.80 | 0.70 | 0.01 | 0.13 | 2 | 0.24 | 0.38 | 0.14 | 0.17 | 0.00 | 0.00 |
| 0.20 | 0.11 | 0.11 | 0.01 | 0.01 | 2 | 0.24 | 0.38 | 0.14 | 0.11 | 0.00 | 0.00 |
| 0.00 | 0.00 | 0.00 | 0.00 | 0.00 | 0 | 0.00 | 0.00 | 0.00 | 0.00 | 0.00 | 0.00 |
| 2.03 | 1.17 | 1.01 | 0.03 | 0.06 | 10 | 1.21 | 1.92 | 1.00 | 0.97 | 0.04 | 0.15 |
| 0.00 | 0.00 | 0.00 | 0.00 | 0.00 | 0 | 0.00 | 0.00 | 0.00 | 0.00 | 0.00 | 0.00 |
| 1.01 | 0.49 | 0.48 | 0.03 | 0.05 | 4 | 0.48 | 0.77 | 0.34 | 0.32 | 0.02 | 0.02 |
| 1.42 | 0.79 | 1.02 | 0.05 | 0.05 | 3 | 0.36 | 0.58 | 0.56 | 0.69 | 0.02 | 0.05 |
| 0.81 | 0.54 | 0.46 | 0.04 | 0.04 | 2 | 0.24 | 0.38 | 0.21 | 0.24 | 0.01 | 0.04 |
| 0.61 | 0.48 | 0.57 | 0.02 | 0.02 | 5 | 0.60 | 0.96 | 0.47 | 0.44 | 0.02 | 0.05 |
| 3.24 | 1.99 | 1.99 | 0.10 | 0.14 | 12 | 1.45 | 2.30 | 1.70 | 1.71 | 0.09 | 0.19 |
| 237.08 | 134.09 | 134.79 | 6.64 | 15.92 | 827 | 100.00 | 158.52 | 79.55 | 78.40 | 3.53 | 8.28 |
| 236.27 | 133.56 | 134.28 | 6.63 | 15.83 | 825 | 99.76 | 158.14 | 79.35 | 78.22 | 3.53 | 8.25 |

521 690

表 21　哈尔滨市香坊区 2016 年

| 部位 | ICD－10 | 男女合计 | | | | | | | 发病数 | 构成（%） |
|---|---|---|---|---|---|---|---|---|---|---|
| | | 发病数 | 构成（%） | 粗率（1/10⁵） | 中标率（1/10⁵） | 世标率（1/10⁵） | 累积率（%） | | | |
| | | | | | | | 0－64 | 0－74 | | |
| 唇 | C00 | 0 | 0.00 | 0.00 | 0.00 | 0.00 | 0.00 | 0.00 | 0 | 0.00 |
| 舌 | C01－C02 | 5 | 0.21 | 0.67 | 0.45 | 0.38 | 0.03 | 0.03 | 4 | 0.32 |
| 口 | C03－C06 | 2 | 0.09 | 0.27 | 0.13 | 0.13 | 0.01 | 0.01 | 2 | 0.16 |
| 唾液腺 | C07－C08 | 8 | 0.34 | 1.07 | 0.81 | 0.83 | 0.06 | 0.09 | 4 | 0.32 |
| 扁桃腺 | C09 | 0 | 0.00 | 0.00 | 0.00 | 0.00 | 0.00 | 0.00 | 0 | 0.00 |
| 其他的口咽 | C10 | 3 | 0.13 | 0.40 | 0.22 | 0.23 | 0.01 | 0.04 | 2 | 0.16 |
| 鼻咽 | C11 | 11 | 0.47 | 1.47 | 0.83 | 0.81 | 0.07 | 0.08 | 9 | 0.73 |
| 喉咽 | C12－C13 | 2 | 0.09 | 0.27 | 0.13 | 0.13 | 0.01 | 0.01 | 2 | 0.16 |
| 咽,部位不明 | C14 | 4 | 0.17 | 0.54 | 0.26 | 0.27 | 0.02 | 0.03 | 4 | 0.32 |
| 食管 | C15 | 63 | 2.69 | 8.45 | 4.18 | 4.30 | 0.28 | 0.50 | 55 | 4.45 |
| 胃 | C16 | 201 | 8.58 | 26.95 | 13.69 | 13.56 | 0.77 | 1.67 | 129 | 10.45 |
| 小肠 | C17 | 7 | 0.30 | 0.94 | 0.50 | 0.45 | 0.01 | 0.07 | 4 | 0.32 |
| 结肠 | C18 | 165 | 7.04 | 22.12 | 10.87 | 10.97 | 0.51 | 1.40 | 102 | 8.26 |
| 直肠 | C19－C20 | 161 | 6.87 | 21.59 | 10.81 | 10.86 | 0.62 | 1.32 | 110 | 8.91 |
| 肛门 | C21 | 9 | 0.38 | 1.21 | 0.62 | 0.58 | 0.02 | 0.06 | 7 | 0.57 |
| 肝脏 | C22 | 201 | 8.58 | 26.95 | 14.10 | 14.24 | 0.95 | 1.62 | 144 | 11.66 |
| 胆囊及其他 | C23－C24 | 12 | 0.51 | 1.61 | 0.84 | 0.79 | 0.06 | 0.08 | 8 | 0.65 |
| 胰腺 | C25 | 71 | 3.03 | 9.52 | 4.73 | 4.67 | 0.21 | 0.59 | 48 | 3.89 |
| 鼻,鼻窦及其他 | C30－C31 | 3 | 0.13 | 0.40 | 0.35 | 0.28 | 0.02 | 0.02 | 2 | 0.16 |
| 喉 | C32 | 35 | 1.49 | 4.69 | 2.35 | 2.38 | 0.17 | 0.28 | 25 | 2.02 |
| 气管,支气管,肺 | C33－C34 | 559 | 23.85 | 74.95 | 36.64 | 36.64 | 1.71 | 4.33 | 314 | 25.43 |
| 其他的胸腔器官 | C37－C38 | 16 | 0.68 | 2.15 | 1.10 | 1.14 | 0.07 | 0.15 | 8 | 0.65 |
| 骨 | C40－C41 | 17 | 0.73 | 2.28 | 1.16 | 1.16 | 0.08 | 0.14 | 10 | 0.81 |
| 皮肤的黑色素瘤 | C43 | 1 | 0.04 | 0.13 | 0.09 | 0.09 | 0.00 | 0.02 | 0 | 0.00 |
| 其他的皮肤 | C44 | 6 | 0.26 | 0.80 | 0.42 | 0.45 | 0.01 | 0.07 | 2 | 0.16 |
| 间皮瘤 | C45 | 0 | 0.00 | 0.00 | 0.00 | 0.00 | 0.00 | 0.00 | 0 | 0.00 |
| 卡波氏肉瘤 | C46 | 0 | 0.00 | 0.00 | 0.00 | 0.00 | 0.00 | 0.00 | 0 | 0.00 |
| 周围神经,结缔,软组织 | C47;C49 | 9 | 0.38 | 1.21 | 0.69 | 0.67 | 0.06 | 0.07 | 3 | 0.24 |
| 乳房 | C50 | 198 | 8.45 | 26.55 | 16.55 | 15.30 | 1.24 | 1.65 | 0 | 0.00 |
| 外阴 | C51 | 1 | 0.04 | 0.13 | 0.28 | 0.30 | 0.02 | 0.02 | 0 | 0.00 |
| 阴道 | C52 | 1 | 0.04 | 0.13 | 0.06 | 0.07 | 0.01 | 0.01 | 0 | 0.00 |

恶性肿瘤发病主要指标

| 男性 | | | | | 女性 | | | | | | |
|---|---|---|---|---|---|---|---|---|---|---|---|
| 粗率<br>(1/10⁵) | 中标率<br>(1/10⁵) | 世标率<br>(1/10⁵) | 累积率(%) | | 发病数 | 构成<br>(%) | 粗率<br>(1/10⁵) | 中标率<br>(1/10⁵) | 世标率<br>(1/10⁵) | 累积率(%) | |
| | | | 0-64 | 0-74 | | | | | | 0-64 | 0-74 |
| 0.00 | 0.00 | 0.00 | 0.00 | 0.00 | 0 | 0.00 | 0.00 | 0.00 | 0.00 | 0.00 | 0.00 |
| 1.09 | 0.67 | 0.63 | 0.05 | 0.05 | 1 | 0.09 | 0.26 | 0.27 | 0.16 | 0.01 | 0.01 |
| 0.55 | 0.25 | 0.26 | 0.03 | 0.03 | 0 | 0.00 | 0.00 | 0.00 | 0.00 | 0.00 | 0.00 |
| 1.09 | 0.60 | 0.58 | 0.06 | 0.06 | 4 | 0.36 | 1.05 | 0.93 | 0.98 | 0.05 | 0.11 |
| 0.00 | 0.00 | 0.00 | 0.00 | 0.00 | 0 | 0.00 | 0.00 | 0.00 | 0.00 | 0.00 | 0.00 |
| 0.55 | 0.32 | 0.34 | 0.02 | 0.05 | 1 | 0.09 | 0.26 | 0.14 | 0.13 | 0.00 | 0.03 |
| 2.46 | 1.42 | 1.36 | 0.10 | 0.13 | 2 | 0.18 | 0.53 | 0.26 | 0.28 | 0.03 | 0.03 |
| 0.55 | 0.25 | 0.26 | 0.03 | 0.03 | 0 | 0.00 | 0.00 | 0.00 | 0.00 | 0.00 | 0.00 |
| 1.09 | 0.57 | 0.60 | 0.04 | 0.07 | 0 | 0.00 | 0.00 | 0.00 | 0.00 | 0.00 | 0.00 |
| 15.03 | 7.85 | 8.10 | 0.56 | 0.94 | 8 | 0.72 | 2.11 | 0.92 | 0.89 | 0.02 | 0.10 |
| 35.26 | 18.81 | 19.16 | 1.00 | 2.56 | 72 | 6.49 | 18.95 | 9.50 | 8.90 | 0.56 | 0.93 |
| 1.09 | 0.51 | 0.46 | 0.01 | 0.05 | 3 | 0.27 | 0.79 | 0.49 | 0.45 | 0.02 | 0.08 |
| 27.88 | 14.68 | 14.75 | 0.61 | 1.84 | 63 | 5.68 | 16.58 | 7.69 | 7.77 | 0.42 | 1.03 |
| 30.07 | 16.02 | 16.07 | 0.85 | 2.03 | 51 | 4.60 | 13.42 | 6.36 | 6.38 | 0.39 | 0.72 |
| 1.91 | 1.13 | 1.11 | 0.03 | 0.14 | 2 | 0.18 | 0.53 | 0.17 | 0.13 | 0.00 | 0.00 |
| 39.36 | 21.49 | 21.71 | 1.60 | 2.41 | 57 | 5.14 | 15.00 | 7.15 | 7.21 | 0.32 | 0.89 |
| 2.19 | 1.29 | 1.19 | 0.09 | 0.13 | 4 | 0.36 | 1.05 | 0.40 | 0.40 | 0.03 | 0.03 |
| 13.12 | 7.03 | 6.87 | 0.33 | 0.86 | 23 | 2.07 | 6.05 | 2.69 | 2.73 | 0.10 | 0.35 |
| 0.55 | 0.51 | 0.40 | 0.03 | 0.03 | 1 | 0.09 | 0.26 | 0.19 | 0.19 | 0.01 | 0.01 |
| 6.83 | 3.58 | 3.70 | 0.24 | 0.47 | 10 | 0.90 | 2.63 | 1.28 | 1.23 | 0.11 | 0.11 |
| 85.83 | 44.90 | 45.27 | 2.29 | 5.34 | 245 | 22.09 | 64.48 | 29.57 | 29.19 | 1.19 | 3.46 |
| 2.19 | 1.20 | 1.29 | 0.07 | 0.18 | 8 | 0.72 | 2.11 | 1.02 | 1.01 | 0.06 | 0.12 |
| 2.73 | 1.36 | 1.28 | 0.06 | 0.14 | 7 | 0.63 | 1.84 | 1.00 | 1.05 | 0.09 | 0.15 |
| 0.00 | 0.00 | 0.00 | 0.00 | 0.00 | 1 | 0.09 | 0.26 | 0.16 | 0.17 | 0.00 | 0.03 |
| 0.55 | 0.28 | 0.33 | 0.00 | 0.04 | 4 | 0.36 | 1.05 | 0.55 | 0.56 | 0.03 | 0.09 |
| 0.00 | 0.00 | 0.00 | 0.00 | 0.00 | 0 | 0.00 | 0.00 | 0.00 | 0.00 | 0.00 | 0.00 |
| 0.00 | 0.00 | 0.00 | 0.00 | 0.00 | 0 | 0.00 | 0.00 | 0.00 | 0.00 | 0.00 | 0.00 |
| 0.82 | 0.36 | 0.36 | 0.03 | 0.03 | 6 | 0.54 | 1.58 | 1.01 | 0.98 | 0.08 | 0.10 |
| 0.00 | 0.00 | 0.00 | 0.00 | 0.00 | 198 | 17.85 | 52.11 | 32.13 | 29.63 | 2.42 | 3.17 |
| 0.00 | 0.00 | 0.00 | 0.00 | 0.00 | 1 | 0.09 | 0.26 | 0.51 | 0.54 | 0.03 | 0.03 |
| 0.00 | 0.00 | 0.00 | 0.00 | 0.00 | 1 | 0.09 | 0.26 | 0.12 | 0.13 | 0.02 | 0.02 |

续表

| 部位 | ICD－10 | 男女合计 | | | | | | | | 发病数 | 构成（%） |
|---|---|---|---|---|---|---|---|---|---|---|---|
| | | 发病数 | 构成（%） | 粗率（1/10⁵） | 中标率（1/10⁵） | 世标率（1/10⁵） | 累积率（%） | | | | |
| | | | | | | | 0－64 | 0－74 | | | |
| 子宫颈 | C53 | 60 | 2.56 | 8.04 | 4.70 | 4.46 | 0.30 | 0.51 | 0 | 0.00 |
| 子宫体 | C54 | 16 | 0.68 | 2.15 | 1.20 | 1.15 | 0.08 | 0.14 | 0 | 0.00 |
| 子宫,部位不明 | C55 | 0 | 0.00 | 0.00 | 0.00 | 0.00 | 0.00 | 0.00 | 0 | 0.00 |
| 卵巢 | C56 | 29 | 1.24 | 3.89 | 2.24 | 2.16 | 0.13 | 0.23 | 0 | 0.00 |
| 其他的女性生殖器 | C57 | 3 | 0.13 | 0.40 | 0.27 | 0.26 | 0.02 | 0.02 | 0 | 0.00 |
| 胎盘 | C58 | 0 | 0.00 | 0.00 | 0.00 | 0.00 | 0.00 | 0.00 | 0 | 0.00 |
| 阴茎 | C60 | 0 | 0.00 | 0.00 | 0.00 | 0.00 | 0.00 | 0.00 | 0 | 0.00 |
| 前列腺 | C61 | 35 | 1.49 | 4.69 | 2.28 | 2.32 | 0.08 | 0.31 | 35 | 2.83 |
| 睾丸 | C62 | 1 | 0.04 | 0.13 | 0.09 | 0.09 | 0.00 | 0.02 | 1 | 0.08 |
| 其他的男性生殖器 | C63 | 0 | 0.00 | 0.00 | 0.00 | 0.00 | 0.00 | 0.00 | 0 | 0.00 |
| 肾 | C64 | 52 | 2.22 | 6.97 | 3.52 | 3.54 | 0.24 | 0.43 | 35 | 2.83 |
| 肾盂 | C65 | 8 | 0.34 | 1.07 | 0.56 | 0.54 | 0.02 | 0.07 | 6 | 0.49 |
| 输尿管 | C66 | 2 | 0.09 | 0.27 | 0.11 | 0.11 | 0.01 | 0.01 | 1 | 0.08 |
| 膀胱 | C67 | 59 | 2.52 | 7.91 | 3.76 | 3.54 | 0.13 | 0.39 | 40 | 3.24 |
| 其他的泌尿器官 | C68 | 2 | 0.09 | 0.27 | 0.12 | 0.11 | 0.00 | 0.02 | 1 | 0.08 |
| 眼 | C69 | 3 | 0.13 | 0.40 | 0.30 | 0.53 | 0.02 | 0.02 | 1 | 0.08 |
| 脑,神经系统 | C70－C72 | 33 | 1.41 | 4.42 | 2.41 | 2.19 | 0.16 | 0.23 | 16 | 1.30 |
| 甲状腺 | C73 | 143 | 6.10 | 19.17 | 15.03 | 12.78 | 1.11 | 1.14 | 25 | 2.02 |
| 肾上腺 | C74 | 1 | 0.04 | 0.13 | 0.07 | 0.06 | 0.01 | 0.01 | 0 | 0.00 |
| 其他的内分泌腺 | C75 | 4 | 0.17 | 0.54 | 0.31 | 0.34 | 0.01 | 0.06 | 2 | 0.16 |
| 霍奇金病 | C81 | 0 | 0.00 | 0.00 | 0.00 | 0.00 | 0.00 | 0.00 | 0 | 0.00 |
| 非霍奇金淋巴瘤 | C82－C85;C96 | 19 | 0.81 | 2.55 | 1.32 | 1.23 | 0.06 | 0.15 | 11 | 0.89 |
| 免疫增生性疾病 | C88 | 0 | 0.00 | 0.00 | 0.00 | 0.00 | 0.00 | 0.00 | 0 | 0.00 |
| 多发性骨髓瘤 | C90 | 0 | 0.00 | 0.00 | 0.00 | 0.00 | 0.00 | 0.00 | 0 | 0.00 |
| 淋巴样白血病 | C91 | 0 | 0.00 | 0.00 | 0.00 | 0.00 | 0.00 | 0.00 | 0 | 0.00 |
| 髓样白血病 | C92－C94 | 1 | 0.04 | 0.13 | 0.16 | 0.11 | 0.01 | 0.01 | 1 | 0.08 |
| 白血病,未特指 | C95 | 35 | 1.49 | 4.69 | 3.32 | 3.09 | 0.18 | 0.36 | 27 | 2.19 |
| 其他的或未指明部位 | O&U | 67 | 2.86 | 8.98 | 4.98 | 4.91 | 0.33 | 0.58 | 35 | 2.83 |
| 所有部位合计 | ALL | 2 344 | 100.00 | 314.28 | 169.61 | 165.19 | 9.94 | 19.07 | 1 235 | 100.00 |
| 所有部位除外 C44 | ALLbC44 | 2 338 | 99.74 | 313.48 | 169.20 | 164.74 | 9.93 | 19.00 | 1 233 | 99.84 |
| 人口数 | POPU | 745 820 | | | | | | | 365 838 | |

| 男性 | | | | | 发病数 | 构成（%） | 女性 | | | | |
|---|---|---|---|---|---|---|---|---|---|---|---|
| 粗率（1/10⁵） | 中标率（1/10⁵） | 世标率（1/10⁵） | 累积率(%) 0-64 | 0-74 | | | 粗率（1/10⁵） | 中标率（1/10⁵） | 世标率（1/10⁵） | 累积率(%) 0-64 | 0-74 |
| 0.00 | 0.00 | 0.00 | 0.00 | 0.00 | 60 | 5.41 | 15.79 | 9.13 | 8.65 | 0.60 | 0.97 |
| 0.00 | 0.00 | 0.00 | 0.00 | 0.00 | 16 | 1.44 | 4.21 | 2.29 | 2.20 | 0.16 | 0.27 |
| 0.00 | 0.00 | 0.00 | 0.00 | 0.00 | 0 | 0.00 | 0.00 | 0.00 | 0.00 | 0.00 | 0.00 |
| 0.00 | 0.00 | 0.00 | 0.00 | 0.00 | 29 | 2.61 | 7.63 | 4.27 | 4.12 | 0.26 | 0.44 |
| 0.00 | 0.00 | 0.00 | 0.00 | 0.00 | 3 | 0.27 | 0.79 | 0.53 | 0.51 | 0.05 | 0.05 |
| 0.00 | 0.00 | 0.00 | 0.00 | 0.00 | 0 | 0.00 | 0.00 | 0.00 | 0.00 | 0.00 | 0.00 |
| 0.00 | 0.00 | 0.00 | 0.00 | 0.00 | 0 | 0.00 | 0.00 | 0.00 | 0.00 | 0.00 | 0.00 |
| 9.57 | 5.03 | 5.09 | 0.18 | 0.69 | 0 | 0.00 | 0.00 | 0.00 | 0.00 | 0.00 | 0.00 |
| 0.27 | 0.19 | 0.21 | 0.00 | 0.03 | 0 | 0.00 | 0.00 | 0.00 | 0.00 | 0.00 | 0.00 |
| 0.00 | 0.00 | 0.00 | 0.00 | 0.00 | 0 | 0.00 | 0.00 | 0.00 | 0.00 | 0.00 | 0.00 |
| 9.57 | 4.92 | 5.05 | 0.30 | 0.64 | 17 | 1.53 | 4.47 | 2.37 | 2.29 | 0.19 | 0.25 |
| 1.64 | 0.99 | 0.94 | 0.02 | 0.13 | 2 | 0.18 | 0.53 | 0.21 | 0.21 | 0.02 | 0.02 |
| 0.27 | 0.12 | 0.09 | 0.00 | 0.00 | 1 | 0.09 | 0.26 | 0.12 | 0.15 | 0.02 | 0.02 |
| 10.93 | 5.61 | 5.33 | 0.20 | 0.62 | 19 | 1.71 | 5.00 | 2.20 | 2.01 | 0.07 | 0.19 |
| 0.27 | 0.12 | 0.09 | 0.00 | 0.00 | 1 | 0.09 | 0.26 | 0.14 | 0.13 | 0.00 | 0.03 |
| 0.27 | 0.10 | 0.07 | 0.00 | 0.00 | 2 | 0.18 | 0.53 | 0.54 | 1.05 | 0.04 | 0.04 |
| 4.37 | 2.34 | 2.08 | 0.10 | 0.21 | 17 | 1.53 | 4.47 | 2.58 | 2.40 | 0.22 | 0.25 |
| 6.83 | 6.69 | 5.57 | 0.43 | 0.46 | 118 | 10.64 | 31.05 | 23.38 | 20.00 | 1.78 | 1.81 |
| 0.00 | 0.00 | 0.00 | 0.00 | 0.00 | 1 | 0.09 | 0.13 | 0.13 | 0.01 | 0.01 | |
| 0.55 | 0.33 | 0.37 | 0.02 | 0.06 | 2 | 0.18 | 0.53 | 0.29 | 0.30 | 0.00 | 0.06 |
| 0.00 | 0.00 | 0.00 | 0.00 | 0.00 | 0 | 0.00 | 0.00 | 0.00 | 0.00 | 0.00 | 0.00 |
| 3.01 | 1.56 | 1.46 | 0.06 | 0.18 | 8 | 0.72 | 2.11 | 1.12 | 1.04 | 0.06 | 0.13 |
| 0.00 | 0.00 | 0.00 | 0.00 | 0.00 | 0 | 0.00 | 0.00 | 0.00 | 0.00 | 0.00 | 0.00 |
| 0.00 | 0.00 | 0.00 | 0.00 | 0.00 | 0 | 0.00 | 0.00 | 0.00 | 0.00 | 0.00 | 0.00 |
| 0.00 | 0.00 | 0.00 | 0.00 | 0.00 | 0 | 0.00 | 0.00 | 0.00 | 0.00 | 0.00 | 0.00 |
| 0.27 | 0.32 | 0.22 | 0.02 | 0.02 | 0 | 0.00 | 0.00 | 0.00 | 0.00 | 0.00 | 0.00 |
| 7.38 | 5.61 | 5.33 | 0.32 | 0.59 | 8 | 0.72 | 2.11 | 1.35 | 1.16 | 0.06 | 0.15 |
| 9.57 | 5.81 | 5.59 | 0.28 | 0.75 | 32 | 2.89 | 8.42 | 4.26 | 4.33 | 0.37 | 0.46 |
| 337.58 | 184.83 | 183.55 | 10.08 | 21.99 | 1 109 | 100.00 | 291.86 | 159.40 | 151.77 | 9.89 | 16.77 |
| 337.03 | 184.55 | 183.22 | 10.08 | 21.95 | 1 105 | 99.64 | 290.80 | 158.85 | 151.21 | 9.86 | 16.68 |

379 982

表22　哈尔滨市香坊区2016年

| 部位 | ICD－10 | 男女合计 | | | | | | | 死亡数 | 构成（%） |
|---|---|---|---|---|---|---|---|---|---|---|
| | | 死亡数 | 构成（%） | 粗率（1/10⁵） | 中标率（1/10⁵） | 世标率（1/10⁵） | 累积率（%）0－64 | 0－74 | | |
| 唇 | C00 | 0 | 0.00 | 0.00 | 0.00 | 0.00 | 0.00 | 0.00 | 0 | 0.00 |
| 舌 | C01－C02 | 3 | 0.22 | 0.40 | 0.22 | 0.23 | 0.03 | 0.03 | 1 | 0.12 |
| 口 | C03－C06 | 0 | 0.00 | 0.00 | 0.00 | 0.00 | 0.00 | 0.00 | 0 | 0.00 |
| 唾液腺 | C07－C08 | 3 | 0.22 | 0.40 | 0.28 | 0.24 | 0.02 | 0.02 | 2 | 0.24 |
| 扁桃腺 | C09 | 0 | 0.00 | 0.00 | 0.00 | 0.00 | 0.00 | 0.00 | 0 | 0.00 |
| 其他的口咽 | C10 | 3 | 0.22 | 0.40 | 0.20 | 0.21 | 0.02 | 0.03 | 2 | 0.24 |
| 鼻咽 | C11 | 3 | 0.22 | 0.40 | 0.28 | 0.24 | 0.01 | 0.03 | 3 | 0.36 |
| 喉咽 | C12－C13 | 0 | 0.00 | 0.00 | 0.00 | 0.00 | 0.00 | 0.00 | 0 | 0.00 |
| 咽，部位不明 | C14 | 4 | 0.29 | 0.54 | 0.28 | 0.31 | 0.03 | 0.04 | 4 | 0.48 |
| 食管 | C15 | 43 | 3.15 | 5.77 | 2.69 | 2.83 | 0.22 | 0.30 | 40 | 4.76 |
| 胃 | C16 | 129 | 9.46 | 17.30 | 8.25 | 8.29 | 0.48 | 0.94 | 94 | 11.18 |
| 小肠 | C17 | 9 | 0.66 | 1.21 | 0.59 | 0.59 | 0.01 | 0.10 | 6 | 0.71 |
| 结肠 | C18 | 44 | 3.23 | 5.90 | 2.60 | 2.59 | 0.07 | 0.21 | 25 | 2.97 |
| 直肠 | C19－C20 | 56 | 4.11 | 7.51 | 3.43 | 3.36 | 0.10 | 0.37 | 40 | 4.76 |
| 肛门 | C21 | 8 | 0.59 | 1.07 | 0.47 | 0.43 | 0.01 | 0.04 | 5 | 0.59 |
| 肝脏 | C22 | 193 | 14.15 | 25.88 | 13.27 | 13.25 | 0.85 | 1.45 | 137 | 16.29 |
| 胆囊及其他 | C23－C24 | 12 | 0.88 | 1.61 | 0.75 | 0.74 | 0.04 | 0.07 | 7 | 0.83 |
| 胰腺 | C25 | 69 | 5.06 | 9.25 | 4.32 | 4.23 | 0.15 | 0.51 | 42 | 4.99 |
| 鼻，鼻窦及其他 | C30－C31 | 0 | 0.00 | 0.00 | 0.00 | 0.00 | 0.00 | 0.00 | 0 | 0.00 |
| 喉 | C32 | 26 | 1.91 | 3.49 | 1.65 | 1.68 | 0.09 | 0.17 | 22 | 2.62 |
| 气管,支气管,肺 | C33－C34 | 478 | 35.04 | 64.09 | 30.02 | 30.27 | 1.14 | 3.48 | 277 | 32.94 |
| 其他的胸腔器官 | C37－C38 | 12 | 0.88 | 1.61 | 0.76 | 0.76 | 0.04 | 0.09 | 7 | 0.83 |
| 骨 | C40－C41 | 16 | 1.17 | 2.15 | 1.09 | 1.10 | 0.07 | 0.15 | 11 | 1.31 |
| 皮肤的黑色素瘤 | C43 | 1 | 0.07 | 0.13 | 0.05 | 0.04 | 0.00 | 0.00 | 0 | 0.00 |
| 其他的皮肤 | C44 | 1 | 0.07 | 0.13 | 0.05 | 0.04 | 0.00 | 0.00 | 1 | 0.12 |
| 间皮瘤 | C45 | 1 | 0.07 | 0.13 | 0.05 | 0.04 | 0.00 | 0.00 | 0 | 0.00 |
| 卡波氏肉瘤 | C46 | 0 | 0.00 | 0.00 | 0.00 | 0.00 | 0.00 | 0.00 | 0 | 0.00 |
| 周围神经,结缔,软组织 | C47;C49 | 1 | 0.07 | 0.13 | 0.05 | 0.04 | 0.00 | 0.00 | 1 | 0.12 |
| 乳房 | C50 | 37 | 2.71 | 4.96 | 2.61 | 2.51 | 0.15 | 0.26 | 0 | 0.00 |
| 外阴 | C51 | 1 | 0.07 | 0.13 | 0.56 | 0.50 | 0.03 | 0.03 | 0 | 0.00 |
| 阴道 | C52 | 0 | 0.00 | 0.00 | 0.00 | 0.00 | 0.00 | 0.00 | 0 | 0.00 |

恶性肿瘤死亡主要指标

| 男性 | | | | | 女性 | | | | | | |
| 粗率 (1/10⁵) | 中标率 (1/10⁵) | 世标率 (1/10⁵) | 累积率(%) 0-64 | 累积率(%) 0-74 | 死亡数 | 构成 (%) | 粗率 (1/10⁵) | 中标率 (1/10⁵) | 世标率 (1/10⁵) | 累积率(%) 0-64 | 累积率(%) 0-74 |
|---|---|---|---|---|---|---|---|---|---|---|---|
| 0.00 | 0.00 | 0.00 | 0.00 | 0.00 | 0 | 0.00 | 0.00 | 0.00 | 0.00 | 0.00 | 0.00 |
| 0.27 | 0.19 | 0.18 | 0.01 | 0.01 | 2 | 0.38 | 0.53 | 0.24 | 0.28 | 0.03 | 0.03 |
| 0.00 | 0.00 | 0.00 | 0.00 | 0.00 | 0 | 0.00 | 0.00 | 0.00 | 0.00 | 0.00 | 0.00 |
| 0.55 | 0.25 | 0.26 | 0.03 | 0.03 | 1 | 0.19 | 0.26 | 0.31 | 0.21 | 0.02 | 0.02 |
| 0.00 | 0.00 | 0.00 | 0.00 | 0.00 | 0 | 0.00 | 0.00 | 0.00 | 0.00 | 0.00 | 0.00 |
| 0.55 | 0.25 | 0.27 | 0.03 | 0.03 | 1 | 0.19 | 0.26 | 0.14 | 0.13 | 0.00 | 0.03 |
| 0.82 | 0.58 | 0.50 | 0.03 | 0.06 | 0 | 0.00 | 0.00 | 0.00 | 0.00 | 0.00 | 0.00 |
| 0.00 | 0.00 | 0.00 | 0.00 | 0.00 | 0 | 0.00 | 0.00 | 0.00 | 0.00 | 0.00 | 0.00 |
| 1.09 | 0.60 | 0.67 | 0.06 | 0.09 | 0 | 0.00 | 0.00 | 0.00 | 0.00 | 0.00 | 0.00 |
| 10.93 | 5.35 | 5.66 | 0.45 | 0.60 | 3 | 0.57 | 0.79 | 0.33 | 0.30 | 0.20 | 0.03 |
| 25.69 | 13.43 | 13.71 | 0.79 | 1.69 | 35 | 6.69 | 9.21 | 3.83 | 3.65 | 0.20 | 0.30 |
| 1.64 | 0.81 | 0.81 | 0.01 | 0.10 | 3 | 0.57 | 0.79 | 0.41 | 0.40 | 0.00 | 0.10 |
| 6.83 | 3.27 | 3.26 | 0.12 | 0.23 | 19 | 3.63 | 5.00 | 2.01 | 2.00 | 0.03 | 0.19 |
| 10.93 | 5.68 | 5.65 | 0.16 | 0.68 | 16 | 3.06 | 4.21 | 1.58 | 1.46 | 0.05 | 0.11 |
| 1.37 | 0.72 | 0.71 | 0.02 | 0.09 | 3 | 0.57 | 0.79 | 0.25 | 0.19 | 0.00 | 0.03 |
| 37.45 | 20.20 | 20.09 | 1.42 | 2.19 | 56 | 10.71 | 14.74 | 6.82 | 6.87 | 0.30 | 0.77 |
| 1.91 | 0.90 | 0.93 | 0.02 | 0.10 | 5 | 0.96 | 1.32 | 0.62 | 0.59 | 0.05 | 0.05 |
| 11.48 | 5.58 | 5.34 | 0.20 | 0.59 | 27 | 5.16 | 7.11 | 3.23 | 3.28 | 0.10 | 0.43 |
| 0.00 | 0.00 | 0.00 | 0.00 | 0.00 | 0 | 0.00 | 0.00 | 0.00 | 0.00 | 0.00 | 0.00 |
| 6.01 | 3.10 | 3.26 | 0.18 | 0.36 | 4 | 0.76 | 1.05 | 0.34 | 0.27 | 0.00 | 0.00 |
| 75.72 | 38.57 | 39.40 | 1.68 | 4.56 | 201 | 38.43 | 52.90 | 22.57 | 22.26 | 0.65 | 2.55 |
| 1.91 | 0.97 | 0.97 | 0.05 | 0.11 | 5 | 0.96 | 1.32 | 0.56 | 0.57 | 0.03 | 0.06 |
| 3.01 | 1.63 | 1.57 | 0.07 | 0.23 | 5 | 0.96 | 1.32 | 0.66 | 0.72 | 0.07 | 0.09 |
| 0.00 | 0.00 | 0.00 | 0.00 | 0.00 | 1 | 0.19 | 0.26 | 0.09 | 0.07 | 0.00 | 0.00 |
| 0.27 | 0.12 | 0.09 | 0.00 | 0.00 | 0 | 0.00 | 0.00 | 0.00 | 0.00 | 0.00 | 0.00 |
| 0.00 | 0.00 | 0.00 | 0.00 | 0.00 | 1 | 0.19 | 0.26 | 0.08 | 0.06 | 0.00 | 0.00 |
| 0.00 | 0.00 | 0.00 | 0.00 | 0.00 | 0 | 0.00 | 0.00 | 0.00 | 0.00 | 0.00 | 0.00 |
| 0.27 | 0.12 | 0.09 | 0.00 | 0.00 | 0 | 0.00 | 0.00 | 0.00 | 0.00 | 0.00 | 0.00 |
| 0.00 | 0.00 | 0.00 | 0.00 | 0.00 | 37 | 7.07 | 9.74 | 4.97 | 4.77 | 0.30 | 0.50 |
| 0.00 | 0.00 | 0.00 | 0.00 | 0.00 | 1 | 0.19 | 0.26 | 1.23 | 1.10 | 0.06 | 0.06 |
| 0.00 | 0.00 | 0.00 | 0.00 | 0.00 | 0 | 0.00 | 0.00 | 0.00 | 0.00 | 0.00 | 0.00 |

续表

| 部位 | ICD-10 | 男女合计 | | | | | | | 死亡数 | 构成(%) |
| | | 死亡数 | 构成(%) | 粗率(1/10⁵) | 中标率(1/10⁵) | 世标率(1/10⁵) | 累积率(%) 0-64 | 累积率(%) 0-74 | | |
|---|---|---|---|---|---|---|---|---|---|---|
| 子宫颈 | C53 | 24 | 1.76 | 3.22 | 1.94 | 1.77 | 0.11 | 0.20 | 0 | 0.00 |
| 子宫体 | C54 | 3 | 0.22 | 0.40 | 0.17 | 0.17 | 0.02 | 0.02 | 0 | 0.00 |
| 子宫,部位不明 | C55 | 0 | 0.00 | 0.00 | 0.00 | 0.00 | 0.00 | 0.00 | 0 | 0.00 |
| 卵巢 | C56 | 18 | 1.32 | 2.41 | 1.14 | 1.14 | 0.04 | 0.10 | 0 | 0.00 |
| 其他的女性生殖器 | C57 | 0 | 0.00 | 0.00 | 0.00 | 0.00 | 0.00 | 0.00 | 0 | 0.00 |
| 胎盘 | C58 | 0 | 0.00 | 0.00 | 0.00 | 0.00 | 0.00 | 0.00 | 0 | 0.00 |
| 阴茎 | C60 | 0 | 0.00 | 0.00 | 0.00 | 0.00 | 0.00 | 0.00 | 0 | 0.00 |
| 前列腺 | C61 | 19 | 1.39 | 2.55 | 1.08 | 1.04 | 0.02 | 0.11 | 19 | 2.26 |
| 睾丸 | C62 | 1 | 0.07 | 0.13 | 0.09 | 0.09 | 0.00 | 0.02 | 1 | 0.12 |
| 其他的男性生殖器 | C63 | 0 | 0.00 | 0.00 | 0.00 | 0.00 | 0.00 | 0.00 | 0 | 0.00 |
| 肾 | C64 | 17 | 1.25 | 2.28 | 1.17 | 1.16 | 0.07 | 0.12 | 13 | 1.55 |
| 肾盂 | C65 | 7 | 0.51 | 0.94 | 0.46 | 0.46 | 0.01 | 0.06 | 6 | 0.71 |
| 输尿管 | C66 | 0 | 0.00 | 0.00 | 0.00 | 0.00 | 0.00 | 0.00 | 0 | 0.00 |
| 膀胱 | C67 | 28 | 2.05 | 3.75 | 1.70 | 1.65 | 0.02 | 0.19 | 18 | 2.14 |
| 其他的泌尿器官 | C68 | 0 | 0.00 | 0.00 | 0.00 | 0.00 | 0.00 | 0.00 | 0 | 0.00 |
| 眼 | C69 | 0 | 0.00 | 0.00 | 0.00 | 0.00 | 0.00 | 0.00 | 0 | 0.00 |
| 脑,神经系统 | C70-C72 | 12 | 0.88 | 1.61 | 0.84 | 0.72 | 0.04 | 0.08 | 8 | 0.95 |
| 甲状腺 | C73 | 8 | 0.59 | 1.07 | 0.55 | 0.53 | 0.03 | 0.06 | 3 | 0.36 |
| 肾上腺 | C74 | 0 | 0.00 | 0.00 | 0.00 | 0.00 | 0.00 | 0.00 | 0 | 0.00 |
| 其他的内分泌腺 | C75 | 1 | 0.07 | 0.13 | 0.07 | 0.08 | 0.01 | 0.01 | 1 | 0.12 |
| 霍奇金病 | C81 | 0 | 0.00 | 0.00 | 0.00 | 0.00 | 0.00 | 0.00 | 0 | 0.00 |
| 非霍奇金淋巴瘤 | C82-C85;C96 | 19 | 1.39 | 2.55 | 1.55 | 1.39 | 0.08 | 0.16 | 11 | 1.31 |
| 免疫增生性疾病 | C88 | 0 | 0.00 | 0.00 | 0.00 | 0.00 | 0.00 | 0.00 | 0 | 0.00 |
| 多发性骨髓瘤 | C90 | 2 | 0.15 | 0.27 | 0.12 | 0.11 | 0.00 | 0.02 | 2 | 0.24 |
| 淋巴样白血病 | C91 | 4 | 0.29 | 0.54 | 0.29 | 0.27 | 0.02 | 0.03 | 1 | 0.12 |
| 髓样白血病 | C92-C94 | 0 | 0.00 | 0.00 | 0.00 | 0.00 | 0.00 | 0.00 | 0 | 0.00 |
| 白血病,未特指 | C95 | 12 | 0.88 | 1.61 | 1.18 | 1.07 | 0.06 | 0.09 | 9 | 1.07 |
| 其他的或未指明部位 | O&U | 36 | 2.64 | 4.83 | 2.65 | 2.55 | 0.15 | 0.31 | 22 | 2.62 |
| 所有部位合计 | ALL | 1 364 | 100.00 | 182.89 | 89.50 | 88.72 | 4.21 | 9.89 | 841 | 100.00 |
| 所有部位除外 C44 | ALLbC44 | 1 363 | 99.93 | 182.75 | 89.45 | 88.69 | 4.21 | 9.89 | 840 | 99.88 |
| 人口数 | POPU | 745 820 | | | | | | | 365 838 | |

| 男性 | | | | | 死亡数 | 构成 | 女性 | | | | |
| 粗率 (1/10⁵) | 中标率 (1/10⁵) | 世标率 (1/10⁵) | 累积率(%) 0-64 | 0-74 | | (%) | 粗率 (1/10⁵) | 中标率 (1/10⁵) | 世标率 (1/10⁵) | 累积率(%) 0-64 | 0-74 |
| --- | --- | --- | --- | --- | --- | --- | --- | --- | --- | --- | --- |
| 0.00 | 0.00 | 0.00 | 0.00 | 0.00 | 24 | 4.59 | 6.32 | 3.73 | 3.39 | 0.22 | 0.38 |
| 0.00 | 0.00 | 0.00 | 0.00 | 0.00 | 3 | 0.57 | 0.79 | 0.32 | 0.32 | 0.03 | 0.03 |
| 0.00 | 0.00 | 0.00 | 0.00 | 0.00 | 0 | 0.00 | 0.00 | 0.00 | 0.00 | 0.00 | 0.00 |
| 0.00 | 0.00 | 0.00 | 0.00 | 0.00 | 18 | 3.44 | 4.74 | 2.12 | 2.13 | 0.07 | 0.19 |
| 0.00 | 0.00 | 0.00 | 0.00 | 0.00 | 0 | 0.00 | 0.00 | 0.00 | 0.00 | 0.00 | 0.00 |
| 0.00 | 0.00 | 0.00 | 0.00 | 0.00 | 0 | 0.00 | 0.00 | 0.00 | 0.00 | 0.00 | 0.00 |
| 0.00 | 0.00 | 0.00 | 0.00 | 0.00 | 0 | 0.00 | 0.00 | 0.00 | 0.00 | 0.00 | 0.00 |
| 5.19 | 2.38 | 2.29 | 0.04 | 0.25 | 0 | 0.00 | 0.00 | 0.00 | 0.00 | 0.00 | 0.00 |
| 0.27 | 0.19 | 0.21 | 0.00 | 0.03 | 0 | 0.00 | 0.00 | 0.00 | 0.00 | 0.00 | 0.00 |
| 0.00 | 0.00 | 0.00 | 0.00 | 0.00 | 0 | 0.00 | 0.00 | 0.00 | 0.00 | 0.00 | 0.00 |
| 3.55 | 1.86 | 1.85 | 0.10 | 0.17 | 4 | 0.76 | 1.05 | 0.56 | 0.53 | 0.03 | 0.07 |
| 1.64 | 0.88 | 0.86 | 0.00 | 0.10 | 1 | 0.19 | 0.26 | 0.12 | 0.15 | 0.02 | 0.02 |
| 0.00 | 0.00 | 0.00 | 0.00 | 0.00 | 0 | 0.00 | 0.00 | 0.00 | 0.00 | 0.00 | 0.00 |
| 4.92 | 2.55 | 2.51 | 0.02 | 0.37 | 10 | 1.91 | 2.63 | 0.95 | 0.91 | 0.02 | 0.05 |
| 0.00 | 0.00 | 0.00 | 0.00 | 0.00 | 0 | 0.00 | 0.00 | 0.00 | 0.00 | 0.00 | 0.00 |
| 0.00 | 0.00 | 0.00 | 0.00 | 0.00 | 0 | 0.00 | 0.00 | 0.00 | 0.00 | 0.00 | 0.00 |
| 2.19 | 1.00 | 0.91 | 0.03 | 0.11 | 4 | 0.76 | 1.05 | 0.75 | 0.61 | 0.05 | 0.05 |
| 0.82 | 0.42 | 0.41 | 0.01 | 0.05 | 5 | 0.96 | 1.32 | 0.66 | 0.65 | 0.05 | 0.08 |
| 0.00 | 0.00 | 0.00 | 0.00 | 0.00 | 0 | 0.00 | 0.00 | 0.00 | 0.00 | 0.00 | 0.00 |
| 0.27 | 0.14 | 0.17 | 0.02 | 0.02 | 0 | 0.00 | 0.00 | 0.00 | 0.00 | 0.00 | 0.00 |
| 0.00 | 0.00 | 0.00 | 0.00 | 0.00 | 0 | 0.00 | 0.00 | 0.00 | 0.00 | 0.00 | 0.00 |
| 3.01 | 1.76 | 1.68 | 0.07 | 0.23 | 8 | 1.53 | 2.11 | 1.38 | 1.16 | 0.08 | 0.11 |
| 0.00 | 0.00 | 0.00 | 0.00 | 0.00 | 0 | 0.00 | 0.00 | 0.00 | 0.00 | 0.00 | 0.00 |
| 0.55 | 0.27 | 0.24 | 0.00 | 0.04 | 0 | 0.00 | 0.00 | 0.00 | 0.00 | 0.00 | 0.00 |
| 0.27 | 0.22 | 0.19 | 0.02 | 0.02 | 3 | 0.57 | 0.79 | 0.34 | 0.33 | 0.02 | 0.05 |
| 0.00 | 0.00 | 0.00 | 0.00 | 0.00 | 0 | 0.00 | 0.00 | 0.00 | 0.00 | 0.00 | 0.00 |
| 2.46 | 2.03 | 1.86 | 0.10 | 0.14 | 3 | 0.57 | 0.79 | 0.44 | 0.39 | 0.02 | 0.05 |
| 6.01 | 3.52 | 3.38 | 0.17 | 0.45 | 14 | 2.68 | 3.68 | 1.89 | 1.82 | 0.12 | 0.18 |
| 229.88 | 119.55 | 119.97 | 5.93 | 13.74 | 523 | 100.00 | 137.64 | 63.53 | 61.57 | 2.62 | 6.57 |
| 229.61 | 119.43 | 119.88 | 5.93 | 13.74 | 523 | 100.00 | 137.64 | 63.53 | 61.57 | 2.62 | 6.57 |

379 982

表 **23**   哈尔滨市道里区 **2016** 年

| 部位 | ICD-10 | 男女合计 | | | | | | | | |
| --- | --- | --- | --- | --- | --- | --- | --- | --- | --- | --- |
| | | 发病数 | 构成（%） | 粗率（1/10⁵） | 中标率（1/10⁵） | 世标率（1/10⁵） | 累积率（%）0-64 | 0-74 | 发病数 | 构成（%） |
| 唇 | C00 | 0 | 0.00 | 0.00 | 0.00 | 0.00 | 0.00 | 0.00 | 0 | 0.00 |
| 舌 | C01-C02 | 5 | 0.22 | 0.67 | 0.33 | 0.33 | 0.03 | 0.05 | 4 | 0.34 |
| 口 | C03-C06 | 4 | 0.18 | 0.54 | 0.23 | 0.23 | 0.01 | 0.03 | 4 | 0.34 |
| 唾液腺 | C07-C08 | 4 | 0.18 | 0.54 | 0.19 | 0.20 | 0.02 | 0.02 | 3 | 0.25 |
| 扁桃腺 | C09 | 1 | 0.04 | 0.13 | 0.04 | 0.03 | 0.00 | 0.00 | 1 | 0.08 |
| 其他的口咽 | C10 | 3 | 0.13 | 0.40 | 0.16 | 0.17 | 0.02 | 0.02 | 3 | 0.25 |
| 鼻咽 | C11 | 8 | 0.35 | 1.08 | 0.50 | 0.50 | 0.03 | 0.07 | 5 | 0.42 |
| 喉咽 | C12-C13 | 0 | 0.00 | 0.00 | 0.00 | 0.00 | 0.00 | 0.00 | 0 | 0.00 |
| 咽，部位不明 | C14 | 4 | 0.18 | 0.54 | 0.22 | 0.21 | 0.01 | 0.02 | 3 | 0.25 |
| 食管 | C15 | 45 | 1.98 | 6.05 | 2.67 | 2.73 | 0.17 | 0.30 | 40 | 3.37 |
| 胃 | C16 | 169 | 7.45 | 22.71 | 10.39 | 10.43 | 0.56 | 1.19 | 103 | 8.67 |
| 小肠 | C17 | 8 | 0.35 | 1.08 | 0.42 | 0.44 | 0.02 | 0.04 | 3 | 0.25 |
| 结肠 | C18 | 144 | 6.35 | 19.35 | 8.87 | 8.75 | 0.48 | 1.00 | 82 | 6.90 |
| 直肠 | C19-C20 | 122 | 5.38 | 16.40 | 7.36 | 7.35 | 0.43 | 0.89 | 77 | 6.48 |
| 肛门 | C21 | 6 | 0.26 | 0.81 | 0.32 | 0.31 | 0.02 | 0.04 | 3 | 0.25 |
| 肝脏 | C22 | 181 | 7.98 | 24.33 | 11.73 | 11.97 | 0.71 | 1.40 | 136 | 11.45 |
| 胆囊及其他 | C23-C24 | 25 | 1.10 | 3.36 | 1.45 | 1.48 | 0.09 | 0.15 | 11 | 0.93 |
| 胰腺 | C25 | 82 | 3.61 | 11.02 | 5.15 | 5.07 | 0.29 | 0.58 | 43 | 3.62 |
| 鼻，鼻窦及其他 | C30-C31 | 5 | 0.22 | 0.67 | 0.35 | 0.30 | 0.02 | 0.02 | 3 | 0.25 |
| 喉 | C32 | 24 | 1.06 | 3.23 | 1.25 | 1.37 | 0.09 | 0.14 | 21 | 1.77 |
| 气管，支气管，肺 | C33-C34 | 525 | 23.14 | 70.56 | 31.37 | 31.85 | 1.59 | 3.81 | 320 | 26.94 |
| 其他的胸腔器官 | C37-C38 | 20 | 0.88 | 2.69 | 1.14 | 1.16 | 0.08 | 0.15 | 15 | 1.26 |
| 骨 | C40-C41 | 6 | 0.26 | 0.81 | 0.51 | 0.46 | 0.02 | 0.06 | 2 | 0.17 |
| 皮肤的黑色素瘤 | C43 | 1 | 0.04 | 0.13 | 0.05 | 0.06 | 0.01 | 0.01 | 1 | 0.08 |
| 其他的皮肤 | C44 | 9 | 0.40 | 1.21 | 0.62 | 0.57 | 0.03 | 0.06 | 4 | 0.34 |
| 间皮瘤 | C45 | 0 | 0.00 | 0.00 | 0.00 | 0.00 | 0.00 | 0.00 | 0 | 0.00 |
| 卡波氏肉瘤 | C46 | 0 | 0.00 | 0.00 | 0.00 | 0.00 | 0.00 | 0.00 | 0 | 0.00 |
| 周围神经，结缔、软组织 | C47;C49 | 9 | 0.40 | 1.21 | 1.10 | 1.36 | 0.08 | 0.10 | 3 | 0.25 |
| 乳房 | C50 | 170 | 7.49 | 22.85 | 13.77 | 12.67 | 1.03 | 1.37 | 1 | 0.08 |
| 外阴 | C51 | 4 | 0.18 | 0.54 | 0.33 | 0.31 | 0.02 | 0.03 | 0 | 0.00 |
| 阴道 | C52 | 0 | 0.00 | 0.00 | 0.00 | 0.00 | 0.00 | 0.00 | 0 | 0.00 |

**恶性肿瘤发病主要指标**

| 男性 | | | | | 发病数 | 构成 | 女性 | | | | |
| 粗率 (1/10⁵) | 中标率 (1/10⁵) | 世标率 (1/10⁵) | 累积率(%) 0-64 | 0-74 | | （%） | 粗率 (1/10⁵) | 中标率 (1/10⁵) | 世标率 (1/10⁵) | 累积率(%) 0-64 | 0-74 |
|---|---|---|---|---|---|---|---|---|---|---|---|
| 0.00 | 0.00 | 0.00 | 0.00 | 0.00 | 0 | 0.00 | 0.00 | 0.00 | 0.00 | 0.00 | 0.00 |
| 1.12 | 0.54 | 0.54 | 0.06 | 0.06 | 1 | 0.09 | 0.26 | 0.14 | 0.14 | 0.00 | 0.03 |
| 1.12 | 0.48 | 0.48 | 0.03 | 0.07 | 0 | 0.00 | 0.00 | 0.00 | 0.00 | 0.00 | 0.00 |
| 0.84 | 0.31 | 0.36 | 0.04 | 0.04 | 1 | 0.09 | 0.26 | 0.08 | 0.06 | 0.00 | 0.00 |
| 0.28 | 0.08 | 0.06 | 0.00 | 0.00 | 0 | 0.00 | 0.00 | 0.00 | 0.00 | 0.00 | 0.00 |
| 0.84 | 0.32 | 0.35 | 0.04 | 0.04 | 0 | 0.00 | 0.00 | 0.00 | 0.00 | 0.00 | 0.00 |
| 1.40 | 0.69 | 0.71 | 0.06 | 0.09 | 3 | 0.28 | 0.78 | 0.32 | 0.30 | 0.01 | 0.05 |
| 0.00 | 0.00 | 0.00 | 0.00 | 0.00 | 0 | 0.00 | 0.00 | 0.00 | 0.00 | 0.00 | 0.00 |
| 0.84 | 0.35 | 0.35 | 0.01 | 0.04 | 1 | 0.09 | 0.26 | 0.10 | 0.08 | 0.00 | 0.00 |
| 11.20 | 4.86 | 5.05 | 0.33 | 0.56 | 5 | 0.46 | 1.29 | 0.65 | 0.59 | 0.03 | 0.06 |
| 28.84 | 13.11 | 13.32 | 0.72 | 1.53 | 66 | 6.11 | 17.06 | 7.87 | 7.77 | 0.41 | 0.87 |
| 0.84 | 0.33 | 0.34 | 0.01 | 0.01 | 5 | 0.46 | 1.29 | 0.51 | 0.54 | 0.03 | 0.06 |
| 22.96 | 10.47 | 10.41 | 0.59 | 1.23 | 62 | 5.74 | 16.03 | 7.39 | 7.21 | 0.38 | 0.78 |
| 21.56 | 9.58 | 9.79 | 0.60 | 1.16 | 45 | 4.16 | 11.63 | 5.32 | 5.09 | 0.27 | 0.65 |
| 0.84 | 0.36 | 0.39 | 0.03 | 0.07 | 3 | 0.28 | 0.78 | 0.28 | 0.25 | 0.01 | 0.01 |
| 38.08 | 18.34 | 19.05 | 1.21 | 2.24 | 45 | 4.16 | 11.63 | 5.63 | 5.45 | 0.26 | 0.63 |
| 3.08 | 1.43 | 1.48 | 0.12 | 0.18 | 14 | 1.30 | 3.62 | 1.46 | 1.48 | 0.07 | 0.13 |
| 12.04 | 6.05 | 5.91 | 0.40 | 0.72 | 39 | 3.61 | 10.08 | 4.31 | 4.29 | 0.19 | 0.44 |
| 0.84 | 0.56 | 0.49 | 0.03 | 0.03 | 2 | 0.52 | 0.52 | 0.15 | 0.12 | 0.01 | 0.01 |
| 5.88 | 2.27 | 2.56 | 0.17 | 0.28 | 3 | 0.28 | 0.78 | 0.31 | 0.27 | 0.01 | 0.01 |
| 89.60 | 40.52 | 41.48 | 2.28 | 5.19 | 205 | 18.96 | 52.99 | 22.92 | 22.97 | 0.96 | 2.53 |
| 4.20 | 1.75 | 1.84 | 0.15 | 0.24 | 5 | 0.46 | 1.29 | 0.58 | 0.54 | 0.03 | 0.06 |
| 0.56 | 0.34 | 0.33 | 0.03 | 0.03 | 4 | 0.37 | 1.03 | 0.68 | 0.58 | 0.02 | 0.08 |
| 0.28 | 0.10 | 0.12 | 0.02 | 0.02 | 0 | 0.00 | 0.00 | 0.00 | 0.00 | 0.00 | 0.00 |
| 1.12 | 0.57 | 0.54 | 0.03 | 0.07 | 5 | 0.46 | 1.29 | 0.65 | 0.61 | 0.03 | 0.05 |
| 0.00 | 0.00 | 0.00 | 0.00 | 0.00 | 0 | 0.00 | 0.00 | 0.00 | 0.00 | 0.00 | 0.00 |
| 0.00 | 0.00 | 0.00 | 0.00 | 0.00 | 0 | 0.00 | 0.00 | 0.00 | 0.00 | 0.00 | 0.00 |
| 0.84 | 0.93 | 1.40 | 0.08 | 0.08 | 6 | 0.56 | 1.55 | 1.26 | 1.33 | 0.08 | 0.13 |
| 0.28 | 0.14 | 0.14 | 0.01 | 0.01 | 169 | 15.63 | 43.68 | 26.35 | 24.23 | 1.97 | 2.62 |
| 0.00 | 0.00 | 0.00 | 0.00 | 0.00 | 4 | 0.37 | 1.03 | 0.64 | 0.60 | 0.03 | 0.06 |
| 0.00 | 0.00 | 0.00 | 0.00 | 0.00 | 0 | 0.00 | 0.00 | 0.00 | 0.00 | 0.00 | 0.00 |

**续表**

| 部位 | ICD－10 | 男女合计 | | | | | | | | 发病数 | 构成<br>（％） |
| | | 发病数 | 构成<br>（％） | 粗率<br>（1/10$^5$） | 中标率<br>（1/10$^5$） | 世标率<br>（1/10$^5$） | 累积率（％） | | | |
| | | | | | | | 0－64 | 0－74 | | |
| 子宫颈 | C53 | 53 | 2.34 | 7.12 | 3.64 | 3.59 | 0.31 | 0.40 | 0 | 0.00 |
| 子宫体 | C54 | 28 | 1.23 | 3.76 | 1.83 | 1.88 | 0.14 | 0.24 | 0 | 0.00 |
| 子宫,部位不明 | C55 | 5 | 0.22 | 0.67 | 0.30 | 0.30 | 0.01 | 0.05 | 0 | 0.00 |
| 卵巢 | C56 | 41 | 1.81 | 5.51 | 3.11 | 2.88 | 0.20 | 0.31 | 0 | 0.00 |
| 其他的女性生殖器 | C57 | 1 | 0.04 | 0.13 | 0.05 | 0.06 | 0.01 | 0.01 | 0 | 0.00 |
| 胎盘 | C58 | 0 | 0.00 | 0.00 | 0.00 | 0.00 | 0.00 | 0.00 | 0 | 0.00 |
| 阴茎 | C60 | 3 | 0.13 | 0.40 | 0.15 | 0.17 | 0.02 | 0.02 | 3 | 0.25 |
| 前列腺 | C61 | 37 | 1.63 | 4.97 | 2.00 | 2.08 | 0.07 | 0.20 | 37 | 3.11 |
| 睾丸 | C62 | 2 | 0.09 | 0.27 | 0.30 | 0.30 | 0.02 | 0.02 | 2 | 0.17 |
| 其他的男性生殖器 | C63 | 0 | 0.00 | 0.00 | 0.00 | 0.00 | 0.00 | 0.00 | 0 | 0.00 |
| 肾 | C64 | 37 | 1.63 | 4.97 | 2.45 | 2.48 | 0.15 | 0.27 | 30 | 2.53 |
| 肾盂 | C65 | 8 | 0.35 | 1.08 | 0.48 | 0.53 | 0.01 | 0.08 | 2 | 0.17 |
| 输尿管 | C66 | 11 | 0.48 | 1.48 | 0.70 | 0.70 | 0.01 | 0.10 | 4 | 0.34 |
| 膀胱 | C67 | 52 | 2.29 | 6.99 | 3.36 | 3.30 | 0.14 | 0.39 | 39 | 3.28 |
| 其他的泌尿器官 | C68 | 0 | 0.00 | 0.00 | 0.00 | 0.00 | 0.00 | 0.00 | 0 | 0.00 |
| 眼 | C69 | 0 | 0.00 | 0.00 | 0.00 | 0.00 | 0.00 | 0.00 | 0 | 0.00 |
| 脑,神经系统 | C70－C72 | 35 | 1.54 | 4.70 | 3.14 | 3.16 | 0.19 | 0.30 | 15 | 1.26 |
| 甲状腺 | C73 | 132 | 5.82 | 17.74 | 14.11 | 12.09 | 0.98 | 1.12 | 36 | 3.03 |
| 肾上腺 | C74 | 7 | 0.31 | 0.94 | 0.54 | 0.48 | 0.03 | 0.04 | 5 | 0.42 |
| 其他的内分泌腺 | C75 | 3 | 0.13 | 0.40 | 0.22 | 0.22 | 0.00 | 0.05 | 1 | 0.08 |
| 霍奇金病 | C81 | 3 | 0.13 | 0.40 | 0.81 | 0.72 | 0.05 | 0.05 | 3 | 0.25 |
| 非霍奇金淋巴瘤 | C82－C85;C96 | 13 | 0.57 | 1.75 | 1.26 | 1.42 | 0.07 | 0.14 | 6 | 0.51 |
| 免疫增生性疾病 | C88 | 0 | 0.00 | 0.00 | 0.00 | 0.00 | 0.00 | 0.00 | 0 | 0.00 |
| 多发性骨髓瘤 | C90 | 7 | 0.31 | 0.94 | 0.46 | 0.45 | 0.04 | 0.05 | 4 | 0.34 |
| 淋巴样白血病 | C91 | 9 | 0.40 | 1.21 | 1.64 | 1.94 | 0.09 | 0.14 | 6 | 0.51 |
| 髓样白血病 | C92－C94 | 19 | 0.84 | 2.55 | 2.01 | 1.90 | 0.13 | 0.19 | 8 | 0.67 |
| 白血病,未特指 | C95 | 61 | 2.69 | 8.20 | 9.03 | 9.31 | 0.56 | 0.70 | 35 | 2.95 |
| 其他的或未指明部位 | O&U | 118 | 5.20 | 15.86 | 12.70 | 13.04 | 0.82 | 1.17 | 61 | 5.13 |
| 所有部位合计 | ALL | 2 269 | 100.00 | 304.96 | 164.80 | 163.31 | 9.92 | 17.59 | 1 188 | 100.00 |
| 所有部位除外 C44 | ALLbC44 | 2 260 | 99.60 | 303.75 | 164.19 | 162.74 | 9.89 | 17.53 | 1 184 | 99.66 |
| 人口数 | POPU | 744 022 | | | | | | | 357 133 | |

| 男性 | | | | | 女性 | | | | | | |
| --- | --- | --- | --- | --- | --- | --- | --- | --- | --- | --- | --- |
| 粗率<br>(1/10⁵) | 中标率<br>(1/10⁵) | 世标率<br>(1/10⁵) | 累积率(%) | | 发病数 | 构成<br>(%) | 粗率<br>(1/10⁵) | 中标率<br>(1/10⁵) | 世标率<br>(1/10⁵) | 累积率(%) | |
| | | | 0－64 | 0－74 | | | | | | 0－64 | 0－74 |
| 0.00 | 0.00 | 0.00 | 0.00 | 0.00 | 53 | 4.90 | 13.70 | 7.00 | 6.90 | 0.61 | 0.78 |
| 0.00 | 0.00 | 0.00 | 0.00 | 0.00 | 28 | 2.59 | 7.24 | 3.52 | 3.62 | 0.27 | 0.46 |
| 0.00 | 0.00 | 0.00 | 0.00 | 0.00 | 5 | 0.46 | 1.29 | 0.58 | 0.58 | 0.03 | 0.10 |
| 0.00 | 0.00 | 0.00 | 0.00 | 0.00 | 41 | 3.79 | 10.60 | 5.99 | 5.54 | 0.38 | 0.59 |
| 0.00 | 0.00 | 0.00 | 0.00 | 0.00 | 1 | 0.09 | 0.26 | 0.09 | 0.11 | 0.01 | 0.01 |
| 0.00 | 0.00 | 0.00 | 0.00 | 0.00 | 0 | 0.00 | 0.00 | 0.00 | 0.00 | 0.00 | 0.00 |
| 0.84 | 0.31 | 0.36 | 0.04 | 0.04 | 0 | 0.00 | 0.00 | 0.00 | 0.00 | 0.00 | 0.00 |
| 10.36 | 4.17 | 4.34 | 0.15 | 0.42 | 0 | 0.00 | 0.00 | 0.00 | 0.00 | 0.00 | 0.00 |
| 0.56 | 0.63 | 0.63 | 0.03 | 0.03 | 0 | 0.00 | 0.00 | 0.00 | 0.00 | 0.00 | 0.00 |
| 0.00 | 0.00 | 0.00 | 0.00 | 0.00 | | | | | | | |
| 8.40 | 4.01 | 4.09 | 0.28 | 0.44 | 7 | 0.65 | 1.81 | 1.02 | 0.98 | 0.03 | 0.11 |
| 0.56 | 0.31 | 0.30 | 0.00 | 0.08 | 6 | 0.56 | 1.55 | 0.64 | 0.74 | 0.03 | 0.09 |
| 1.12 | 0.50 | 0.50 | 0.01 | 0.08 | 7 | 0.65 | 1.81 | 0.88 | 0.89 | 0.01 | 0.12 |
| 10.92 | 5.48 | 5.39 | 0.24 | 0.65 | 13 | 1.20 | 3.36 | 1.40 | 1.37 | 0.04 | 0.16 |
| 0.00 | 0.00 | 0.00 | 0.00 | 0.00 | 0 | 0.00 | 0.00 | 0.00 | 0.00 | 0.00 | 0.00 |
| 0.00 | 0.00 | 0.00 | 0.00 | 0.00 | 0 | 0.00 | 0.00 | 0.00 | 0.00 | 0.00 | 0.00 |
| 4.20 | 2.36 | 2.09 | 0.14 | 0.20 | 20 | 1.85 | 5.17 | 3.89 | 4.23 | 0.24 | 0.40 |
| 10.08 | 9.89 | 8.24 | 0.63 | 0.66 | 96 | 8.88 | 24.81 | 18.01 | 15.63 | 1.30 | 1.55 |
| 1.40 | 0.94 | 0.80 | 0.06 | 0.06 | 2 | 0.52 | 0.52 | 0.17 | 0.18 | 0.00 | 0.00 |
| 0.28 | 0.16 | 0.17 | 0.00 | 0.03 | 2 | 0.19 | 0.52 | 0.29 | 0.28 | 0.00 | 0.07 |
| 0.84 | 1.68 | 1.51 | 0.09 | 0.09 | 0 | 0.00 | 0.00 | 0.00 | 0.00 | 0.00 | 0.00 |
| 1.68 | 1.24 | 1.30 | 0.06 | 0.15 | 7 | 0.65 | 1.81 | 1.29 | 1.53 | 0.08 | 0.14 |
| 0.00 | 0.00 | 0.00 | 0.00 | 0.00 | 0 | 0.00 | 0.00 | 0.00 | 0.00 | 0.00 | 0.00 |
| 1.12 | 0.48 | 0.46 | 0.04 | 0.04 | 3 | 0.28 | 0.78 | 0.44 | 0.44 | 0.03 | 0.05 |
| 1.68 | 2.45 | 2.65 | 0.12 | 0.21 | 3 | 0.28 | 0.78 | 0.89 | 1.27 | 0.06 | 0.08 |
| 2.24 | 2.04 | 1.90 | 0.14 | 0.17 | 11 | 1.02 | 2.84 | 1.97 | 1.90 | 0.13 | 0.22 |
| 9.80 | 12.16 | 12.56 | 0.71 | 0.91 | 26 | 2.41 | 6.72 | 6.13 | 6.29 | 0.41 | 0.51 |
| 17.08 | 15.59 | 16.24 | 1.01 | 1.35 | 57 | 5.27 | 14.73 | 10.02 | 10.07 | 0.64 | 1.00 |
| 332.65 | 178.87 | 181.01 | 10.83 | 19.63 | 1 081 | 100.00 | 279.41 | 151.85 | 147.05 | 9.08 | 15.71 |
| 331.53 | 178.30 | 180.47 | 10.80 | 19.56 | 1 076 | 99.54 | 278.12 | 151.19 | 146.44 | 9.05 | 15.66 |
| | | | | | 386 889 | | | | | | |

表 24　哈尔滨市道里区 2016 年

| 部位 | ICD-10 | 男女合计 | | | | | | | | |
|---|---|---|---|---|---|---|---|---|---|---|
| | | 死亡数 | 构成 (%) | 粗率 (1/10⁵) | 中标率 (1/10⁵) | 世标率 (1/10⁵) | 累积率(%) | | 死亡数 | 构成 (%) |
| | | | | | | | 0-64 | 0-74 | | |
| 唇 | C00 | 0 | 0.00 | 0.00 | 0.00 | 0.00 | 0.00 | 0.00 | 0 | 0.00 |
| 舌 | C01-C02 | 2 | 0.14 | 0.27 | 0.14 | 0.14 | 0.01 | 0.02 | 1 | 0.12 |
| 口 | C03-C06 | 5 | 0.35 | 0.67 | 0.29 | 0.28 | 0.01 | 0.04 | 5 | 0.59 |
| 唾液腺 | C07-C08 | 4 | 0.28 | 0.54 | 0.21 | 0.18 | 0.00 | 0.02 | 1 | 0.12 |
| 扁桃腺 | C09 | 1 | 0.07 | 0.13 | 0.04 | 0.03 | 0.00 | 0.00 | 1 | 0.12 |
| 其他的口咽 | C10 | 2 | 0.14 | 0.27 | 0.16 | 0.16 | 0.02 | 0.02 | 2 | 0.24 |
| 鼻咽 | C11 | 3 | 0.21 | 0.40 | 0.16 | 0.16 | 0.01 | 0.03 | 2 | 0.24 |
| 喉咽 | C12-C13 | 0 | 0.00 | 0.00 | 0.00 | 0.00 | 0.00 | 0.00 | 0 | 0.00 |
| 咽,部位不明 | C14 | 5 | 0.35 | 0.67 | 0.27 | 0.28 | 0.03 | 0.03 | 5 | 0.59 |
| 食管 | C15 | 47 | 3.27 | 6.32 | 2.78 | 2.84 | 0.17 | 0.37 | 42 | 4.99 |
| 胃 | C16 | 132 | 9.19 | 17.74 | 7.83 | 7.63 | 0.37 | 0.83 | 82 | 9.74 |
| 小肠 | C17 | 7 | 0.49 | 0.94 | 0.38 | 0.42 | 0.03 | 0.05 | 4 | 0.48 |
| 结肠 | C18 | 86 | 5.98 | 11.56 | 4.75 | 4.87 | 0.16 | 0.53 | 48 | 5.70 |
| 直肠 | C19-C20 | 55 | 3.83 | 7.39 | 3.31 | 3.24 | 0.12 | 0.36 | 32 | 3.80 |
| 肛门 | C21 | 6 | 0.42 | 0.81 | 0.29 | 0.30 | 0.03 | 0.03 | 5 | 0.59 |
| 肝脏 | C22 | 149 | 10.37 | 20.03 | 9.64 | 9.89 | 0.59 | 1.08 | 113 | 13.42 |
| 胆囊及其他 | C23-C24 | 18 | 1.25 | 2.42 | 0.97 | 0.99 | 0.04 | 0.10 | 5 | 0.59 |
| 胰腺 | C25 | 77 | 5.36 | 10.35 | 4.57 | 4.60 | 0.23 | 0.49 | 44 | 5.23 |
| 鼻,鼻窦及其他 | C30-C31 | 0 | 0.00 | 0.00 | 0.00 | 0.00 | 0.00 | 0.00 | 0 | 0.00 |
| 喉 | C32 | 19 | 1.32 | 2.55 | 1.11 | 1.14 | 0.09 | 0.13 | 16 | 1.90 |
| 气管,支气管,肺 | C33-C34 | 504 | 35.07 | 67.74 | 29.87 | 29.98 | 1.30 | 3.47 | 305 | 36.22 |
| 其他的胸腔器官 | C37-C38 | 10 | 0.70 | 1.34 | 0.53 | 0.54 | 0.04 | 0.07 | 6 | 0.71 |
| 骨 | C40-C41 | 9 | 0.63 | 1.21 | 0.66 | 0.62 | 0.02 | 0.07 | 3 | 0.36 |
| 皮肤的黑色素瘤 | C43 | 0 | 0.00 | 0.00 | 0.00 | 0.00 | 0.00 | 0.00 | 0 | 0.00 |
| 其他的皮肤 | C44 | 3 | 0.21 | 0.40 | 0.49 | 0.45 | 0.03 | 0.03 | 0 | 0.00 |
| 间皮瘤 | C45 | 0 | 0.00 | 0.00 | 0.00 | 0.00 | 0.00 | 0.00 | 0 | 0.00 |
| 卡波氏肉瘤 | C46 | 0 | 0.00 | 0.00 | 0.00 | 0.00 | 0.00 | 0.00 | 0 | 0.00 |
| 周围神经,结缔,软组织 | C47;C49 | 7 | 0.49 | 0.94 | 1.03 | 1.27 | 0.07 | 0.07 | 4 | 0.48 |
| 乳房 | C50 | 48 | 3.34 | 6.45 | 3.13 | 3.05 | 0.20 | 0.31 | 1 | 0.12 |
| 外阴 | C51 | 1 | 0.07 | 0.13 | 0.05 | 0.04 | 0.00 | 0.00 | 0 | 0.00 |
| 阴道 | C52 | 0 | 0.00 | 0.00 | 0.00 | 0.00 | 0.00 | 0.00 | 0 | 0.00 |

恶性肿瘤死亡主要指标

| 男性 | | | | | 女性 | | | | | | |
| 粗率 (1/10$^5$) | 中标率 (1/10$^5$) | 世标率 (1/10$^5$) | 累积率(%) 0-64 | 累积率(%) 0-74 | 死亡数 | 构成 (%) | 粗率 (1/10$^5$) | 中标率 (1/10$^5$) | 世标率 (1/10$^5$) | 累积率(%) 0-64 | 累积率(%) 0-74 |
|---|---|---|---|---|---|---|---|---|---|---|---|
| 0.00 | 0.00 | 0.00 | 0.00 | 0.00 | 0 | 0.00 | 0.00 | 0.00 | 0.00 | 0.00 | 0.00 |
| 0.28 | 0.14 | 0.14 | 0.01 | 0.01 | 1 | 0.17 | 0.26 | 0.14 | 0.14 | 0.00 | 0.03 |
| 1.40 | 0.61 | 0.59 | 0.02 | 0.08 | 0 | 0.00 | 0.00 | 0.00 | 0.00 | 0.00 | 0.00 |
| 0.28 | 0.15 | 0.15 | 0.00 | 0.04 | 3 | 0.50 | 0.78 | 0.26 | 0.20 | 0.00 | 0.00 |
| 0.28 | 0.08 | 0.06 | 0.00 | 0.00 | 0 | 0.00 | 0.00 | 0.00 | 0.00 | 0.00 | 0.00 |
| 0.56 | 0.34 | 0.33 | 0.03 | 0.03 | 0 | 0.00 | 0.00 | 0.00 | 0.00 | 0.00 | 0.00 |
| 0.56 | 0.18 | 0.18 | 0.02 | 0.02 | 1 | 0.17 | 0.26 | 0.14 | 0.14 | 0.00 | 0.03 |
| 0.00 | 0.00 | 0.00 | 0.00 | 0.00 | 0 | 0.00 | 0.00 | 0.00 | 0.00 | 0.00 | 0.00 |
| 1.40 | 0.55 | 0.58 | 0.04 | 0.07 | 0 | 0.00 | 0.00 | 0.00 | 0.00 | 0.00 | 0.00 |
| 11.76 | 5.22 | 5.41 | 0.34 | 0.72 | 5 | 0.84 | 1.29 | 0.52 | 0.47 | 0.01 | 0.05 |
| 22.96 | 10.36 | 9.96 | 0.47 | 1.04 | 50 | 8.40 | 12.92 | 5.48 | 5.47 | 0.29 | 0.63 |
| 1.12 | 0.43 | 0.48 | 0.04 | 0.04 | 3 | 0.50 | 0.78 | 0.34 | 0.36 | 0.03 | 0.06 |
| 13.44 | 5.46 | 5.65 | 0.20 | 0.53 | 38 | 6.39 | 9.82 | 4.10 | 4.14 | 0.14 | 0.52 |
| 8.96 | 4.12 | 4.09 | 0.17 | 0.45 | 23 | 3.87 | 5.94 | 2.57 | 2.46 | 0.07 | 0.29 |
| 1.40 | 0.50 | 0.54 | 0.06 | 0.06 | 1 | 0.17 | 0.26 | 0.10 | 0.08 | 0.00 | 0.00 |
| 31.64 | 14.87 | 15.73 | 0.98 | 1.76 | 36 | 6.05 | 9.30 | 4.81 | 4.51 | 0.22 | 0.46 |
| 1.40 | 0.52 | 0.50 | 0.04 | 0.04 | 13 | 2.18 | 3.36 | 1.38 | 1.44 | 0.04 | 0.15 |
| 12.32 | 5.86 | 5.80 | 0.35 | 0.72 | 33 | 5.55 | 8.53 | 3.39 | 3.49 | 0.11 | 0.28 |
| 0.00 | 0.00 | 0.00 | 0.00 | 0.00 | 0 | 0.00 | 0.00 | 0.00 | 0.00 | 0.00 | 0.00 |
| 4.48 | 1.88 | 2.01 | 0.16 | 0.26 | 3 | 0.50 | 0.78 | 0.40 | 0.33 | 0.02 | 0.02 |
| 85.40 | 38.94 | 39.17 | 1.94 | 4.82 | 199 | 33.45 | 51.44 | 21.50 | 21.50 | 0.71 | 2.23 |
| 1.68 | 0.66 | 0.70 | 0.06 | 0.09 | 4 | 0.67 | 1.03 | 0.42 | 0.39 | 0.01 | 0.05 |
| 0.84 | 0.41 | 0.40 | 0.01 | 0.04 | 6 | 1.01 | 1.55 | 0.90 | 0.83 | 0.02 | 0.09 |
| 0.00 | 0.00 | 0.00 | 0.00 | 0.00 | 0 | 0.00 | 0.00 | 0.00 | 0.00 | 0.00 | 0.00 |
| 0.00 | 0.00 | 0.00 | 0.00 | 0.00 | 3 | 0.50 | 0.78 | 0.94 | 0.86 | 0.05 | 0.05 |
| 0.00 | 0.00 | 0.00 | 0.00 | 0.00 | 0 | 0.00 | 0.00 | 0.00 | 0.00 | 0.00 | 0.00 |
| 0.00 | 0.00 | 0.00 | 0.00 | 0.00 | 0 | 0.00 | 0.00 | 0.00 | 0.00 | 0.00 | 0.00 |
| 1.12 | 1.03 | 1.52 | 0.09 | 0.09 | 3 | 0.50 | 0.78 | 1.02 | 1.05 | 0.05 | 0.05 |
| 0.28 | 0.10 | 0.12 | 0.02 | 0.02 | 47 | 7.90 | 12.15 | 5.92 | 5.75 | 0.38 | 0.58 |
| 0.00 | 0.00 | 0.00 | 0.00 | 0.00 | 1 | 0.17 | 0.26 | 0.10 | 0.08 | 0.00 | 0.00 |
| 0.00 | 0.00 | 0.00 | 0.00 | 0.00 | 0 | 0.00 | 0.00 | 0.00 | 0.00 | 0.00 | 0.00 |

续表

| 部位 | ICD-10 | 男女合计 | | | | | | | | 死亡数 | 构成（%） |
|---|---|---|---|---|---|---|---|---|---|---|---|
| | | 死亡数 | 构成（%） | 粗率（1/10⁵） | 中标率（1/10⁵） | 世标率（1/10⁵） | 累积率（%） | | | | |
| | | | | | | | 0-64 | 0-74 | | | |
| 子宫颈 | C53 | 20 | 1.39 | 2.69 | 1.49 | 1.38 | 0.11 | 0.15 | 0 | 0.00 |
| 子宫体 | C54 | 12 | 0.84 | 1.61 | 0.76 | 0.75 | 0.06 | 0.09 | 0 | 0.00 |
| 子宫,部位不明 | C55 | 2 | 0.14 | 0.27 | 0.13 | 0.11 | 0.00 | 0.02 | 0 | 0.00 |
| 卵巢 | C56 | 22 | 1.53 | 2.96 | 1.60 | 1.53 | 0.10 | 0.18 | 0 | 0.00 |
| 其他的女性生殖器 | C57 | 0 | 0.00 | 0.00 | 0.00 | 0.00 | 0.00 | 0.00 | 0 | 0.00 |
| 胎盘 | C58 | 0 | 0.00 | 0.00 | 0.00 | 0.00 | 0.00 | 0.00 | 0 | 0.00 |
| 阴茎 | C60 | 1 | 0.07 | 0.13 | 0.05 | 0.06 | 0.01 | 0.01 | 1 | 0.12 |
| 前列腺 | C61 | 22 | 1.53 | 2.96 | 1.11 | 1.06 | 0.02 | 0.09 | 22 | 2.61 |
| 睾丸 | C62 | 1 | 0.07 | 0.13 | 0.17 | 0.10 | 0.01 | 0.01 | 1 | 0.12 |
| 其他的男性生殖器 | C63 | 0 | 0.00 | 0.00 | 0.00 | 0.00 | 0.00 | 0.00 | 0 | 0.00 |
| 肾 | C64 | 13 | 0.90 | 1.75 | 0.67 | 0.72 | 0.04 | 0.06 | 10 | 1.19 |
| 肾盂 | C65 | 4 | 0.28 | 0.54 | 0.28 | 0.24 | 0.01 | 0.03 | 2 | 0.24 |
| 输尿管 | C66 | 4 | 0.28 | 0.54 | 0.22 | 0.21 | 0.01 | 0.02 | 2 | 0.24 |
| 膀胱 | C67 | 20 | 1.39 | 2.69 | 1.19 | 1.12 | 0.04 | 0.13 | 13 | 1.54 |
| 其他的泌尿器官 | C68 | 1 | 0.07 | 0.13 | 0.07 | 0.07 | 0.01 | 0.01 | 1 | 0.12 |
| 眼 | C69 | 0 | 0.00 | 0.00 | 0.00 | 0.00 | 0.00 | 0.00 | 0 | 0.00 |
| 脑,神经系统 | C70-C72 | 19 | 1.32 | 2.55 | 1.44 | 1.28 | 0.11 | 0.13 | 13 | 1.54 |
| 甲状腺 | C73 | 8 | 0.56 | 1.08 | 0.54 | 0.50 | 0.03 | 0.04 | 3 | 0.36 |
| 肾上腺 | C74 | 6 | 0.42 | 0.81 | 0.47 | 0.42 | 0.02 | 0.05 | 1 | 0.12 |
| 其他的内分泌腺 | C75 | 2 | 0.14 | 0.27 | 0.13 | 0.12 | 0.00 | 0.01 | 1 | 0.12 |
| 霍奇金病 | C81 | 2 | 0.14 | 0.27 | 0.09 | 0.09 | 0.01 | 0.01 | 1 | 0.12 |
| 非霍奇金淋巴瘤 | C82-C85;C96 | 12 | 0.84 | 1.61 | 1.04 | 1.18 | 0.06 | 0.13 | 8 | 0.95 |
| 免疫增生性疾病 | C88 | 0 | 0.00 | 0.00 | 0.00 | 0.00 | 0.00 | 0.00 | 0 | 0.00 |
| 多发性骨髓瘤 | C90 | 2 | 0.14 | 0.27 | 0.12 | 0.12 | 0.01 | 0.01 | 1 | 0.12 |
| 淋巴样白血病 | C91 | 1 | 0.07 | 0.13 | 0.25 | 0.26 | 0.02 | 0.02 | 1 | 0.12 |
| 髓样白血病 | C92-C94 | 4 | 0.28 | 0.54 | 0.35 | 0.31 | 0.02 | 0.04 | 0 | 0.00 |
| 白血病,未特指 | C95 | 6 | 0.42 | 0.81 | 0.86 | 0.91 | 0.06 | 0.06 | 4 | 0.48 |
| 其他的或未指明部位 | O&U | 53 | 3.69 | 7.12 | 4.22 | 3.96 | 0.26 | 0.43 | 30 | 3.56 |
| 所有部位合计 | ALL | 1 437 | 100.00 | 193.14 | 89.93 | 89.59 | 4.56 | 9.86 | 842 | 100.00 |
| 所有部位除外 C44 | ALLbC44 | 1 434 | 99.79 | 192.74 | 89.44 | 89.14 | 4.54 | 9.83 | 842 | 100.00 |
| 人口数 | POPU | 744 022 | | | | | | | 357 133 | |

| 男性 | | | | | 死亡数 | 构成 | 女性 | | | | |
|---|---|---|---|---|---|---|---|---|---|---|---|
| 粗率 (1/10^5) | 中标率 (1/10^5) | 世标率 (1/10^5) | 累积率(%) 0-64 | 累积率(%) 0-74 | | (%) | 粗率 (1/10^5) | 中标率 (1/10^5) | 世标率 (1/10^5) | 累积率(%) 0-64 | 累积率(%) 0-74 |
| 0.00 | 0.00 | 0.00 | 0.00 | 0.00 | 20 | 3.36 | 5.17 | 2.87 | 2.66 | 0.22 | 0.29 |
| 0.00 | 0.00 | 0.00 | 0.00 | 0.00 | 12 | 2.02 | 3.10 | 1.47 | 1.45 | 0.11 | 0.16 |
| 0.00 | 0.00 | 0.00 | 0.00 | 0.00 | 2 | 0.34 | 0.52 | 0.25 | 0.22 | 0.00 | 0.03 |
| 0.00 | 0.00 | 0.00 | 0.00 | 0.00 | 22 | 3.70 | 5.69 | 3.08 | 2.95 | 0.19 | 0.34 |
| 0.00 | 0.00 | 0.00 | 0.00 | 0.00 | 0 | 0.00 | 0.00 | 0.00 | 0.00 | 0.00 | 0.00 |
| 0.00 | 0.00 | 0.00 | 0.00 | 0.00 | 0 | 0.00 | 0.00 | 0.00 | 0.00 | 0.00 | 0.00 |
| 0.28 | 0.10 | 0.12 | 0.02 | 0.02 | 0 | 0.00 | 0.00 | 0.00 | 0.00 | 0.00 | 0.00 |
| 6.16 | 2.31 | 2.21 | 0.04 | 0.18 | 0 | 0.00 | 0.00 | 0.00 | 0.00 | 0.00 | 0.00 |
| 0.28 | 0.35 | 0.21 | 0.02 | 0.02 | 0 | 0.00 | 0.00 | 0.00 | 0.00 | 0.00 | 0.00 |
| 0.00 | 0.00 | 0.00 | 0.00 | 0.00 | 0 | 0.00 | 0.00 | 0.00 | 0.00 | 0.00 | 0.00 |
| 2.80 | 1.15 | 1.20 | 0.08 | 0.11 | 3 | 0.50 | 0.78 | 0.23 | 0.27 | 0.01 | 0.01 |
| 0.56 | 0.39 | 0.36 | 0.02 | 0.05 | 2 | 0.34 | 0.52 | 0.18 | 0.14 | 0.00 | 0.00 |
| 0.56 | 0.19 | 0.18 | 0.01 | 0.01 | 2 | 0.34 | 0.52 | 0.25 | 0.24 | 0.00 | 0.03 |
| 3.64 | 1.72 | 1.64 | 0.06 | 0.20 | 7 | 1.18 | 1.81 | 0.70 | 0.64 | 0.03 | 0.06 |
| 0.28 | 0.14 | 0.14 | 0.01 | 0.01 | 0 | 0.00 | 0.00 | 0.00 | 0.00 | 0.00 | 0.00 |
| 0.00 | 0.00 | 0.00 | 0.00 | 0.00 | 0 | 0.00 | 0.00 | 0.00 | 0.00 | 0.00 | 0.00 |
| 3.64 | 1.99 | 1.77 | 0.14 | 0.18 | 6 | 1.01 | 1.55 | 0.93 | 0.82 | 0.09 | 0.09 |
| 0.84 | 0.41 | 0.40 | 0.01 | 0.04 | 5 | 0.84 | 1.29 | 0.66 | 0.59 | 0.04 | 0.04 |
| 0.28 | 0.16 | 0.17 | 0.00 | 0.03 | 5 | 0.84 | 1.29 | 0.76 | 0.65 | 0.04 | 0.07 |
| 0.28 | 0.16 | 0.17 | 0.00 | 0.03 | 1 | 0.17 | 0.26 | 0.10 | 0.08 | 0.00 | 0.00 |
| 0.28 | 0.08 | 0.06 | 0.00 | 0.00 | 1 | 0.17 | 0.26 | 0.10 | 0.11 | 0.01 | 0.01 |
| 2.24 | 1.18 | 1.20 | 0.06 | 0.18 | 4 | 0.67 | 1.03 | 0.92 | 1.16 | 0.06 | 0.08 |
| 0.00 | 0.00 | 0.00 | 0.00 | 0.00 | 0 | 0.00 | 0.00 | 0.00 | 0.00 | 0.00 | 0.00 |
| 0.28 | 0.14 | 0.14 | 0.01 | 0.01 | 1 | 0.17 | 0.26 | 0.10 | 0.11 | 0.01 | 0.01 |
| 0.28 | 0.52 | 0.55 | 0.03 | 0.03 | 0 | 0.00 | 0.00 | 0.00 | 0.00 | 0.00 | 0.00 |
| 0.00 | 0.00 | 0.00 | 0.00 | 0.00 | 4 | 0.67 | 1.03 | 0.67 | 0.59 | 0.05 | 0.07 |
| 1.12 | 1.58 | 1.65 | 0.10 | 0.10 | 2 | 0.34 | 0.52 | 0.19 | 0.22 | 0.03 | 0.03 |
| 8.40 | 5.03 | 4.93 | 0.32 | 0.51 | 23 | 3.87 | 5.94 | 3.47 | 3.06 | 0.20 | 0.35 |
| 235.77 | 110.04 | 111.23 | 6.00 | 12.66 | 595 | 100.00 | 153.79 | 71.37 | 69.64 | 3.24 | 7.27 |
| 235.77 | 110.04 | 111.23 | 6.00 | 12.66 | 592 | 99.50 | 153.02 | 70.43 | 68.78 | 3.19 | 7.22 |

386 889

表 25　牡丹江市爱民区 2016 年

| 部位 | ICD – 10 | 男女合计 | | | | | | | | |
|------|----------|--------|--------|--------|--------|--------|--------|--------|--------|--------|
| | | 发病数 | 构成<br>（%） | 粗率<br>（1/10<sup>5</sup>） | 中标率<br>（1/10<sup>5</sup>） | 世标率<br>（1/10<sup>5</sup>） | 累积率（%） | | 发病数 | 构成<br>（%） |
| | | | | | | | 0 – 64 | 0 – 74 | | |
| 唇 | C00 | 0 | 0.00 | 0.00 | 0.00 | 0.00 | 0.00 | 0.00 | 0 | 0.00 |
| 舌 | C01 – C02 | 10 | 1.11 | 3.68 | 2.44 | 2.45 | 0.19 | 0.28 | 10 | 2.29 |
| 口 | C03 – C06 | 0 | 0.00 | 0.00 | 0.00 | 0.00 | 0.00 | 0.00 | 0 | 0.00 |
| 唾液腺 | C07 – C08 | 1 | 0.11 | 0.37 | 0.18 | 0.19 | 0.02 | 0.02 | 1 | 0.23 |
| 扁桃腺 | C09 | 0 | 0.00 | 0.00 | 0.00 | 0.00 | 0.00 | 0.00 | 0 | 0.00 |
| 其他的口咽 | C10 | 0 | 0.00 | 0.00 | 0.00 | 0.00 | 0.00 | 0.00 | 0 | 0.00 |
| 鼻咽 | C11 | 3 | 0.33 | 1.10 | 0.74 | 0.66 | 0.04 | 0.04 | 2 | 0.46 |
| 喉咽 | C12 – C13 | 4 | 0.44 | 1.47 | 0.86 | 0.85 | 0.05 | 0.10 | 4 | 0.92 |
| 咽，部位不明 | C14 | 1 | 0.11 | 0.37 | 0.24 | 0.23 | 0.02 | 0.02 | 1 | 0.23 |
| 食管 | C15 | 15 | 1.66 | 5.52 | 3.23 | 3.32 | 0.20 | 0.39 | 12 | 2.75 |
| 胃 | C16 | 65 | 7.21 | 23.90 | 14.09 | 14.47 | 0.64 | 1.66 | 46 | 10.53 |
| 小肠 | C17 | 4 | 0.44 | 1.47 | 0.76 | 0.70 | 0.04 | 0.04 | 2 | 0.46 |
| 结肠 | C18 | 49 | 5.44 | 18.02 | 11.16 | 11.33 | 0.54 | 1.30 | 23 | 5.26 |
| 直肠 | C19 – C20 | 56 | 6.22 | 20.59 | 12.81 | 12.94 | 0.59 | 1.22 | 30 | 6.86 |
| 肛门 | C21 | 2 | 0.22 | 0.74 | 0.42 | 0.43 | 0.04 | 0.04 | 2 | 0.46 |
| 肝脏 | C22 | 72 | 7.99 | 26.48 | 15.40 | 15.22 | 0.95 | 1.71 | 51 | 11.67 |
| 胆囊及其他 | C23 – C24 | 7 | 0.78 | 2.57 | 1.50 | 1.51 | 0.06 | 0.25 | 4 | 0.92 |
| 胰腺 | C25 | 27 | 3.00 | 9.93 | 5.70 | 5.56 | 0.36 | 0.55 | 12 | 2.75 |
| 鼻，鼻窦及其他 | C30 – C31 | 1 | 0.11 | 0.37 | 0.17 | 0.13 | 0.00 | 0.00 | 0 | 0.00 |
| 喉 | C32 | 7 | 0.78 | 2.57 | 1.49 | 1.59 | 0.13 | 0.23 | 7 | 1.60 |
| 气管，支气管，肺 | C33 – C34 | 226 | 25.08 | 83.11 | 46.93 | 48.37 | 2.62 | 5.36 | 136 | 31.12 |
| 其他的胸腔器官 | C37 – C38 | 6 | 0.67 | 2.21 | 1.32 | 1.50 | 0.11 | 0.15 | 4 | 0.92 |
| 骨 | C40 – C41 | 5 | 0.55 | 1.84 | 1.03 | 1.05 | 0.08 | 0.12 | 4 | 0.92 |
| 皮肤的黑色素瘤 | C43 | 2 | 0.22 | 0.74 | 0.53 | 0.60 | 0.04 | 0.09 | 1 | 0.23 |
| 其他的皮肤 | C44 | 2 | 0.22 | 0.74 | 0.39 | 0.32 | 0.02 | 0.02 | 0 | 0.00 |
| 间皮瘤 | C45 | 0 | 0.00 | 0.00 | 0.00 | 0.00 | 0.00 | 0.00 | 0 | 0.00 |
| 卡波氏肉瘤 | C46 | 0 | 0.00 | 0.00 | 0.00 | 0.00 | 0.00 | 0.00 | 0 | 0.00 |
| 周围神经，结缔、软组织 | C47；C49 | 1 | 0.11 | 0.37 | 0.23 | 0.36 | 0.03 | 0.03 | 1 | 0.23 |
| 乳房 | C50 | 82 | 9.10 | 30.15 | 19.00 | 18.11 | 1.36 | 2.03 | 0 | 0.00 |
| 外阴 | C51 | 1 | 0.11 | 0.37 | 0.25 | 0.30 | 0.04 | 0.04 | 0 | 0.00 |
| 阴道 | C52 | 2 | 0.22 | 0.74 | 0.34 | 0.26 | 0.00 | 0.00 | 0 | 0.00 |

恶性肿瘤发病主要指标

| 男性 | | | | | 发病数 | 构成 | 女性 | | | | |
|---|---|---|---|---|---|---|---|---|---|---|---|
| 粗率 (1/10⁵) | 中标率 (1/10⁵) | 世标率 (1/10⁵) | 累积率(%) | | | (%) | 粗率 (1/10⁵) | 中标率 (1/10⁵) | 世标率 (1/10⁵) | 累积率(%) | |
| | | | 0 – 64 | 0 – 74 | | | | | | 0 – 64 | 0 – 74 |
| 0.00 | 0.00 | 0.00 | 0.00 | 0.00 | 0 | 0.00 | 0.00 | 0.00 | 0.00 | 0.00 | 0.00 |
| 7.61 | 5.09 | 5.11 | 0.37 | 0.61 | 0 | 0.00 | 0.00 | 0.00 | 0.00 | 0.00 | 0.00 |
| 0.00 | 0.00 | 0.00 | 0.00 | 0.00 | 0 | 0.00 | 0.00 | 0.00 | 0.00 | 0.00 | 0.00 |
| 0.76 | 0.35 | 0.38 | 0.05 | 0.05 | 0 | 0.00 | 0.00 | 0.00 | 0.00 | 0.00 | 0.00 |
| 0.00 | 0.00 | 0.00 | 0.00 | 0.00 | 0 | 0.00 | 0.00 | 0.00 | 0.00 | 0.00 | 0.00 |
| 0.00 | 0.00 | 0.00 | 0.00 | 0.00 | 0 | 0.00 | 0.00 | 0.00 | 0.00 | 0.00 | 0.00 |
| 1.52 | 1.16 | 1.06 | 0.09 | 0.09 | 1 | 0.22 | 0.71 | 0.35 | 0.27 | 0.00 | 0.00 |
| 3.05 | 1.84 | 1.83 | 0.09 | 0.21 | 0 | 0.00 | 0.00 | 0.00 | 0.00 | 0.00 | 0.00 |
| 0.76 | 0.47 | 0.46 | 0.05 | 0.05 | 0 | 0.00 | 0.00 | 0.00 | 0.00 | 0.00 | 0.00 |
| 9.14 | 5.49 | 5.78 | 0.39 | 0.73 | 3 | 0.65 | 2.13 | 1.14 | 1.03 | 0.00 | 0.08 |
| 35.03 | 21.32 | 22.13 | 1.02 | 2.72 | 19 | 4.09 | 13.51 | 7.67 | 7.66 | 0.25 | 0.76 |
| 1.52 | 0.71 | 0.56 | 0.00 | 0.00 | 2 | 0.43 | 1.42 | 0.83 | 0.86 | 0.08 | 0.08 |
| 17.51 | 10.62 | 11.34 | 0.53 | 1.23 | 26 | 5.60 | 18.49 | 11.77 | 11.37 | 0.54 | 1.38 |
| 22.84 | 14.41 | 15.30 | 0.82 | 1.65 | 26 | 5.60 | 18.49 | 11.69 | 11.08 | 0.36 | 0.86 |
| 1.52 | 0.85 | 0.87 | 0.07 | 0.07 | 0 | 0.00 | 0.00 | 0.00 | 0.00 | 0.00 | 0.00 |
| 38.83 | 22.83 | 22.54 | 1.26 | 2.70 | 21 | 4.53 | 14.94 | 8.73 | 8.69 | 0.64 | 0.89 |
| 3.05 | 1.97 | 2.03 | 0.12 | 0.24 | 3 | 0.65 | 2.13 | 1.02 | 0.99 | 0.00 | 0.25 |
| 9.14 | 5.42 | 5.33 | 0.34 | 0.57 | 15 | 3.23 | 10.67 | 6.01 | 5.82 | 0.37 | 0.54 |
| 0.00 | 0.00 | 0.00 | 0.00 | 0.00 | 1 | 0.22 | 0.71 | 0.35 | 0.27 | 0.00 | 0.00 |
| 5.33 | 3.12 | 3.31 | 0.26 | 0.48 | 0 | 0.00 | 0.00 | 0.00 | 0.00 | 0.00 | 0.00 |
| 103.56 | 58.62 | 60.49 | 3.49 | 6.87 | 90 | 19.40 | 64.01 | 35.85 | 36.82 | 1.73 | 3.98 |
| 3.05 | 1.84 | 2.17 | 0.12 | 0.22 | 2 | 0.43 | 1.42 | 0.84 | 0.86 | 0.10 | 0.10 |
| 3.05 | 1.76 | 1.86 | 0.15 | 0.25 | 1 | 0.22 | 0.71 | 0.35 | 0.27 | 0.00 | 0.00 |
| 0.76 | 0.50 | 0.59 | 0.07 | 0.07 | 1 | 0.22 | 0.71 | 0.48 | 0.51 | 0.00 | 0.08 |
| 0.00 | 0.00 | 0.00 | 0.00 | 0.00 | 2 | 0.43 | 1.42 | 0.76 | 0.64 | 0.03 | 0.03 |
| 0.00 | 0.00 | 0.00 | 0.00 | 0.00 | 0 | 0.00 | 0.00 | 0.00 | 0.00 | 0.00 | 0.00 |
| 0.00 | 0.00 | 0.00 | 0.00 | 0.00 | 0 | 0.00 | 0.00 | 0.00 | 0.00 | 0.00 | 0.00 |
| 0.76 | 0.44 | 0.69 | 0.00 | 0.00 | 0 | 0.00 | 0.00 | 0.00 | 0.00 | 0.00 | 0.00 |
| 0.00 | 0.00 | 0.00 | 0.00 | 0.00 | 82 | 17.67 | 58.32 | 37.37 | 35.55 | 2.74 | 3.92 |
| 0.00 | 0.00 | 0.00 | 0.00 | 0.00 | 1 | 0.22 | 0.71 | 0.51 | 0.61 | 0.08 | 0.08 |
| 0.00 | 0.00 | 0.00 | 0.00 | 0.00 | 2 | 0.43 | 1.42 | 0.67 | 0.52 | 0.00 | 0.00 |

续表

| 部位 | ICD – 10 | 男女合计 | | | | | | | | 发病数 | 构成（%） |
|------|----------|--------|--------|--------|--------|--------|--------|--------|--------|--------|--------|
| | | 发病数 | 构成（%） | 粗率（1/10⁵） | 中标率（1/10⁵） | 世标率（1/10⁵） | 累积率（%） | | | | |
| | | | | | | | 0 – 64 | 0 – 74 | | | |
| 子宫颈 | C53 | 31 | 3.44 | 11.40 | 7.73 | 7.25 | 0.61 | 0.89 | 0 | 0.00 |
| 子宫体 | C54 | 19 | 2.11 | 6.99 | 4.41 | 4.39 | 0.30 | 0.55 | 0 | 0.00 |
| 子宫,部位不明 | C55 | 0 | 0.00 | 0.00 | 0.00 | 0.00 | 0.00 | 0.00 | 0 | 0.00 |
| 卵巢 | C56 | 26 | 2.89 | 9.56 | 6.13 | 6.04 | 0.43 | 0.67 | 0 | 0.00 |
| 其他的女性生殖器 | C57 | 0 | 0.00 | 0.00 | 0.00 | 0.00 | 0.00 | 0.00 | 0 | 0.00 |
| 胎盘 | C58 | 0 | 0.00 | 0.00 | 0.00 | 0.00 | 0.00 | 0.00 | 0 | 0.00 |
| 阴茎 | C60 | 1 | 0.11 | 0.37 | 0.18 | 0.19 | 0.02 | 0.02 | 1 | 0.23 |
| 前列腺 | C61 | 11 | 1.22 | 4.05 | 2.18 | 2.45 | 0.04 | 0.18 | 11 | 2.52 |
| 睾丸 | C62 | 1 | 0.11 | 0.37 | 0.68 | 0.40 | 0.03 | 0.03 | 1 | 0.23 |
| 其他的男性生殖器 | C63 | 0 | 0.00 | 0.00 | 0.00 | 0.00 | 0.00 | 0.00 | 0 | 0.00 |
| 肾 | C64 | 21 | 2.33 | 7.72 | 4.49 | 4.58 | 0.20 | 0.40 | 11 | 2.52 |
| 肾盂 | C65 | 0 | 0.00 | 0.00 | 0.00 | 0.00 | 0.00 | 0.00 | 0 | 0.00 |
| 输尿管 | C66 | 2 | 0.22 | 0.74 | 0.53 | 0.60 | 0.04 | 0.09 | 2 | 0.46 |
| 膀胱 | C67 | 26 | 2.89 | 9.56 | 5.51 | 5.45 | 0.19 | 0.53 | 20 | 4.58 |
| 其他的泌尿器官 | C68 | 0 | 0.00 | 0.00 | 0.00 | 0.00 | 0.00 | 0.00 | 0 | 0.00 |
| 眼 | C69 | 0 | 0.00 | 0.00 | 0.00 | 0.00 | 0.00 | 0.00 | 0 | 0.00 |
| 脑,神经系统 | C70 – C72 | 10 | 1.11 | 3.68 | 2.32 | 2.29 | 0.13 | 0.27 | 1 | 0.23 |
| 甲状腺 | C73 | 55 | 6.10 | 20.23 | 15.75 | 13.90 | 1.26 | 1.31 | 11 | 2.52 |
| 肾上腺 | C74 | 0 | 0.00 | 0.00 | 0.00 | 0.00 | 0.00 | 0.00 | 0 | 0.00 |
| 其他的内分泌腺 | C75 | 1 | 0.11 | 0.37 | 0.24 | 0.23 | 0.02 | 0.02 | 0 | 0.00 |
| 霍奇金病 | C81 | 2 | 0.22 | 0.74 | 0.47 | 0.45 | 0.05 | 0.05 | 2 | 0.46 |
| 非霍奇金淋巴瘤 | C82 – C85;C96 | 14 | 1.55 | 5.15 | 4.22 | 3.93 | 0.22 | 0.41 | 9 | 2.06 |
| 免疫增生性疾病 | C88 | 0 | 0.00 | 0.00 | 0.00 | 0.00 | 0.00 | 0.00 | 0 | 0.00 |
| 多发性骨髓瘤 | C90 | 1 | 0.11 | 0.37 | 0.25 | 0.30 | 0.02 | 0.04 | 0 | 0.00 |
| 淋巴样白血病 | C91 | 0 | 0.00 | 0.00 | 0.00 | 0.00 | 0.00 | 0.00 | 0 | 0.00 |
| 髓样白血病 | C92 – C94 | 0 | 0.00 | 0.00 | 0.00 | 0.00 | 0.00 | 0.00 | 0 | 0.00 |
| 白血病,未特指 | C95 | 6 | 0.67 | 2.21 | 2.04 | 2.16 | 0.12 | 0.12 | 4 | 0.92 |
| 其他的或未指明部位 | O&U | 23 | 2.55 | 8.46 | 6.66 | 6.61 | 0.36 | 0.70 | 11 | 2.52 |
| 所有部位合计 | ALL | 901 | 100.00 | 331.33 | 205.02 | 203.67 | 12.18 | 21.94 | 437 | 100.00 |
| 所有部位除外 C44 | ALLbC44 | 899 | 99.78 | 330.60 | 204.64 | 203.35 | 12.17 | 21.92 | 437 | 100.00 |
| 人口数 | POPU | 271 933 | | | | | | | 131 325 | |

| 男性 | | | | | 女性 | | | | | | |
|---|---|---|---|---|---|---|---|---|---|---|---|
| 粗率 | 中标率 | 世标率 | 累积率(%) | | 发病数 | 构成 | 粗率 | 中标率 | 世标率 | 累积率(%) | |
| (1/10⁵) | (1/10⁵) | (1/10⁵) | 0−64 | 0−74 | | (%) | (1/10⁵) | (1/10⁵) | (1/10⁵) | 0−64 | 0−74 |
| 0.00 | 0.00 | 0.00 | 0.00 | 0.00 | 31 | 6.68 | 22.05 | 15.32 | 14.35 | 1.22 | 1.72 |
| 0.00 | 0.00 | 0.00 | 0.00 | 0.00 | 19 | 4.09 | 13.51 | 8.53 | 8.47 | 0.61 | 1.04 |
| 0.00 | 0.00 | 0.00 | 0.00 | 0.00 | 0 | 0.00 | 0.00 | 0.00 | 0.00 | 0.00 | 0.00 |
| 0.00 | 0.00 | 0.00 | 0.00 | 0.00 | 26 | 5.60 | 18.49 | 12.03 | 11.87 | 0.87 | 1.28 |
| 0.00 | 0.00 | 0.00 | 0.00 | 0.00 | 0 | 0.00 | 0.00 | 0.00 | 0.00 | 0.00 | 0.00 |
| 0.00 | 0.00 | 0.00 | 0.00 | 0.00 | 0 | 0.00 | 0.00 | 0.00 | 0.00 | 0.00 | 0.00 |
| 0.76 | 0.35 | 0.38 | 0.05 | 0.05 | 0 | 0.00 | 0.00 | 0.00 | 0.00 | 0.00 | 0.00 |
| 8.38 | 4.52 | 5.00 | 0.07 | 0.39 | 0 | 0.00 | 0.00 | 0.00 | 0.00 | 0.00 | 0.00 |
| 0.76 | 1.32 | 0.77 | 0.06 | 0.06 | 0 | 0.00 | 0.00 | 0.00 | 0.00 | 0.00 | 0.00 |
| 0.00 | 0.00 | 0.00 | 0.00 | 0.00 | 0 | 0.00 | 0.00 | 0.00 | 0.00 | 0.00 | 0.00 |
| 8.38 | 4.95 | 4.86 | 0.16 | 0.39 | 10 | 2.16 | 7.11 | 4.11 | 4.40 | 0.25 | 0.42 |
| 0.00 | 0.00 | 0.00 | 0.00 | 0.00 | 0 | 0.00 | 0.00 | 0.00 | 0.00 | 0.00 | 0.00 |
| 1.52 | 1.16 | 1.31 | 0.07 | 0.19 | 0 | 0.00 | 0.00 | 0.00 | 0.00 | 0.00 | 0.00 |
| 15.23 | 9.34 | 9.42 | 0.26 | 1.05 | 6 | 1.29 | 4.27 | 2.24 | 2.06 | 0.12 | 0.12 |
| 0.00 | 0.00 | 0.00 | 0.00 | 0.00 | 0 | 0.00 | 0.00 | 0.00 | 0.00 | 0.00 | 0.00 |
| 0.00 | 0.00 | 0.00 | 0.00 | 0.00 | 0 | 0.00 | 0.00 | 0.00 | 0.00 | 0.00 | 0.00 |
| 0.76 | 0.43 | 0.42 | 0.00 | 0.10 | 9 | 1.94 | 6.40 | 4.11 | 4.05 | 0.26 | 0.43 |
| 8.38 | 6.75 | 5.89 | 0.47 | 0.57 | 44 | 9.48 | 31.29 | 24.96 | 22.09 | 2.07 | 2.07 |
| 0.00 | 0.00 | 0.00 | 0.00 | 0.00 | 0 | 0.00 | 0.00 | 0.00 | 0.00 | 0.00 | 0.00 |
| 0.00 | 0.00 | 0.00 | 0.00 | 0.00 | 1 | 0.22 | 0.71 | 0.48 | 0.47 | 0.05 | 0.05 |
| 1.52 | 0.93 | 0.91 | 0.09 | 0.09 | 0 | 0.00 | 0.00 | 0.00 | 0.00 | 0.00 | 0.00 |
| 6.85 | 4.31 | 4.04 | 0.21 | 0.54 | 5 | 1.08 | 3.56 | 4.35 | 4.01 | 0.22 | 0.31 |
| 0.00 | 0.00 | 0.00 | 0.00 | 0.00 | 0 | 0.00 | 0.00 | 0.00 | 0.00 | 0.00 | 0.00 |
| 0.00 | 0.00 | 0.00 | 0.00 | 0.00 | 1 | 0.22 | 0.71 | 0.51 | 0.61 | 0.08 | 0.08 |
| 0.00 | 0.00 | 0.00 | 0.00 | 0.00 | 0 | 0.00 | 0.00 | 0.00 | 0.00 | 0.00 | 0.00 |
| 0.00 | 0.00 | 0.00 | 0.00 | 0.00 | 0 | 0.00 | 0.00 | 0.00 | 0.00 | 0.00 | 0.00 |
| 3.05 | 3.30 | 3.66 | 0.24 | 0.24 | 2 | 0.43 | 1.42 | 0.64 | 0.50 | 0.00 | 0.00 |
| 8.38 | 5.97 | 6.10 | 0.35 | 0.59 | 12 | 2.59 | 8.53 | 7.39 | 7.13 | 0.37 | 0.79 |
| 332.76 | 202.14 | 206.58 | 11.34 | 23.09 | 464 | 100.00 | 330.00 | 211.05 | 203.80 | 13.03 | 21.32 |
| 332.76 | 202.14 | 206.58 | 11.34 | 23.09 | 462 | 99.57 | 328.57 | 210.28 | 203.16 | 13.00 | 21.29 |

140 608

表 26　牡丹江市爱民区 2016 年

| 部位 | ICD－10 | 男女合计 | | | | | | | | |
| | | 死亡数 | 构成（%） | 粗率（1/10⁵） | 中标率（1/10⁵） | 世标率（1/10⁵） | 累积率（%）0－64 | 0－74 | 死亡数 | 构成（%） |
|---|---|---|---|---|---|---|---|---|---|---|
| 唇 | C00 | 0 | 0.00 | 0.00 | 0.00 | 0.00 | 0.00 | 0.00 | 0 | 0.00 |
| 舌 | C01－C02 | 7 | 1.22 | 2.57 | 1.78 | 1.82 | 0.09 | 0.24 | 7 | 2.27 |
| 口 | C03－C06 | 0 | 0.00 | 0.00 | 0.00 | 0.00 | 0.00 | 0.00 | 0 | 0.00 |
| 唾液腺 | C07－C08 | 0 | 0.00 | 0.00 | 0.00 | 0.00 | 0.00 | 0.00 | 0 | 0.00 |
| 扁桃腺 | C09 | 0 | 0.00 | 0.00 | 0.00 | 0.00 | 0.00 | 0.00 | 0 | 0.00 |
| 其他的口咽 | C10 | 0 | 0.00 | 0.00 | 0.00 | 0.00 | 0.00 | 0.00 | 0 | 0.00 |
| 鼻咽 | C11 | 5 | 0.87 | 1.84 | 1.10 | 1.04 | 0.09 | 0.09 | 4 | 1.30 |
| 喉咽 | C12－C13 | 4 | 0.70 | 1.47 | 0.80 | 0.81 | 0.05 | 0.10 | 4 | 1.30 |
| 咽,部位不明 | C14 | 0 | 0.00 | 0.00 | 0.00 | 0.00 | 0.00 | 0.00 | 0 | 0.00 |
| 食管 | C15 | 13 | 2.26 | 4.78 | 2.91 | 2.99 | 0.14 | 0.38 | 10 | 3.25 |
| 胃 | C16 | 55 | 9.58 | 20.23 | 11.70 | 11.89 | 0.37 | 1.20 | 37 | 12.01 |
| 小肠 | C17 | 3 | 0.52 | 1.10 | 0.55 | 0.45 | 0.02 | 0.02 | 3 | 0.97 |
| 结肠 | C18 | 28 | 4.88 | 10.30 | 6.09 | 6.21 | 0.25 | 0.58 | 15 | 4.87 |
| 直肠 | C19－C20 | 34 | 5.92 | 12.50 | 7.31 | 7.45 | 0.24 | 0.58 | 16 | 5.19 |
| 肛门 | C21 | 3 | 0.52 | 1.10 | 0.70 | 0.73 | 0.04 | 0.09 | 3 | 0.97 |
| 肝脏 | C22 | 60 | 10.45 | 22.06 | 12.53 | 12.36 | 0.84 | 1.31 | 39 | 12.66 |
| 胆囊及其他 | C23－C24 | 6 | 1.05 | 2.21 | 1.32 | 1.33 | 0.06 | 0.20 | 4 | 1.30 |
| 胰腺 | C25 | 30 | 5.23 | 11.03 | 6.71 | 6.59 | 0.37 | 0.66 | 15 | 4.87 |
| 鼻,鼻窦及其他 | C30－C31 | 1 | 0.17 | 0.37 | 0.17 | 0.13 | 0.00 | 0.00 | 0 | 0.00 |
| 喉 | C32 | 3 | 0.52 | 1.10 | 0.75 | 0.76 | 0.05 | 0.10 | 3 | 0.97 |
| 气管,支气管,肺 | C33－C34 | 183 | 31.88 | 67.30 | 37.30 | 37.77 | 1.53 | 3.79 | 105 | 34.09 |
| 其他的胸腔器官 | C37－C38 | 6 | 1.05 | 2.21 | 1.59 | 1.81 | 0.12 | 0.16 | 3 | 0.97 |
| 骨 | C40－C41 | 5 | 0.87 | 1.84 | 1.18 | 1.33 | 0.15 | 0.15 | 4 | 1.30 |
| 皮肤的黑色素瘤 | C43 | 1 | 0.17 | 0.37 | 0.25 | 0.30 | 0.04 | 0.04 | 1 | 0.32 |
| 其他的皮肤 | C44 | 0 | 0.00 | 0.00 | 0.00 | 0.00 | 0.00 | 0.00 | 0 | 0.00 |
| 间皮瘤 | C45 | 0 | 0.00 | 0.00 | 0.00 | 0.00 | 0.00 | 0.00 | 0 | 0.00 |
| 卡波氏肉瘤 | C46 | 0 | 0.00 | 0.00 | 0.00 | 0.00 | 0.00 | 0.00 | 0 | 0.00 |
| 周围神经,结缔,软组织 | C47;C49 | 1 | 0.17 | 0.37 | 0.23 | 0.36 | 0.00 | 0.00 | 1 | 0.32 |
| 乳房 | C50 | 22 | 3.83 | 8.09 | 4.91 | 4.72 | 0.39 | 0.49 | 0 | 0.00 |
| 外阴 | C51 | 1 | 0.17 | 0.37 | 0.29 | 0.26 | 0.02 | 0.02 | 0 | 0.00 |
| 阴道 | C52 | 1 | 0.17 | 0.37 | 0.17 | 0.13 | 0.00 | 0.00 | 0 | 0.00 |

恶性肿瘤死亡主要指标

| 男性 | | | | | 女性 | | | | | | |
| --- | --- | --- | --- | --- | --- | --- | --- | --- | --- | --- | --- |
| 粗率 | 中标率 | 世标率 | 累积率（%） | | 死亡数 | 构成 | 粗率 | 中标率 | 世标率 | 累积率（%） | |
| （1/10⁵） | （1/10⁵） | （1/10⁵） | 0 – 64 | 0 – 74 | | （%） | （1/10⁵） | （1/10⁵） | （1/10⁵） | 0 – 64 | 0 – 74 |
| 0.00 | 0.00 | 0.00 | 0.00 | 0.00 | 0 | 0.00 | 0.00 | 0.00 | 0.00 | 0.00 | 0.00 |
| 5.33 | 3.88 | 3.99 | 0.19 | 0.54 | 0 | 0.00 | 0.00 | 0.00 | 0.00 | 0.00 | 0.00 |
| 0.00 | 0.00 | 0.00 | 0.00 | 0.00 | 0 | 0.00 | 0.00 | 0.00 | 0.00 | 0.00 | 0.00 |
| 0.00 | 0.00 | 0.00 | 0.00 | 0.00 | 0 | 0.00 | 0.00 | 0.00 | 0.00 | 0.00 | 0.00 |
| 0.00 | 0.00 | 0.00 | 0.00 | 0.00 | 0 | 0.00 | 0.00 | 0.00 | 0.00 | 0.00 | 0.00 |
| 0.00 | 0.00 | 0.00 | 0.00 | 0.00 | 0 | 0.00 | 0.00 | 0.00 | 0.00 | 0.00 | 0.00 |
| 3.05 | 1.86 | 1.82 | 0.18 | 0.18 | 1 | 0.38 | 0.71 | 0.35 | 0.27 | 0.00 | 0.00 |
| 3.05 | 1.72 | 1.74 | 0.09 | 0.21 | 0 | 0.00 | 0.00 | 0.00 | 0.00 | 0.00 | 0.00 |
| 0.00 | 0.00 | 0.00 | 0.00 | 0.00 | 0 | 0.00 | 0.00 | 0.00 | 0.00 | 0.00 | 0.00 |
| 7.61 | 4.95 | 5.24 | 0.27 | 0.73 | 3 | 1.13 | 2.13 | 1.14 | 1.03 | 0.00 | 0.08 |
| 28.17 | 16.91 | 17.41 | 0.52 | 1.90 | 18 | 6.77 | 12.80 | 7.18 | 7.09 | 0.22 | 0.64 |
| 2.28 | 1.14 | 0.93 | 0.03 | 0.03 | 0 | 0.00 | 0.00 | 0.00 | 0.00 | 0.00 | 0.00 |
| 11.42 | 6.40 | 6.77 | 0.34 | 0.56 | 13 | 4.89 | 9.25 | 5.66 | 5.50 | 0.15 | 0.57 |
| 12.18 | 7.31 | 7.76 | 0.36 | 0.70 | 18 | 6.77 | 12.80 | 7.44 | 7.27 | 0.12 | 0.46 |
| 2.28 | 1.52 | 1.58 | 0.07 | 0.19 | 0 | 0.00 | 0.00 | 0.00 | 0.00 | 0.00 | 0.00 |
| 29.70 | 17.29 | 17.25 | 1.12 | 1.99 | 21 | 7.89 | 14.94 | 8.22 | 7.94 | 0.56 | 0.72 |
| 3.05 | 1.97 | 2.03 | 0.12 | 0.24 | 2 | 0.75 | 1.42 | 0.68 | 0.66 | 0.00 | 0.17 |
| 11.42 | 7.16 | 7.31 | 0.32 | 0.78 | 15 | 5.64 | 10.67 | 6.49 | 6.11 | 0.42 | 0.58 |
| 0.00 | 0.00 | 0.00 | 0.00 | 0.00 | 1 | 0.38 | 0.71 | 0.35 | 0.27 | 0.00 | 0.00 |
| 2.28 | 1.61 | 1.64 | 0.09 | 0.21 | 0 | 0.00 | 0.00 | 0.00 | 0.00 | 0.00 | 0.00 |
| 79.95 | 43.65 | 43.86 | 2.14 | 4.60 | 78 | 29.32 | 55.47 | 30.92 | 31.60 | 0.90 | 2.99 |
| 2.28 | 1.37 | 1.70 | 0.07 | 0.18 | 3 | 1.13 | 2.13 | 1.74 | 1.83 | 0.15 | 0.15 |
| 3.05 | 2.00 | 2.38 | 0.30 | 0.30 | 1 | 0.38 | 0.71 | 0.35 | 0.27 | 0.00 | 0.00 |
| 0.76 | 0.50 | 0.59 | 0.07 | 0.07 | 0 | 0.00 | 0.00 | 0.00 | 0.00 | 0.00 | 0.00 |
| 0.00 | 0.00 | 0.00 | 0.00 | 0.00 | 0 | 0.00 | 0.00 | 0.00 | 0.00 | 0.00 | 0.00 |
| 0.00 | 0.00 | 0.00 | 0.00 | 0.00 | 0 | 0.00 | 0.00 | 0.00 | 0.00 | 0.00 | 0.00 |
| 0.76 | 0.44 | 0.69 | 0.00 | 0.00 | 0 | 0.00 | 0.00 | 0.00 | 0.00 | 0.00 | 0.00 |
| 0.00 | 0.00 | 0.00 | 0.00 | 0.00 | 22 | 8.27 | 15.65 | 9.79 | 9.39 | 0.80 | 0.96 |
| 0.00 | 0.00 | 0.00 | 0.00 | 0.00 | 1 | 0.38 | 0.71 | 0.57 | 0.52 | 0.04 | 0.04 |
| 0.00 | 0.00 | 0.00 | 0.00 | 0.00 | 1 | 0.38 | 0.71 | 0.35 | 0.27 | 0.00 | 0.00 |

**续表**

| 部位 | ICD-10 | 男女合计 | | | | | | | 死亡数 | 构成(%) |
|---|---|---|---|---|---|---|---|---|---|---|
| | | 死亡数 | 构成(%) | 粗率(1/10⁵) | 中标率(1/10⁵) | 世标率(1/10⁵) | 累积率(%) 0-64 | 0-74 | | |
| 子宫颈 | C53 | 10 | 1.74 | 3.68 | 2.32 | 2.42 | 0.21 | 0.31 | 0 | 0.00 |
| 子宫体 | C54 | 4 | 0.70 | 1.47 | 0.98 | 1.01 | 0.02 | 0.17 | 0 | 0.00 |
| 子宫,部位不明 | C55 | 0 | 0.00 | 0.00 | 0.00 | 0.00 | 0.00 | 0.00 | 0 | 0.00 |
| 卵巢 | C56 | 19 | 3.31 | 6.99 | 3.96 | 4.06 | 0.21 | 0.45 | 0 | 0.00 |
| 其他的女性生殖器 | C57 | 0 | 0.00 | 0.00 | 0.00 | 0.00 | 0.00 | 0.00 | 0 | 0.00 |
| 胎盘 | C58 | 0 | 0.00 | 0.00 | 0.00 | 0.00 | 0.00 | 0.00 | 0 | 0.00 |
| 阴茎 | C60 | 1 | 0.17 | 0.37 | 0.23 | 0.36 | 0.00 | 0.00 | 1 | 0.32 |
| 前列腺 | C61 | 7 | 1.22 | 2.57 | 1.35 | 1.37 | 0.04 | 0.08 | 7 | 2.27 |
| 睾丸 | C62 | 1 | 0.17 | 0.37 | 0.68 | 0.40 | 0.03 | 0.03 | 1 | 0.32 |
| 其他的男性生殖器 | C63 | 0 | 0.00 | 0.00 | 0.00 | 0.00 | 0.00 | 0.00 | 0 | 0.00 |
| 肾 | C64 | 4 | 0.70 | 1.47 | 0.84 | 1.03 | 0.02 | 0.02 | 3 | 0.97 |
| 肾盂 | C65 | 0 | 0.00 | 0.00 | 0.00 | 0.00 | 0.00 | 0.00 | 0 | 0.00 |
| 输尿管 | C66 | 1 | 0.17 | 0.37 | 0.18 | 0.19 | 0.02 | 0.02 | 0 | 0.00 |
| 膀胱 | C67 | 10 | 1.74 | 3.68 | 1.95 | 1.93 | 0.06 | 0.11 | 6 | 1.95 |
| 其他的泌尿器官 | C68 | 0 | 0.00 | 0.00 | 0.00 | 0.00 | 0.00 | 0.00 | 0 | 0.00 |
| 眼 | C69 | 0 | 0.00 | 0.00 | 0.00 | 0.00 | 0.00 | 0.00 | 0 | 0.00 |
| 脑,神经系统 | C70-C72 | 9 | 1.57 | 3.31 | 2.11 | 2.11 | 0.17 | 0.22 | 0 | 0.00 |
| 甲状腺 | C73 | 1 | 0.17 | 0.37 | 0.23 | 0.36 | 0.00 | 0.00 | 0 | 0.00 |
| 肾上腺 | C74 | 1 | 0.17 | 0.37 | 0.25 | 0.30 | 0.04 | 0.04 | 0 | 0.00 |
| 其他的内分泌腺 | C75 | 0 | 0.00 | 0.00 | 0.00 | 0.00 | 0.00 | 0.00 | 0 | 0.00 |
| 霍奇金病 | C81 | 0 | 0.00 | 0.00 | 0.00 | 0.00 | 0.00 | 0.00 | 0 | 0.00 |
| 非霍奇金淋巴瘤 | C82-C85;C96 | 4 | 0.70 | 1.47 | 1.02 | 1.00 | 0.05 | 0.05 | 2 | 0.65 |
| 免疫增生性疾病 | C88 | 0 | 0.00 | 0.00 | 0.00 | 0.00 | 0.00 | 0.00 | 0 | 0.00 |
| 多发性骨髓瘤 | C90 | 1 | 0.17 | 0.37 | 0.25 | 0.30 | 0.04 | 0.04 | 0 | 0.00 |
| 淋巴样白血病 | C91 | 0 | 0.00 | 0.00 | 0.00 | 0.00 | 0.00 | 0.00 | 0 | 0.00 |
| 髓样白血病 | C92-C94 | 0 | 0.00 | 0.00 | 0.00 | 0.00 | 0.00 | 0.00 | 0 | 0.00 |
| 白血病,未特指 | C95 | 1 | 0.17 | 0.37 | 0.90 | 1.24 | 0.06 | 0.06 | 1 | 0.32 |
| 其他的或未指明部位 | O&U | 28 | 4.88 | 10.30 | 7.51 | 7.49 | 0.38 | 0.77 | 13 | 4.22 |
| 所有部位合计 | ALL | 574 | 100.00 | 211.08 | 125.10 | 126.82 | 6.21 | 12.56 | 308 | 100.00 |
| 所有部位除外 C44 | ALLbC44 | 574 | 100.00 | 211.08 | 125.10 | 126.82 | 6.21 | 12.56 | 308 | 100.00 |
| 人口数 | POPU | 271 933 | | | | | | | 131 325 | |

| 男性 | | | | | | | 女性 | | | | |
|---|---|---|---|---|---|---|---|---|---|---|---|
| 粗率 (1/10⁵) | 中标率 (1/10⁵) | 世标率 (1/10⁵) | 累积率(%) | | 死亡数 | 构成 (%) | 粗率 (1/10⁵) | 中标率 (1/10⁵) | 世标率 (1/10⁵) | 累积率(%) | |
| | | | 0-64 | 0-74 | | | | | | 0-64 | 0-74 |
| 0.00 | 0.00 | 0.00 | 0.00 | 0.00 | 10 | 3.76 | 7.11 | 4.54 | 4.74 | 0.43 | 0.60 |
| 0.00 | 0.00 | 0.00 | 0.00 | 0.00 | 4 | 1.50 | 2.84 | 1.77 | 1.82 | 0.05 | 0.30 |
| 0.00 | 0.00 | 0.00 | 0.00 | 0.00 | 0 | 0.00 | 0.00 | 0.00 | 0.00 | 0.00 | 0.00 |
| 0.00 | 0.00 | 0.00 | 0.00 | 0.00 | 19 | 7.14 | 13.51 | 7.60 | 7.82 | 0.43 | 0.85 |
| 0.00 | 0.00 | 0.00 | 0.00 | 0.00 | 0 | 0.00 | 0.00 | 0.00 | 0.00 | 0.00 | 0.00 |
| 0.00 | 0.00 | 0.00 | 0.00 | 0.00 | 0 | 0.00 | 0.00 | 0.00 | 0.00 | 0.00 | 0.00 |
| 0.76 | 0.44 | 0.69 | 0.00 | 0.00 | 0 | 0.00 | 0.00 | 0.00 | 0.00 | 0.00 | 0.00 |
| 5.33 | 2.77 | 2.79 | 0.07 | 0.18 | 0 | 0.00 | 0.00 | 0.00 | 0.00 | 0.00 | 0.00 |
| 0.76 | 1.32 | 0.77 | 0.06 | 0.06 | 0 | 0.00 | 0.00 | 0.00 | 0.00 | 0.00 | 0.00 |
| 0.00 | 0.00 | 0.00 | 0.00 | 0.00 | 0 | 0.00 | 0.00 | 0.00 | 0.00 | 0.00 | 0.00 |
| 2.28 | 1.23 | 1.34 | 0.03 | 0.03 | 1 | 0.38 | 0.71 | 0.47 | 0.73 | 0.00 | 0.00 |
| 0.00 | 0.00 | 0.00 | 0.00 | 0.00 | 0 | 0.00 | 0.00 | 0.00 | 0.00 | 0.00 | 0.00 |
| 0.00 | 0.00 | 0.00 | 0.00 | 0.00 | 1 | 0.38 | 0.71 | 0.36 | 0.39 | 0.05 | 0.05 |
| 4.57 | 2.46 | 2.45 | 0.00 | 0.12 | 4 | 1.50 | 2.84 | 1.54 | 1.52 | 0.12 | 0.12 |
| 0.00 | 0.00 | 0.00 | 0.00 | 0.00 | 0 | 0.00 | 0.00 | 0.00 | 0.00 | 0.00 | 0.00 |
| 0.00 | 0.00 | 0.00 | 0.00 | 0.00 | 0 | 0.00 | 0.00 | 0.00 | 0.00 | 0.00 | 0.00 |
| 0.00 | 0.00 | 0.00 | 0.00 | 0.00 | 9 | 3.38 | 6.40 | 4.14 | 4.15 | 0.33 | 0.42 |
| 0.00 | 0.00 | 0.00 | 0.00 | 0.00 | 1 | 0.38 | 0.71 | 0.47 | 0.73 | 0.00 | 0.00 |
| 0.00 | 0.00 | 0.00 | 0.00 | 0.00 | 1 | 0.38 | 0.71 | 0.51 | 0.61 | 0.08 | 0.08 |
| 0.00 | 0.00 | 0.00 | 0.00 | 0.00 | 0 | 0.00 | 0.00 | 0.00 | 0.00 | 0.00 | 0.00 |
| 0.00 | 0.00 | 0.00 | 0.00 | 0.00 | 0 | 0.00 | 0.00 | 0.00 | 0.00 | 0.00 | 0.00 |
| 1.52 | 0.71 | 0.65 | 0.05 | 0.05 | 2 | 0.75 | 1.42 | 1.25 | 1.25 | 0.05 | 0.05 |
| 0.00 | 0.00 | 0.00 | 0.00 | 0.00 | 0 | 0.00 | 0.00 | 0.00 | 0.00 | 0.00 | 0.00 |
| 0.00 | 0.00 | 0.00 | 0.00 | 0.00 | 1 | 0.38 | 0.71 | 0.51 | 0.61 | 0.08 | 0.08 |
| 0.00 | 0.00 | 0.00 | 0.00 | 0.00 | 0 | 0.00 | 0.00 | 0.00 | 0.00 | 0.00 | 0.00 |
| 0.00 | 0.00 | 0.00 | 0.00 | 0.00 | 0 | 0.00 | 0.00 | 0.00 | 0.00 | 0.00 | 0.00 |
| 0.76 | 1.71 | 2.36 | 0.12 | 0.12 | 0 | 0.00 | 0.00 | 0.00 | 0.00 | 0.00 | 0.00 |
| 9.90 | 6.65 | 6.73 | 0.40 | 0.64 | 15 | 5.64 | 10.67 | 8.41 | 8.28 | 0.37 | 0.87 |
| 234.53 | 138.98 | 142.47 | 7.02 | 14.61 | 266 | 100.00 | 189.18 | 112.80 | 112.67 | 5.35 | 10.79 |
| 234.53 | 138.98 | 142.47 | 7.02 | 14.61 | 266 | 100.00 | 189.18 | 112.80 | 112.67 | 5.35 | 10.79 |

140 608

**表 27　牡丹江市东安区 2016 年**

| 部位 | ICD－10 | 男女合计 | | | | | | | 发病数 | 构成<br>（%） |
|---|---|---|---|---|---|---|---|---|---|---|
| | | 发病数 | 构成<br>（%） | 粗率<br>（1/10⁵） | 中标率<br>（1/10⁵） | 世标率<br>（1/10⁵） | 累积率（%） | | | |
| | | | | | | | 0－64 | 0－74 | | |
| 唇 | C00 | 0 | 0.00 | 0.00 | 0.00 | 0.00 | 0.00 | 0.00 | 0 | 0.00 |
| 舌 | C01－C02 | 1 | 0.17 | 0.51 | 0.21 | 0.22 | 0.03 | 0.03 | 1 | 0.32 |
| 口 | C03－C06 | 4 | 0.69 | 2.03 | 1.10 | 1.22 | 0.10 | 0.17 | 3 | 0.95 |
| 唾液腺 | C07－C08 | 1 | 0.17 | 0.51 | 0.21 | 0.22 | 0.03 | 0.03 | 1 | 0.32 |
| 扁桃腺 | C09 | 0 | 0.00 | 0.00 | 0.00 | 0.00 | 0.00 | 0.00 | 0 | 0.00 |
| 其他的口咽 | C10 | 1 | 0.17 | 0.51 | 0.24 | 0.19 | 0.00 | 0.00 | 1 | 0.32 |
| 鼻咽 | C11 | 3 | 0.52 | 1.52 | 1.23 | 0.94 | 0.09 | 0.09 | 3 | 0.95 |
| 喉咽 | C12－C13 | 2 | 0.34 | 1.01 | 0.69 | 0.71 | 0.03 | 0.10 | 2 | 0.63 |
| 咽,部位不明 | C14 | 1 | 0.17 | 0.51 | 0.23 | 0.18 | 0.00 | 0.00 | 1 | 0.32 |
| 食管 | C15 | 9 | 1.55 | 4.57 | 2.29 | 2.34 | 0.20 | 0.28 | 7 | 2.21 |
| 胃 | C16 | 30 | 5.17 | 15.22 | 8.58 | 8.62 | 0.39 | 1.09 | 22 | 6.94 |
| 小肠 | C17 | 3 | 0.52 | 1.52 | 0.91 | 1.02 | 0.05 | 0.16 | 1 | 0.32 |
| 结肠 | C18 | 28 | 4.83 | 14.21 | 8.15 | 8.23 | 0.52 | 1.01 | 19 | 5.99 |
| 直肠 | C19－C20 | 31 | 5.34 | 15.73 | 9.03 | 8.87 | 0.52 | 1.01 | 22 | 6.94 |
| 肛门 | C21 | 0 | 0.00 | 0.00 | 0.00 | 0.00 | 0.00 | 0.00 | 0 | 0.00 |
| 肝脏 | C22 | 61 | 10.52 | 30.95 | 17.62 | 18.06 | 1.14 | 1.84 | 41 | 12.93 |
| 胆囊及其他 | C23－C24 | 2 | 0.34 | 1.01 | 0.55 | 0.55 | 0.05 | 0.05 | 1 | 0.32 |
| 胰腺 | C25 | 22 | 3.79 | 11.16 | 6.71 | 6.88 | 0.37 | 0.92 | 13 | 4.10 |
| 鼻,鼻窦及其他 | C30－C31 | 1 | 0.17 | 0.51 | 0.29 | 0.29 | 0.00 | 0.07 | 1 | 0.32 |
| 喉 | C32 | 6 | 1.03 | 3.04 | 1.53 | 1.44 | 0.10 | 0.10 | 5 | 1.58 |
| 气管,支气管,肺 | C33－C34 | 164 | 28.28 | 83.20 | 47.28 | 48.12 | 2.10 | 5.82 | 112 | 35.33 |
| 其他的胸腔器官 | C37－C38 | 2 | 0.34 | 1.01 | 1.44 | 1.56 | 0.06 | 0.13 | 0 | 0.00 |
| 骨 | C40－C41 | 1 | 0.17 | 0.51 | 0.31 | 0.37 | 0.05 | 0.05 | 1 | 0.32 |
| 皮肤的黑色素瘤 | C43 | 0 | 0.00 | 0.00 | 0.00 | 0.00 | 0.00 | 0.00 | 0 | 0.00 |
| 其他的皮肤 | C44 | 2 | 0.34 | 1.01 | 0.53 | 0.48 | 0.03 | 0.03 | 2 | 0.63 |
| 间皮瘤 | C45 | 0 | 0.00 | 0.00 | 0.00 | 0.00 | 0.00 | 0.00 | 0 | 0.00 |
| 卡波氏肉瘤 | C46 | 0 | 0.00 | 0.00 | 0.00 | 0.00 | 0.00 | 0.00 | 0 | 0.00 |
| 周围神经,结缔,软组织 | C47;C49 | 3 | 0.52 | 1.52 | 0.90 | 0.88 | 0.06 | 0.13 | 2 | 0.63 |
| 乳房 | C50 | 57 | 9.83 | 28.92 | 18.72 | 17.39 | 1.47 | 1.74 | 3 | 0.95 |
| 外阴 | C51 | 1 | 0.17 | 0.51 | 0.38 | 0.35 | 0.03 | 0.03 | 0 | 0.00 |
| 阴道 | C52 | 0 | 0.00 | 0.00 | 0.00 | 0.00 | 0.00 | 0.00 | 0 | 0.00 |

**恶性肿瘤发病主要指标**

| 男性 | | | | | 女性 | | | | | | |
|---|---|---|---|---|---|---|---|---|---|---|---|
| 粗率 (1/10$^5$) | 中标率 (1/10$^5$) | 世标率 (1/10$^5$) | 累积率(%) | | 发病数 | 构成 (%) | 粗率 (1/10$^5$) | 中标率 (1/10$^5$) | 世标率 (1/10$^5$) | 累积率(%) | |
| | | | 0-64 | 0-74 | | | | | | 0-64 | 0-74 |
| 0.00 | 0.00 | 0.00 | 0.00 | 0.00 | 0 | 0.00 | 0.00 | 0.00 | 0.00 | 0.00 | 0.00 |
| 1.00 | 0.41 | 0.44 | 0.05 | 0.05 | 0 | 0.00 | 0.00 | 0.00 | 0.00 | 0.00 | 0.00 |
| 3.01 | 1.66 | 1.78 | 0.11 | 0.26 | 1 | 0.38 | 1.03 | 0.63 | 0.75 | 0.09 | 0.09 |
| 1.00 | 0.41 | 0.44 | 0.05 | 0.05 | 0 | 0.00 | 0.00 | 0.00 | 0.00 | 0.00 | 0.00 |
| 0.00 | 0.00 | 0.00 | 0.00 | 0.00 | 0 | 0.00 | 0.00 | 0.00 | 0.00 | 0.00 | 0.00 |
| 1.00 | 0.52 | 0.41 | 0.00 | 0.00 | 0 | 0.00 | 0.00 | 0.00 | 0.00 | 0.00 | 0.00 |
| 3.01 | 2.41 | 1.84 | 0.18 | 0.18 | 0 | 0.00 | 0.00 | 0.00 | 0.00 | 0.00 | 0.00 |
| 2.01 | 1.45 | 1.50 | 0.06 | 0.21 | 0 | 0.00 | 0.00 | 0.00 | 0.00 | 0.00 | 0.00 |
| 1.00 | 0.50 | 0.39 | 0.00 | 0.00 | 0 | 0.00 | 0.00 | 0.00 | 0.00 | 0.00 | 0.00 |
| 7.03 | 3.90 | 3.91 | 0.29 | 0.46 | 2 | 0.76 | 2.05 | 0.84 | 0.90 | 0.11 | 0.11 |
| 22.10 | 13.85 | 14.00 | 0.52 | 1.81 | 8 | 3.04 | 8.20 | 4.01 | 3.96 | 0.24 | 0.49 |
| 1.00 | 0.70 | 0.68 | 0.00 | 0.17 | 2 | 0.76 | 2.05 | 1.26 | 1.50 | 0.19 | 0.19 |
| 19.08 | 11.42 | 11.52 | 0.74 | 1.36 | 9 | 3.42 | 9.23 | 5.05 | 5.09 | 0.30 | 0.68 |
| 22.10 | 13.89 | 13.65 | 0.70 | 1.64 | 9 | 3.42 | 9.23 | 4.57 | 4.56 | 0.34 | 0.46 |
| 0.00 | 0.00 | 0.00 | 0.00 | 0.00 | 0 | 0.00 | 0.00 | 0.00 | 0.00 | 0.00 | 0.00 |
| 41.18 | 25.17 | 25.46 | 1.50 | 2.76 | 20 | 7.60 | 20.50 | 10.63 | 11.23 | 0.77 | 1.02 |
| 1.00 | 0.60 | 0.72 | 0.09 | 0.09 | 1 | 0.38 | 1.03 | 0.44 | 0.35 | 0.00 | 0.00 |
| 13.06 | 8.89 | 9.33 | 0.49 | 1.24 | 9 | 3.42 | 9.23 | 4.63 | 4.57 | 0.25 | 0.62 |
| 1.00 | 0.70 | 0.68 | 0.00 | 0.17 | 0 | 0.00 | 0.00 | 0.00 | 0.00 | 0.00 | 0.00 |
| 5.02 | 2.66 | 2.56 | 0.20 | 0.20 | 1 | 0.38 | 1.03 | 0.42 | 0.33 | 0.00 | 0.00 |
| 112.49 | 69.10 | 69.92 | 3.13 | 8.96 | 52 | 19.77 | 53.31 | 28.07 | 28.75 | 1.03 | 3.15 |
| 0.00 | 0.00 | 0.00 | 0.00 | 0.00 | 2 | 0.76 | 2.05 | 2.92 | 3.16 | 0.13 | 0.26 |
| 1.00 | 0.60 | 0.72 | 0.09 | 0.09 | 0 | 0.00 | 0.00 | 0.00 | 0.00 | 0.00 | 0.00 |
| 0.00 | 0.00 | 0.00 | 0.00 | 0.00 | 0 | 0.00 | 0.00 | 0.00 | 0.00 | 0.00 | 0.00 |
| 2.01 | 1.09 | 0.97 | 0.06 | 0.06 | 0 | 0.00 | 0.00 | 0.00 | 0.00 | 0.00 | 0.00 |
| 0.00 | 0.00 | 0.00 | 0.00 | 0.00 | 0 | 0.00 | 0.00 | 0.00 | 0.00 | 0.00 | 0.00 |
| 0.00 | 0.00 | 0.00 | 0.00 | 0.00 | 0 | 0.00 | 0.00 | 0.00 | 0.00 | 0.00 | 0.00 |
| 2.01 | 1.29 | 1.26 | 0.06 | 0.23 | 1 | 0.38 | 1.03 | 0.62 | 0.61 | 0.06 | 0.06 |
| 3.01 | 2.30 | 2.24 | 0.11 | 0.26 | 54 | 20.53 | 55.36 | 35.47 | 32.84 | 2.89 | 3.26 |
| 0.00 | 0.00 | 0.00 | 0.00 | 0.00 | 1 | 0.38 | 1.03 | 0.79 | 0.72 | 0.06 | 0.06 |
| 0.00 | 0.00 | 0.00 | 0.00 | 0.00 | 0 | 0.00 | 0.00 | 0.00 | 0.00 | 0.00 | 0.00 |

续表

| 部位 | ICD-10 | 男女合计 | | | | | | | | 发病数 | 构成（%） |
|---|---|---|---|---|---|---|---|---|---|---|---|
| | | 发病数 | 构成（%） | 粗率（1/10$^5$） | 中标率（1/10$^5$） | 世标率（1/10$^5$） | 累积率（%） | | | | |
| | | | | | | | 0-64 | 0-74 | | | |
| 子宫颈 | C53 | 11 | 1.90 | 5.58 | 3.25 | 3.18 | 0.29 | 0.36 | 0 | 0.00 |
| 子宫体 | C54 | 11 | 1.90 | 5.58 | 3.02 | 3.17 | 0.31 | 0.38 | 0 | 0.00 |
| 子宫,部位不明 | C55 | 0 | 0.00 | 0.00 | 0.00 | 0.00 | 0.00 | 0.00 | 0 | 0.00 |
| 卵巢 | C56 | 10 | 1.72 | 5.07 | 2.82 | 3.15 | 0.23 | 0.23 | 0 | 0.00 |
| 其他的女性生殖器 | C57 | 0 | 0.00 | 0.00 | 0.00 | 0.00 | 0.00 | 0.00 | 0 | 0.00 |
| 胎盘 | C58 | 0 | 0.00 | 0.00 | 0.00 | 0.00 | 0.00 | 0.00 | 0 | 0.00 |
| 阴茎 | C60 | 1 | 0.17 | 0.51 | 0.21 | 0.22 | 0.03 | 0.03 | 1 | 0.32 |
| 前列腺 | C61 | 8 | 1.38 | 4.06 | 2.26 | 2.46 | 0.12 | 0.26 | 8 | 2.52 |
| 睾丸 | C62 | 0 | 0.00 | 0.00 | 0.00 | 0.00 | 0.00 | 0.00 | 0 | 0.00 |
| 其他的男性生殖器 | C63 | 0 | 0.00 | 0.00 | 0.00 | 0.00 | 0.00 | 0.00 | 0 | 0.00 |
| 肾 | C64 | 10 | 1.72 | 5.07 | 3.04 | 3.09 | 0.25 | 0.32 | 10 | 3.15 |
| 肾盂 | C65 | 3 | 0.52 | 1.52 | 0.75 | 0.61 | 0.02 | 0.02 | 1 | 0.32 |
| 输尿管 | C66 | 0 | 0.00 | 0.00 | 0.00 | 0.00 | 0.00 | 0.00 | 0 | 0.00 |
| 膀胱 | C67 | 12 | 2.07 | 6.09 | 3.70 | 3.57 | 0.24 | 0.39 | 11 | 3.47 |
| 其他的泌尿器官 | C68 | 0 | 0.00 | 0.00 | 0.00 | 0.00 | 0.00 | 0.00 | 0 | 0.00 |
| 眼 | C69 | 0 | 0.00 | 0.00 | 0.00 | 0.00 | 0.00 | 0.00 | 0 | 0.00 |
| 脑,神经系统 | C70-C72 | 11 | 1.90 | 5.58 | 4.62 | 5.82 | 0.34 | 0.34 | 3 | 0.95 |
| 甲状腺 | C73 | 43 | 7.41 | 21.82 | 15.48 | 13.32 | 1.12 | 1.19 | 7 | 2.21 |
| 肾上腺 | C74 | 0 | 0.00 | 0.00 | 0.00 | 0.00 | 0.00 | 0.00 | 0 | 0.00 |
| 其他的内分泌腺 | C75 | 0 | 0.00 | 0.00 | 0.00 | 0.00 | 0.00 | 0.00 | 0 | 0.00 |
| 霍奇金病 | C81 | 4 | 0.69 | 2.03 | 1.25 | 1.17 | 0.05 | 0.19 | 3 | 0.95 |
| 非霍奇金淋巴瘤 | C82-C85;C96 | 7 | 1.21 | 3.55 | 2.47 | 2.13 | 0.06 | 0.27 | 2 | 0.63 |
| 免疫增生性疾病 | C88 | 0 | 0.00 | 0.00 | 0.00 | 0.00 | 0.00 | 0.00 | 0 | 0.00 |
| 多发性骨髓瘤 | C90 | 1 | 0.17 | 0.51 | 0.24 | 0.19 | 0.00 | 0.00 | 1 | 0.32 |
| 淋巴样白血病 | C91 | 0 | 0.00 | 0.00 | 0.00 | 0.00 | 0.00 | 0.00 | 0 | 0.00 |
| 髓样白血病 | C92-C94 | 1 | 0.17 | 0.51 | 0.21 | 0.22 | 0.03 | 0.03 | 1 | 0.32 |
| 白血病,未特指 | C95 | 5 | 0.86 | 2.54 | 1.66 | 1.64 | 0.09 | 0.23 | 4 | 1.26 |
| 其他的或未指明部位 | O&U | 6 | 1.03 | 3.04 | 1.97 | 2.29 | 0.12 | 0.26 | 1 | 0.32 |
| 所有部位合计 | ALL | 580 | 100.00 | 294.25 | 176.08 | 175.36 | 10.77 | 19.37 | 317 | 100.00 |
| 所有部位除外 C44 | ALLbC44 | 578 | 99.66 | 293.24 | 175.55 | 174.88 | 10.74 | 19.35 | 315 | 99.37 |
| 人口数 | POPU | 197 108 | | | | | | | 99 561 | |

| 男性 | | | | | 女性 | | | | | | |
|---|---|---|---|---|---|---|---|---|---|---|---|
| 粗率<br>(1/10⁵) | 中标率<br>(1/10⁵) | 世标率<br>(1/10⁵) | 累积率(%) | | 发病数 | 构成<br>(%) | 粗率<br>(1/10⁵) | 中标率<br>(1/10⁵) | 世标率<br>(1/10⁵) | 累积率(%) | |
| | | | 0 – 64 | 0 – 74 | | | | | | 0 – 64 | 0 – 74 |
| 0.00 | 0.00 | 0.00 | 0.00 | 0.00 | 11 | 4.18 | 11.28 | 6.57 | 6.42 | 0.59 | 0.72 |
| 0.00 | 0.00 | 0.00 | 0.00 | 0.00 | 11 | 4.18 | 11.28 | 6.08 | 6.38 | 0.64 | 0.76 |
| 0.00 | 0.00 | 0.00 | 0.00 | 0.00 | 0 | 0.00 | 0.00 | 0.00 | 0.00 | 0.00 | 0.00 |
| 0.00 | 0.00 | 0.00 | 0.00 | 0.00 | 10 | 3.80 | 10.25 | 5.59 | 6.23 | 0.47 | 0.47 |
| 0.00 | 0.00 | 0.00 | 0.00 | 0.00 | 0 | 0.00 | 0.00 | 0.00 | 0.00 | 0.00 | 0.00 |
| 0.00 | 0.00 | 0.00 | 0.00 | 0.00 | 0 | 0.00 | 0.00 | 0.00 | 0.00 | 0.00 | 0.00 |
| 1.00 | 0.41 | 0.44 | 0.05 | 0.05 | 0 | 0.00 | 0.00 | 0.00 | 0.00 | 0.00 | 0.00 |
| 8.04 | 4.82 | 5.22 | 0.23 | 0.55 | 0 | 0.00 | 0.00 | 0.00 | 0.00 | 0.00 | 0.00 |
| 0.00 | 0.00 | 0.00 | 0.00 | 0.00 | 0 | 0.00 | 0.00 | 0.00 | 0.00 | 0.00 | 0.00 |
| 10.04 | 6.14 | 6.23 | 0.50 | 0.65 | 0 | 0.00 | 0.00 | 0.00 | 0.00 | 0.00 | 0.00 |
| 1.00 | 0.56 | 0.48 | 0.04 | 0.04 | 2 | 0.76 | 2.05 | 0.87 | 0.67 | 0.00 | 0.00 |
| 0.00 | 0.00 | 0.00 | 0.00 | 0.00 | 0 | 0.00 | 0.00 | 0.00 | 0.00 | 0.00 | 0.00 |
| 11.05 | 7.14 | 7.01 | 0.47 | 0.81 | 1 | 0.38 | 1.03 | 0.42 | 0.33 | 0.00 | 0.00 |
| 0.00 | 0.00 | 0.00 | 0.00 | 0.00 | 0 | 0.00 | 0.00 | 0.00 | 0.00 | 0.00 | 0.00 |
| 0.00 | 0.00 | 0.00 | 0.00 | 0.00 | 0 | 0.00 | 0.00 | 0.00 | 0.00 | 0.00 | 0.00 |
| 3.01 | 2.60 | 2.12 | 0.22 | 0.22 | 8 | 3.04 | 8.20 | 6.69 | 9.72 | 0.48 | 0.48 |
| 7.03 | 5.61 | 4.31 | 0.30 | 0.30 | 36 | 13.69 | 36.91 | 25.83 | 22.77 | 1.98 | 2.10 |
| 0.00 | 0.00 | 0.00 | 0.00 | 0.00 | 0 | 0.00 | 0.00 | 0.00 | 0.00 | 0.00 | 0.00 |
| 0.00 | 0.00 | 0.00 | 0.00 | 0.00 | 0 | 0.00 | 0.00 | 0.00 | 0.00 | 0.00 | 0.00 |
| 3.01 | 2.12 | 2.02 | 0.06 | 0.39 | 1 | 0.38 | 1.03 | 0.58 | 0.50 | 0.04 | 0.04 |
| 2.01 | 1.70 | 1.82 | 0.00 | 0.30 | 5 | 1.90 | 5.13 | 3.30 | 2.51 | 0.13 | 0.25 |
| 0.00 | 0.00 | 0.00 | 0.00 | 0.00 | 0 | 0.00 | 0.00 | 0.00 | 0.00 | 0.00 | 0.00 |
| 1.00 | 0.52 | 0.41 | 0.00 | 0.00 | 0 | 0.00 | 0.00 | 0.00 | 0.00 | 0.00 | 0.00 |
| 0.00 | 0.00 | 0.00 | 0.00 | 0.00 | 0 | 0.00 | 0.00 | 0.00 | 0.00 | 0.00 | 0.00 |
| 1.00 | 0.41 | 0.44 | 0.05 | 0.05 | 0 | 0.00 | 0.00 | 0.00 | 0.00 | 0.00 | 0.00 |
| 4.02 | 2.87 | 2.84 | 0.11 | 0.44 | 1 | 0.38 | 1.03 | 0.62 | 0.61 | 0.06 | 0.06 |
| 1.00 | 0.85 | 0.91 | 0.00 | 0.15 | 5 | 1.90 | 5.13 | 3.10 | 3.66 | 0.25 | 0.37 |
| 318.40 | 199.26 | 198.67 | 10.47 | 24.23 | 263 | 100.00 | 269.61 | 159.98 | 159.11 | 11.10 | 15.71 |
| 316.39 | 198.17 | 197.69 | 10.41 | 24.18 | 263 | 100.00 | 269.61 | 159.98 | 159.11 | 11.10 | 15.71 |
| | | | | | 97 547 | | | | | | |

表 28　牡丹江市东安区 2016 年

| 部位 | ICD – 10 | 男女合计 | | | | | | | 死亡数 | 构成（%） |
|---|---|---|---|---|---|---|---|---|---|---|
| | | 死亡数 | 构成（%） | 粗率（1/10⁵） | 中标率（1/10⁵） | 世标率（1/10⁵） | 累积率（%）0－64 | 累积率（%）0－74 | | |
| 唇 | C00 | 0 | 0.00 | 0.00 | 0.00 | 0.00 | 0.00 | 0.00 | 0 | 0.00 |
| 舌 | C01 – C02 | 1 | 0.24 | 0.51 | 0.28 | 0.25 | 0.02 | 0.02 | 1 | 0.40 |
| 口 | C03 – C06 | 2 | 0.48 | 1.01 | 0.56 | 0.87 | 0.00 | 0.00 | 1 | 0.40 |
| 唾液腺 | C07 – C08 | 1 | 0.24 | 0.51 | 0.38 | 0.41 | 0.00 | 0.07 | 1 | 0.40 |
| 扁桃腺 | C09 | 0 | 0.00 | 0.00 | 0.00 | 0.00 | 0.00 | 0.00 | 0 | 0.00 |
| 其他的口咽 | C10 | 2 | 0.48 | 1.01 | 0.62 | 0.60 | 0.00 | 0.07 | 2 | 0.80 |
| 鼻咽 | C11 | 2 | 0.48 | 1.01 | 0.59 | 0.61 | 0.07 | 0.07 | 2 | 0.80 |
| 喉咽 | C12 – C13 | 0 | 0.00 | 0.00 | 0.00 | 0.00 | 0.00 | 0.00 | 0 | 0.00 |
| 咽,部位不明 | C14 | 1 | 0.24 | 0.51 | 0.24 | 0.19 | 0.00 | 0.00 | 1 | 0.40 |
| 食管 | C15 | 16 | 3.80 | 8.12 | 4.40 | 4.73 | 0.48 | 0.62 | 14 | 5.60 |
| 胃 | C16 | 30 | 7.13 | 15.22 | 9.05 | 9.32 | 0.48 | 1.04 | 20 | 8.00 |
| 小肠 | C17 | 6 | 1.43 | 3.04 | 1.67 | 1.60 | 0.05 | 0.26 | 3 | 1.20 |
| 结肠 | C18 | 23 | 5.46 | 11.67 | 6.71 | 6.93 | 0.26 | 0.75 | 10 | 4.00 |
| 直肠 | C19 – C20 | 16 | 3.80 | 8.12 | 4.17 | 3.90 | 0.16 | 0.37 | 14 | 5.60 |
| 肛门 | C21 | 0 | 0.00 | 0.00 | 0.00 | 0.00 | 0.00 | 0.00 | 0 | 0.00 |
| 肝脏 | C22 | 66 | 15.68 | 33.48 | 19.04 | 19.09 | 1.07 | 1.98 | 40 | 16.00 |
| 胆囊及其他 | C23 – C24 | 3 | 0.71 | 1.52 | 0.92 | 0.96 | 0.05 | 0.11 | 1 | 0.40 |
| 胰腺 | C25 | 21 | 4.99 | 10.65 | 6.26 | 6.28 | 0.32 | 0.74 | 7 | 2.80 |
| 鼻,鼻窦及其他 | C30 – C31 | 0 | 0.00 | 0.00 | 0.00 | 0.00 | 0.00 | 0.00 | 0 | 0.00 |
| 喉 | C32 | 4 | 0.95 | 2.03 | 1.06 | 1.00 | 0.03 | 0.10 | 3 | 1.20 |
| 气管,支气管,肺 | C33 – C34 | 141 | 33.49 | 71.53 | 39.63 | 40.22 | 1.61 | 4.26 | 95 | 38.00 |
| 其他的胸腔器官 | C37 – C38 | 1 | 0.24 | 0.51 | 0.45 | 0.31 | 0.03 | 0.03 | 0 | 0.00 |
| 骨 | C40 – C41 | 2 | 0.48 | 1.01 | 0.76 | 0.76 | 0.03 | 0.10 | 2 | 0.80 |
| 皮肤的黑色素瘤 | C43 | 0 | 0.00 | 0.00 | 0.00 | 0.00 | 0.00 | 0.00 | 0 | 0.00 |
| 其他的皮肤 | C44 | 2 | 0.48 | 1.01 | 0.46 | 0.36 | 0.00 | 0.00 | 1 | 0.40 |
| 间皮瘤 | C45 | 1 | 0.24 | 0.51 | 0.29 | 0.29 | 0.00 | 0.07 | 1 | 0.40 |
| 卡波氏肉瘤 | C46 | 0 | 0.00 | 0.00 | 0.00 | 0.00 | 0.00 | 0.00 | 0 | 0.00 |
| 周围神经,结缔、软组织 | C47;C49 | 1 | 0.24 | 0.51 | 0.30 | 0.30 | 0.03 | 0.03 | 1 | 0.40 |
| 乳房 | C50 | 15 | 3.56 | 7.61 | 4.79 | 4.50 | 0.32 | 0.52 | 0 | 0.00 |
| 外阴 | C51 | 0 | 0.00 | 0.00 | 0.00 | 0.00 | 0.00 | 0.00 | 0 | 0.00 |
| 阴道 | C52 | 0 | 0.00 | 0.00 | 0.00 | 0.00 | 0.00 | 0.00 | 0 | 0.00 |

恶性肿瘤死亡主要指标

| 男性 | | | | | 死亡数 | 女性 | | | | | |
| 粗率 $(1/10^5)$ | 中标率 $(1/10^5)$ | 世标率 $(1/10^5)$ | 累积率（%） 0–64 | 累积率（%） 0–74 | | 构成 （%） | 粗率 $(1/10^5)$ | 中标率 $(1/10^5)$ | 世标率 $(1/10^5)$ | 累积率（%） 0–64 | 累积率（%） 0–74 |
|---|---|---|---|---|---|---|---|---|---|---|---|
| 0.00 | 0.00 | 0.00 | 0.00 | 0.00 | 0 | 0.00 | 0.00 | 0.00 | 0.00 | 0.00 | 0.00 |
| 1.00 | 0.56 | 0.48 | 0.04 | 0.04 | 0 | 0.00 | 0.00 | 0.00 | 0.00 | 0.00 | 0.00 |
| 1.00 | 0.61 | 0.95 | 0.00 | 0.00 | 1 | 0.58 | 1.03 | 0.52 | 0.80 | 0.00 | 0.00 |
| 1.00 | 0.85 | 0.91 | 0.00 | 0.15 | 0 | 0.00 | 0.00 | 0.00 | 0.00 | 0.00 | 0.00 |
| 0.00 | 0.00 | 0.00 | 0.00 | 0.00 | 0 | 0.00 | 0.00 | 0.00 | 0.00 | 0.00 | 0.00 |
| 2.01 | 1.37 | 1.32 | 0.00 | 0.15 | 0 | 0.00 | 0.00 | 0.00 | 0.00 | 0.00 | 0.00 |
| 2.01 | 1.16 | 1.20 | 0.13 | 0.13 | 0 | 0.00 | 0.00 | 0.00 | 0.00 | 0.00 | 0.00 |
| 0.00 | 0.00 | 0.00 | 0.00 | 0.00 | 0 | 0.00 | 0.00 | 0.00 | 0.00 | 0.00 | 0.00 |
| 1.00 | 0.52 | 0.41 | 0.00 | 0.00 | 0 | 0.00 | 0.00 | 0.00 | 0.00 | 0.00 | 0.00 |
| 14.06 | 7.91 | 8.40 | 0.79 | 1.13 | 2 | 1.17 | 2.05 | 1.05 | 1.20 | 0.15 | 0.15 |
| 20.09 | 12.86 | 13.17 | 0.71 | 1.52 | 10 | 5.85 | 10.25 | 5.52 | 5.77 | 0.25 | 0.63 |
| 3.01 | 1.92 | 1.76 | 0.00 | 0.34 | 3 | 1.75 | 3.08 | 1.58 | 1.59 | 0.09 | 0.22 |
| 10.04 | 5.97 | 6.64 | 0.31 | 0.46 | 13 | 7.60 | 13.33 | 7.18 | 6.99 | 0.21 | 0.96 |
| 14.06 | 7.88 | 7.50 | 0.31 | 0.78 | 2 | 1.17 | 2.05 | 0.87 | 0.67 | 0.00 | 0.00 |
| 0.00 | 0.00 | 0.00 | 0.00 | 0.00 | 0 | 0.00 | 0.00 | 0.00 | 0.00 | 0.00 | 0.00 |
| 40.18 | 24.15 | 24.67 | 1.60 | 2.56 | 26 | 15.20 | 26.65 | 13.72 | 13.40 | 0.52 | 1.40 |
| 1.00 | 0.60 | 0.72 | 0.09 | 0.09 | 2 | 1.17 | 2.05 | 1.12 | 1.08 | 0.00 | 0.13 |
| 7.03 | 4.37 | 4.64 | 0.39 | 0.54 | 14 | 8.19 | 14.35 | 7.73 | 7.50 | 0.25 | 0.88 |
| 0.00 | 0.00 | 0.00 | 0.00 | 0.00 | 0 | 0.00 | 0.00 | 0.00 | 0.00 | 0.00 | 0.00 |
| 3.01 | 1.78 | 1.76 | 0.05 | 0.21 | 1 | 0.58 | 1.03 | 0.42 | 0.33 | 0.00 | 0.00 |
| 95.42 | 57.61 | 58.63 | 2.54 | 6.83 | 46 | 26.90 | 47.16 | 23.42 | 23.55 | 0.65 | 2.02 |
| 0.00 | 0.00 | 0.00 | 0.00 | 0.00 | 1 | 0.58 | 1.03 | 0.93 | 0.64 | 0.05 | 0.05 |
| 2.01 | 1.58 | 1.58 | 0.06 | 0.21 | 0 | 0.00 | 0.00 | 0.00 | 0.00 | 0.00 | 0.00 |
| 0.00 | 0.00 | 0.00 | 0.00 | 0.00 | 0 | 0.00 | 0.00 | 0.00 | 0.00 | 0.00 | 0.00 |
| 1.00 | 0.50 | 0.39 | 0.00 | 0.00 | 1 | 0.58 | 1.03 | 0.42 | 0.33 | 0.00 | 0.00 |
| 1.00 | 0.70 | 0.68 | 0.00 | 0.17 | 0 | 0.00 | 0.00 | 0.00 | 0.00 | 0.00 | 0.00 |
| 0.00 | 0.00 | 0.00 | 0.00 | 0.00 | 0 | 0.00 | 0.00 | 0.00 | 0.00 | 0.00 | 0.00 |
| 1.00 | 0.60 | 0.59 | 0.06 | 0.06 | 0 | 0.00 | 0.00 | 0.00 | 0.00 | 0.00 | 0.00 |
| 0.00 | 0.00 | 0.00 | 0.00 | 0.00 | 15 | 8.77 | 15.38 | 9.49 | 8.89 | 0.64 | 1.02 |
| 0.00 | 0.00 | 0.00 | 0.00 | 0.00 | 0 | 0.00 | 0.00 | 0.00 | 0.00 | 0.00 | 0.00 |
| 0.00 | 0.00 | 0.00 | 0.00 | 0.00 | 0 | 0.00 | 0.00 | 0.00 | 0.00 | 0.00 | 0.00 |

续表

| 部位 | ICD – 10 | 男女合计 | | | | | | | | 死亡数 | 构成（%） |
|------|----------|---------|---------|---------|---------|---------|------|------|------|------|------|
| | | 死亡数 | 构成（%） | 粗率（1/10^5） | 中标率（1/10^5） | 世标率（1/10^5） | 累积率（%） 0 – 64 | 0 – 74 | | | |
| 子宫颈 | C53 | 5 | 1.19 | 2.54 | 1.38 | 1.42 | 0.11 | 0.18 | 0 | 0.00 |
| 子宫体 | C54 | 1 | 0.24 | 0.51 | 0.30 | 0.30 | 0.03 | 0.03 | 0 | 0.00 |
| 子宫,部位不明 | C55 | 0 | 0.00 | 0.00 | 0.00 | 0.00 | 0.00 | 0.00 | 0 | 0.00 |
| 卵巢 | C56 | 9 | 2.14 | 4.57 | 2.46 | 2.59 | 0.12 | 0.26 | 0 | 0.00 |
| 其他的女性生殖器 | C57 | 2 | 0.48 | 1.01 | 0.66 | 0.78 | 0.03 | 0.03 | 0 | 0.00 |
| 胎盘 | C58 | 0 | 0.00 | 0.00 | 0.00 | 0.00 | 0.00 | 0.00 | 0 | 0.00 |
| 阴茎 | C60 | 0 | 0.00 | 0.00 | 0.00 | 0.00 | 0.00 | 0.00 | 0 | 0.00 |
| 前列腺 | C61 | 8 | 1.90 | 4.06 | 2.15 | 2.34 | 0.03 | 0.17 | 8 | 3.20 |
| 睾丸 | C62 | 0 | 0.00 | 0.00 | 0.00 | 0.00 | 0.00 | 0.00 | 0 | 0.00 |
| 其他的男性生殖器 | C63 | 0 | 0.00 | 0.00 | 0.00 | 0.00 | 0.00 | 0.00 | 0 | 0.00 |
| 肾 | C64 | 3 | 0.71 | 1.52 | 0.91 | 0.85 | 0.02 | 0.09 | 2 | 0.80 |
| 肾盂 | C65 | 2 | 0.48 | 1.01 | 0.51 | 0.42 | 0.02 | 0.02 | 1 | 0.40 |
| 输尿管 | C66 | 0 | 0.00 | 0.00 | 0.00 | 0.00 | 0.00 | 0.00 | 0 | 0.00 |
| 膀胱 | C67 | 4 | 0.95 | 2.03 | 1.09 | 1.34 | 0.00 | 0.07 | 4 | 1.60 |
| 其他的泌尿器官 | C68 | 0 | 0.00 | 0.00 | 0.00 | 0.00 | 0.00 | 0.00 | 0 | 0.00 |
| 眼 | C69 | 0 | 0.00 | 0.00 | 0.00 | 0.00 | 0.00 | 0.00 | 0 | 0.00 |
| 脑,神经系统 | C70 – C72 | 13 | 3.09 | 6.60 | 5.10 | 6.23 | 0.36 | 0.43 | 6 | 2.40 |
| 甲状腺 | C73 | 0 | 0.00 | 0.00 | 0.00 | 0.00 | 0.00 | 0.00 | 0 | 0.00 |
| 肾上腺 | C74 | 0 | 0.00 | 0.00 | 0.00 | 0.00 | 0.00 | 0.00 | 0 | 0.00 |
| 其他的内分泌腺 | C75 | 0 | 0.00 | 0.00 | 0.00 | 0.00 | 0.00 | 0.00 | 0 | 0.00 |
| 霍奇金病 | C81 | 0 | 0.00 | 0.00 | 0.00 | 0.00 | 0.00 | 0.00 | 0 | 0.00 |
| 非霍奇金淋巴瘤 | C82 – C85;C96 | 10 | 2.38 | 5.07 | 2.67 | 2.66 | 0.27 | 0.27 | 5 | 2.00 |
| 免疫增生性疾病 | C88 | 0 | 0.00 | 0.00 | 0.00 | 0.00 | 0.00 | 0.00 | 0 | 0.00 |
| 多发性骨髓瘤 | C90 | 1 | 0.24 | 0.51 | 0.24 | 0.19 | 0.00 | 0.00 | 1 | 0.40 |
| 淋巴样白血病 | C91 | 0 | 0.00 | 0.00 | 0.00 | 0.00 | 0.00 | 0.00 | 0 | 0.00 |
| 髓样白血病 | C92 – C94 | 2 | 0.48 | 1.01 | 0.45 | 0.41 | 0.03 | 0.03 | 1 | 0.40 |
| 白血病,未特指 | C95 | 1 | 0.24 | 0.51 | 0.38 | 0.35 | 0.03 | 0.03 | 1 | 0.40 |
| 其他的或未指明部位 | O&U | 3 | 0.71 | 1.52 | 0.89 | 1.10 | 0.08 | 0.08 | 1 | 0.40 |
| 所有部位合计 | ALL | 421 | 100.00 | 213.59 | 121.85 | 124.43 | 6.12 | 12.88 | 250 | 100.00 |
| 所有部位除外 C44 | ALLbC44 | 419 | 99.52 | 212.57 | 121.39 | 124.07 | 6.12 | 12.88 | 249 | 99.60 |
| 人口数 | POPU | 197 108 | | | | | | | 99 561 | |

| 男性 | | | | | | 女性 | | | | | |
| 粗率<br>(1/10⁵) | 中标率<br>(1/10⁵) | 世标率<br>(1/10⁵) | 累积率(%) | | 死亡数 | 构成<br>(%) | 粗率<br>(1/10⁵) | 中标率<br>(1/10⁵) | 世标率<br>(1/10⁵) | 累积率(%) | |
| | | | 0-64 | 0-74 | | | | | | 0-64 | 0-74 |
|---|---|---|---|---|---|---|---|---|---|---|---|
| 0.00 | 0.00 | 0.00 | 0.00 | 0.00 | 5 | 2.92 | 5.13 | 2.75 | 2.82 | 0.23 | 0.35 |
| 0.00 | 0.00 | 0.00 | 0.00 | 0.00 | 1 | 0.58 | 1.03 | 0.62 | 0.61 | 0.06 | 0.06 |
| 0.00 | 0.00 | 0.00 | 0.00 | 0.00 | 0 | 0.00 | 0.00 | 0.00 | 0.00 | 0.00 | 0.00 |
| 0.00 | 0.00 | 0.00 | 0.00 | 0.00 | 9 | 5.26 | 9.23 | 4.75 | 4.99 | 0.25 | 0.50 |
| 0.00 | 0.00 | 0.00 | 0.00 | 0.00 | 2 | 1.17 | 2.05 | 1.30 | 1.53 | 0.06 | 0.06 |
| 0.00 | 0.00 | 0.00 | 0.00 | 0.00 | 0 | 0.00 | 0.00 | 0.00 | 0.00 | 0.00 | 0.00 |
| 0.00 | 0.00 | 0.00 | 0.00 | 0.00 | 0 | 0.00 | 0.00 | 0.00 | 0.00 | 0.00 | 0.00 |
| 8.04 | 4.72 | 5.12 | 0.05 | 0.38 | 0 | 0.00 | 0.00 | 0.00 | 0.00 | 0.00 | 0.00 |
| 0.00 | 0.00 | 0.00 | 0.00 | 0.00 | 0 | 0.00 | 0.00 | 0.00 | 0.00 | 0.00 | 0.00 |
| 0.00 | 0.00 | 0.00 | 0.00 | 0.00 | 0 | 0.00 | 0.00 | 0.00 | 0.00 | 0.00 | 0.00 |
| 2.01 | 1.40 | 1.39 | 0.04 | 0.19 | 1 | 0.58 | 1.03 | 0.44 | 0.35 | 0.00 | 0.00 |
| 1.00 | 0.56 | 0.48 | 0.04 | 0.04 | 1 | 0.58 | 1.03 | 0.42 | 0.33 | 0.00 | 0.00 |
| 0.00 | 0.00 | 0.00 | 0.00 | 0.00 | 0 | 0.00 | 0.00 | 0.00 | 0.00 | 0.00 | 0.00 |
| 4.02 | 2.44 | 2.98 | 0.00 | 0.17 | 0 | 0.00 | 0.00 | 0.00 | 0.00 | 0.00 | 0.00 |
| 0.00 | 0.00 | 0.00 | 0.00 | 0.00 | 0 | 0.00 | 0.00 | 0.00 | 0.00 | 0.00 | 0.00 |
| 0.00 | 0.00 | 0.00 | 0.00 | 0.00 | 0 | 0.00 | 0.00 | 0.00 | 0.00 | 0.00 | 0.00 |
| 6.03 | 4.77 | 4.29 | 0.33 | 0.48 | 7 | 4.09 | 7.18 | 5.45 | 8.36 | 0.39 | 0.39 |
| 0.00 | 0.00 | 0.00 | 0.00 | 0.00 | 0 | 0.00 | 0.00 | 0.00 | 0.00 | 0.00 | 0.00 |
| 0.00 | 0.00 | 0.00 | 0.00 | 0.00 | 0 | 0.00 | 0.00 | 0.00 | 0.00 | 0.00 | 0.00 |
| 5.02 | 2.52 | 2.69 | 0.29 | 0.29 | 5 | 2.92 | 5.13 | 2.85 | 2.63 | 0.26 | 0.26 |
| 0.00 | 0.00 | 0.00 | 0.00 | 0.00 | 0 | 0.00 | 0.00 | 0.00 | 0.00 | 0.00 | 0.00 |
| 1.00 | 0.52 | 0.41 | 0.00 | 0.00 | 0 | 0.00 | 0.00 | 0.00 | 0.00 | 0.00 | 0.00 |
| 0.00 | 0.00 | 0.00 | 0.00 | 0.00 | 0 | 0.00 | 0.00 | 0.00 | 0.00 | 0.00 | 0.00 |
| 1.00 | 0.41 | 0.44 | 0.05 | 0.05 | 1 | 0.58 | 1.03 | 0.44 | 0.35 | 0.00 | 0.00 |
| 1.00 | 0.73 | 0.67 | 0.06 | 0.06 | 0 | 0.00 | 0.00 | 0.00 | 0.00 | 0.00 | 0.00 |
| 1.00 | 0.60 | 0.72 | 0.09 | 0.09 | 2 | 1.17 | 2.05 | 1.14 | 1.41 | 0.06 | 0.06 |
| 251.10 | 152.17 | 155.57 | 8.02 | 17.11 | 171 | 100.00 | 175.30 | 94.15 | 96.11 | 4.14 | 9.13 |
| 250.10 | 151.67 | 155.18 | 8.02 | 17.11 | 170 | 99.42 | 174.27 | 93.72 | 95.78 | 4.14 | 9.13 |

97 547

表 **29** 　牡丹江市西安区 **2016** 年

| 部位 | ICD－10 | 男女合计 | | | | | | | 发病数 | 构成（％） |
|---|---|---|---|---|---|---|---|---|---|---|
| | | 发病数 | 构成（％） | 粗率（1/10⁵） | 中标率（1/10⁵） | 世标率（1/10⁵） | 累积率（％） | | | |
| | | | | | | | 0－64 | 0－74 | | |
| 唇 | C00 | 0 | 0.00 | 0.00 | 0.00 | 0.00 | 0.00 | 0.00 | 0 | 0.00 |
| 舌 | C01－C02 | 2 | 0.23 | 0.81 | 0.55 | 0.57 | 0.06 | 0.06 | 1 | 0.23 |
| 口 | C03－C06 | 1 | 0.12 | 0.41 | 0.17 | 0.18 | 0.02 | 0.02 | 1 | 0.23 |
| 唾液腺 | C07－C08 | 0 | 0.00 | 0.00 | 0.00 | 0.00 | 0.00 | 0.00 | 0 | 0.00 |
| 扁桃腺 | C09 | 1 | 0.12 | 0.41 | 0.17 | 0.18 | 0.02 | 0.02 | 1 | 0.23 |
| 其他的口咽 | C10 | 0 | 0.00 | 0.00 | 0.00 | 0.00 | 0.00 | 0.00 | 0 | 0.00 |
| 鼻咽 | C11 | 4 | 0.46 | 1.62 | 0.93 | 0.95 | 0.05 | 0.15 | 4 | 0.91 |
| 喉咽 | C12－C13 | 0 | 0.00 | 0.00 | 0.00 | 0.00 | 0.00 | 0.00 | 0 | 0.00 |
| 咽,部位不明 | C14 | 1 | 0.12 | 0.41 | 0.30 | 0.32 | 0.00 | 0.05 | 0 | 0.00 |
| 食管 | C15 | 15 | 1.73 | 6.09 | 3.54 | 3.79 | 0.23 | 0.44 | 12 | 2.73 |
| 胃 | C16 | 70 | 8.06 | 28.40 | 16.14 | 16.48 | 0.75 | 1.98 | 51 | 11.59 |
| 小肠 | C17 | 4 | 0.46 | 1.62 | 0.92 | 0.87 | 0.04 | 0.15 | 3 | 0.68 |
| 结肠 | C18 | 59 | 6.79 | 23.94 | 13.22 | 13.32 | 0.50 | 1.30 | 33 | 7.50 |
| 直肠 | C19－C20 | 42 | 4.83 | 17.04 | 9.75 | 9.79 | 0.61 | 1.15 | 31 | 7.05 |
| 肛门 | C21 | 1 | 0.12 | 0.41 | 0.17 | 0.13 | 0.00 | 0.00 | 1 | 0.23 |
| 肝脏 | C22 | 104 | 11.97 | 42.20 | 24.10 | 23.28 | 1.46 | 2.64 | 72 | 16.36 |
| 胆囊及其他 | C23－C24 | 6 | 0.69 | 2.43 | 1.45 | 1.45 | 0.06 | 0.17 | 4 | 0.91 |
| 胰腺 | C25 | 37 | 4.26 | 15.01 | 8.13 | 7.92 | 0.39 | 0.93 | 20 | 4.55 |
| 鼻,鼻窦及其他 | C30－C31 | 0 | 0.00 | 0.00 | 0.00 | 0.00 | 0.00 | 0.00 | 0 | 0.00 |
| 喉 | C32 | 7 | 0.81 | 2.84 | 1.54 | 1.54 | 0.15 | 0.15 | 5 | 1.14 |
| 气管,支气管,肺 | C33－C34 | 181 | 20.83 | 73.44 | 40.87 | 41.83 | 1.87 | 4.55 | 113 | 25.68 |
| 其他的胸腔器官 | C37－C38 | 0 | 0.00 | 0.00 | 0.00 | 0.00 | 0.00 | 0.00 | 0 | 0.00 |
| 骨 | C40－C41 | 3 | 0.35 | 1.22 | 0.54 | 0.42 | 0.00 | 0.00 | 2 | 0.45 |
| 皮肤的黑色素瘤 | C43 | 0 | 0.00 | 0.00 | 0.00 | 0.00 | 0.00 | 0.00 | 0 | 0.00 |
| 其他的皮肤 | C44 | 6 | 0.69 | 2.43 | 1.22 | 1.36 | 0.00 | 0.11 | 5 | 1.14 |
| 间皮瘤 | C45 | 1 | 0.12 | 0.41 | 0.23 | 0.20 | 0.02 | 0.02 | 0 | 0.00 |
| 卡波氏肉瘤 | C46 | 0 | 0.00 | 0.00 | 0.00 | 0.00 | 0.00 | 0.00 | 0 | 0.00 |
| 周围神经,结缔、软组织 | C47;C49 | 4 | 0.46 | 1.62 | 1.02 | 1.03 | 0.08 | 0.14 | 4 | 0.91 |
| 乳房 | C50 | 89 | 10.24 | 36.11 | 22.64 | 21.62 | 1.78 | 2.54 | 0 | 0.00 |
| 外阴 | C51 | 0 | 0.00 | 0.00 | 0.00 | 0.00 | 0.00 | 0.00 | 0 | 0.00 |
| 阴道 | C52 | 0 | 0.00 | 0.00 | 0.00 | 0.00 | 0.00 | 0.00 | 0 | 0.00 |

**恶性肿瘤发病主要指标**

| 男性 | | | | | 发病数 | 构成（%） | 女性 | | | | |
|---|---|---|---|---|---|---|---|---|---|---|---|
| 粗率（1/10⁵） | 中标率（1/10⁵） | 世标率（1/10⁵） | 累积率（%）0-64 | 累积率（%）0-74 | | | 粗率（1/10⁵） | 中标率（1/10⁵） | 世标率（1/10⁵） | 累积率（%）0-64 | 累积率（%）0-74 |
| 0.00 | 0.00 | 0.00 | 0.00 | 0.00 | 0 | 0.00 | 0.00 | 0.00 | 0.00 | 0.00 | 0.00 |
| 0.83 | 0.63 | 0.57 | 0.05 | 0.05 | 1 | 0.23 | 0.80 | 0.49 | 0.58 | 0.07 | 0.07 |
| 0.83 | 0.33 | 0.35 | 0.04 | 0.04 | 0 | 0.00 | 0.00 | 0.00 | 0.00 | 0.00 | 0.00 |
| 0.00 | 0.00 | 0.00 | 0.00 | 0.00 | 0 | 0.00 | 0.00 | 0.00 | 0.00 | 0.00 | 0.00 |
| 0.83 | 0.33 | 0.35 | 0.04 | 0.04 | 0 | 0.00 | 0.00 | 0.00 | 0.00 | 0.00 | 0.00 |
| 0.00 | 0.00 | 0.00 | 0.00 | 0.00 | 0 | 0.00 | 0.00 | 0.00 | 0.00 | 0.00 | 0.00 |
| 3.30 | 2.01 | 2.06 | 0.09 | 0.34 | 0 | 0.00 | 0.00 | 0.00 | 0.00 | 0.00 | 0.00 |
| 0.00 | 0.00 | 0.00 | 0.00 | 0.00 | 0 | 0.00 | 0.00 | 0.00 | 0.00 | 0.00 | 0.00 |
| 0.00 | 0.00 | 0.00 | 0.00 | 0.00 | 1 | 0.23 | 0.80 | 0.54 | 0.58 | 0.00 | 0.10 |
| 9.91 | 5.84 | 6.40 | 0.45 | 0.69 | 3 | 0.70 | 2.39 | 1.27 | 1.22 | 0.00 | 0.19 |
| 42.10 | 24.67 | 25.10 | 1.20 | 3.03 | 19 | 4.43 | 15.16 | 8.49 | 8.70 | 0.29 | 1.05 |
| 2.48 | 1.53 | 1.50 | 0.05 | 0.30 | 1 | 0.23 | 0.80 | 0.46 | 0.40 | 0.03 | 0.03 |
| 27.24 | 15.49 | 16.78 | 0.49 | 1.59 | 26 | 6.06 | 20.75 | 11.41 | 10.42 | 0.50 | 1.08 |
| 25.59 | 15.10 | 15.76 | 0.93 | 2.06 | 11 | 2.56 | 8.78 | 5.04 | 4.49 | 0.28 | 0.37 |
| 0.83 | 0.36 | 0.28 | 0.00 | 0.00 | 0 | 0.00 | 0.00 | 0.00 | 0.00 | 0.00 | 0.00 |
| 59.44 | 36.18 | 34.90 | 2.08 | 4.06 | 32 | 7.46 | 25.53 | 13.16 | 12.76 | 0.83 | 1.40 |
| 3.30 | 2.29 | 2.47 | 0.12 | 0.36 | 2 | 0.47 | 1.60 | 0.68 | 0.53 | 0.00 | 0.00 |
| 16.51 | 9.36 | 9.03 | 0.42 | 1.03 | 17 | 3.96 | 13.57 | 7.00 | 6.92 | 0.36 | 0.84 |
| 0.00 | 0.00 | 0.00 | 0.00 | 0.00 | 0 | 0.00 | 0.00 | 0.00 | 0.00 | 0.00 | 0.00 |
| 4.13 | 2.35 | 2.41 | 0.26 | 0.26 | 2 | 0.47 | 1.60 | 0.67 | 0.62 | 0.04 | 0.04 |
| 93.29 | 54.16 | 55.05 | 2.78 | 6.32 | 68 | 15.85 | 54.26 | 28.62 | 29.59 | 0.94 | 2.95 |
| 0.00 | 0.00 | 0.00 | 0.00 | 0.00 | 0 | 0.00 | 0.00 | 0.00 | 0.00 | 0.00 | 0.00 |
| 1.65 | 0.77 | 0.60 | 0.00 | 0.00 | 1 | 0.23 | 0.80 | 0.34 | 0.26 | 0.00 | 0.00 |
| 0.00 | 0.00 | 0.00 | 0.00 | 0.00 | 0 | 0.00 | 0.00 | 0.00 | 0.00 | 0.00 | 0.00 |
| 4.13 | 2.27 | 2.31 | 0.00 | 0.25 | 1 | 0.23 | 0.80 | 0.39 | 0.60 | 0.00 | 0.00 |
| 0.00 | 0.00 | 0.00 | 0.00 | 0.00 | 1 | 0.23 | 0.80 | 0.46 | 0.40 | 0.03 | 0.03 |
| 0.00 | 0.00 | 0.00 | 0.00 | 0.00 | 0 | 0.00 | 0.00 | 0.00 | 0.00 | 0.00 | 0.00 |
| 3.30 | 2.11 | 2.12 | 0.17 | 0.29 | 0 | 0.00 | 0.00 | 0.00 | 0.00 | 0.00 | 0.00 |
| 0.00 | 0.00 | 0.00 | 0.00 | 0.00 | 89 | 20.75 | 71.02 | 44.47 | 42.49 | 3.58 | 4.91 |
| 0.00 | 0.00 | 0.00 | 0.00 | 0.00 | 0 | 0.00 | 0.00 | 0.00 | 0.00 | 0.00 | 0.00 |
| 0.00 | 0.00 | 0.00 | 0.00 | 0.00 | 0 | 0.00 | 0.00 | 0.00 | 0.00 | 0.00 | 0.00 |

续表

| 部位 | ICD - 10 | 男女合计 | | | | | | | | 发病数 | 构成（%） |
|---|---|---|---|---|---|---|---|---|---|---|---|
| | | 发病数 | 构成（%） | 粗率（1/10⁵） | 中标率（1/10⁵） | 世标率（1/10⁵） | 累积率（%） | | | | |
| | | | | | | | 0 - 64 | 0 - 74 | | | |
| 子宫颈 | C53 | 27 | 3.11 | 10.96 | 6.60 | 6.26 | 0.53 | 0.64 | 0 | 0.00 |
| 子宫体 | C54 | 11 | 1.27 | 4.46 | 2.48 | 2.50 | 0.22 | 0.27 | 0 | 0.00 |
| 子宫,部位不明 | C55 | 2 | 0.23 | 0.81 | 0.41 | 0.42 | 0.05 | 0.05 | 0 | 0.00 |
| 卵巢 | C56 | 12 | 1.38 | 4.87 | 2.72 | 2.82 | 0.26 | 0.32 | 0 | 0.00 |
| 其他的女性生殖器 | C57 | 0 | 0.00 | 0.00 | 0.00 | 0.00 | 0.00 | 0.00 | 0 | 0.00 |
| 胎盘 | C58 | 1 | 0.12 | 0.41 | 0.17 | 0.18 | 0.02 | 0.02 | 0 | 0.00 |
| 阴茎 | C60 | 0 | 0.00 | 0.00 | 0.00 | 0.00 | 0.00 | 0.00 | 0 | 0.00 |
| 前列腺 | C61 | 11 | 1.27 | 4.46 | 2.38 | 2.54 | 0.05 | 0.26 | 11 | 2.50 |
| 睾丸 | C62 | 1 | 0.12 | 0.41 | 0.24 | 0.29 | 0.04 | 0.04 | 1 | 0.23 |
| 其他的男性生殖器 | C63 | 0 | 0.00 | 0.00 | 0.00 | 0.00 | 0.00 | 0.00 | 0 | 0.00 |
| 肾 | C64 | 22 | 2.53 | 8.93 | 5.14 | 5.19 | 0.24 | 0.67 | 13 | 2.95 |
| 肾盂 | C65 | 3 | 0.35 | 1.22 | 0.60 | 0.51 | 0.00 | 0.05 | 1 | 0.23 |
| 输尿管 | C66 | 1 | 0.12 | 0.41 | 0.30 | 0.32 | 0.00 | 0.05 | 0 | 0.00 |
| 膀胱 | C67 | 18 | 2.07 | 7.30 | 4.09 | 4.36 | 0.18 | 0.56 | 11 | 2.50 |
| 其他的泌尿器官 | C68 | 0 | 0.00 | 0.00 | 0.00 | 0.00 | 0.00 | 0.00 | 0 | 0.00 |
| 眼 | C69 | 0 | 0.00 | 0.00 | 0.00 | 0.00 | 0.00 | 0.00 | 0 | 0.00 |
| 脑,神经系统 | C70 - C72 | 17 | 1.96 | 6.90 | 5.22 | 5.63 | 0.32 | 0.48 | 8 | 1.82 |
| 甲状腺 | C73 | 71 | 8.17 | 28.81 | 21.00 | 18.29 | 1.55 | 1.71 | 14 | 3.18 |
| 肾上腺 | C74 | 1 | 0.12 | 0.41 | 0.19 | 0.15 | 0.00 | 0.00 | 0 | 0.00 |
| 其他的内分泌腺 | C75 | 2 | 0.23 | 0.81 | 0.93 | 1.74 | 0.07 | 0.07 | 1 | 0.23 |
| 霍奇金病 | C81 | 0 | 0.00 | 0.00 | 0.00 | 0.00 | 0.00 | 0.00 | 0 | 0.00 |
| 非霍奇金淋巴瘤 | C82 - C85;C96 | 4 | 0.46 | 1.62 | 1.34 | 1.11 | 0.07 | 0.12 | 2 | 0.45 |
| 免疫增生性疾病 | C88 | 0 | 0.00 | 0.00 | 0.00 | 0.00 | 0.00 | 0.00 | 0 | 0.00 |
| 多发性骨髓瘤 | C90 | 0 | 0.00 | 0.00 | 0.00 | 0.00 | 0.00 | 0.00 | 0 | 0.00 |
| 淋巴样白血病 | C91 | 1 | 0.12 | 0.41 | 0.17 | 0.13 | 0.00 | 0.00 | 1 | 0.23 |
| 髓样白血病 | C92 - C94 | 1 | 0.12 | 0.41 | 0.24 | 0.29 | 0.04 | 0.04 | 1 | 0.23 |
| 白血病,未特指 | C95 | 12 | 1.38 | 4.87 | 4.47 | 4.36 | 0.27 | 0.33 | 8 | 1.82 |
| 其他的或未指明部位 | O&U | 13 | 1.50 | 5.27 | 3.07 | 2.87 | 0.19 | 0.29 | 5 | 1.14 |
| 所有部位合计 | ALL | 869 | 100.00 | 352.60 | 209.33 | 207.17 | 12.16 | 22.53 | 440 | 100.00 |
| 所有部位除外 C44 | ALLbC44 | 863 | 99.31 | 350.17 | 208.11 | 205.82 | 12.16 | 22.42 | 435 | 98.86 |
| 人口数 | POPU | 246 453 | | | | | | | 121 133 | |

| 男性 | | | | | | | 女性 | | | | |
| --- | --- | --- | --- | --- | --- | --- | --- | --- | --- | --- | --- |
| 粗率<br>(1/10^5) | 中标率<br>(1/10^5) | 世标率<br>(1/10^5) | 累积率(%) | | 发病数 | 构成<br>(%) | 粗率<br>(1/10^5) | 中标率<br>(1/10^5) | 世标率<br>(1/10^5) | 累积率(%) | |
| | | | 0-64 | 0-74 | | | | | | 0-64 | 0-74 |
| 0.00 | 0.00 | 0.00 | 0.00 | 0.00 | 27 | 6.29 | 21.54 | 13.00 | 12.33 | 1.07 | 1.26 |
| 0.00 | 0.00 | 0.00 | 0.00 | 0.00 | 11 | 2.56 | 8.78 | 4.91 | 4.94 | 0.44 | 0.54 |
| 0.00 | 0.00 | 0.00 | 0.00 | 0.00 | 2 | 0.47 | 1.60 | 0.82 | 0.83 | 0.09 | 0.09 |
| 0.00 | 0.00 | 0.00 | 0.00 | 0.00 | 12 | 2.80 | 9.58 | 5.39 | 5.59 | 0.53 | 0.63 |
| 0.00 | 0.00 | 0.00 | 0.00 | 0.00 | 0 | 0.00 | 0.00 | 0.00 | 0.00 | 0.00 | 0.00 |
| 0.00 | 0.00 | 0.00 | 0.00 | 0.00 | 1 | 0.23 | 0.80 | 0.34 | 0.36 | 0.04 | 0.04 |
| 0.00 | 0.00 | 0.00 | 0.00 | 0.00 | 0 | 0.00 | 0.00 | 0.00 | 0.00 | 0.00 | 0.00 |
| 9.08 | 5.18 | 5.51 | 0.09 | 0.59 | 0 | 0.00 | 0.00 | 0.00 | 0.00 | 0.00 | 0.00 |
| 0.83 | 0.47 | 0.56 | 0.07 | 0.07 | 0 | 0.00 | 0.00 | 0.00 | 0.00 | 0.00 | 0.00 |
| 0.00 | 0.00 | 0.00 | 0.00 | 0.00 | 0 | 0.00 | 0.00 | 0.00 | 0.00 | 0.00 | 0.00 |
| 10.73 | 6.68 | 6.65 | 0.27 | 1.01 | 9 | 2.10 | 7.18 | 3.90 | 4.01 | 0.20 | 0.39 |
| 0.83 | 0.41 | 0.32 | 0.00 | 0.00 | 2 | 0.47 | 1.60 | 0.73 | 0.64 | 0.00 | 0.09 |
| 0.00 | 0.00 | 0.00 | 0.00 | 0.00 | 1 | 0.23 | 0.80 | 0.54 | 0.58 | 0.00 | 0.10 |
| 9.08 | 5.19 | 5.32 | 0.22 | 0.60 | 7 | 1.63 | 5.59 | 3.07 | 3.48 | 0.15 | 0.53 |
| 0.00 | 0.00 | 0.00 | 0.00 | 0.00 | 0 | 0.00 | 0.00 | 0.00 | 0.00 | 0.00 | 0.00 |
| 6.60 | 5.22 | 4.48 | 0.26 | 0.51 | 9 | 2.10 | 7.18 | 5.50 | 7.25 | 0.39 | 0.49 |
| 11.56 | 8.09 | 6.90 | 0.58 | 0.69 | 57 | 13.29 | 45.48 | 33.82 | 29.62 | 2.51 | 2.70 |
| 0.00 | 0.00 | 0.00 | 0.00 | 0.00 | 1 | 0.23 | 0.80 | 0.34 | 0.26 | 0.00 | 0.00 |
| 0.83 | 1.46 | 3.16 | 0.13 | 0.13 | 1 | 0.23 | 0.80 | 0.34 | 0.26 | 0.00 | 0.00 |
| 0.00 | 0.00 | 0.00 | 0.00 | 0.00 | 0 | 0.00 | 0.00 | 0.00 | 0.00 | 0.00 | 0.00 |
| 1.65 | 1.73 | 1.30 | 0.13 | 0.13 | 2 | 0.47 | 1.60 | 0.88 | 0.84 | 0.00 | 0.10 |
| 0.00 | 0.00 | 0.00 | 0.00 | 0.00 | 0 | 0.00 | 0.00 | 0.00 | 0.00 | 0.00 | 0.00 |
| 0.00 | 0.00 | 0.00 | 0.00 | 0.00 | 0 | 0.00 | 0.00 | 0.00 | 0.00 | 0.00 | 0.00 |
| 0.83 | 0.36 | 0.28 | 0.00 | 0.00 | 0 | 0.00 | 0.00 | 0.00 | 0.00 | 0.00 | 0.00 |
| 0.83 | 0.47 | 0.56 | 0.07 | 0.07 | 0 | 0.00 | 0.00 | 0.00 | 0.00 | 0.00 | 0.00 |
| 6.60 | 7.11 | 6.98 | 0.38 | 0.50 | 4 | 0.93 | 3.19 | 1.76 | 1.71 | 0.15 | 0.15 |
| 4.13 | 2.32 | 2.39 | 0.16 | 0.28 | 8 | 1.86 | 6.38 | 3.75 | 3.31 | 0.21 | 0.31 |
| 363.24 | 220.49 | 222.47 | 11.53 | 25.31 | 429 | 100.00 | 342.32 | 202.58 | 196.60 | 12.76 | 20.49 |
| 359.11 | 218.22 | 220.16 | 11.53 | 25.06 | 428 | 99.77 | 341.53 | 202.19 | 196.00 | 12.76 | 20.49 |

125 320

表 30　牡丹江市西安区 2016 年

| 部位 | ICD - 10 | 男女合计 | | | | | | | | |
|---|---|---|---|---|---|---|---|---|---|---|
| | | 死亡数 | 构成<br>（%） | 粗率<br>（1/10⁵） | 中标率<br>（1/10⁵） | 世标率<br>（1/10⁵） | 累积率（%） | | 死亡数 | 构成<br>（%） |
| | | | | | | | 0 - 64 | 0 - 74 | | |
| 唇 | C00 | 0 | 0.00 | 0.00 | 0.00 | 0.00 | 0.00 | 0.00 | 0 | 0.00 |
| 舌 | C01 - C02 | 2 | 0.43 | 0.81 | 0.52 | 0.54 | 0.00 | 0.11 | 2 | 0.74 |
| 口 | C03 - C06 | 4 | 0.86 | 1.62 | 0.80 | 0.88 | 0.05 | 0.05 | 4 | 1.48 |
| 唾液腺 | C07 - C08 | 1 | 0.21 | 0.41 | 0.17 | 0.13 | 0.00 | 0.00 | 1 | 0.37 |
| 扁桃腺 | C09 | 0 | 0.00 | 0.00 | 0.00 | 0.00 | 0.00 | 0.00 | 0 | 0.00 |
| 其他的口咽 | C10 | 0 | 0.00 | 0.00 | 0.00 | 0.00 | 0.00 | 0.00 | 0 | 0.00 |
| 鼻咽 | C11 | 2 | 0.43 | 0.81 | 0.39 | 0.40 | 0.02 | 0.08 | 2 | 0.74 |
| 喉咽 | C12 - C13 | 2 | 0.43 | 0.81 | 0.33 | 0.36 | 0.04 | 0.04 | 2 | 0.74 |
| 咽,部位不明 | C14 | 0 | 0.00 | 0.00 | 0.00 | 0.00 | 0.00 | 0.00 | 0 | 0.00 |
| 食管 | C15 | 18 | 3.86 | 7.30 | 4.26 | 4.63 | 0.22 | 0.65 | 15 | 5.56 |
| 胃 | C16 | 38 | 8.15 | 15.42 | 8.73 | 8.74 | 0.35 | 0.94 | 28 | 10.37 |
| 小肠 | C17 | 1 | 0.21 | 0.41 | 0.24 | 0.29 | 0.04 | 0.04 | 0 | 0.00 |
| 结肠 | C18 | 22 | 4.72 | 8.93 | 4.42 | 4.43 | 0.10 | 0.32 | 13 | 4.81 |
| 直肠 | C19 - C20 | 18 | 3.86 | 7.30 | 4.13 | 4.06 | 0.22 | 0.43 | 14 | 5.19 |
| 肛门 | C21 | 0 | 0.00 | 0.00 | 0.00 | 0.00 | 0.00 | 0.00 | 0 | 0.00 |
| 肝脏 | C22 | 75 | 16.09 | 30.43 | 17.17 | 16.53 | 1.07 | 1.77 | 52 | 19.26 |
| 胆囊及其他 | C23 - C24 | 4 | 0.86 | 1.62 | 1.01 | 1.00 | 0.00 | 0.16 | 2 | 0.74 |
| 胰腺 | C25 | 22 | 4.72 | 8.93 | 5.07 | 4.84 | 0.27 | 0.54 | 11 | 4.07 |
| 鼻,鼻窦及其他 | C30 - C31 | 0 | 0.00 | 0.00 | 0.00 | 0.00 | 0.00 | 0.00 | 0 | 0.00 |
| 喉 | C32 | 4 | 0.86 | 1.62 | 0.82 | 0.81 | 0.07 | 0.07 | 2 | 0.74 |
| 气管,支气管,肺 | C33 - C34 | 126 | 27.04 | 51.13 | 27.94 | 29.42 | 1.25 | 2.70 | 80 | 29.63 |
| 其他的胸腔器官 | C37 - C38 | 0 | 0.00 | 0.00 | 0.00 | 0.00 | 0.00 | 0.00 | 0 | 0.00 |
| 骨 | C40 - C41 | 5 | 1.07 | 2.03 | 0.99 | 0.86 | 0.06 | 0.06 | 2 | 0.74 |
| 皮肤的黑色素瘤 | C43 | 0 | 0.00 | 0.00 | 0.00 | 0.00 | 0.00 | 0.00 | 0 | 0.00 |
| 其他的皮肤 | C44 | 2 | 0.43 | 0.81 | 0.39 | 0.47 | 0.00 | 0.00 | 2 | 0.74 |
| 间皮瘤 | C45 | 0 | 0.00 | 0.00 | 0.00 | 0.00 | 0.00 | 0.00 | 0 | 0.00 |
| 卡波氏肉瘤 | C46 | 0 | 0.00 | 0.00 | 0.00 | 0.00 | 0.00 | 0.00 | 0 | 0.00 |
| 周围神经,结缔、软组织 | C47;C49 | 1 | 0.21 | 0.41 | 0.17 | 0.13 | 0.00 | 0.00 | 1 | 0.37 |
| 乳房 | C50 | 22 | 4.72 | 8.93 | 4.91 | 4.67 | 0.26 | 0.53 | 0 | 0.00 |
| 外阴 | C51 | 0 | 0.00 | 0.00 | 0.00 | 0.00 | 0.00 | 0.00 | 0 | 0.00 |
| 阴道 | C52 | 0 | 0.00 | 0.00 | 0.00 | 0.00 | 0.00 | 0.00 | 0 | 0.00 |

恶性肿瘤死亡主要指标

| 男性 | | | | | 女性 | | | | | | |
|---|---|---|---|---|---|---|---|---|---|---|---|
| 粗率<br>(1/10⁵) | 中标率<br>(1/10⁵) | 世标率<br>(1/10⁵) | 累积率(%) | | 死亡数 | 构成<br>(%) | 粗率<br>(1/10⁵) | 中标率<br>(1/10⁵) | 世标率<br>(1/10⁵) | 累积率(%) | |
| | | | 0-64 | 0-74 | | | | | | 0-64 | 0-74 |
| 0.00 | 0.00 | 0.00 | 0.00 | 0.00 | 0 | 0.00 | 0.00 | 0.00 | 0.00 | 0.00 | 0.00 |
| 1.65 | 1.19 | 1.23 | 0.00 | 0.25 | 0 | 0.00 | 0.00 | 0.00 | 0.00 | 0.00 | 0.00 |
| 3.30 | 1.67 | 1.84 | 0.09 | 0.09 | 0 | 0.00 | 0.00 | 0.00 | 0.00 | 0.00 | 0.00 |
| 0.83 | 0.36 | 0.28 | 0.00 | 0.00 | 0 | 0.00 | 0.00 | 0.00 | 0.00 | 0.00 | 0.00 |
| 0.00 | 0.00 | 0.00 | 0.00 | 0.00 | 0 | 0.00 | 0.00 | 0.00 | 0.00 | 0.00 | 0.00 |
| 0.00 | 0.00 | 0.00 | 0.00 | 0.00 | 0 | 0.00 | 0.00 | 0.00 | 0.00 | 0.00 | 0.00 |
| 1.65 | 0.85 | 0.86 | 0.04 | 0.17 | 0 | 0.00 | 0.00 | 0.00 | 0.00 | 0.00 | 0.00 |
| 1.65 | 0.66 | 0.71 | 0.09 | 0.09 | 0 | 0.00 | 0.00 | 0.00 | 0.00 | 0.00 | 0.00 |
| 0.00 | 0.00 | 0.00 | 0.00 | 0.00 | 0 | 0.00 | 0.00 | 0.00 | 0.00 | 0.00 | 0.00 |
| 12.38 | 7.53 | 8.36 | 0.44 | 1.16 | 3 | 1.53 | 2.39 | 1.27 | 1.22 | 0.00 | 0.19 |
| 23.12 | 13.80 | 13.59 | 0.64 | 1.61 | 10 | 5.10 | 7.98 | 4.07 | 4.26 | 0.05 | 0.33 |
| 0.00 | 0.00 | 0.00 | 0.00 | 0.00 | 1 | 0.51 | 0.80 | 0.49 | 0.58 | 0.07 | 0.07 |
| 10.73 | 5.70 | 6.06 | 0.04 | 0.41 | 9 | 4.59 | 7.18 | 3.37 | 3.10 | 0.17 | 0.26 |
| 11.56 | 6.75 | 6.77 | 0.38 | 0.88 | 4 | 2.04 | 3.19 | 1.81 | 1.64 | 0.04 | 0.04 |
| 0.00 | 0.00 | 0.00 | 0.00 | 0.00 | 0 | 0.00 | 0.00 | 0.00 | 0.00 | 0.00 | 0.00 |
| 42.93 | 25.71 | 24.97 | 1.64 | 2.75 | 23 | 11.73 | 18.35 | 9.29 | 8.71 | 0.50 | 0.88 |
| 1.65 | 1.34 | 1.43 | 0.00 | 0.24 | 2 | 1.02 | 1.60 | 0.73 | 0.64 | 0.00 | 0.09 |
| 9.08 | 5.30 | 5.14 | 0.27 | 0.51 | 11 | 5.61 | 8.78 | 4.86 | 4.57 | 0.27 | 0.55 |
| 0.00 | 0.00 | 0.00 | 0.00 | 0.00 | 0 | 0.00 | 0.00 | 0.00 | 0.00 | 0.00 | 0.00 |
| 1.65 | 0.93 | 0.97 | 0.10 | 0.10 | 2 | 1.02 | 1.60 | 0.67 | 0.62 | 0.04 | 0.04 |
| 66.04 | 37.31 | 39.04 | 1.88 | 3.73 | 46 | 23.47 | 36.71 | 19.29 | 20.47 | 0.62 | 1.77 |
| 0.00 | 0.00 | 0.00 | 0.00 | 0.00 | 0 | 0.00 | 0.00 | 0.00 | 0.00 | 0.00 | 0.00 |
| 1.65 | 0.82 | 0.68 | 0.03 | 0.03 | 3 | 1.53 | 2.39 | 1.14 | 1.03 | 0.08 | 0.08 |
| 0.00 | 0.00 | 0.00 | 0.00 | 0.00 | 0 | 0.00 | 0.00 | 0.00 | 0.00 | 0.00 | 0.00 |
| 1.65 | 0.86 | 1.01 | 0.00 | 0.00 | 0 | 0.00 | 0.00 | 0.00 | 0.00 | 0.00 | 0.00 |
| 0.00 | 0.00 | 0.00 | 0.00 | 0.00 | 0 | 0.00 | 0.00 | 0.00 | 0.00 | 0.00 | 0.00 |
| 0.00 | 0.00 | 0.00 | 0.00 | 0.00 | 0 | 0.00 | 0.00 | 0.00 | 0.00 | 0.00 | 0.00 |
| 0.83 | 0.36 | 0.28 | 0.00 | 0.00 | 0 | 0.00 | 0.00 | 0.00 | 0.00 | 0.00 | 0.00 |
| 0.00 | 0.00 | 0.00 | 0.00 | 0.00 | 22 | 11.22 | 17.56 | 9.37 | 8.92 | 0.52 | 1.00 |
| 0.00 | 0.00 | 0.00 | 0.00 | 0.00 | 0 | 0.00 | 0.00 | 0.00 | 0.00 | 0.00 | 0.00 |
| 0.00 | 0.00 | 0.00 | 0.00 | 0.00 | 0 | 0.00 | 0.00 | 0.00 | 0.00 | 0.00 | 0.00 |

续表

| 部位 | ICD－10 | 男女合计 | | | | | | | 死亡数 | 构成（%） |
| | | 死亡数 | 构成（%） | 粗率（1/10⁵） | 中标率（1/10⁵） | 世标率（1/10⁵） | 累积率（%）0－64 | 累积率（%）0－74 | | |
| --- | --- | --- | --- | --- | --- | --- | --- | --- | --- | --- |
| 子宫颈 | C53 | 8 | 1.72 | 3.25 | 2.65 | 2.27 | 0.13 | 0.24 | 0 | 0.00 |
| 子宫体 | C54 | 7 | 1.50 | 2.84 | 1.56 | 1.59 | 0.10 | 0.26 | 0 | 0.00 |
| 子宫,部位不明 | C55 | 1 | 0.21 | 0.41 | 0.17 | 0.18 | 0.02 | 0.02 | 0 | 0.00 |
| 卵巢 | C56 | 10 | 2.15 | 4.06 | 2.36 | 2.40 | 0.17 | 0.28 | 0 | 0.00 |
| 其他的女性生殖器 | C57 | 0 | 0.00 | 0.00 | 0.00 | 0.00 | 0.00 | 0.00 | 0 | 0.00 |
| 胎盘 | C58 | 0 | 0.00 | 0.00 | 0.00 | 0.00 | 0.00 | 0.00 | 0 | 0.00 |
| 阴茎 | C60 | 0 | 0.00 | 0.00 | 0.00 | 0.00 | 0.00 | 0.00 | 0 | 0.00 |
| 前列腺 | C61 | 5 | 1.07 | 2.03 | 1.02 | 1.04 | 0.00 | 0.05 | 5 | 1.85 |
| 睾丸 | C62 | 0 | 0.00 | 0.00 | 0.00 | 0.00 | 0.00 | 0.00 | 0 | 0.00 |
| 其他的男性生殖器 | C63 | 0 | 0.00 | 0.00 | 0.00 | 0.00 | 0.00 | 0.00 | 0 | 0.00 |
| 肾 | C64 | 13 | 2.79 | 5.27 | 2.67 | 2.62 | 0.21 | 0.32 | 7 | 2.59 |
| 肾盂 | C65 | 0 | 0.00 | 0.00 | 0.00 | 0.00 | 0.00 | 0.00 | 0 | 0.00 |
| 输尿管 | C66 | 0 | 0.00 | 0.00 | 0.00 | 0.00 | 0.00 | 0.00 | 0 | 0.00 |
| 膀胱 | C67 | 7 | 1.50 | 2.84 | 1.41 | 1.34 | 0.07 | 0.13 | 5 | 1.85 |
| 其他的泌尿器官 | C68 | 0 | 0.00 | 0.00 | 0.00 | 0.00 | 0.00 | 0.00 | 0 | 0.00 |
| 眼 | C69 | 0 | 0.00 | 0.00 | 0.00 | 0.00 | 0.00 | 0.00 | 0 | 0.00 |
| 脑,神经系统 | C70－C72 | 11 | 2.36 | 4.46 | 3.02 | 3.84 | 0.18 | 0.34 | 3 | 1.11 |
| 甲状腺 | C73 | 7 | 1.50 | 2.84 | 2.15 | 1.99 | 0.12 | 0.28 | 0 | 0.00 |
| 肾上腺 | C74 | 1 | 0.21 | 0.41 | 0.19 | 0.15 | 0.00 | 0.00 | 0 | 0.00 |
| 其他的内分泌腺 | C75 | 1 | 0.21 | 0.41 | 0.74 | 1.60 | 0.07 | 0.07 | 1 | 0.37 |
| 霍奇金病 | C81 | 0 | 0.00 | 0.00 | 0.00 | 0.00 | 0.00 | 0.00 | 0 | 0.00 |
| 非霍奇金淋巴瘤 | C82－C85;C96 | 3 | 0.64 | 1.22 | 0.65 | 0.64 | 0.02 | 0.08 | 1 | 0.37 |
| 免疫增生性疾病 | C88 | 0 | 0.00 | 0.00 | 0.00 | 0.00 | 0.00 | 0.00 | 0 | 0.00 |
| 多发性骨髓瘤 | C90 | 0 | 0.00 | 0.00 | 0.00 | 0.00 | 0.00 | 0.00 | 0 | 0.00 |
| 淋巴样白血病 | C91 | 1 | 0.21 | 0.41 | 0.17 | 0.13 | 0.00 | 0.00 | 1 | 0.37 |
| 髓样白血病 | C92－C94 | 1 | 0.21 | 0.41 | 0.24 | 0.29 | 0.04 | 0.04 | 1 | 0.37 |
| 白血病,未特指 | C95 | 11 | 2.36 | 4.46 | 4.17 | 4.04 | 0.27 | 0.27 | 7 | 2.59 |
| 其他的或未指明部位 | O&U | 10 | 2.15 | 4.06 | 2.23 | 2.26 | 0.04 | 0.20 | 6 | 2.22 |
| 所有部位合计 | ALL | 466 | 100.00 | 189.08 | 107.86 | 109.57 | 5.46 | 11.05 | 270 | 100.00 |
| 所有部位除外 C44 | ALLbC44 | 464 | 99.57 | 188.27 | 107.46 | 109.11 | 5.46 | 11.05 | 268 | 99.26 |
| 人口数 | POPU | 246 453 | | | | | | | 121 133 | |

| 男性 | | | | | 女性 | | | | | | |
|---|---|---|---|---|---|---|---|---|---|---|---|
| 粗率<br>(1/10⁵) | 中标率<br>(1/10⁵) | 世标率<br>(1/10⁵) | 累积率(%) | | 死亡数 | 构成<br>(%) | 粗率<br>(1/10⁵) | 中标率<br>(1/10⁵) | 世标率<br>(1/10⁵) | 累积率(%) | |
| | | | 0-64 | 0-74 | | | | | | 0-64 | 0-74 |
| 0.00 | 0.00 | 0.00 | 0.00 | 0.00 | 8 | 4.08 | 6.38 | 5.11 | 4.36 | 0.26 | 0.46 |
| 0.00 | 0.00 | 0.00 | 0.00 | 0.00 | 7 | 3.57 | 5.59 | 2.95 | 3.03 | 0.19 | 0.48 |
| 0.00 | 0.00 | 0.00 | 0.00 | 0.00 | 1 | 0.51 | 0.80 | 0.34 | 0.36 | 0.04 | 0.04 |
| 0.00 | 0.00 | 0.00 | 0.00 | 0.00 | 10 | 5.10 | 7.98 | 4.61 | 4.69 | 0.35 | 0.54 |
| 0.00 | 0.00 | 0.00 | 0.00 | 0.00 | 0 | 0.00 | 0.00 | 0.00 | 0.00 | 0.00 | 0.00 |
| 0.00 | 0.00 | 0.00 | 0.00 | 0.00 | 0 | 0.00 | 0.00 | 0.00 | 0.00 | 0.00 | 0.00 |
| 0.00 | 0.00 | 0.00 | 0.00 | 0.00 | 0 | 0.00 | 0.00 | 0.00 | 0.00 | 0.00 | 0.00 |
| 4.13 | 2.20 | 2.25 | 0.00 | 0.12 | 0 | 0.00 | 0.00 | 0.00 | 0.00 | 0.00 | 0.00 |
| 0.00 | 0.00 | 0.00 | 0.00 | 0.00 | 0 | 0.00 | 0.00 | 0.00 | 0.00 | 0.00 | 0.00 |
| 5.78 | 2.83 | 2.84 | 0.21 | 0.47 | 6 | 3.06 | 4.79 | 2.60 | 2.52 | 0.21 | 0.21 |
| 0.00 | 0.00 | 0.00 | 0.00 | 0.00 | 0 | 0.00 | 0.00 | 0.00 | 0.00 | 0.00 | 0.00 |
| 0.00 | 0.00 | 0.00 | 0.00 | 0.00 | 0 | 0.00 | 0.00 | 0.00 | 0.00 | 0.00 | 0.00 |
| 4.13 | 1.97 | 1.73 | 0.07 | 0.07 | 2 | 1.02 | 1.60 | 0.88 | 0.96 | 0.07 | 0.17 |
| 0.00 | 0.00 | 0.00 | 0.00 | 0.00 | 0 | 0.00 | 0.00 | 0.00 | 0.00 | 0.00 | 0.00 |
| 0.00 | 0.00 | 0.00 | 0.00 | 0.00 | 0 | 0.00 | 0.00 | 0.00 | 0.00 | 0.00 | 0.00 |
| 2.48 | 1.52 | 1.58 | 0.04 | 0.29 | 8 | 4.08 | 6.38 | 4.72 | 6.51 | 0.33 | 0.43 |
| 0.00 | 0.00 | 0.00 | 0.00 | 0.00 | 7 | 3.57 | 5.59 | 4.12 | 3.81 | 0.24 | 0.53 |
| 0.00 | 0.00 | 0.00 | 0.00 | 0.00 | 1 | 0.51 | 0.80 | 0.34 | 0.26 | 0.00 | 0.00 |
| 0.83 | 1.46 | 3.16 | 0.13 | 0.13 | 0 | 0.00 | 0.00 | 0.00 | 0.00 | 0.00 | 0.00 |
| 0.00 | 0.00 | 0.00 | 0.00 | 0.00 | 0 | 0.00 | 0.00 | 0.00 | 0.00 | 0.00 | 0.00 |
| 0.83 | 0.33 | 0.35 | 0.04 | 0.04 | 2 | 1.02 | 1.60 | 0.88 | 0.84 | 0.00 | 0.10 |
| 0.00 | 0.00 | 0.00 | 0.00 | 0.00 | 0 | 0.00 | 0.00 | 0.00 | 0.00 | 0.00 | 0.00 |
| 0.00 | 0.00 | 0.00 | 0.00 | 0.00 | 0 | 0.00 | 0.00 | 0.00 | 0.00 | 0.00 | 0.00 |
| 0.83 | 0.36 | 0.28 | 0.00 | 0.00 | 0 | 0.00 | 0.00 | 0.00 | 0.00 | 0.00 | 0.00 |
| 0.83 | 0.47 | 0.56 | 0.07 | 0.07 | 0 | 0.00 | 0.00 | 0.00 | 0.00 | 0.00 | 0.00 |
| 5.78 | 6.45 | 6.26 | 0.38 | 0.38 | 4 | 2.04 | 3.19 | 1.76 | 1.71 | 0.15 | 0.15 |
| 4.95 | 3.03 | 3.29 | 0.07 | 0.31 | 4 | 2.04 | 3.19 | 1.53 | 1.35 | 0.00 | 0.10 |
| 222.90 | 131.78 | 135.53 | 6.67 | 13.90 | 196 | 100.00 | 156.40 | 86.18 | 86.16 | 4.22 | 8.51 |
| 221.24 | 130.92 | 134.51 | 6.67 | 13.90 | 196 | 100.00 | 156.40 | 86.18 | 86.16 | 4.22 | 8.51 |

125 320

表 31　牡丹江市阳明区 2016 年

| 部位 | ICD－10 | 男女合计 | | | | | | | 发病数 | 构成（%） |
|---|---|---|---|---|---|---|---|---|---|---|
| | | 发病数 | 构成（%） | 粗率（1/10⁵） | 中标率（1/10⁵） | 世标率（1/10⁵） | 累积率（%）0－64 | 累积率（%）0－74 | | |
| 唇 | C00 | 0 | 0.00 | 0.00 | 0.00 | 0.00 | 0.00 | 0.00 | 0 | 0.00 |
| 舌 | C01－C02 | 0 | 0.00 | 0.00 | 0.00 | 0.00 | 0.00 | 0.00 | 0 | 0.00 |
| 口 | C03－C06 | 2 | 0.32 | 0.88 | 0.44 | 0.40 | 0.00 | 0.06 | 0 | 0.00 |
| 唾液腺 | C07－C08 | 2 | 0.32 | 0.88 | 0.51 | 0.55 | 0.06 | 0.06 | 1 | 0.29 |
| 扁桃腺 | C09 | 0 | 0.00 | 0.00 | 0.00 | 0.00 | 0.00 | 0.00 | 0 | 0.00 |
| 其他的口咽 | C10 | 2 | 0.32 | 0.88 | 0.56 | 0.58 | 0.00 | 0.12 | 1 | 0.29 |
| 鼻咽 | C11 | 3 | 0.48 | 1.32 | 0.92 | 0.78 | 0.05 | 0.11 | 1 | 0.29 |
| 喉咽 | C12－C13 | 2 | 0.32 | 0.88 | 0.51 | 0.55 | 0.06 | 0.06 | 2 | 0.59 |
| 咽,部位不明 | C14 | 1 | 0.16 | 0.44 | 0.24 | 0.29 | 0.04 | 0.04 | 1 | 0.29 |
| 食管 | C15 | 9 | 1.43 | 3.97 | 2.63 | 2.51 | 0.10 | 0.26 | 7 | 2.06 |
| 胃 | C16 | 44 | 7.01 | 19.39 | 10.38 | 10.59 | 0.53 | 1.29 | 36 | 10.59 |
| 小肠 | C17 | 1 | 0.16 | 0.44 | 0.57 | 0.53 | 0.04 | 0.04 | 1 | 0.29 |
| 结肠 | C18 | 30 | 4.78 | 13.22 | 7.29 | 7.35 | 0.47 | 0.75 | 20 | 5.88 |
| 直肠 | C19－C20 | 32 | 5.10 | 14.10 | 8.05 | 8.05 | 0.44 | 0.97 | 26 | 7.65 |
| 肛门 | C21 | 1 | 0.16 | 0.44 | 0.17 | 0.19 | 0.02 | 0.02 | 1 | 0.29 |
| 肝脏 | C22 | 75 | 11.94 | 33.04 | 18.87 | 18.23 | 1.39 | 1.96 | 53 | 15.59 |
| 胆囊及其他 | C23－C24 | 6 | 0.96 | 2.64 | 1.37 | 1.42 | 0.10 | 0.22 | 4 | 1.18 |
| 胰腺 | C25 | 23 | 3.66 | 10.13 | 5.63 | 5.89 | 0.34 | 0.85 | 11 | 3.24 |
| 鼻,鼻窦及其他 | C30－C31 | 0 | 0.00 | 0.00 | 0.00 | 0.00 | 0.00 | 0.00 | 0 | 0.00 |
| 喉 | C32 | 4 | 0.64 | 1.76 | 0.83 | 0.75 | 0.05 | 0.05 | 4 | 1.18 |
| 气管,支气管,肺 | C33－C34 | 158 | 25.16 | 69.61 | 39.27 | 39.72 | 2.00 | 5.39 | 107 | 31.47 |
| 其他的胸腔器官 | C37－C38 | 3 | 0.48 | 1.32 | 0.69 | 0.66 | 0.05 | 0.05 | 3 | 0.88 |
| 骨 | C40－C41 | 0 | 0.00 | 0.00 | 0.00 | 0.00 | 0.00 | 0.00 | 0 | 0.00 |
| 皮肤的黑色素瘤 | C43 | 0 | 0.00 | 0.00 | 0.00 | 0.00 | 0.00 | 0.00 | 0 | 0.00 |
| 其他的皮肤 | C44 | 24 | 3.82 | 10.57 | 6.78 | 6.61 | 0.38 | 0.74 | 15 | 4.41 |
| 间皮瘤 | C45 | 0 | 0.00 | 0.00 | 0.00 | 0.00 | 0.00 | 0.00 | 0 | 0.00 |
| 卡波氏肉瘤 | C46 | 0 | 0.00 | 0.00 | 0.00 | 0.00 | 0.00 | 0.00 | 0 | 0.00 |
| 周围神经,结缔、软组织 | C47;C49 | 0 | 0.00 | 0.00 | 0.00 | 0.00 | 0.00 | 0.00 | 0 | 0.00 |
| 乳房 | C50 | 50 | 7.96 | 22.03 | 14.79 | 14.05 | 1.10 | 1.50 | 2 | 0.59 |
| 外阴 | C51 | 1 | 0.16 | 0.44 | 0.24 | 0.29 | 0.04 | 0.04 | 0 | 0.00 |
| 阴道 | C52 | 0 | 0.00 | 0.00 | 0.00 | 0.00 | 0.00 | 0.00 | 0 | 0.00 |

恶性肿瘤发病主要指标

| 男性 | | | | | 女性 | | | | | | |
|---|---|---|---|---|---|---|---|---|---|---|---|
| 粗率 $(1/10^5)$ | 中标率 $(1/10^5)$ | 世标率 $(1/10^5)$ | 累积率（%） | | 发病数 | 构成 （%） | 粗率 $(1/10^5)$ | 中标率 $(1/10^5)$ | 世标率 $(1/10^5)$ | 累积率（%） | |
| | | | 0－64 | 0－74 | | | | | | 0－64 | 0－74 |
| 0.00 | 0.00 | 0.00 | 0.00 | 0.00 | 0 | 0.00 | 0.00 | 0.00 | 0.00 | 0.00 | 0.00 |
| 0.00 | 0.00 | 0.00 | 0.00 | 0.00 | 0 | 0.00 | 0.00 | 0.00 | 0.00 | 0.00 | 0.00 |
| 0.00 | 0.00 | 0.00 | 0.00 | 0.00 | 2 | 0.69 | 1.71 | 0.84 | 0.74 | 0.00 | 0.11 |
| 0.91 | 0.52 | 0.51 | 0.05 | 0.05 | 1 | 0.35 | 0.86 | 0.50 | 0.60 | 0.08 | 0.08 |
| 0.00 | 0.00 | 0.00 | 0.00 | 0.00 | 0 | 0.00 | 0.00 | 0.00 | 0.00 | 0.00 | 0.00 |
| 0.91 | 0.67 | 0.72 | 0.00 | 0.12 | 1 | 0.35 | 0.86 | 0.47 | 0.45 | 0.00 | 0.11 |
| 0.91 | 0.52 | 0.51 | 0.05 | 0.05 | 2 | 0.69 | 1.71 | 1.29 | 1.02 | 0.05 | 0.16 |
| 1.82 | 1.00 | 1.08 | 0.12 | 0.12 | 0 | 0.00 | 0.00 | 0.00 | 0.00 | 0.00 | 0.00 |
| 0.91 | 0.47 | 0.56 | 0.07 | 0.07 | 0 | 0.00 | 0.00 | 0.00 | 0.00 | 0.00 | 0.00 |
| 6.35 | 9.53 | 8.97 | 0.52 | 0.88 | 2 | 0.69 | 1.71 | 0.92 | 0.83 | 0.05 | 0.05 |
| 32.67 | 17.31 | 17.72 | 0.87 | 2.14 | 8 | 2.78 | 6.85 | 3.93 | 3.95 | 0.19 | 0.51 |
| 0.91 | 6.17 | 5.66 | 0.47 | 0.47 | 0 | 0.00 | 0.00 | 0.00 | 0.00 | 0.00 | 0.00 |
| 18.15 | 10.57 | 10.44 | 0.53 | 1.01 | 10 | 3.47 | 8.56 | 4.26 | 4.52 | 0.41 | 0.51 |
| 23.60 | 17.73 | 17.51 | 1.16 | 1.93 | 6 | 2.08 | 5.14 | 3.03 | 2.88 | 0.05 | 0.37 |
| 0.91 | 0.34 | 0.37 | 0.05 | 0.05 | 0 | 0.00 | 0.00 | 0.00 | 0.00 | 0.00 | 0.00 |
| 48.10 | 42.30 | 40.20 | 3.37 | 3.84 | 22 | 7.64 | 18.84 | 10.22 | 9.81 | 0.53 | 1.19 |
| 3.63 | 1.84 | 2.03 | 0.19 | 0.32 | 2 | 0.69 | 1.71 | 0.86 | 0.76 | 0.00 | 0.11 |
| 9.98 | 5.33 | 5.55 | 0.31 | 0.80 | 12 | 4.17 | 10.27 | 5.95 | 6.26 | 0.38 | 0.91 |
| 0.00 | 0.00 | 0.00 | 0.00 | 0.00 | 0 | 0.00 | 0.00 | 0.00 | 0.00 | 0.00 | 0.00 |
| 3.63 | 1.70 | 1.53 | 0.10 | 0.10 | 0 | 0.00 | 0.00 | 0.00 | 0.00 | 0.00 | 0.00 |
| 97.11 | 59.82 | 59.30 | 3.24 | 7.38 | 51 | 17.71 | 43.67 | 24.31 | 25.29 | 1.10 | 3.86 |
| 2.72 | 1.37 | 1.31 | 0.11 | 0.11 | 0 | 0.00 | 0.00 | 0.00 | 0.00 | 0.00 | 0.00 |
| 0.00 | 0.00 | 0.00 | 0.00 | 0.00 | 0 | 0.00 | 0.00 | 0.00 | 0.00 | 0.00 | 0.00 |
| 0.00 | 0.00 | 0.00 | 0.00 | 0.00 | 0 | 0.00 | 0.00 | 0.00 | 0.00 | 0.00 | 0.00 |
| 13.61 | 7.51 | 7.32 | 0.47 | 1.01 | 9 | 3.13 | 7.71 | 6.09 | 5.93 | 0.29 | 0.50 |
| 0.00 | 0.00 | 0.00 | 0.00 | 0.00 | 0 | 0.00 | 0.00 | 0.00 | 0.00 | 0.00 | 0.00 |
| 0.00 | 0.00 | 0.00 | 0.00 | 0.00 | 0 | 0.00 | 0.00 | 0.00 | 0.00 | 0.00 | 0.00 |
| 0.00 | 0.00 | 0.00 | 0.00 | 0.00 | 0 | 0.00 | 0.00 | 0.00 | 0.00 | 0.00 | 0.00 |
| 1.82 | 1.10 | 1.05 | 0.00 | 0.12 | 48 | 16.67 | 41.10 | 24.92 | 23.76 | 1.95 | 2.59 |
| 0.00 | 0.00 | 0.00 | 0.00 | 0.00 | 1 | 0.35 | 0.86 | 0.50 | 0.60 | 0.08 | 0.08 |
| 0.00 | 0.00 | 0.00 | 0.00 | 0.00 | 0 | 0.00 | 0.00 | 0.00 | 0.00 | 0.00 | 0.00 |

续表

| 部位 | ICD－10 | 男女合计 | | | | | | | 发病数 | 构成（%） |
|---|---|---|---|---|---|---|---|---|---|---|
| | | 发病数 | 构成（%） | 粗率（1/10⁵） | 中标率（1/10⁵） | 世标率（1/10⁵） | 累积率（%）0－64 | 0－74 | | |
| 子宫颈 | C53 | 18 | 2.87 | 7.93 | 5.31 | 5.09 | 0.36 | 0.66 | 0 | 0.00 |
| 子宫体 | C54 | 8 | 1.27 | 3.52 | 2.44 | 2.23 | 0.12 | 0.23 | 0 | 0.00 |
| 子宫,部位不明 | C55 | 5 | 0.80 | 2.20 | 1.06 | 1.00 | 0.06 | 0.13 | 0 | 0.00 |
| 卵巢 | C56 | 8 | 1.27 | 3.52 | 2.22 | 2.20 | 0.09 | 0.32 | 0 | 0.00 |
| 其他的女性生殖器 | C57 | 0 | 0.00 | 0.00 | 0.00 | 0.00 | 0.00 | 0.00 | 0 | 0.00 |
| 胎盘 | C58 | 0 | 0.00 | 0.00 | 0.00 | 0.00 | 0.00 | 0.00 | 0 | 0.00 |
| 阴茎 | C60 | 1 | 0.16 | 0.44 | 0.17 | 0.19 | 0.02 | 0.02 | 1 | 0.29 |
| 前列腺 | C61 | 6 | 0.96 | 2.64 | 1.28 | 1.66 | 0.07 | 0.07 | 6 | 1.76 |
| 睾丸 | C62 | 1 | 0.16 | 0.44 | 0.19 | 0.15 | 0.00 | 0.00 | 1 | 0.29 |
| 其他的男性生殖器 | C63 | 0 | 0.00 | 0.00 | 0.00 | 0.00 | 0.00 | 0.00 | 0 | 0.00 |
| 肾 | C64 | 6 | 0.96 | 2.64 | 1.30 | 1.27 | 0.12 | 0.12 | 3 | 0.88 |
| 肾盂 | C65 | 1 | 0.16 | 0.44 | 0.26 | 0.26 | 0.03 | 0.03 | 1 | 0.29 |
| 输尿管 | C66 | 2 | 0.32 | 0.88 | 0.50 | 0.51 | 0.05 | 0.05 | 1 | 0.29 |
| 膀胱 | C67 | 15 | 2.39 | 6.61 | 3.43 | 3.67 | 0.27 | 0.44 | 11 | 3.24 |
| 其他的泌尿器官 | C68 | 0 | 0.00 | 0.00 | 0.00 | 0.00 | 0.00 | 0.00 | 0 | 0.00 |
| 眼 | C69 | 0 | 0.00 | 0.00 | 0.00 | 0.00 | 0.00 | 0.00 | 0 | 0.00 |
| 脑,神经系统 | C70－C72 | 7 | 1.11 | 3.08 | 2.80 | 2.24 | 0.17 | 0.23 | 2 | 0.59 |
| 甲状腺 | C73 | 48 | 7.64 | 21.15 | 19.25 | 16.51 | 1.48 | 1.48 | 7 | 2.06 |
| 肾上腺 | C74 | 1 | 0.16 | 0.44 | 0.21 | 0.16 | 0.00 | 0.00 | 0 | 0.00 |
| 其他的内分泌腺 | C75 | 0 | 0.00 | 0.00 | 0.00 | 0.00 | 0.00 | 0.00 | 0 | 0.00 |
| 霍奇金病 | C81 | 0 | 0.00 | 0.00 | 0.00 | 0.00 | 0.00 | 0.00 | 0 | 0.00 |
| 非霍奇金淋巴瘤 | C82－C85;C96 | 8 | 1.27 | 3.52 | 2.49 | 2.13 | 0.16 | 0.23 | 2 | 0.59 |
| 免疫增生性疾病 | C88 | 0 | 0.00 | 0.00 | 0.00 | 0.00 | 0.00 | 0.00 | 0 | 0.00 |
| 多发性骨髓瘤 | C90 | 1 | 0.16 | 0.44 | 0.17 | 0.19 | 0.02 | 0.02 | 0 | 0.00 |
| 淋巴样白血病 | C91 | 1 | 0.16 | 0.44 | 0.25 | 0.22 | 0.02 | 0.02 | 1 | 0.29 |
| 髓样白血病 | C92－C94 | 3 | 0.48 | 1.32 | 0.69 | 0.69 | 0.05 | 0.11 | 1 | 0.29 |
| 白血病,未特指 | C95 | 3 | 0.48 | 1.32 | 1.03 | 1.05 | 0.06 | 0.06 | 2 | 0.59 |
| 其他的或未指明部位 | O&U | 12 | 1.91 | 5.29 | 2.73 | 3.38 | 0.13 | 0.25 | 5 | 1.47 |
| 所有部位合计 | ALL | 628 | 100.00 | 276.68 | 168.56 | 164.76 | 10.55 | 19.06 | 340 | 100.00 |
| 所有部位除外 C44 | ALLbC44 | 604 | 96.18 | 266.11 | 161.78 | 158.14 | 10.17 | 18.31 | 325 | 95.59 |
| 人口数 | POPU | 226 975 | | | | | | | 110 184 | |

| 男性 | | | | | 发病数 | 构成（%） | 女性 | | | | |
|---|---|---|---|---|---|---|---|---|---|---|---|
| 粗率(1/10⁵) | 中标率(1/10⁵) | 世标率(1/10⁵) | 累积率（%） | | | | 粗率(1/10⁵) | 中标率(1/10⁵) | 世标率(1/10⁵) | 累积率（%） | |
| | | | 0－64 | 0－74 | | | | | | 0－64 | 0－74 |
| 0.00 | 0.00 | 0.00 | 0.00 | 0.00 | 18 | 6.25 | 15.41 | 10.05 | 9.62 | 0.70 | 1.25 |
| 0.00 | 0.00 | 0.00 | 0.00 | 0.00 | 8 | 2.78 | 6.85 | 4.27 | 3.88 | 0.19 | 0.40 |
| 0.00 | 0.00 | 0.00 | 0.00 | 0.00 | 5 | 1.74 | 4.28 | 2.08 | 1.96 | 0.13 | 0.24 |
| 0.00 | 0.00 | 0.00 | 0.00 | 0.00 | 8 | 2.78 | 6.85 | 4.30 | 4.26 | 0.18 | 0.60 |
| 0.00 | 0.00 | 0.00 | 0.00 | 0.00 | 0 | 0.00 | 0.00 | 0.00 | 0.00 | 0.00 | 0.00 |
| 0.00 | 0.00 | 0.00 | 0.00 | 0.00 | 0 | 0.00 | 0.00 | 0.00 | 0.00 | 0.00 | 0.00 |
| 0.91 | 0.34 | 0.37 | 0.05 | 0.05 | 0 | 0.00 | 0.00 | 0.00 | 0.00 | 0.00 | 0.00 |
| 5.45 | 2.68 | 3.49 | 0.14 | 0.14 | 0 | 0.00 | 0.00 | 0.00 | 0.00 | 0.00 | 0.00 |
| 0.91 | 0.40 | 0.31 | 0.00 | 0.00 | 0 | 0.00 | 0.00 | 0.00 | 0.00 | 0.00 | 0.00 |
| 0.00 | 0.00 | 0.00 | 0.00 | 0.00 | 0 | 0.00 | 0.00 | 0.00 | 0.00 | 0.00 | 0.00 |
| 2.72 | 1.27 | 1.14 | 0.08 | 0.08 | 3 | 1.04 | 2.57 | 1.38 | 1.43 | 0.16 | 0.16 |
| 0.91 | 0.52 | 0.51 | 0.05 | 0.05 | 0 | 0.00 | 0.00 | 0.00 | 0.00 | 0.00 | 0.00 |
| 0.91 | 0.47 | 0.56 | 0.07 | 0.07 | 1 | 0.35 | 0.86 | 0.52 | 0.46 | 0.04 | 0.04 |
| 9.98 | 5.32 | 5.68 | 0.31 | 0.70 | 4 | 1.39 | 3.42 | 1.73 | 1.87 | 0.22 | 0.22 |
| 0.00 | 0.00 | 0.00 | 0.00 | 0.00 | 0 | 0.00 | 0.00 | 0.00 | 0.00 | 0.00 | 0.00 |
| 0.00 | 0.00 | 0.00 | 0.00 | 0.00 | 0 | 0.00 | 0.00 | 0.00 | 0.00 | 0.00 | 0.00 |
| 1.82 | 1.54 | 1.07 | 0.10 | 0.10 | 5 | 1.74 | 4.28 | 3.52 | 2.91 | 0.20 | 0.30 |
| 6.35 | 20.80 | 18.89 | 1.58 | 1.58 | 41 | 14.24 | 35.11 | 26.38 | 22.02 | 2.04 | 2.04 |
| 0.00 | 0.00 | 0.00 | 0.00 | 0.00 | 1 | 0.35 | 0.86 | 0.39 | 0.52 | 0.00 | 0.00 |
| 0.00 | 0.00 | 0.00 | 0.00 | 0.00 | 0 | 0.00 | 0.00 | 0.00 | 0.00 | 0.00 | 0.00 |
| 1.82 | 0.74 | 0.68 | 0.05 | 0.05 | 6 | 2.08 | 5.14 | 3.76 | 3.12 | 0.25 | 0.36 |
| 0.00 | 0.00 | 0.00 | 0.00 | 0.00 | 0 | 0.00 | 0.00 | 0.00 | 0.00 | 0.00 | 0.00 |
| 0.00 | 0.00 | 0.00 | 0.00 | 0.00 | 1 | 0.35 | 0.86 | 0.35 | 0.37 | 0.05 | 0.05 |
| 0.91 | 0.50 | 0.43 | 0.04 | 0.04 | 0 | 0.00 | 0.00 | 0.00 | 0.00 | 0.00 | 0.00 |
| 0.91 | 0.34 | 0.37 | 0.05 | 0.05 | 2 | 0.69 | 1.71 | 1.00 | 0.98 | 0.05 | 0.17 |
| 1.82 | 6.66 | 6.09 | 0.51 | 0.51 | 1 | 0.35 | 0.86 | 0.36 | 0.56 | 0.00 | 0.00 |
| 4.54 | 2.25 | 2.68 | 0.21 | 0.21 | 7 | 2.43 | 5.99 | 3.01 | 3.82 | 0.05 | 0.27 |
| 308.57 | 229.65 | 224.62 | 14.91 | 24.19 | 288 | 100.00 | 246.59 | 151.19 | 144.96 | 9.40 | 17.23 |
| 294.96 | 222.14 | 217.30 | 14.43 | 23.18 | 279 | 96.88 | 238.89 | 145.09 | 139.03 | 9.12 | 16.73 |

116 791

表 32　牡丹江市明阳区 2016 年

| 部位 | ICD－10 | 男女合计 | | | | | | | 死亡数 | 构成<br>（%） |
|---|---|---|---|---|---|---|---|---|---|---|
| | | 死亡数 | 构成<br>（%） | 粗率<br>（1/10⁵） | 中标率<br>（1/10⁵） | 世标率<br>（1/10⁵） | 累积率（%） | | | |
| | | | | | | | 0－64 | 0－74 | | |
| 唇 | C00 | 0 | 0.00 | 0.00 | 0.00 | 0.00 | 0.00 | 0.00 | 0 | 0.00 |
| 舌 | C01－C02 | 0 | 0.00 | 0.00 | 0.00 | 0.00 | 0.00 | 0.00 | 0 | 0.00 |
| 口 | C03－C06 | 2 | 0.44 | 0.88 | 0.40 | 0.31 | 0.00 | 0.00 | 1 | 0.36 |
| 唾液腺 | C07－C08 | 1 | 0.22 | 0.44 | 0.17 | 0.19 | 0.02 | 0.02 | 0 | 0.00 |
| 扁桃腺 | C09 | 0 | 0.00 | 0.00 | 0.00 | 0.00 | 0.00 | 0.00 | 0 | 0.00 |
| 其他的口咽 | C10 | 2 | 0.44 | 0.88 | 0.56 | 0.58 | 0.00 | 0.12 | 1 | 0.36 |
| 鼻咽 | C11 | 1 | 0.22 | 0.44 | 0.26 | 0.26 | 0.03 | 0.03 | 1 | 0.36 |
| 喉咽 | C12－C13 | 0 | 0.00 | 0.00 | 0.00 | 0.00 | 0.00 | 0.00 | 0 | 0.00 |
| 咽,部位不明 | C14 | 2 | 0.44 | 0.88 | 0.42 | 0.48 | 0.06 | 0.06 | 2 | 0.72 |
| 食管 | C15 | 10 | 2.21 | 4.41 | 2.34 | 2.19 | 0.05 | 0.21 | 8 | 2.90 |
| 胃 | C16 | 35 | 7.73 | 15.42 | 8.18 | 7.86 | 0.17 | 0.80 | 25 | 9.06 |
| 小肠 | C17 | 3 | 0.66 | 1.32 | 0.77 | 0.89 | 0.03 | 0.08 | 3 | 1.09 |
| 结肠 | C18 | 20 | 4.42 | 8.81 | 4.38 | 4.36 | 0.19 | 0.31 | 11 | 3.99 |
| 直肠 | C19－C20 | 17 | 3.75 | 7.49 | 4.34 | 4.55 | 0.11 | 0.51 | 9 | 3.26 |
| 肛门 | C21 | 2 | 0.44 | 0.88 | 0.42 | 0.48 | 0.06 | 0.06 | 2 | 0.72 |
| 肝脏 | C22 | 68 | 15.01 | 29.96 | 16.80 | 16.34 | 0.91 | 1.91 | 49 | 17.75 |
| 胆囊及其他 | C23－C24 | 6 | 1.32 | 2.64 | 1.33 | 1.39 | 0.02 | 0.21 | 4 | 1.45 |
| 胰腺 | C25 | 22 | 4.86 | 9.69 | 5.55 | 5.44 | 0.28 | 0.63 | 11 | 3.99 |
| 鼻,鼻窦及其他 | C30－C31 | 0 | 0.00 | 0.00 | 0.00 | 0.00 | 0.00 | 0.00 | 0 | 0.00 |
| 喉 | C32 | 0 | 0.00 | 0.00 | 0.00 | 0.00 | 0.00 | 0.00 | 0 | 0.00 |
| 气管,支气管,肺 | C33－C34 | 138 | 30.46 | 60.80 | 32.88 | 32.33 | 1.52 | 3.80 | 92 | 33.33 |
| 其他的胸腔器官 | C37－C38 | 0 | 0.00 | 0.00 | 0.00 | 0.00 | 0.00 | 0.00 | 0 | 0.00 |
| 骨 | C40－C41 | 2 | 0.44 | 0.88 | 0.36 | 0.33 | 0.02 | 0.02 | 1 | 0.36 |
| 皮肤的黑色素瘤 | C43 | 0 | 0.00 | 0.00 | 0.00 | 0.00 | 0.00 | 0.00 | 0 | 0.00 |
| 其他的皮肤 | C44 | 38 | 8.39 | 16.74 | 10.14 | 9.78 | 0.49 | 1.03 | 28 | 10.14 |
| 间皮瘤 | C45 | 0 | 0.00 | 0.00 | 0.00 | 0.00 | 0.00 | 0.00 | 0 | 0.00 |
| 卡波氏肉瘤 | C46 | 0 | 0.00 | 0.00 | 0.00 | 0.00 | 0.00 | 0.00 | 0 | 0.00 |
| 周围神经,结缔,软组织 | C47;C49 | 1 | 0.22 | 0.44 | 0.26 | 0.26 | 0.03 | 0.03 | 1 | 0.36 |
| 乳房 | C50 | 21 | 4.64 | 9.25 | 5.41 | 5.38 | 0.39 | 0.62 | 0 | 0.00 |
| 外阴 | C51 | 0 | 0.00 | 0.00 | 0.00 | 0.00 | 0.00 | 0.00 | 0 | 0.00 |
| 阴道 | C52 | 0 | 0.00 | 0.00 | 0.00 | 0.00 | 0.00 | 0.00 | 0 | 0.00 |

恶性肿瘤死亡主要指标

| 男性 | | | | | 死亡数 | 构成 (%) | 女性 | | | | |
|---|---|---|---|---|---|---|---|---|---|---|---|
| 粗率 (1/10⁵) | 中标率 (1/10⁵) | 世标率 (1/10⁵) | 累积率(%) | | | | 粗率 (1/10⁵) | 中标率 (1/10⁵) | 世标率 (1/10⁵) | 累积率(%) | |
| | | | 0－64 | 0－74 | | | | | | 0－64 | 0－74 |
| 0.00 | 0.00 | 0.00 | 0.00 | 0.00 | 0 | 0.00 | 0.00 | 0.00 | 0.00 | 0.00 | 0.00 |
| 0.00 | 0.00 | 0.00 | 0.00 | 0.00 | 0 | 0.00 | 0.00 | 0.00 | 0.00 | 0.00 | 0.00 |
| 0.91 | 0.43 | 0.34 | 0.00 | 0.00 | 1 | 0.56 | 0.86 | 0.37 | 0.29 | 0.00 | 0.00 |
| 0.00 | 0.00 | 0.00 | 0.00 | 0.00 | 1 | 0.56 | 0.86 | 0.35 | 0.37 | 0.05 | 0.05 |
| 0.00 | 0.00 | 0.00 | 0.00 | 0.00 | 0 | 0.00 | 0.00 | 0.00 | 0.00 | 0.00 | 0.00 |
| 0.91 | 0.67 | 0.72 | 0.00 | 0.12 | 1 | 0.56 | 0.86 | 0.47 | 0.45 | 0.00 | 0.11 |
| 0.91 | 0.52 | 0.51 | 0.05 | 0.05 | 0 | 0.00 | 0.00 | 0.00 | 0.00 | 0.00 | 0.00 |
| 0.00 | 0.00 | 0.00 | 0.00 | 0.00 | 0 | 0.00 | 0.00 | 0.00 | 0.00 | 0.00 | 0.00 |
| 1.82 | 0.82 | 0.93 | 0.12 | 0.12 | 0 | 0.00 | 0.00 | 0.00 | 0.00 | 0.00 | 0.00 |
| 7.26 | 3.94 | 3.76 | 0.05 | 0.40 | 2 | 1.13 | 1.71 | 0.92 | 0.83 | 0.05 | 0.05 |
| 22.69 | 11.66 | 11.21 | 0.30 | 0.93 | 10 | 5.65 | 8.56 | 4.91 | 4.72 | 0.04 | 0.68 |
| 2.72 | 1.63 | 1.90 | 0.05 | 0.17 | 0 | 0.00 | 0.00 | 0.00 | 0.00 | 0.00 | 0.00 |
| 9.98 | 5.00 | 4.82 | 0.14 | 0.26 | 9 | 5.08 | 7.71 | 3.86 | 4.00 | 0.25 | 0.36 |
| 8.17 | 9.84 | 9.74 | 0.60 | 0.85 | 8 | 4.52 | 6.85 | 3.76 | 3.89 | 0.00 | 0.53 |
| 1.82 | 0.82 | 0.93 | 0.12 | 0.12 | 0 | 0.00 | 0.00 | 0.00 | 0.00 | 0.00 | 0.00 |
| 44.47 | 29.65 | 28.76 | 1.92 | 3.07 | 19 | 10.73 | 16.27 | 8.92 | 8.52 | 0.26 | 1.12 |
| 3.63 | 1.88 | 2.12 | 0.05 | 0.31 | 2 | 1.13 | 1.71 | 0.86 | 0.76 | 0.00 | 0.11 |
| 9.98 | 5.08 | 4.87 | 0.21 | 0.60 | 11 | 6.21 | 9.42 | 5.55 | 5.56 | 0.32 | 0.63 |
| 0.00 | 0.00 | 0.00 | 0.00 | 0.00 | 0 | 0.00 | 0.00 | 0.00 | 0.00 | 0.00 | 0.00 |
| 0.00 | 0.00 | 0.00 | 0.00 | 0.00 | 0 | 0.00 | 0.00 | 0.00 | 0.00 | 0.00 | 0.00 |
| 83.50 | 45.42 | 44.86 | 2.22 | 5.28 | 46 | 25.99 | 39.39 | 20.90 | 20.38 | 0.79 | 2.42 |
| 0.00 | 0.00 | 0.00 | 0.00 | 0.00 | 0 | 0.00 | 0.00 | 0.00 | 0.00 | 0.00 | 0.00 |
| 0.91 | 0.40 | 0.31 | 0.00 | 0.00 | 1 | 0.56 | 0.86 | 0.35 | 0.37 | 0.05 | 0.05 |
| 0.00 | 0.00 | 0.00 | 0.00 | 0.00 | 0 | 0.00 | 0.00 | 0.00 | 0.00 | 0.00 | 0.00 |
| 25.41 | 19.48 | 18.46 | 1.07 | 2.25 | 10 | 5.65 | 8.56 | 6.17 | 6.01 | 0.29 | 0.29 |
| 0.00 | 0.00 | 0.00 | 0.00 | 0.00 | 0 | 0.00 | 0.00 | 0.00 | 0.00 | 0.00 | 0.00 |
| 0.00 | 0.00 | 0.00 | 0.00 | 0.00 | 0 | 0.00 | 0.00 | 0.00 | 0.00 | 0.00 | 0.00 |
| 0.91 | 0.52 | 0.51 | 0.05 | 0.05 | 0 | 0.00 | 0.00 | 0.00 | 0.00 | 0.00 | 0.00 |
| 0.00 | 0.00 | 0.00 | 0.00 | 0.00 | 21 | 11.86 | 17.98 | 10.19 | 10.19 | 0.75 | 1.17 |
| 0.00 | 0.00 | 0.00 | 0.00 | 0.00 | 0 | 0.00 | 0.00 | 0.00 | 0.00 | 0.00 | 0.00 |
| 0.00 | 0.00 | 0.00 | 0.00 | 0.00 | 0 | 0.00 | 0.00 | 0.00 | 0.00 | 0.00 | 0.00 |

续表

| 部位 | ICD-10 | 男女合计 | | | | | | | | |
|---|---|---|---|---|---|---|---|---|---|---|
| | | 死亡数 | 构成（%） | 粗率（1/10⁵） | 中标率（1/10⁵） | 世标率（1/10⁵） | 累积率（%） 0-64 | 0-74 | 死亡数 | 构成（%） |
| 子宫颈 | C53 | 3 | 0.66 | 1.32 | 0.66 | 0.77 | 0.10 | 0.10 | 0 | 0.00 |
| 子宫体 | C54 | 1 | 0.22 | 0.44 | 0.21 | 0.16 | 0.00 | 0.00 | 0 | 0.00 |
| 子宫,部位不明 | C55 | 0 | 0.00 | 0.00 | 0.00 | 0.00 | 0.00 | 0.00 | 0 | 0.00 |
| 卵巢 | C56 | 9 | 1.99 | 3.97 | 2.39 | 2.21 | 0.17 | 0.29 | 0 | 0.00 |
| 其他的女性生殖器 | C57 | 0 | 0.00 | 0.00 | 0.00 | 0.00 | 0.00 | 0.00 | 0 | 0.00 |
| 胎盘 | C58 | 0 | 0.00 | 0.00 | 0.00 | 0.00 | 0.00 | 0.00 | 0 | 0.00 |
| 阴茎 | C60 | 2 | 0.44 | 0.88 | 0.47 | 0.42 | 0.03 | 0.03 | 2 | 0.72 |
| 前列腺 | C61 | 1 | 0.22 | 0.44 | 0.24 | 0.29 | 0.04 | 0.04 | 1 | 0.36 |
| 睾丸 | C62 | 2 | 0.44 | 0.88 | 0.38 | 0.30 | 0.00 | 0.00 | 2 | 0.72 |
| 其他的男性生殖器 | C63 | 0 | 0.00 | 0.00 | 0.00 | 0.00 | 0.00 | 0.00 | 0 | 0.00 |
| 肾 | C64 | 5 | 1.10 | 2.20 | 1.07 | 0.93 | 0.06 | 0.06 | 3 | 1.09 |
| 肾盂 | C65 | 0 | 0.00 | 0.00 | 0.00 | 0.00 | 0.00 | 0.00 | 0 | 0.00 |
| 输尿管 | C66 | 0 | 0.00 | 0.00 | 0.00 | 0.00 | 0.00 | 0.00 | 0 | 0.00 |
| 膀胱 | C67 | 6 | 1.32 | 2.64 | 1.24 | 1.17 | 0.00 | 0.06 | 5 | 1.81 |
| 其他的泌尿器官 | C68 | 0 | 0.00 | 0.00 | 0.00 | 0.00 | 0.00 | 0.00 | 0 | 0.00 |
| 眼 | C69 | 0 | 0.00 | 0.00 | 0.00 | 0.00 | 0.00 | 0.00 | 0 | 0.00 |
| 脑,神经系统 | C70-C72 | 7 | 1.55 | 3.08 | 2.05 | 1.77 | 0.13 | 0.18 | 2 | 0.72 |
| 甲状腺 | C73 | 2 | 0.44 | 0.88 | 0.86 | 0.60 | 0.03 | 0.09 | 0 | 0.00 |
| 肾上腺 | C74 | 2 | 0.44 | 0.88 | 0.40 | 0.31 | 0.00 | 0.00 | 0 | 0.00 |
| 其他的内分泌腺 | C75 | 1 | 0.22 | 0.44 | 0.21 | 0.16 | 0.00 | 0.00 | 0 | 0.00 |
| 霍奇金病 | C81 | 0 | 0.00 | 0.00 | 0.00 | 0.00 | 0.00 | 0.00 | 0 | 0.00 |
| 非霍奇金淋巴瘤 | C82-C85;C96 | 4 | 0.88 | 1.76 | 1.08 | 1.14 | 0.09 | 0.14 | 2 | 0.72 |
| 免疫增生性疾病 | C88 | 0 | 0.00 | 0.00 | 0.00 | 0.00 | 0.00 | 0.00 | 0 | 0.00 |
| 多发性骨髓瘤 | C90 | 1 | 0.22 | 0.44 | 0.17 | 0.19 | 0.02 | 0.02 | 0 | 0.00 |
| 淋巴样白血病 | C91 | 1 | 0.22 | 0.44 | 0.25 | 0.22 | 0.02 | 0.02 | 1 | 0.36 |
| 髓样白血病 | C92-C94 | 2 | 0.44 | 0.88 | 0.47 | 0.42 | 0.03 | 0.03 | 0 | 0.00 |
| 白血病,未特指 | C95 | 5 | 1.10 | 2.20 | 1.58 | 1.68 | 0.10 | 0.15 | 4 | 1.45 |
| 其他的或未指明部位 | O&U | 8 | 1.77 | 3.52 | 1.64 | 2.14 | 0.10 | 0.10 | 5 | 1.81 |
| 所有部位合计 | ALL | 453 | 100.00 | 199.58 | 110.34 | 108.25 | 5.27 | 11.76 | 276 | 100.00 |
| 所有部位除外 C44 | ALLbC44 | 415 | 91.61 | 182.84 | 100.20 | 98.47 | 4.78 | 10.73 | 248 | 89.86 |
| 人口数 | POPU | 226 975 | | | | | | | 110 184 | |

| 男性 | | | | | 死亡数 | 构成 | 女性 | | | | |
| --- | --- | --- | --- | --- | --- | --- | --- | --- | --- | --- | --- |
| 粗率 | 中标率 | 世标率 | 累积率（%） | | | （%） | 粗率 | 中标率 | 世标率 | 累积率（%） | |
| (1/10$^5$) | (1/10$^5$) | (1/10$^5$) | 0－64 | 0－74 | | | (1/10$^5$) | (1/10$^5$) | (1/10$^5$) | 0－64 | 0－74 |
| 0.00 | 0.00 | 0.00 | 0.00 | 0.00 | 3 | 1.69 | 2.57 | 1.36 | 1.57 | 0.20 | 0.20 |
| 0.00 | 0.00 | 0.00 | 0.00 | 0.00 | 1 | 0.56 | 0.86 | 0.39 | 0.30 | 0.00 | 0.00 |
| 0.00 | 0.00 | 0.00 | 0.00 | 0.00 | 0 | 0.00 | 0.00 | 0.00 | 0.00 | 0.00 | 0.00 |
| 0.00 | 0.00 | 0.00 | 0.00 | 0.00 | 9 | 5.08 | 7.71 | 4.76 | 4.39 | 0.34 | 0.57 |
| 0.00 | 0.00 | 0.00 | 0.00 | 0.00 | 0 | 0.00 | 0.00 | 0.00 | 0.00 | 0.00 | 0.00 |
| 0.00 | 0.00 | 0.00 | 0.00 | 0.00 | 0 | 0.00 | 0.00 | 0.00 | 0.00 | 0.00 | 0.00 |
| 1.82 | 0.95 | 0.85 | 0.05 | 0.05 | 0 | 0.00 | 0.00 | 0.00 | 0.00 | 0.00 | 0.00 |
| 0.91 | 0.47 | 0.56 | 0.07 | 0.07 | 0 | 0.00 | 0.00 | 0.00 | 0.00 | 0.00 | 0.00 |
| 1.82 | 0.80 | 0.62 | 0.00 | 0.00 | 0 | 0.00 | 0.00 | 0.00 | 0.00 | 0.00 | 0.00 |
| 0.00 | 0.00 | 0.00 | 0.00 | 0.00 | 0 | 0.00 | 0.00 | 0.00 | 0.00 | 0.00 | 0.00 |
| 2.72 | 1.24 | 1.11 | 0.08 | 0.08 | 2 | 1.13 | 1.71 | 0.89 | 0.74 | 0.04 | 0.04 |
| 0.00 | 0.00 | 0.00 | 0.00 | 0.00 | 0 | 0.00 | 0.00 | 0.00 | 0.00 | 0.00 | 0.00 |
| 0.00 | 0.00 | 0.00 | 0.00 | 0.00 | 0 | 0.00 | 0.00 | 0.00 | 0.00 | 0.00 | 0.00 |
| 4.54 | 2.21 | 2.17 | 0.00 | 0.13 | 1 | 0.56 | 0.86 | 0.39 | 0.30 | 0.00 | 0.00 |
| 0.00 | 0.00 | 0.00 | 0.00 | 0.00 | 0 | 0.00 | 0.00 | 0.00 | 0.00 | 0.00 | 0.00 |
| 0.00 | 0.00 | 0.00 | 0.00 | 0.00 | 0 | 0.00 | 0.00 | 0.00 | 0.00 | 0.00 | 0.00 |
| 1.82 | 1.54 | 1.07 | 0.10 | 0.10 | 5 | 2.82 | 4.28 | 2.52 | 2.43 | 0.15 | 0.25 |
| 0.00 | 0.00 | 0.00 | 0.00 | 0.00 | 2 | 1.13 | 1.71 | 1.72 | 1.19 | 0.06 | 0.17 |
| 0.00 | 0.00 | 0.00 | 0.00 | 0.00 | 2 | 1.13 | 1.71 | 0.76 | 0.59 | 0.00 | 0.00 |
| 0.00 | 0.00 | 0.00 | 0.00 | 0.00 | 1 | 0.56 | 0.86 | 0.39 | 0.30 | 0.00 | 0.00 |
| 0.00 | 0.00 | 0.00 | 0.00 | 0.00 | 0 | 0.00 | 0.00 | 0.00 | 0.00 | 0.00 | 0.00 |
| 1.82 | 1.19 | 1.23 | 0.05 | 0.17 | 2 | 1.13 | 1.71 | 1.03 | 1.12 | 0.13 | 0.13 |
| 0.00 | 0.00 | 0.00 | 0.00 | 0.00 | 0 | 0.00 | 0.00 | 0.00 | 0.00 | 0.00 | 0.00 |
| 0.00 | 0.00 | 0.00 | 0.00 | 0.00 | 1 | 0.56 | 0.86 | 0.35 | 0.37 | 0.05 | 0.05 |
| 0.91 | 0.50 | 0.43 | 0.04 | 0.04 | 0 | 0.00 | 0.00 | 0.00 | 0.00 | 0.00 | 0.00 |
| 0.00 | 0.00 | 0.00 | 0.00 | 0.00 | 2 | 1.13 | 1.71 | 0.92 | 0.83 | 0.05 | 0.05 |
| 3.63 | 7.81 | 7.38 | 0.58 | 0.70 | 1 | 0.56 | 0.86 | 0.36 | 0.56 | 0.00 | 0.00 |
| 4.54 | 2.16 | 2.84 | 0.19 | 0.19 | 3 | 1.69 | 2.57 | 1.09 | 1.40 | 0.00 | 0.00 |
| 250.49 | 156.64 | 153.01 | 8.11 | 16.12 | 177 | 100.00 | 151.55 | 84.51 | 82.46 | 3.84 | 9.03 |
| 225.08 | 137.15 | 134.55 | 7.03 | 13.87 | 167 | 94.35 | 142.99 | 78.34 | 76.45 | 3.56 | 8.75 |

116 791

表 33　尚志市 2016 年

| 部位 | ICD – 10 | 男女合计 | | | | | | | | |
| | | 发病数 | 构成（%） | 粗率（1/10^5） | 中标率（1/10^5） | 世标率（1/10^5） | 累积率（%） 0 – 64 | 0 – 74 | 发病数 | 构成（%） |
|---|---|---|---|---|---|---|---|---|---|---|
| 唇 | C00 | 0 | 0.00 | 0.00 | 0.00 | 0.00 | 0.00 | 0.00 | 0 | 0.00 |
| 舌 | C01 – C02 | 2 | 0.20 | 0.34 | 0.27 | 0.26 | 0.01 | 0.05 | 0 | 0.00 |
| 口 | C03 – C06 | 0 | 0.00 | 0.00 | 0.00 | 0.00 | 0.00 | 0.00 | 0 | 0.00 |
| 唾液腺 | C07 – C08 | 2 | 0.20 | 0.34 | 0.27 | 0.23 | 0.01 | 0.01 | 2 | 0.31 |
| 扁桃腺 | C09 | 0 | 0.00 | 0.00 | 0.00 | 0.00 | 0.00 | 0.00 | 0 | 0.00 |
| 其他的口咽 | C10 | 1 | 0.10 | 0.17 | 0.16 | 0.13 | 0.00 | 0.00 | 1 | 0.16 |
| 鼻咽 | C11 | 7 | 0.69 | 1.18 | 0.82 | 0.79 | 0.07 | 0.07 | 5 | 0.79 |
| 喉咽 | C12 – C13 | 1 | 0.10 | 0.17 | 0.15 | 0.16 | 0.00 | 0.03 | 0 | 0.00 |
| 咽,部位不明 | C14 | 1 | 0.10 | 0.17 | 0.16 | 0.13 | 0.00 | 0.00 | 1 | 0.16 |
| 食管 | C15 | 29 | 2.84 | 4.90 | 3.91 | 3.86 | 0.20 | 0.49 | 28 | 4.41 |
| 胃 | C16 | 101 | 9.90 | 17.08 | 14.02 | 13.61 | 0.59 | 1.57 | 70 | 11.02 |
| 小肠 | C17 | 2 | 0.20 | 0.34 | 0.28 | 0.28 | 0.01 | 0.04 | 1 | 0.16 |
| 结肠 | C18 | 30 | 2.94 | 5.07 | 3.77 | 3.77 | 0.24 | 0.53 | 19 | 2.99 |
| 直肠 | C19 – C20 | 40 | 3.92 | 6.76 | 5.25 | 5.32 | 0.24 | 0.66 | 25 | 3.94 |
| 肛门 | C21 | 8 | 0.78 | 1.35 | 1.21 | 1.35 | 0.02 | 0.15 | 5 | 0.79 |
| 肝脏 | C22 | 196 | 19.22 | 33.14 | 25.69 | 25.71 | 1.36 | 3.09 | 152 | 23.94 |
| 胆囊及其他 | C23 – C24 | 6 | 0.59 | 1.01 | 0.97 | 0.95 | 0.00 | 0.08 | 1 | 0.16 |
| 胰腺 | C25 | 44 | 4.31 | 7.44 | 5.83 | 5.85 | 0.35 | 0.78 | 24 | 3.78 |
| 鼻,鼻窦及其他 | C30 – C31 | 4 | 0.39 | 0.68 | 0.54 | 0.52 | 0.02 | 0.07 | 3 | 0.47 |
| 喉 | C32 | 11 | 1.08 | 1.86 | 1.33 | 1.37 | 0.11 | 0.14 | 11 | 1.73 |
| 气管,支气管,肺 | C33 – C34 | 318 | 31.18 | 53.76 | 44.62 | 44.35 | 1.57 | 4.36 | 204 | 32.13 |
| 其他的胸腔器官 | C37 – C38 | 2 | 0.20 | 0.34 | 0.27 | 0.26 | 0.02 | 0.02 | 0 | 0.00 |
| 骨 | C40 – C41 | 4 | 0.39 | 0.68 | 0.54 | 0.52 | 0.02 | 0.05 | 2 | 0.31 |
| 皮肤的黑色素瘤 | C43 | 1 | 0.10 | 0.17 | 0.15 | 0.16 | 0.00 | 0.03 | 1 | 0.16 |
| 其他的皮肤 | C44 | 0 | 0.00 | 0.00 | 0.00 | 0.00 | 0.00 | 0.00 | 0 | 0.00 |
| 间皮瘤 | C45 | 1 | 0.10 | 0.17 | 0.11 | 0.13 | 0.02 | 0.02 | 0 | 0.00 |
| 卡波氏肉瘤 | C46 | 0 | 0.00 | 0.00 | 0.00 | 0.00 | 0.00 | 0.00 | 0 | 0.00 |
| 周围神经,结缔、软组织 | C47;C49 | 3 | 0.29 | 0.51 | 0.47 | 0.40 | 0.03 | 0.03 | 3 | 0.47 |
| 乳房 | C50 | 34 | 3.33 | 5.75 | 4.15 | 4.23 | 0.35 | 0.44 | 1 | 0.16 |
| 外阴 | C51 | 1 | 0.10 | 0.17 | 0.11 | 0.13 | 0.02 | 0.02 | 0 | 0.00 |
| 阴道 | C52 | 0 | 0.00 | 0.00 | 0.00 | 0.00 | 0.00 | 0.00 | 0 | 0.00 |

恶性肿瘤发病主要指标

| 男性 | | | | | 发病数 | 构成 | 女性 | | | | |
| 粗率 (1/10⁵) | 中标率 (1/10⁵) | 世标率 (1/10⁵) | 累积率(%) 0-64 | 累积率(%) 0-74 | | （%） | 粗率 (1/10⁵) | 中标率 (1/10⁵) | 世标率 (1/10⁵) | 累积率(%) 0-64 | 累积率(%) 0-74 |
|---|---|---|---|---|---|---|---|---|---|---|---|
| 0.00 | 0.00 | 0.00 | 0.00 | 0.00 | 0 | 0.00 | 0.00 | 0.00 | 0.00 | 0.00 | 0.00 |
| 0.00 | 0.00 | 0.00 | 0.00 | 0.00 | 2 | 0.52 | 0.71 | 0.60 | 0.58 | 0.02 | 0.11 |
| 0.00 | 0.00 | 0.00 | 0.00 | 0.00 | 0 | 0.00 | 0.00 | 0.00 | 0.00 | 0.00 | 0.00 |
| 0.65 | 0.53 | 0.44 | 0.02 | 0.02 | 0 | 0.00 | 0.00 | 0.00 | 0.00 | 0.00 | 0.00 |
| 0.00 | 0.00 | 0.00 | 0.00 | 0.00 | 0 | 0.00 | 0.00 | 0.00 | 0.00 | 0.00 | 0.00 |
| 0.32 | 0.32 | 0.25 | 0.00 | 0.00 | 0 | 0.00 | 0.00 | 0.00 | 0.00 | 0.00 | 0.00 |
| 1.62 | 1.15 | 1.05 | 0.08 | 0.08 | 2 | 0.52 | 0.71 | 0.46 | 0.50 | 0.06 | 0.06 |
| 0.00 | 0.00 | 0.00 | 0.00 | 0.00 | 1 | 0.26 | 0.35 | 0.32 | 0.34 | 0.00 | 0.06 |
| 0.32 | 0.32 | 0.25 | 0.00 | 0.00 | 0 | 0.00 | 0.00 | 0.00 | 0.00 | 0.00 | 0.00 |
| 9.09 | 7.12 | 7.00 | 0.38 | 0.86 | 1 | 0.26 | 0.35 | 0.32 | 0.34 | 0.00 | 0.06 |
| 22.72 | 17.95 | 17.49 | 0.94 | 2.12 | 31 | 8.05 | 10.94 | 9.64 | 9.23 | 0.21 | 0.93 |
| 0.32 | 0.30 | 0.32 | 0.00 | 0.05 | 1 | 0.26 | 0.35 | 0.27 | 0.23 | 0.02 | 0.02 |
| 6.17 | 4.56 | 4.48 | 0.22 | 0.67 | 11 | 2.86 | 3.88 | 2.77 | 2.87 | 0.26 | 0.35 |
| 8.12 | 6.40 | 6.51 | 0.21 | 0.84 | 15 | 3.90 | 5.29 | 3.99 | 4.04 | 0.27 | 0.47 |
| 1.62 | 1.41 | 1.53 | 0.03 | 0.24 | 3 | 0.78 | 1.06 | 0.98 | 1.11 | 0.00 | 0.06 |
| 49.34 | 37.06 | 37.67 | 2.23 | 4.53 | 44 | 11.43 | 15.52 | 13.43 | 12.83 | 0.42 | 1.47 |
| 0.32 | 0.32 | 0.25 | 0.00 | 0.00 | 5 | 1.30 | 1.76 | 1.75 | 1.76 | 0.00 | 0.18 |
| 7.79 | 5.72 | 5.91 | 0.43 | 0.80 | 20 | 5.19 | 7.06 | 5.90 | 5.74 | 0.26 | 0.75 |
| 0.97 | 0.75 | 0.68 | 0.04 | 0.09 | 1 | 0.26 | 0.35 | 0.32 | 0.34 | 0.00 | 0.06 |
| 3.57 | 2.54 | 2.61 | 0.22 | 0.27 | 0 | 0.00 | 0.00 | 0.00 | 0.00 | 0.00 | 0.00 |
| 66.23 | 54.48 | 53.67 | 1.85 | 4.84 | 114 | 29.61 | 40.22 | 34.03 | 34.40 | 1.26 | 3.80 |
| 0.00 | 0.00 | 0.00 | 0.00 | 0.00 | 2 | 0.52 | 0.71 | 0.57 | 0.54 | 0.04 | 0.04 |
| 0.65 | 0.51 | 0.57 | 0.03 | 0.09 | 2 | 0.52 | 0.71 | 0.55 | 0.46 | 0.02 | 0.02 |
| 0.32 | 0.30 | 0.32 | 0.00 | 0.05 | 0 | 0.00 | 0.00 | 0.00 | 0.00 | 0.00 | 0.00 |
| 0.00 | 0.00 | 0.00 | 0.00 | 0.00 | 1 | 0.26 | 0.35 | 0.24 | 0.28 | 0.04 | 0.04 |
| 0.00 | 0.00 | 0.00 | 0.00 | 0.00 | 0 | 0.00 | 0.00 | 0.00 | 0.00 | 0.00 | 0.00 |
| 0.97 | 0.92 | 0.79 | 0.06 | 0.06 | 0 | 0.00 | 0.00 | 0.00 | 0.00 | 0.00 | 0.00 |
| 0.32 | 0.25 | 0.22 | 0.02 | 0.02 | 33 | 8.57 | 11.64 | 8.38 | 8.57 | 0.71 | 0.92 |
| 0.00 | 0.00 | 0.00 | 0.00 | 0.00 | 1 | 0.26 | 0.35 | 0.24 | 0.28 | 0.04 | 0.04 |
| 0.00 | 0.00 | 0.00 | 0.00 | 0.00 | 0 | 0.00 | 0.00 | 0.00 | 0.00 | 0.00 | 0.00 |

续表

| 部位 | ICD-10 | 男女合计 | | | | | | | | 发病数 | 构成（%） |
|---|---|---|---|---|---|---|---|---|---|---|---|
| | | 发病数 | 构成（%） | 粗率（1/10⁵） | 中标率（1/10⁵） | 世标率（1/10⁵） | 累积率（%） | | | | |
| | | | | | | | 0-64 | 0-74 | | | |
| 子宫颈 | C53 | 19 | 1.86 | 3.21 | 2.42 | 2.30 | 0.12 | 0.23 | | 0 | 0.00 |
| 子宫体 | C54 | 3 | 0.29 | 0.51 | 0.39 | 0.37 | 0.03 | 0.03 | | 0 | 0.00 |
| 子宫,部位不明 | C55 | 3 | 0.29 | 0.51 | 0.31 | 0.35 | 0.04 | 0.04 | | 0 | 0.00 |
| 卵巢 | C56 | 13 | 1.27 | 2.20 | 1.57 | 1.59 | 0.13 | 0.21 | | 0 | 0.00 |
| 其他的女性生殖器 | C57 | 1 | 0.10 | 0.17 | 0.08 | 0.09 | 0.01 | 0.01 | | 0 | 0.00 |
| 胎盘 | C58 | 0 | 0.00 | 0.00 | 0.00 | 0.00 | 0.00 | 0.00 | | 0 | 0.00 |
| 阴茎 | C60 | 1 | 0.10 | 0.17 | 0.16 | 0.15 | 0.00 | 0.04 | | 1 | 0.16 |
| 前列腺 | C61 | 9 | 0.88 | 1.52 | 1.44 | 1.41 | 0.00 | 0.13 | | 9 | 1.42 |
| 睾丸 | C62 | 0 | 0.00 | 0.00 | 0.00 | 0.00 | 0.00 | 0.00 | | 0 | 0.00 |
| 其他的男性生殖器 | C63 | 0 | 0.00 | 0.00 | 0.00 | 0.00 | 0.00 | 0.00 | | 0 | 0.00 |
| 肾 | C64 | 9 | 0.88 | 1.52 | 1.29 | 1.20 | 0.04 | 0.12 | | 5 | 0.79 |
| 肾盂 | C65 | 3 | 0.29 | 0.51 | 0.40 | 0.40 | 0.03 | 0.06 | | 2 | 0.31 |
| 输尿管 | C66 | 5 | 0.49 | 0.85 | 0.59 | 0.60 | 0.04 | 0.07 | | 3 | 0.47 |
| 膀胱 | C67 | 21 | 2.06 | 3.55 | 2.77 | 2.74 | 0.14 | 0.27 | | 18 | 2.83 |
| 其他的泌尿器官 | C68 | 2 | 0.20 | 0.34 | 0.28 | 0.40 | 0.02 | 0.02 | | 2 | 0.31 |
| 眼 | C69 | 0 | 0.00 | 0.00 | 0.00 | 0.00 | 0.00 | 0.00 | | 0 | 0.00 |
| 脑,神经系统 | C70-C72 | 16 | 1.57 | 2.71 | 2.11 | 2.06 | 0.16 | 0.20 | | 10 | 1.57 |
| 甲状腺 | C73 | 13 | 1.27 | 2.20 | 1.60 | 1.64 | 0.13 | 0.15 | | 2 | 0.31 |
| 肾上腺 | C74 | 1 | 0.10 | 0.17 | 0.16 | 0.13 | 0.00 | 0.00 | | 1 | 0.16 |
| 其他的内分泌腺 | C75 | 0 | 0.00 | 0.00 | 0.00 | 0.00 | 0.00 | 0.00 | | 0 | 0.00 |
| 霍奇金病 | C81 | 2 | 0.20 | 0.34 | 0.32 | 0.31 | 0.00 | 0.08 | | 1 | 0.16 |
| 非霍奇金淋巴瘤 | C82-C85;C96 | 4 | 0.39 | 0.68 | 0.53 | 0.51 | 0.02 | 0.10 | | 2 | 0.31 |
| 免疫增生性疾病 | C88 | 0 | 0.00 | 0.00 | 0.00 | 0.00 | 0.00 | 0.00 | | 0 | 0.00 |
| 多发性骨髓瘤 | C90 | 5 | 0.49 | 0.85 | 0.61 | 0.59 | 0.05 | 0.09 | | 5 | 0.79 |
| 淋巴样白血病 | C91 | 1 | 0.10 | 0.17 | 0.15 | 0.16 | 0.01 | 0.03 | | 1 | 0.16 |
| 髓样白血病 | C92-C94 | 1 | 0.10 | 0.17 | 0.11 | 0.13 | 0.02 | 0.02 | | 1 | 0.16 |
| 白血病,未特指 | C95 | 20 | 1.96 | 3.38 | 2.85 | 3.01 | 0.15 | 0.29 | | 7 | 1.10 |
| 其他的或未指明部位 | O&U | 19 | 1.86 | 3.21 | 2.62 | 2.40 | 0.17 | 0.25 | | 6 | 0.94 |
| 所有部位合计 | ALL | 1 020 | 100.00 | 172.45 | 137.81 | 136.98 | 6.54 | 15.13 | | 635 | 100.00 |
| 所有部位除外 C44 | ALLbC44 | 1 020 | 100.00 | 172.45 | 137.81 | 136.98 | 6.54 | 15.13 | | 635 | 100.00 |
| 人口数 | POPU | 591 491 | | | | | | | | 308 036 | |

| 男性 | | | | | 发病数 | 构成（%） | 女性 | | | | |
|---|---|---|---|---|---|---|---|---|---|---|---|
| 粗率（1/10⁵） | 中标率（1/10⁵） | 世标率（1/10⁵） | 累积率（%）0-64 | 累积率（%）0-74 | | | 粗率（1/10⁵） | 中标率（1/10⁵） | 世标率（1/10⁵） | 累积率（%）0-64 | 累积率（%）0-74 |
| 0.00 | 0.00 | 0.00 | 0.00 | 0.00 | 19 | 4.94 | 6.70 | 5.03 | 4.78 | 0.26 | 0.48 |
| 0.00 | 0.00 | 0.00 | 0.00 | 0.00 | 3 | 0.78 | 1.06 | 0.82 | 0.78 | 0.06 | 0.06 |
| 0.00 | 0.00 | 0.00 | 0.00 | 0.00 | 3 | 0.78 | 1.06 | 0.65 | 0.75 | 0.09 | 0.09 |
| 0.00 | 0.00 | 0.00 | 0.00 | 0.00 | 13 | 3.38 | 4.59 | 3.38 | 3.41 | 0.27 | 0.45 |
| 0.00 | 0.00 | 0.00 | 0.00 | 0.00 | 1 | 0.26 | 0.35 | 0.18 | 0.19 | 0.02 | 0.02 |
| 0.00 | 0.00 | 0.00 | 0.00 | 0.00 | 0 | 0.00 | 0.00 | 0.00 | 0.00 | 0.00 | 0.00 |
| 0.32 | 0.28 | 0.27 | 0.00 | 0.07 | 0 | 0.00 | 0.00 | 0.00 | 0.00 | 0.00 | 0.00 |
| 2.92 | 2.74 | 2.69 | 0.00 | 0.24 | 0 | 0.00 | 0.00 | 0.00 | 0.00 | 0.00 | 0.00 |
| 0.00 | 0.00 | 0.00 | 0.00 | 0.00 | 0 | 0.00 | 0.00 | 0.00 | 0.00 | 0.00 | 0.00 |
| 0.00 | 0.00 | 0.00 | 0.00 | 0.00 | 0 | 0.00 | 0.00 | 0.00 | 0.00 | 0.00 | 0.00 |
| 1.62 | 1.41 | 1.33 | 0.05 | 0.16 | 4 | 1.04 | 1.41 | 1.15 | 1.04 | 0.02 | 0.08 |
| 0.65 | 0.53 | 0.49 | 0.02 | 0.09 | 1 | 0.26 | 0.35 | 0.24 | 0.28 | 0.04 | 0.04 |
| 0.97 | 0.60 | 0.56 | 0.04 | 0.04 | 2 | 0.52 | 0.71 | 0.55 | 0.62 | 0.04 | 0.09 |
| 5.84 | 4.46 | 4.42 | 0.23 | 0.42 | 3 | 0.78 | 1.06 | 0.88 | 0.88 | 0.04 | 0.09 |
| 0.65 | 0.57 | 0.80 | 0.03 | 0.03 | 0 | 0.00 | 0.00 | 0.00 | 0.00 | 0.00 | 0.00 |
| 0.00 | 0.00 | 0.00 | 0.00 | 0.00 | 0 | 0.00 | 0.00 | 0.00 | 0.00 | 0.00 | 0.00 |
| 3.25 | 2.65 | 2.45 | 0.16 | 0.23 | 6 | 1.56 | 2.12 | 1.45 | 1.57 | 0.16 | 0.16 |
| 0.65 | 0.36 | 0.36 | 0.04 | 0.04 | 11 | 2.86 | 3.88 | 2.91 | 2.99 | 0.23 | 0.28 |
| 0.32 | 0.32 | 0.25 | 0.00 | 0.00 | 0 | 0.00 | 0.00 | 0.00 | 0.00 | 0.00 | 0.00 |
| 0.00 | 0.00 | 0.00 | 0.00 | 0.00 | 0 | 0.00 | 0.00 | 0.00 | 0.00 | 0.00 | 0.00 |
| 0.32 | 0.28 | 0.27 | 0.00 | 0.07 | 1 | 0.26 | 0.35 | 0.37 | 0.36 | 0.00 | 0.09 |
| 0.65 | 0.53 | 0.49 | 0.02 | 0.09 | 2 | 0.52 | 0.71 | 0.55 | 0.55 | 0.02 | 0.11 |
| 0.00 | 0.00 | 0.00 | 0.00 | 0.00 | 0 | 0.00 | 0.00 | 0.00 | 0.00 | 0.00 | 0.00 |
| 1.62 | 1.15 | 1.10 | 0.09 | 0.16 | 0 | 0.00 | 0.00 | 0.00 | 0.00 | 0.00 | 0.00 |
| 0.32 | 0.30 | 0.32 | 0.00 | 0.05 | 0 | 0.00 | 0.00 | 0.00 | 0.00 | 0.00 | 0.00 |
| 0.32 | 0.21 | 0.25 | 0.03 | 0.03 | 0 | 0.00 | 0.00 | 0.00 | 0.00 | 0.00 | 0.00 |
| 2.27 | 1.74 | 1.63 | 0.12 | 0.12 | 13 | 3.38 | 4.59 | 4.14 | 4.57 | 0.19 | 0.48 |
| 1.95 | 1.22 | 1.27 | 0.11 | 0.18 | 13 | 3.38 | 4.59 | 4.25 | 3.73 | 0.23 | 0.32 |
| 206.14 | 162.25 | 160.98 | 7.69 | 17.64 | 385 | 100.00 | 135.82 | 111.29 | 110.97 | 5.27 | 12.26 |
| 206.14 | 162.25 | 160.98 | 7.69 | 17.64 | 385 | 100.00 | 135.82 | 111.29 | 110.97 | 5.27 | 12.26 |

283 455

表 34    尚志市 2016 年

| 部位 | ICD-10 | 男女合计 | | | | | | | | |
|---|---|---|---|---|---|---|---|---|---|---|
| | | 死亡数 | 构成（%） | 粗率（1/10⁵） | 中标率（1/10⁵） | 世标率（1/10⁵） | 累积率（%）0-64 | 累积率（%）0-74 | 死亡数 | 构成（%） |
| 唇 | C00 | 0 | 0.00 | 0.00 | 0.00 | 0.00 | 0.00 | 0.00 | 0 | 0.00 |
| 舌 | C01-C02 | 1 | 0.13 | 0.17 | 0.16 | 0.15 | 0.00 | 0.04 | 0 | 0.00 |
| 口 | C03-C06 | 0 | 0.00 | 0.00 | 0.00 | 0.00 | 0.00 | 0.00 | 0 | 0.00 |
| 唾液腺 | C07-C08 | 1 | 0.13 | 0.17 | 0.16 | 0.13 | 0.00 | 0.00 | 1 | 0.20 |
| 扁桃腺 | C09 | 0 | 0.00 | 0.00 | 0.00 | 0.00 | 0.00 | 0.00 | 0 | 0.00 |
| 其他的口咽 | C10 | 1 | 0.13 | 0.17 | 0.16 | 0.13 | 0.00 | 0.00 | 1 | 0.20 |
| 鼻咽 | C11 | 5 | 0.63 | 0.85 | 0.62 | 0.59 | 0.05 | 0.05 | 3 | 0.59 |
| 喉咽 | C12-C13 | 1 | 0.13 | 0.17 | 0.15 | 0.16 | 0.00 | 0.03 | 0 | 0.00 |
| 咽,部位不明 | C14 | 0 | 0.00 | 0.00 | 0.00 | 0.00 | 0.00 | 0.00 | 0 | 0.00 |
| 食管 | C15 | 21 | 2.66 | 3.55 | 2.81 | 2.76 | 0.14 | 0.34 | 21 | 4.15 |
| 胃 | C16 | 74 | 9.37 | 12.51 | 10.38 | 10.02 | 0.39 | 1.15 | 53 | 10.47 |
| 小肠 | C17 | 1 | 0.13 | 0.17 | 0.15 | 0.16 | 0.00 | 0.03 | 1 | 0.20 |
| 结肠 | C18 | 19 | 2.41 | 3.21 | 2.50 | 2.47 | 0.13 | 0.34 | 14 | 2.77 |
| 直肠 | C19-C20 | 22 | 2.78 | 3.72 | 2.91 | 2.89 | 0.11 | 0.38 | 12 | 2.37 |
| 肛门 | C21 | 8 | 1.01 | 1.35 | 1.21 | 1.35 | 0.02 | 0.15 | 5 | 0.99 |
| 肝脏 | C22 | 171 | 21.65 | 28.91 | 22.53 | 22.41 | 1.19 | 2.66 | 129 | 25.49 |
| 胆囊及其他 | C23-C24 | 5 | 0.63 | 0.85 | 0.81 | 0.80 | 0.00 | 0.04 | 1 | 0.20 |
| 胰腺 | C25 | 37 | 4.68 | 6.26 | 5.08 | 5.11 | 0.26 | 0.63 | 20 | 3.95 |
| 鼻,鼻窦及其他 | C30-C31 | 2 | 0.25 | 0.34 | 0.24 | 0.25 | 0.01 | 0.04 | 2 | 0.40 |
| 喉 | C32 | 8 | 1.01 | 1.35 | 1.02 | 1.02 | 0.07 | 0.10 | 8 | 1.58 |
| 气管,支气管,肺 | C33-C34 | 275 | 34.81 | 46.49 | 38.39 | 38.02 | 1.41 | 3.80 | 181 | 35.77 |
| 其他的胸腔器官 | C37-C38 | 1 | 0.13 | 0.17 | 0.11 | 0.13 | 0.02 | 0.02 | 0 | 0.00 |
| 骨 | C40-C41 | 5 | 0.63 | 0.85 | 0.65 | 0.66 | 0.04 | 0.08 | 3 | 0.59 |
| 皮肤的黑色素瘤 | C43 | 1 | 0.13 | 0.17 | 0.15 | 0.16 | 0.00 | 0.03 | 1 | 0.20 |
| 其他的皮肤 | C44 | 0 | 0.00 | 0.00 | 0.00 | 0.00 | 0.00 | 0.00 | 0 | 0.00 |
| 间皮瘤 | C45 | 0 | 0.00 | 0.00 | 0.00 | 0.00 | 0.00 | 0.00 | 0 | 0.00 |
| 卡波氏肉瘤 | C46 | 0 | 0.00 | 0.00 | 0.00 | 0.00 | 0.00 | 0.00 | 0 | 0.00 |
| 周围神经,结缔、软组织 | C47;C49 | 3 | 0.38 | 0.51 | 0.47 | 0.40 | 0.03 | 0.03 | 3 | 0.59 |
| 乳房 | C50 | 23 | 2.91 | 3.89 | 2.88 | 2.93 | 0.22 | 0.31 | 0 | 0.00 |
| 外阴 | C51 | 1 | 0.13 | 0.17 | 0.11 | 0.13 | 0.02 | 0.02 | 0 | 0.00 |
| 阴道 | C52 | 0 | 0.00 | 0.00 | 0.00 | 0.00 | 0.00 | 0.00 | 0 | 0.00 |

恶性肿瘤死亡主要指标

| 男性 | | | | | 死亡数 | 女性 | | | | | |
| --- | --- | --- | --- | --- | --- | --- | --- | --- | --- | --- | --- |
| 粗率 (1/10⁵) | 中标率 (1/10⁵) | 世标率 (1/10⁵) | 累积率(%) 0-64 | 累积率(%) 0-74 | | 构成 (%) | 粗率 (1/10⁵) | 中标率 (1/10⁵) | 世标率 (1/10⁵) | 累积率(%) 0-64 | 累积率(%) 0-74 |
| 0.00 | 0.00 | 0.00 | 0.00 | 0.00 | 0 | 0.00 | 0.00 | 0.00 | 0.00 | 0.00 | 0.00 |
| 0.00 | 0.00 | 0.00 | 0.00 | 0.00 | 1 | 0.35 | 0.35 | 0.37 | 0.36 | 0.00 | 0.09 |
| 0.00 | 0.00 | 0.00 | 0.00 | 0.00 | 0 | 0.00 | 0.00 | 0.00 | 0.00 | 0.00 | 0.00 |
| 0.32 | 0.32 | 0.25 | 0.00 | 0.00 | 0 | 0.00 | 0.00 | 0.00 | 0.00 | 0.00 | 0.00 |
| 0.00 | 0.00 | 0.00 | 0.00 | 0.00 | 0 | 0.00 | 0.00 | 0.00 | 0.00 | 0.00 | 0.00 |
| 0.32 | 0.32 | 0.25 | 0.00 | 0.00 | 0 | 0.00 | 0.00 | 0.00 | 0.00 | 0.00 | 0.00 |
| 0.97 | 0.78 | 0.68 | 0.04 | 0.04 | 2 | 0.70 | 0.71 | 0.46 | 0.50 | 0.06 | 0.06 |
| 0.00 | 0.00 | 0.00 | 0.00 | 0.00 | 1 | 0.35 | 0.35 | 0.32 | 0.34 | 0.00 | 0.06 |
| 0.00 | 0.00 | 0.00 | 0.00 | 0.00 | 0 | 0.00 | 0.00 | 0.00 | 0.00 | 0.00 | 0.00 |
| 6.82 | 5.33 | 5.22 | 0.27 | 0.64 | 0 | 0.00 | 0.00 | 0.00 | 0.00 | 0.00 | 0.00 |
| 17.21 | 13.81 | 13.15 | 0.67 | 1.52 | 21 | 7.39 | 7.41 | 6.63 | 6.55 | 0.09 | 0.73 |
| 0.32 | 0.30 | 0.32 | 0.00 | 0.05 | 0 | 0.00 | 0.00 | 0.00 | 0.00 | 0.00 | 0.00 |
| 4.54 | 3.58 | 3.51 | 0.14 | 0.52 | 5 | 1.76 | 1.76 | 1.21 | 1.23 | 0.12 | 0.12 |
| 3.90 | 2.99 | 3.00 | 0.08 | 0.41 | 10 | 3.52 | 3.53 | 2.80 | 2.76 | 0.14 | 0.34 |
| 1.62 | 1.41 | 1.53 | 0.03 | 0.24 | 3 | 1.06 | 1.06 | 0.98 | 1.11 | 0.00 | 0.06 |
| 41.88 | 31.49 | 31.72 | 1.96 | 3.76 | 42 | 14.79 | 14.82 | 12.90 | 12.38 | 0.36 | 1.43 |
| 0.32 | 0.32 | 0.25 | 0.00 | 0.00 | 4 | 1.41 | 1.41 | 1.38 | 1.40 | 0.00 | 0.09 |
| 6.49 | 5.01 | 5.31 | 0.32 | 0.63 | 17 | 5.99 | 6.00 | 5.20 | 4.95 | 0.20 | 0.64 |
| 0.65 | 0.45 | 0.48 | 0.02 | 0.07 | 0 | 0.00 | 0.00 | 0.00 | 0.00 | 0.00 | 0.00 |
| 2.60 | 1.96 | 1.95 | 0.13 | 0.19 | 0 | 0.00 | 0.00 | 0.00 | 0.00 | 0.00 | 0.00 |
| 58.76 | 48.14 | 47.39 | 1.66 | 4.39 | 94 | 33.10 | 33.16 | 27.76 | 27.89 | 1.13 | 3.11 |
| 0.00 | 0.00 | 0.00 | 0.00 | 0.00 | 1 | 0.35 | 0.35 | 0.24 | 0.28 | 0.04 | 0.04 |
| 0.97 | 0.70 | 0.78 | 0.06 | 0.13 | 2 | 0.70 | 0.71 | 0.56 | 0.48 | 0.02 | 0.02 |
| 0.32 | 0.30 | 0.32 | 0.00 | 0.05 | 0 | 0.00 | 0.00 | 0.00 | 0.00 | 0.00 | 0.00 |
| 0.00 | 0.00 | 0.00 | 0.00 | 0.00 | 0 | 0.00 | 0.00 | 0.00 | 0.00 | 0.00 | 0.00 |
| 0.00 | 0.00 | 0.00 | 0.00 | 0.00 | 0 | 0.00 | 0.00 | 0.00 | 0.00 | 0.00 | 0.00 |
| 0.97 | 0.92 | 0.79 | 0.06 | 0.06 | 0 | 0.00 | 0.00 | 0.00 | 0.00 | 0.00 | 0.00 |
| 0.00 | 0.00 | 0.00 | 0.00 | 0.00 | 23 | 8.10 | 8.11 | 6.00 | 6.10 | 0.46 | 0.66 |
| 0.00 | 0.00 | 0.00 | 0.00 | 0.00 | 1 | 0.35 | 0.35 | 0.24 | 0.28 | 0.04 | 0.04 |
| 0.00 | 0.00 | 0.00 | 0.00 | 0.00 | 0 | 0.00 | 0.00 | 0.00 | 0.00 | 0.00 | 0.00 |

续表

| 部位 | ICD–10 | 男女合计 | | | | | | | 死亡数 | 构成（%） |
|------|--------|--------|--------|--------|--------|--------|--------|--------|--------|--------|
| | | 死亡数 | 构成（%） | 粗率（1/10⁵） | 中标率（1/10⁵） | 世标率（1/10⁵） | 累积率（%） | | | |
| | | | | | | | 0–64 | 0–74 | | |
| 子宫颈 | C53 | 11 | 1.39 | 1.86 | 1.50 | 1.38 | 0.07 | 0.12 | 0 | 0.00 |
| 子宫体 | C54 | 1 | 0.13 | 0.17 | 0.16 | 0.13 | 0.00 | 0.00 | 0 | 0.00 |
| 子宫，部位不明 | C55 | 2 | 0.25 | 0.34 | 0.19 | 0.22 | 0.03 | 0.03 | 0 | 0.00 |
| 卵巢 | C56 | 8 | 1.01 | 1.35 | 0.92 | 0.90 | 0.07 | 0.11 | 0 | 0.00 |
| 其他的女性生殖器 | C57 | 1 | 0.13 | 0.17 | 0.11 | 0.13 | 0.02 | 0.02 | 0 | 0.00 |
| 胎盘 | C58 | 0 | 0.00 | 0.00 | 0.00 | 0.00 | 0.00 | 0.00 | 0 | 0.00 |
| 阴茎 | C60 | 1 | 0.13 | 0.17 | 0.13 | 0.11 | 0.01 | 0.01 | 1 | 0.20 |
| 前列腺 | C61 | 3 | 0.38 | 0.51 | 0.49 | 0.52 | 0.00 | 0.00 | 3 | 0.59 |
| 睾丸 | C62 | 0 | 0.00 | 0.00 | 0.00 | 0.00 | 0.00 | 0.00 | 0 | 0.00 |
| 其他的男性生殖器 | C63 | 0 | 0.00 | 0.00 | 0.00 | 0.00 | 0.00 | 0.00 | 0 | 0.00 |
| 肾 | C64 | 5 | 0.63 | 0.85 | 0.68 | 0.63 | 0.03 | 0.07 | 3 | 0.59 |
| 肾盂 | C65 | 2 | 0.25 | 0.34 | 0.24 | 0.25 | 0.03 | 0.03 | 1 | 0.20 |
| 输尿管 | C66 | 1 | 0.13 | 0.17 | 0.16 | 0.13 | 0.00 | 0.00 | 1 | 0.20 |
| 膀胱 | C67 | 7 | 0.89 | 1.18 | 0.94 | 0.90 | 0.04 | 0.10 | 5 | 0.99 |
| 其他的泌尿器官 | C68 | 2 | 0.25 | 0.34 | 0.28 | 0.40 | 0.02 | 0.02 | 2 | 0.40 |
| 眼 | C69 | 0 | 0.00 | 0.00 | 0.00 | 0.00 | 0.00 | 0.00 | 0 | 0.00 |
| 脑，神经系统 | C70–C72 | 11 | 1.39 | 1.86 | 1.36 | 1.39 | 0.08 | 0.12 | 8 | 1.58 |
| 甲状腺 | C73 | 2 | 0.25 | 0.34 | 0.32 | 0.43 | 0.00 | 0.03 | 0 | 0.00 |
| 肾上腺 | C74 | 1 | 0.13 | 0.17 | 0.16 | 0.13 | 0.00 | 0.00 | 1 | 0.20 |
| 其他的内分泌腺 | C75 | 0 | 0.00 | 0.00 | 0.00 | 0.00 | 0.00 | 0.00 | 0 | 0.00 |
| 霍奇金病 | C81 | 1 | 0.13 | 0.17 | 0.16 | 0.15 | 0.00 | 0.04 | 1 | 0.20 |
| 非霍奇金淋巴瘤 | C82–C85；C96 | 3 | 0.38 | 0.51 | 0.41 | 0.51 | 0.01 | 0.05 | 2 | 0.40 |
| 免疫增生性疾病 | C88 | 0 | 0.00 | 0.00 | 0.00 | 0.00 | 0.00 | 0.00 | 0 | 0.00 |
| 多发性骨髓瘤 | C90 | 4 | 0.51 | 0.68 | 0.46 | 0.48 | 0.04 | 0.08 | 4 | 0.79 |
| 淋巴样白血病 | C91 | 2 | 0.25 | 0.34 | 0.26 | 0.27 | 0.01 | 0.04 | 2 | 0.40 |
| 髓样白血病 | C92–C94 | 0 | 0.00 | 0.00 | 0.00 | 0.00 | 0.00 | 0.00 | 0 | 0.00 |
| 白血病，未特指 | C95 | 19 | 2.41 | 3.21 | 2.80 | 2.94 | 0.14 | 0.27 | 7 | 1.38 |
| 其他的或未指明部位 | O&U | 17 | 2.15 | 2.87 | 2.36 | 2.20 | 0.15 | 0.23 | 6 | 1.19 |
| 所有部位合计 | ALL | 790 | 100.00 | 133.56 | 107.78 | 107.03 | 4.85 | 11.60 | 506 | 100.00 |
| 所有部位除外 C44 | ALLbC44 | 790 | 100.00 | 133.56 | 107.78 | 107.03 | 4.85 | 11.60 | 506 | 100.00 |
| 人口数 | POPU | 591 491 | | | | | | | 308 036 | |

| 男性 | | | | | 女性 | | | | | | |
|---|---|---|---|---|---|---|---|---|---|---|---|
| 粗率<br>(1/10^5) | 中标率<br>(1/10^5) | 世标率<br>(1/10^5) | 累积率（%） | | 死亡数 | 构成<br>（%） | 粗率<br>(1/10^5) | 中标率<br>(1/10^5) | 世标率<br>(1/10^5) | 累积率（%） | |
| | | | 0－64 | 0－74 | | | | | | 0－64 | 0－74 |
| 0.00 | 0.00 | 0.00 | 0.00 | 0.00 | 11 | 3.87 | 3.88 | 3.11 | 2.88 | 0.14 | 0.25 |
| 0.00 | 0.00 | 0.00 | 0.00 | 0.00 | 1 | 0.35 | 0.35 | 0.35 | 0.27 | 0.00 | 0.00 |
| 0.00 | 0.00 | 0.00 | 0.00 | 0.00 | 2 | 0.70 | 0.71 | 0.41 | 0.47 | 0.06 | 0.06 |
| 0.00 | 0.00 | 0.00 | 0.00 | 0.00 | 8 | 2.82 | 2.82 | 1.99 | 1.94 | 0.15 | 0.24 |
| 0.00 | 0.00 | 0.00 | 0.00 | 0.00 | 1 | 0.35 | 0.35 | 0.24 | 0.28 | 0.04 | 0.04 |
| 0.00 | 0.00 | 0.00 | 0.00 | 0.00 | 0 | 0.00 | 0.00 | 0.00 | 0.00 | 0.00 | 0.00 |
| 0.32 | 0.25 | 0.22 | 0.02 | 0.02 | 0 | 0.00 | 0.00 | 0.00 | 0.00 | 0.00 | 0.00 |
| 0.97 | 0.97 | 1.03 | 0.00 | 0.00 | 0 | 0.00 | 0.00 | 0.00 | 0.00 | 0.00 | 0.00 |
| 0.00 | 0.00 | 0.00 | 0.00 | 0.00 | 0 | 0.00 | 0.00 | 0.00 | 0.00 | 0.00 | 0.00 |
| 0.00 | 0.00 | 0.00 | 0.00 | 0.00 | 0 | 0.00 | 0.00 | 0.00 | 0.00 | 0.00 | 0.00 |
| 0.97 | 0.79 | 0.76 | 0.03 | 0.10 | 2 | 0.70 | 0.71 | 0.51 | 0.45 | 0.02 | 0.02 |
| 0.32 | 0.25 | 0.22 | 0.02 | 0.02 | 1 | 0.35 | 0.35 | 0.24 | 0.28 | 0.04 | 0.04 |
| 0.32 | 0.30 | 0.24 | 0.00 | 0.00 | 0 | 0.00 | 0.00 | 0.00 | 0.00 | 0.00 | 0.00 |
| 1.62 | 1.26 | 1.21 | 0.04 | 0.16 | 2 | 0.70 | 0.71 | 0.57 | 0.54 | 0.04 | 0.04 |
| 0.65 | 0.57 | 0.80 | 0.03 | 0.03 | 0 | 0.00 | 0.00 | 0.00 | 0.00 | 0.00 | 0.00 |
| 0.00 | 0.00 | 0.00 | 0.00 | 0.00 | 0 | 0.00 | 0.00 | 0.00 | 0.00 | 0.00 | 0.00 |
| 2.60 | 1.95 | 2.04 | 0.11 | 0.18 | 3 | 1.06 | 1.06 | 0.74 | 0.73 | 0.06 | 0.06 |
| 0.00 | 0.00 | 0.00 | 0.00 | 0.00 | 2 | 0.70 | 0.71 | 0.65 | 0.85 | 0.00 | 0.06 |
| 0.32 | 0.32 | 0.25 | 0.00 | 0.00 | 0 | 0.00 | 0.00 | 0.00 | 0.00 | 0.00 | 0.00 |
| 0.00 | 0.00 | 0.00 | 0.00 | 0.00 | 0 | 0.00 | 0.00 | 0.00 | 0.00 | 0.00 | 0.00 |
| 0.32 | 0.28 | 0.27 | 0.00 | 0.07 | 0 | 0.00 | 0.00 | 0.00 | 0.00 | 0.00 | 0.00 |
| 0.65 | 0.63 | 0.82 | 0.00 | 0.07 | 1 | 0.35 | 0.35 | 0.18 | 0.19 | 0.02 | 0.02 |
| 0.00 | 0.00 | 0.00 | 0.00 | 0.00 | 0 | 0.00 | 0.00 | 0.00 | 0.00 | 0.00 | 0.00 |
| 1.30 | 0.86 | 0.90 | 0.07 | 0.14 | 0 | 3.00 | 0.00 | 0.00 | 0.00 | 0.00 | 0.00 |
| 0.65 | 0.51 | 0.53 | 0.02 | 0.07 | 0 | 0.00 | 0.00 | 0.00 | 0.00 | 0.00 | 0.00 |
| 0.00 | 0.00 | 0.00 | 0.00 | 0.00 | 0 | 0.00 | 0.00 | 0.00 | 0.00 | 0.00 | 0.00 |
| 2.27 | 1.74 | 1.63 | 0.12 | 0.12 | 12 | 4.23 | 4.23 | 4.01 | 4.41 | 0.17 | 0.46 |
| 1.95 | 1.22 | 1.27 | 0.11 | 0.18 | 11 | 3.87 | 3.88 | 3.72 | 3.32 | 0.19 | 0.28 |
| 164.27 | 130.02 | 129.05 | 6.03 | 13.87 | 284 | 100.00 | 100.19 | 83.74 | 83.24 | 3.56 | 9.03 |
| 164.27 | 130.02 | 129.05 | 6.03 | 13.87 | 284 | 100.00 | 100.19 | 83.74 | 83.24 | 3.56 | 9.03 |

283 455

表 35  海林市 2016 年

| 部位 | ICD - 10 | 男女合计 | | | | | | | | 发病数 | 构成(%) |
|---|---|---|---|---|---|---|---|---|---|---|---|
| | | 发病数 | 构成(%) | 粗率(1/10⁵) | 中标率(1/10⁵) | 世标率(1/10⁵) | 累积率(%) | | | | |
| | | | | | | | 0 - 64 | 0 - 74 | | | |
| 唇 | C00 | 0 | 0.00 | 0.00 | 0.00 | 0.00 | 0.00 | 0.00 | | 0 | 0.00 |
| 舌 | C01 - C02 | 1 | 0.11 | 0.25 | 0.17 | 0.18 | 0.00 | 0.03 | | 1 | 0.20 |
| 口 | C03 - C06 | 1 | 0.11 | 0.25 | 0.17 | 0.18 | 0.00 | 0.03 | | 1 | 0.20 |
| 唾液腺 | C07 - C08 | 2 | 0.21 | 0.51 | 0.28 | 0.27 | 0.01 | 0.05 | | 2 | 0.41 |
| 扁桃腺 | C09 | 0 | 0.00 | 0.00 | 0.00 | 0.00 | 0.00 | 0.00 | | 0 | 0.00 |
| 其他的口咽 | C10 | 2 | 0.21 | 0.51 | 0.26 | 0.30 | 0.04 | 0.04 | | 2 | 0.41 |
| 鼻咽 | C11 | 0 | 0.00 | 0.00 | 0.00 | 0.00 | 0.00 | 0.00 | | 0 | 0.00 |
| 喉咽 | C12 - C13 | 0 | 0.00 | 0.00 | 0.00 | 0.00 | 0.00 | 0.00 | | 0 | 0.00 |
| 咽,部位不明 | C14 | 1 | 0.11 | 0.25 | 0.15 | 0.17 | 0.02 | 0.02 | | 1 | 0.20 |
| 食管 | C15 | 43 | 4.52 | 10.86 | 5.85 | 5.92 | 0.34 | 0.74 | | 39 | 7.91 |
| 胃 | C16 | 78 | 8.20 | 19.70 | 10.90 | 10.84 | 0.46 | 1.33 | | 54 | 10.95 |
| 小肠 | C17 | 1 | 0.11 | 0.25 | 0.11 | 0.12 | 0.02 | 0.02 | | 0 | 0.00 |
| 结肠 | C18 | 34 | 3.58 | 8.59 | 4.66 | 4.92 | 0.33 | 0.57 | | 15 | 3.04 |
| 直肠 | C19 - C20 | 37 | 3.89 | 9.34 | 4.72 | 4.81 | 0.27 | 0.58 | | 24 | 4.87 |
| 肛门 | C21 | 0 | 0.00 | 0.00 | 0.00 | 0.00 | 0.00 | 0.00 | | 0 | 0.00 |
| 肝脏 | C22 | 117 | 12.30 | 29.55 | 16.24 | 16.38 | 1.10 | 1.85 | | 88 | 17.85 |
| 胆囊及其他 | C23 - C24 | 3 | 0.32 | 0.76 | 0.41 | 0.43 | 0.02 | 0.05 | | 1 | 0.20 |
| 胰腺 | C25 | 49 | 5.15 | 12.37 | 6.41 | 6.40 | 0.41 | 0.66 | | 33 | 6.69 |
| 鼻,鼻窦及其他 | C30 - C31 | 1 | 0.11 | 0.25 | 0.11 | 0.12 | 0.02 | 0.02 | | 1 | 0.20 |
| 喉 | C32 | 5 | 0.53 | 1.26 | 0.73 | 0.75 | 0.03 | 0.12 | | 5 | 1.01 |
| 气管,支气管,肺 | C33 - C34 | 232 | 24.40 | 58.59 | 30.69 | 31.59 | 1.47 | 3.63 | | 142 | 28.80 |
| 其他的胸腔器官 | C37 - C38 | 0 | 0.00 | 0.00 | 0.00 | 0.00 | 0.00 | 0.00 | | 0 | 0.00 |
| 骨 | C40 - C41 | 8 | 0.84 | 2.02 | 0.94 | 1.01 | 0.04 | 0.04 | | 5 | 1.01 |
| 皮肤的黑色素瘤 | C43 | 1 | 0.11 | 0.25 | 0.10 | 0.16 | 0.00 | 0.00 | | 1 | 0.20 |
| 其他的皮肤 | C44 | 5 | 0.53 | 1.26 | 0.67 | 0.82 | 0.04 | 0.07 | | 2 | 0.41 |
| 间皮瘤 | C45 | 0 | 0.00 | 0.00 | 0.00 | 0.00 | 0.00 | 0.00 | | 0 | 0.00 |
| 卡波氏肉瘤 | C46 | 0 | 0.00 | 0.00 | 0.00 | 0.00 | 0.00 | 0.00 | | 0 | 0.00 |
| 周围神经,结缔、软组织 | C47;C49 | 2 | 0.21 | 0.51 | 0.57 | 1.07 | 0.05 | 0.05 | | 2 | 0.41 |
| 乳房 | C50 | 100 | 10.52 | 25.25 | 16.31 | 15.14 | 1.26 | 1.63 | | 1 | 0.20 |
| 外阴 | C51 | 0 | 0.00 | 0.00 | 0.00 | 0.00 | 0.00 | 0.00 | | 0 | 0.00 |
| 阴道 | C52 | 1 | 0.11 | 0.25 | 0.13 | 0.13 | 0.00 | 0.03 | | 0 | 0.00 |

**恶性肿瘤发病主要指标**

| 男性 | | | | | 女性 | | | | | | |
|---|---|---|---|---|---|---|---|---|---|---|---|
| 粗率<br>(1/10⁵) | 中标率<br>(1/10⁵) | 世标率<br>(1/10⁵) | 累积率(%) | | 发病数 | 构成<br>(%) | 粗率<br>(1/10⁵) | 中标率<br>(1/10⁵) | 世标率<br>(1/10⁵) | 累积率(%) | |
| | | | 0～64 | 0～74 | | | | | | 0～64 | 0～74 |
| 0.00 | 0.00 | 0.00 | 0.00 | 0.00 | 0 | 0.00 | 0.00 | 0.00 | 0.00 | 0.00 | 0.00 |
| 0.50 | 0.36 | 0.39 | 0.00 | 0.07 | 0 | 0.00 | 0.00 | 0.00 | 0.00 | 0.00 | 0.00 |
| 0.50 | 0.36 | 0.39 | 0.00 | 0.07 | 0 | 0.00 | 0.00 | 0.00 | 0.00 | 0.00 | 0.00 |
| 1.00 | 0.57 | 0.56 | 0.03 | 0.10 | 0 | 0.00 | 0.00 | 0.00 | 0.00 | 0.00 | 0.00 |
| 0.00 | 0.00 | 0.00 | 0.00 | 0.00 | 0 | 0.00 | 0.00 | 0.00 | 0.00 | 0.00 | 0.00 |
| 1.00 | 0.52 | 0.59 | 0.07 | 0.07 | 0 | 0.00 | 0.00 | 0.00 | 0.00 | 0.00 | 0.00 |
| 0.00 | 0.00 | 0.00 | 0.00 | 0.00 | 0 | 0.00 | 0.00 | 0.00 | 0.00 | 0.00 | 0.00 |
| 0.00 | 0.00 | 0.00 | 0.00 | 0.00 | 0 | 0.00 | 0.00 | 0.00 | 0.00 | 0.00 | 0.00 |
| 0.50 | 0.29 | 0.35 | 0.04 | 0.04 | 0 | 0.00 | 0.00 | 0.00 | 0.00 | 0.00 | 0.00 |
| 19.48 | 10.72 | 10.89 | 0.65 | 1.38 | 4 | 0.87 | 2.04 | 1.14 | 1.13 | 0.03 | 0.14 |
| 26.97 | 15.70 | 15.71 | 0.54 | 2.02 | 24 | 5.24 | 12.26 | 6.54 | 6.46 | 0.38 | 0.72 |
| 0.00 | 0.00 | 0.00 | 0.00 | 0.00 | 1 | 0.22 | 0.51 | 0.22 | 0.24 | 0.03 | 0.03 |
| 7.49 | 4.23 | 4.39 | 0.30 | 0.57 | 19 | 4.15 | 9.70 | 5.09 | 5.43 | 0.35 | 0.58 |
| 11.99 | 6.10 | 6.14 | 0.43 | 0.77 | 13 | 2.84 | 6.64 | 3.33 | 3.46 | 0.12 | 0.40 |
| 0.00 | 0.00 | 0.00 | 0.00 | 0.00 | 0 | 0.00 | 0.00 | 0.00 | 0.00 | 0.00 | 0.00 |
| 43.96 | 24.68 | 24.85 | 1.78 | 2.74 | 29 | 6.33 | 14.81 | 7.76 | 7.93 | 0.40 | 0.97 |
| 0.50 | 0.36 | 0.39 | 0.00 | 0.07 | 2 | 0.44 | 1.02 | 0.49 | 0.50 | 0.04 | 0.04 |
| 16.48 | 8.70 | 8.75 | 0.59 | 0.85 | 16 | 3.49 | 8.17 | 4.06 | 4.02 | 0.23 | 0.45 |
| 0.50 | 0.23 | 0.24 | 0.03 | 0.03 | 0 | 0.00 | 0.00 | 0.00 | 0.00 | 0.00 | 0.00 |
| 2.50 | 1.53 | 1.58 | 0.06 | 0.26 | 0 | 0.00 | 0.00 | 0.00 | 0.00 | 0.00 | 0.00 |
| 70.93 | 39.14 | 40.28 | 1.86 | 4.91 | 90 | 19.65 | 45.97 | 22.85 | 23.55 | 1.06 | 2.48 |
| 0.00 | 0.00 | 0.00 | 0.00 | 0.00 | 0 | 0.00 | 0.00 | 0.00 | 0.00 | 0.00 | 0.00 |
| 2.50 | 1.19 | 1.40 | 0.04 | 0.04 | 3 | 0.66 | 1.53 | 0.73 | 0.69 | 0.04 | 0.04 |
| 0.50 | 0.23 | 0.35 | 0.00 | 0.00 | 0 | 0.00 | 0.00 | 0.00 | 0.00 | 0.00 | 0.00 |
| 1.00 | 0.52 | 0.70 | 0.04 | 0.04 | 3 | 0.66 | 1.53 | 0.81 | 0.93 | 0.03 | 0.09 |
| 0.00 | 0.00 | 0.00 | 0.00 | 0.00 | 0 | 0.00 | 0.00 | 0.00 | 0.00 | 0.00 | 0.00 |
| 0.00 | 0.00 | 0.00 | 0.00 | 0.00 | 0 | 0.00 | 0.00 | 0.00 | 0.00 | 0.00 | 0.00 |
| 1.00 | 1.10 | 2.04 | 0.10 | 0.10 | 0 | 0.00 | 0.00 | 0.00 | 0.00 | 0.00 | 0.00 |
| 0.50 | 0.33 | 0.30 | 0.03 | 0.03 | 99 | 21.62 | 50.57 | 32.76 | 30.35 | 2.56 | 3.24 |
| 0.00 | 0.00 | 0.00 | 0.00 | 0.00 | 0 | 0.00 | 0.00 | 0.00 | 0.00 | 0.00 | 0.00 |
| 0.00 | 0.00 | 0.00 | 0.00 | 0.00 | 1 | 0.22 | 0.51 | 0.24 | 0.23 | 0.00 | 0.06 |

续表

| 部位 | ICD-10 | 男女合计 | | | | | | | 发病数 | 构成(%) |
| | | 发病数 | 构成(%) | 粗率(1/10$^5$) | 中标率(1/10$^5$) | 世标率(1/10$^5$) | 累积率(%) 0-64 | 累积率(%) 0-74 | | |
| 子宫颈 | C53 | 24 | 2.52 | 6.06 | 3.68 | 3.51 | 0.32 | 0.35 | 0 | 0.00 |
| 子宫体 | C54 | 22 | 2.31 | 5.56 | 3.41 | 3.22 | 0.31 | 0.31 | 0 | 0.00 |
| 子宫,部位不明 | C55 | 0 | 0.00 | 0.00 | 0.00 | 0.00 | 0.00 | 0.00 | 0 | 0.00 |
| 卵巢 | C56 | 13 | 1.37 | 3.28 | 1.86 | 1.78 | 0.11 | 0.21 | 0 | 0.00 |
| 其他的女性生殖器 | C57 | 0 | 0.00 | 0.00 | 0.00 | 0.00 | 0.00 | 0.00 | 0 | 0.00 |
| 胎盘 | C58 | 0 | 0.00 | 0.00 | 0.00 | 0.00 | 0.00 | 0.00 | 0 | 0.00 |
| 阴茎 | C60 | 1 | 0.11 | 0.25 | 0.83 | 0.74 | 0.04 | 0.04 | 1 | 0.20 |
| 前列腺 | C61 | 11 | 1.16 | 2.78 | 1.34 | 1.26 | 0.04 | 0.16 | 11 | 2.23 |
| 睾丸 | C62 | 1 | 0.11 | 0.25 | 0.15 | 0.13 | 0.01 | 0.01 | 1 | 0.20 |
| 其他的男性生殖器 | C63 | 0 | 0.00 | 0.00 | 0.00 | 0.00 | 0.00 | 0.00 | 0 | 0.00 |
| 肾 | C64 | 20 | 2.10 | 5.05 | 3.27 | 3.14 | 0.19 | 0.38 | 11 | 2.23 |
| 肾盂 | C65 | 3 | 0.32 | 0.76 | 0.49 | 0.49 | 0.01 | 0.07 | 1 | 0.20 |
| 输尿管 | C66 | 1 | 0.11 | 0.25 | 0.11 | 0.09 | 0.00 | 0.00 | 1 | 0.20 |
| 膀胱 | C67 | 21 | 2.21 | 5.30 | 2.63 | 2.61 | 0.08 | 0.30 | 14 | 2.84 |
| 其他的泌尿器官 | C68 | 0 | 0.00 | 0.00 | 0.00 | 0.00 | 0.00 | 0.00 | 0 | 0.00 |
| 眼 | C69 | 1 | 0.11 | 0.25 | 0.43 | 0.92 | 0.04 | 0.04 | 1 | 0.20 |
| 脑,神经系统 | C70-C72 | 14 | 1.47 | 3.54 | 2.48 | 2.41 | 0.16 | 0.25 | 7 | 1.42 |
| 甲状腺 | C73 | 58 | 6.10 | 14.65 | 10.88 | 9.04 | 0.76 | 0.88 | 5 | 1.01 |
| 肾上腺 | C74 | 0 | 0.00 | 0.00 | 0.00 | 0.00 | 0.00 | 0.00 | 0 | 0.00 |
| 其他的内分泌腺 | C75 | 0 | 0.00 | 0.00 | 0.00 | 0.00 | 0.00 | 0.00 | 0 | 0.00 |
| 霍奇金病 | C81 | 0 | 0.00 | 0.00 | 0.00 | 0.00 | 0.00 | 0.00 | 0 | 0.00 |
| 非霍奇金淋巴瘤 | C82-C85;C96 | 13 | 1.37 | 3.28 | 1.86 | 1.98 | 0.14 | 0.29 | 6 | 1.22 |
| 免疫增生性疾病 | C88 | 0 | 0.00 | 0.00 | 0.00 | 0.00 | 0.00 | 0.00 | 0 | 0.00 |
| 多发性骨髓瘤 | C90 | 2 | 0.21 | 0.51 | 0.21 | 0.28 | 0.02 | 0.02 | 2 | 0.41 |
| 淋巴样白血病 | C91 | 0 | 0.00 | 0.00 | 0.00 | 0.00 | 0.00 | 0.00 | 0 | 0.00 |
| 髓样白血病 | C92-C94 | 2 | 0.21 | 0.51 | 0.52 | 1.00 | 0.04 | 0.04 | 0 | 0.00 |
| 白血病,未特指 | C95 | 5 | 0.53 | 1.26 | 0.65 | 0.60 | 0.03 | 0.06 | 5 | 1.01 |
| 其他的或未指明部位 | O&U | 15 | 1.58 | 3.79 | 1.84 | 1.86 | 0.05 | 0.21 | 7 | 1.42 |
| 所有部位合计 | ALL | 951 | 100.00 | 240.17 | 137.20 | 136.76 | 8.29 | 15.17 | 493 | 100.00 |
| 所有部位除外 C44 | ALLbC44 | 946 | 99.47 | 238.91 | 136.54 | 135.95 | 8.25 | 15.10 | 491 | 99.59 |
| 人口数 | POPU | 395 972 | | | | | | | 200 194 | |

| 男性 | | | | | 女性 | | | | | | |
| 粗率 (1/10⁵) | 中标率 (1/10⁵) | 世标率 (1/10⁵) | 累积率(%) 0-64 | 0-74 | 发病数 | 构成 (%) | 粗率 (1/10⁵) | 中标率 (1/10⁵) | 世标率 (1/10⁵) | 累积率(%) 0-64 | 0-74 |
|---|---|---|---|---|---|---|---|---|---|---|---|
| 0.00 | 0.00 | 0.00 | 0.00 | 0.00 | 24 | 5.24 | 12.26 | 7.48 | 7.14 | 0.66 | 0.72 |
| 0.00 | 0.00 | 0.00 | 0.00 | 0.00 | 22 | 4.80 | 11.24 | 7.07 | 6.67 | 0.64 | 0.64 |
| 0.00 | 0.00 | 0.00 | 0.00 | 0.00 | 0 | 0.00 | 0.00 | 0.00 | 0.00 | 0.00 | 0.00 |
| 0.00 | 0.00 | 0.00 | 0.00 | 0.00 | 13 | 2.84 | 6.64 | 3.72 | 3.54 | 0.24 | 0.41 |
| 0.00 | 0.00 | 0.00 | 0.00 | 0.00 | 0 | 0.00 | 0.00 | 0.00 | 0.00 | 0.00 | 0.00 |
| 0.00 | 0.00 | 0.00 | 0.00 | 0.00 | 0 | 0.00 | 0.00 | 0.00 | 0.00 | 0.00 | 0.00 |
| 0.50 | 1.60 | 1.43 | 0.08 | 0.08 | 0 | 0.00 | 0.00 | 0.00 | 0.00 | 0.00 | 0.00 |
| 5.49 | 2.76 | 2.60 | 0.07 | 0.35 | 0 | 0.00 | 0.00 | 0.00 | 0.00 | 0.00 | 0.00 |
| 0.50 | 0.29 | 0.25 | 0.02 | 0.02 | 0 | 0.00 | 0.00 | 0.00 | 0.00 | 0.00 | 0.00 |
| 0.00 | 0.00 | 0.00 | 0.00 | 0.00 | 0 | 0.00 | 0.00 | 0.00 | 0.00 | 0.00 | 0.00 |
| 5.49 | 3.72 | 3.75 | 0.14 | 0.48 | 9 | 1.97 | 4.60 | 2.95 | 2.67 | 0.24 | 0.30 |
| 0.50 | 0.36 | 0.39 | 0.00 | 0.07 | 2 | 0.44 | 1.02 | 0.62 | 0.60 | 0.02 | 0.08 |
| 0.50 | 0.22 | 0.17 | 0.00 | 0.00 | 0 | 0.00 | 0.00 | 0.00 | 0.00 | 0.00 | 0.00 |
| 6.99 | 3.47 | 3.51 | 0.13 | 0.26 | 7 | 1.53 | 3.58 | 1.70 | 1.66 | 0.03 | 0.32 |
| 0.00 | 0.00 | 0.00 | 0.00 | 0.00 | 0 | 0.00 | 0.00 | 0.00 | 0.00 | 0.00 | 0.00 |
| 0.50 | 0.82 | 1.76 | 0.07 | 0.07 | 0 | 0.00 | 0.00 | 0.00 | 0.00 | 0.00 | 0.00 |
| 3.50 | 2.72 | 2.75 | 0.18 | 0.31 | 7 | 1.53 | 3.58 | 2.28 | 2.12 | 0.14 | 0.20 |
| 2.50 | 1.54 | 1.49 | 0.10 | 0.17 | 53 | 11.57 | 27.07 | 20.62 | 16.92 | 1.44 | 1.61 |
| 0.00 | 0.00 | 0.00 | 0.00 | 0.00 | 0 | 0.00 | 0.00 | 0.00 | 0.00 | 0.00 | 0.00 |
| 0.00 | 0.00 | 0.00 | 0.00 | 0.00 | 0 | 0.00 | 0.00 | 0.00 | 0.00 | 0.00 | 0.00 |
| 3.00 | 1.77 | 1.90 | 0.10 | 0.31 | 7 | 1.53 | 3.58 | 2.02 | 2.13 | 0.17 | 0.29 |
| 0.00 | 0.00 | 0.00 | 0.00 | 0.00 | 0 | 0.00 | 0.00 | 0.00 | 0.00 | 0.00 | 0.00 |
| 1.00 | 0.45 | 0.59 | 0.03 | 0.03 | 0 | 0.00 | 0.00 | 0.00 | 0.00 | 0.00 | 0.00 |
| 0.00 | 0.00 | 0.00 | 0.00 | 0.00 | 0 | 0.00 | 0.00 | 0.00 | 0.00 | 0.00 | 0.00 |
| 0.00 | 0.00 | 0.00 | 0.00 | 0.00 | 2 | 0.44 | 1.02 | 1.09 | 2.09 | 0.08 | 0.08 |
| 2.50 | 1.32 | 1.23 | 0.06 | 0.14 | 0 | 0.00 | 0.00 | 0.00 | 0.00 | 0.00 | 0.00 |
| 3.50 | 1.86 | 1.96 | 0.07 | 0.20 | 8 | 1.75 | 4.09 | 1.81 | 1.76 | 0.03 | 0.20 |
| 246.26 | 139.77 | 144.08 | 7.66 | 16.64 | 458 | 100.00 | 233.94 | 137.39 | 132.25 | 8.99 | 14.10 |
| 245.26 | 139.25 | 143.38 | 7.62 | 16.59 | 455 | 99.34 | 232.41 | 136.58 | 131.31 | 8.96 | 14.01 |
| | | | | | 195 778 | | | | | | |

表36 海林市2016年

| 部位 | ICD – 10 | 男女合计 | | | | | | | 死亡数 | 构成（%） |
|---|---|---|---|---|---|---|---|---|---|---|
| | | 死亡数 | 构成（%） | 粗率（1/10⁵） | 中标率（1/10⁵） | 世标率（1/10⁵） | 累积率（%） 0－64 | 0－74 | | |
| 唇 | C00 | 0 | 0.00 | 0.00 | 0.00 | 0.00 | 0.00 | 0.00 | 0 | 0.00 |
| 舌 | C01 – C02 | 0 | 0.00 | 0.00 | 0.00 | 0.00 | 0.00 | 0.00 | 0 | 0.00 |
| 口 | C03 – C06 | 0 | 0.00 | 0.00 | 0.00 | 0.00 | 0.00 | 0.00 | 0 | 0.00 |
| 唾液腺 | C07 – C08 | 0 | 0.00 | 0.00 | 0.00 | 0.00 | 0.00 | 0.00 | 0 | 0.00 |
| 扁桃腺 | C09 | 0 | 0.00 | 0.00 | 0.00 | 0.00 | 0.00 | 0.00 | 0 | 0.00 |
| 其他的口咽 | C10 | 0 | 0.00 | 0.00 | 0.00 | 0.00 | 0.00 | 0.00 | 0 | 0.00 |
| 鼻咽 | C11 | 1 | 0.14 | 0.25 | 0.15 | 0.14 | 0.01 | 0.01 | 1 | 0.22 |
| 喉咽 | C12 – C13 | 0 | 0.00 | 0.00 | 0.00 | 0.00 | 0.00 | 0.00 | 0 | 0.00 |
| 咽,部位不明 | C14 | 1 | 0.14 | 0.25 | 0.15 | 0.17 | 0.02 | 0.02 | 1 | 0.22 |
| 食管 | C15 | 29 | 4.14 | 7.32 | 3.70 | 3.70 | 0.21 | 0.49 | 26 | 5.71 |
| 胃 | C16 | 56 | 8.00 | 14.14 | 7.44 | 7.39 | 0.32 | 0.82 | 41 | 9.01 |
| 小肠 | C17 | 1 | 0.14 | 0.25 | 0.11 | 0.12 | 0.02 | 0.02 | 0 | 0.00 |
| 结肠 | C18 | 23 | 3.29 | 5.81 | 2.97 | 3.20 | 0.23 | 0.29 | 12 | 2.64 |
| 直肠 | C19 – C20 | 27 | 3.86 | 6.82 | 3.23 | 3.05 | 0.09 | 0.28 | 17 | 3.74 |
| 肛门 | C21 | 0 | 0.00 | 0.00 | 0.00 | 0.00 | 0.00 | 0.00 | 0 | 0.00 |
| 肝脏 | C22 | 128 | 18.29 | 32.33 | 17.58 | 17.77 | 1.07 | 2.00 | 101 | 22.20 |
| 胆囊及其他 | C23 – C24 | 5 | 0.71 | 1.26 | 0.73 | 0.71 | 0.03 | 0.09 | 2 | 0.44 |
| 胰腺 | C25 | 53 | 7.57 | 13.38 | 6.76 | 6.67 | 0.31 | 0.68 | 32 | 7.03 |
| 鼻,鼻窦及其他 | C30 – C31 | 1 | 0.14 | 0.25 | 0.09 | 0.07 | 0.00 | 0.00 | 0 | 0.00 |
| 喉 | C32 | 8 | 1.14 | 2.02 | 1.04 | 1.06 | 0.04 | 0.19 | 7 | 1.54 |
| 气管,支气管,肺 | C33 – C34 | 239 | 34.14 | 60.36 | 31.34 | 31.74 | 1.31 | 3.35 | 150 | 32.97 |
| 其他的胸腔器官 | C37 – C38 | 0 | 0.00 | 0.00 | 0.00 | 0.00 | 0.00 | 0.00 | 0 | 0.00 |
| 骨 | C40 – C41 | 13 | 1.86 | 3.28 | 2.70 | 2.63 | 0.12 | 0.19 | 8 | 1.76 |
| 皮肤的黑色素瘤 | C43 | 1 | 0.14 | 0.25 | 0.10 | 0.16 | 0.00 | 0.00 | 1 | 0.22 |
| 其他的皮肤 | C44 | 0 | 0.00 | 0.00 | 0.00 | 0.00 | 0.00 | 0.00 | 0 | 0.00 |
| 间皮瘤 | C45 | 0 | 0.00 | 0.00 | 0.00 | 0.00 | 0.00 | 0.00 | 0 | 0.00 |
| 卡波氏肉瘤 | C46 | 0 | 0.00 | 0.00 | 0.00 | 0.00 | 0.00 | 0.00 | 0 | 0.00 |
| 周围神经,结缔、软组织 | C47;C49 | 1 | 0.14 | 0.25 | 0.43 | 0.92 | 0.04 | 0.04 | 1 | 0.22 |
| 乳房 | C50 | 14 | 2.00 | 3.54 | 1.95 | 1.91 | 0.14 | 0.20 | 0 | 0.00 |
| 外阴 | C51 | 0 | 0.00 | 0.00 | 0.00 | 0.00 | 0.00 | 0.00 | 0 | 0.00 |
| 阴道 | C52 | 0 | 0.00 | 0.00 | 0.00 | 0.00 | 0.00 | 0.00 | 0 | 0.00 |

恶性肿瘤死亡主要指标

| 男性 | | | | | 死亡数 | 构成（%） | 女性 | | | | |
| --- | --- | --- | --- | --- | --- | --- | --- | --- | --- | --- | --- |
| 粗率(1/10⁵) | 中标率(1/10⁵) | 世标率(1/10⁵) | 累积率(%) | | | | 粗率(1/10⁵) | 中标率(1/10⁵) | 世标率(1/10⁵) | 累积率(%) | |
| | | | 0-64 | 0-74 | | | | | | 0-64 | 0-74 |
| 0.00 | 0.00 | 0.00 | 0.00 | 0.00 | 0 | 0.00 | 0.00 | 0.00 | 0.00 | 0.00 | 0.00 |
| 0.00 | 0.00 | 0.00 | 0.00 | 0.00 | 0 | 0.00 | 0.00 | 0.00 | 0.00 | 0.00 | 0.00 |
| 0.00 | 0.00 | 0.00 | 0.00 | 0.00 | 0 | 0.00 | 0.00 | 0.00 | 0.00 | 0.00 | 0.00 |
| 0.00 | 0.00 | 0.00 | 0.00 | 0.00 | 0 | 0.00 | 0.00 | 0.00 | 0.00 | 0.00 | 0.00 |
| 0.00 | 0.00 | 0.00 | 0.00 | 0.00 | 0 | 0.00 | 0.00 | 0.00 | 0.00 | 0.00 | 0.00 |
| 0.50 | 0.28 | 0.27 | 0.03 | 0.03 | 0 | 0.00 | 0.00 | 0.00 | 0.00 | 0.00 | 0.00 |
| 0.00 | 0.00 | 0.00 | 0.00 | 0.00 | 0 | 0.00 | 0.00 | 0.00 | 0.00 | 0.00 | 0.00 |
| 0.50 | 0.29 | 0.35 | 0.04 | 0.04 | 0 | 0.00 | 0.00 | 0.00 | 0.00 | 0.00 | 0.00 |
| 12.99 | 6.81 | 6.89 | 0.42 | 0.98 | 3 | 1.22 | 1.53 | 0.73 | 0.66 | 0.00 | 0.06 |
| 20.48 | 11.07 | 11.12 | 0.49 | 1.32 | 15 | 6.12 | 7.66 | 4.07 | 3.94 | 0.15 | 0.37 |
| 0.00 | 0.00 | 0.00 | 0.00 | 0.00 | 1 | 0.41 | 0.51 | 0.22 | 0.24 | 0.03 | 0.03 |
| 5.99 | 2.91 | 2.99 | 0.21 | 0.28 | 11 | 4.49 | 5.62 | 3.05 | 3.42 | 0.26 | 0.32 |
| 8.49 | 4.22 | 4.14 | 0.10 | 0.44 | 10 | 4.08 | 5.11 | 2.40 | 2.12 | 0.08 | 0.14 |
| 0.00 | 0.00 | 0.00 | 0.00 | 0.00 | 0 | 0.00 | 0.00 | 0.00 | 0.00 | 0.00 | 0.00 |
| 50.45 | 28.18 | 28.61 | 1.80 | 3.23 | 27 | 11.02 | 13.79 | 7.15 | 7.22 | 0.31 | 0.82 |
| 1.00 | 0.64 | 0.67 | 0.03 | 0.09 | 3 | 1.22 | 1.53 | 0.82 | 0.76 | 0.02 | 0.08 |
| 15.98 | 8.57 | 8.65 | 0.44 | 0.90 | 21 | 8.57 | 10.73 | 4.97 | 4.74 | 0.17 | 0.45 |
| 0.00 | 0.00 | 0.00 | 0.00 | 0.00 | 1 | 0.41 | 0.51 | 0.20 | 0.15 | 0.00 | 0.00 |
| 3.50 | 1.94 | 1.97 | 0.07 | 0.35 | 1 | 0.41 | 0.51 | 0.24 | 0.23 | 0.00 | 0.06 |
| 74.93 | 41.54 | 41.94 | 1.82 | 4.75 | 89 | 36.33 | 45.46 | 21.69 | 22.14 | 0.78 | 2.09 |
| 0.00 | 0.00 | 0.00 | 0.00 | 0.00 | 0 | 0.00 | 0.00 | 0.00 | 0.00 | 0.00 | 0.00 |
| 4.00 | 2.39 | 2.68 | 0.13 | 0.20 | 5 | 2.04 | 2.55 | 3.11 | 2.71 | 0.12 | 0.18 |
| 0.50 | 0.23 | 0.35 | 0.00 | 0.00 | 0 | 0.00 | 0.00 | 0.00 | 0.00 | 0.00 | 0.00 |
| 0.00 | 0.00 | 0.00 | 0.00 | 0.00 | 0 | 0.00 | 0.00 | 0.00 | 0.00 | 0.00 | 0.00 |
| 0.00 | 0.00 | 0.00 | 0.00 | 0.00 | 0 | 0.00 | 0.00 | 0.00 | 0.00 | 0.00 | 0.00 |
| 0.50 | 0.82 | 1.76 | 0.07 | 0.07 | 0 | 0.00 | 0.00 | 0.00 | 0.00 | 0.00 | 0.00 |
| 0.00 | 0.00 | 0.00 | 0.00 | 0.00 | 14 | 5.71 | 7.15 | 3.91 | 3.82 | 0.27 | 0.39 |
| 0.00 | 0.00 | 0.00 | 0.00 | 0.00 | 0 | 0.00 | 0.00 | 0.00 | 0.00 | 0.00 | 0.00 |
| 0.00 | 0.00 | 0.00 | 0.00 | 0.00 | 0 | 0.00 | 0.00 | 0.00 | 0.00 | 0.00 | 0.00 |

续表

| 部位 | ICD - 10 | 男女合计 | | | | | | | 死亡数 | 构成（%） |
|------|----------|---------|------|------|------|------|------|------|--------|----------|
| | | 死亡数 | 构成（%） | 粗率（1/10⁵） | 中标率（1/10⁵） | 世标率（1/10⁵） | 累积率（%）0-64 | 累积率（%）0-74 | | |
| 子宫颈 | C53 | 9 | 1.29 | 2.27 | 1.43 | 1.26 | 0.09 | 0.18 | 0 | 0.00 |
| 子宫体 | C54 | 2 | 0.29 | 0.51 | 0.28 | 0.30 | 0.02 | 0.05 | 0 | 0.00 |
| 子宫,部位不明 | C55 | 0 | 0.00 | 0.00 | 0.00 | 0.00 | 0.00 | 0.00 | 0 | 0.00 |
| 卵巢 | C56 | 2 | 0.29 | 0.51 | 0.22 | 0.21 | 0.02 | 0.02 | 0 | 0.00 |
| 其他的女性生殖器 | C57 | 1 | 0.14 | 0.25 | 0.15 | 0.14 | 0.01 | 0.01 | 0 | 0.00 |
| 胎盘 | C58 | 0 | 0.00 | 0.00 | 0.00 | 0.00 | 0.00 | 0.00 | 0 | 0.00 |
| 阴茎 | C60 | 0 | 0.00 | 0.00 | 0.00 | 0.00 | 0.00 | 0.00 | 0 | 0.00 |
| 前列腺 | C61 | 7 | 1.00 | 1.77 | 0.81 | 0.82 | 0.04 | 0.07 | 7 | 1.54 |
| 睾丸 | C62 | 0 | 0.00 | 0.00 | 0.00 | 0.00 | 0.00 | 0.00 | 0 | 0.00 |
| 其他的男性生殖器 | C63 | 0 | 0.00 | 0.00 | 0.00 | 0.00 | 0.00 | 0.00 | 0 | 0.00 |
| 肾 | C64 | 12 | 1.71 | 3.03 | 1.87 | 1.90 | 0.10 | 0.22 | 8 | 1.76 |
| 肾盂 | C65 | 1 | 0.14 | 0.25 | 0.15 | 0.13 | 0.01 | 0.01 | 0 | 0.00 |
| 输尿管 | C66 | 0 | 0.00 | 0.00 | 0.00 | 0.00 | 0.00 | 0.00 | 0 | 0.00 |
| 膀胱 | C67 | 10 | 1.43 | 2.53 | 1.06 | 1.04 | 0.02 | 0.05 | 8 | 1.76 |
| 其他的泌尿器官 | C68 | 0 | 0.00 | 0.00 | 0.00 | 0.00 | 0.00 | 0.00 | 0 | 0.00 |
| 眼 | C69 | 2 | 0.29 | 0.51 | 0.69 | 1.10 | 0.05 | 0.05 | 2 | 0.44 |
| 脑,神经系统 | C70 - C72 | 13 | 1.86 | 3.28 | 1.87 | 1.87 | 0.13 | 0.20 | 6 | 1.32 |
| 甲状腺 | C73 | 1 | 0.14 | 0.25 | 0.17 | 0.18 | 0.00 | 0.03 | 1 | 0.22 |
| 肾上腺 | C74 | 0 | 0.00 | 0.00 | 0.00 | 0.00 | 0.00 | 0.00 | 0 | 0.00 |
| 其他的内分泌腺 | C75 | 0 | 0.00 | 0.00 | 0.00 | 0.00 | 0.00 | 0.00 | 0 | 0.00 |
| 霍奇金病 | C81 | 0 | 0.00 | 0.00 | 0.00 | 0.00 | 0.00 | 0.00 | 0 | 0.00 |
| 非霍奇金淋巴瘤 | C82 - C85;C96 | 8 | 1.14 | 2.02 | 1.24 | 1.28 | 0.03 | 0.21 | 6 | 1.32 |
| 免疫增生性疾病 | C88 | 0 | 0.00 | 0.00 | 0.00 | 0.00 | 0.00 | 0.00 | 0 | 0.00 |
| 多发性骨髓瘤 | C90 | 3 | 0.43 | 0.76 | 0.36 | 0.45 | 0.04 | 0.04 | 2 | 0.44 |
| 淋巴样白血病 | C91 | 0 | 0.00 | 0.00 | 0.00 | 0.00 | 0.00 | 0.00 | 0 | 0.00 |
| 髓样白血病 | C92 - C94 | 2 | 0.29 | 0.51 | 0.22 | 0.20 | 0.00 | 0.03 | 0 | 0.00 |
| 白血病,未特指 | C95 | 6 | 0.86 | 1.52 | 0.76 | 0.72 | 0.05 | 0.08 | 5 | 1.10 |
| 其他的或未指明部位 | O&U | 20 | 2.86 | 5.05 | 2.47 | 2.54 | 0.08 | 0.30 | 10 | 2.20 |
| 所有部位合计 | ALL | 700 | 100.00 | 176.78 | 94.20 | 95.61 | 4.63 | 10.20 | 455 | 100.00 |
| 所有部位除外 C44 | ALLbC44 | 700 | 100.00 | 176.78 | 94.20 | 95.61 | 4.63 | 10.20 | 455 | 100.00 |
| 人口数 | POPU | 395 972 | | | | | | | 200 194 | |

| 男性 | | | | | | | 女性 | | | | |
| --- | --- | --- | --- | --- | --- | --- | --- | --- | --- | --- | --- |
| 粗率<br>(1/10⁵) | 中标率<br>(1/10⁵) | 世标率<br>(1/10⁵) | 累积率(%) | | 死亡数 | 构成<br>(%) | 粗率<br>(1/10⁵) | 中标率<br>(1/10⁵) | 世标率<br>(1/10⁵) | 累积率(%) | |
| | | | 0~64 | 0~74 | | | | | | 0~64 | 0~74 |
| 0.00 | 0.00 | 0.00 | 0.00 | 0.00 | 9 | 3.67 | 4.60 | 2.84 | 2.50 | 0.18 | 0.35 |
| 0.00 | 0.00 | 0.00 | 0.00 | 0.00 | 2 | 0.82 | 1.02 | 0.53 | 0.58 | 0.04 | 0.10 |
| 0.00 | 0.00 | 0.00 | 0.00 | 0.00 | 0 | 0.00 | 0.00 | 0.00 | 0.00 | 0.00 | 0.00 |
| 0.00 | 0.00 | 0.00 | 0.00 | 0.00 | 2 | 0.82 | 1.02 | 0.44 | 0.41 | 0.03 | 0.03 |
| 0.00 | 0.00 | 0.00 | 0.00 | 0.00 | 1 | 0.41 | 0.51 | 0.31 | 0.30 | 0.03 | 0.03 |
| 0.00 | 0.00 | 0.00 | 0.00 | 0.00 | 0 | 0.00 | 0.00 | 0.00 | 0.00 | 0.00 | 0.00 |
| 0.00 | 0.00 | 0.00 | 0.00 | 0.00 | 0 | 0.00 | 0.00 | 0.00 | 0.00 | 0.00 | 0.00 |
| 3.50 | 1.63 | 1.68 | 0.07 | 0.14 | 0 | 0.00 | 0.00 | 0.00 | 0.00 | 0.00 | 0.00 |
| 0.00 | 0.00 | 0.00 | 0.00 | 0.00 | 0 | 0.00 | 0.00 | 0.00 | 0.00 | 0.00 | 0.00 |
| 4.00 | 2.73 | 2.77 | 0.12 | 0.31 | 4 | 1.63 | 2.04 | 1.05 | 1.10 | 0.07 | 0.13 |
| 0.00 | 0.00 | 0.00 | 0.00 | 0.00 | 1 | 0.41 | 0.51 | 0.30 | 0.27 | 0.02 | 0.02 |
| 0.00 | 0.00 | 0.00 | 0.00 | 0.00 | 0 | 0.00 | 0.00 | 0.00 | 0.00 | 0.00 | 0.00 |
| 4.00 | 1.66 | 1.64 | 0.00 | 0.00 | 2 | 0.82 | 1.02 | 0.46 | 0.47 | 0.03 | 0.09 |
| 0.00 | 0.00 | 0.00 | 0.00 | 0.00 | 0 | 0.00 | 0.00 | 0.00 | 0.00 | 0.00 | 0.00 |
| 1.00 | 1.32 | 2.11 | 0.10 | 0.10 | 0 | 0.00 | 0.00 | 0.00 | 0.00 | 0.00 | 0.00 |
| 3.00 | 1.83 | 1.87 | 0.17 | 0.17 | 7 | 2.86 | 3.58 | 1.88 | 1.85 | 0.10 | 0.22 |
| 0.50 | 0.36 | 0.39 | 0.00 | 0.07 | 0 | 0.00 | 0.00 | 0.00 | 0.00 | 0.00 | 0.00 |
| 0.00 | 0.00 | 0.00 | 0.00 | 0.00 | 0 | 0.00 | 0.00 | 0.00 | 0.00 | 0.00 | 0.00 |
| 0.00 | 0.00 | 0.00 | 0.00 | 0.00 | 0 | 0.00 | 0.00 | 0.00 | 0.00 | 0.00 | 0.00 |
| 3.00 | 2.04 | 2.10 | 0.02 | 0.35 | 2 | 0.82 | 1.02 | 0.54 | 0.58 | 0.03 | 0.09 |
| 0.00 | 0.00 | 0.00 | 0.00 | 0.00 | 0 | 0.00 | 0.00 | 0.00 | 0.00 | 0.00 | 0.00 |
| 1.00 | 0.45 | 0.59 | 0.03 | 0.03 | 1 | 0.41 | 0.51 | 0.29 | 0.35 | 0.04 | 0.04 |
| 0.00 | 0.00 | 0.00 | 0.00 | 0.00 | 0 | 0.00 | 0.00 | 0.00 | 0.00 | 0.00 | 0.00 |
| 0.00 | 0.00 | 0.00 | 0.00 | 0.00 | 2 | 0.82 | 1.02 | 0.43 | 0.38 | 0.00 | 0.06 |
| 2.50 | 1.32 | 1.23 | 0.06 | 0.14 | 1 | 0.41 | 0.51 | 0.22 | 0.24 | 0.03 | 0.03 |
| 5.00 | 2.61 | 2.83 | 0.10 | 0.31 | 10 | 4.08 | 5.11 | 2.36 | 2.29 | 0.06 | 0.29 |
| 227.28 | 125.84 | 129.62 | 6.33 | 14.29 | 245 | 100.00 | 125.14 | 64.22 | 63.47 | 2.89 | 6.46 |
| 227.28 | 125.84 | 129.62 | 6.33 | 14.29 | 245 | 100.00 | 125.14 | 64.22 | 63.47 | 2.89 | 6.46 |

195 778

表 37　勃利县 2016 年

| 部位 | ICD – 10 | 男女合计 | | | | | | | | |
|---|---|---|---|---|---|---|---|---|---|---|
| | | 发病数 | 构成（%） | 粗率（1/10⁵） | 中标率（1/10⁵） | 世标率（1/10⁵） | 累积率（%） 0–64 | 0–74 | 发病数 | 构成（%） |
| 唇 | C00 | 0 | 0.00 | 0.00 | 0.00 | 0.00 | 0.00 | 0.00 | 0 | 0.00 |
| 舌 | C01 – C02 | 3 | 0.39 | 1.00 | 0.55 | 0.60 | 0.07 | 0.07 | 1 | 0.28 |
| 口 | C03 – C06 | 0 | 0.00 | 0.00 | 0.00 | 0.00 | 0.00 | 0.00 | 0 | 0.00 |
| 唾液腺 | C07 – C08 | 1 | 0.13 | 0.33 | 0.15 | 0.16 | 0.02 | 0.02 | 0 | 0.00 |
| 扁桃腺 | C09 | 0 | 0.00 | 0.00 | 0.00 | 0.00 | 0.00 | 0.00 | 0 | 0.00 |
| 其他的口咽 | C10 | 0 | 0.00 | 0.00 | 0.00 | 0.00 | 0.00 | 0.00 | 0 | 0.00 |
| 鼻咽 | C11 | 4 | 0.53 | 1.34 | 1.02 | 0.89 | 0.06 | 0.12 | 3 | 0.84 |
| 喉咽 | C12 – C13 | 0 | 0.00 | 0.00 | 0.00 | 0.00 | 0.00 | 0.00 | 0 | 0.00 |
| 咽,部位不明 | C14 | 0 | 0.00 | 0.00 | 0.00 | 0.00 | 0.00 | 0.00 | 0 | 0.00 |
| 食管 | C15 | 16 | 2.11 | 5.35 | 3.48 | 3.46 | 0.16 | 0.47 | 15 | 4.21 |
| 胃 | C16 | 56 | 7.37 | 18.72 | 12.07 | 12.21 | 0.57 | 1.09 | 47 | 13.20 |
| 小肠 | C17 | 6 | 0.79 | 2.01 | 1.28 | 1.30 | 0.08 | 0.19 | 0 | 0.00 |
| 结肠 | C18 | 26 | 3.42 | 8.69 | 5.78 | 5.51 | 0.32 | 0.59 | 14 | 3.93 |
| 直肠 | C19 – C20 | 34 | 4.47 | 11.36 | 7.10 | 7.06 | 0.41 | 0.64 | 21 | 5.90 |
| 肛门 | C21 | 6 | 0.79 | 2.01 | 1.26 | 1.25 | 0.00 | 0.09 | 4 | 1.12 |
| 肝脏 | C22 | 65 | 8.55 | 21.73 | 13.41 | 13.80 | 0.78 | 1.54 | 49 | 13.76 |
| 胆囊及其他 | C23 – C24 | 3 | 0.39 | 1.00 | 0.65 | 0.69 | 0.05 | 0.09 | 2 | 0.56 |
| 胰腺 | C25 | 21 | 2.76 | 7.02 | 4.54 | 4.06 | 0.12 | 0.28 | 9 | 2.53 |
| 鼻,鼻窦及其他 | C30 – C31 | 1 | 0.13 | 0.33 | 0.55 | 0.32 | 0.03 | 0.03 | 0 | 0.00 |
| 喉 | C32 | 15 | 1.97 | 5.01 | 3.21 | 3.33 | 0.15 | 0.51 | 13 | 3.65 |
| 气管,支气管,肺 | C33 – C34 | 163 | 21.45 | 54.48 | 34.31 | 34.45 | 1.71 | 3.94 | 93 | 26.12 |
| 其他的胸腔器官 | C37 – C38 | 3 | 0.39 | 1.00 | 0.67 | 0.64 | 0.02 | 0.09 | 1 | 0.28 |
| 骨 | C40 – C41 | 15 | 1.97 | 5.01 | 3.27 | 3.30 | 0.15 | 0.46 | 11 | 3.09 |
| 皮肤的黑色素瘤 | C43 | 0 | 0.00 | 0.00 | 0.00 | 0.00 | 0.00 | 0.00 | 0 | 0.00 |
| 其他的皮肤 | C44 | 3 | 0.39 | 1.00 | 0.76 | 0.66 | 0.02 | 0.05 | 2 | 0.56 |
| 间皮瘤 | C45 | 0 | 0.00 | 0.00 | 0.00 | 0.00 | 0.00 | 0.00 | 0 | 0.00 |
| 卡波氏肉瘤 | C46 | 0 | 0.00 | 0.00 | 0.00 | 0.00 | 0.00 | 0.00 | 0 | 0.00 |
| 周围神经,结缔、软组织 | C47;C49 | 2 | 0.26 | 0.67 | 0.40 | 0.43 | 0.02 | 0.07 | 0 | 0.00 |
| 乳房 | C50 | 58 | 7.63 | 19.39 | 13.17 | 12.37 | 0.93 | 1.35 | 0 | 0.00 |
| 外阴 | C51 | 1 | 0.13 | 0.33 | 0.25 | 0.19 | 0.00 | 0.00 | 0 | 0.00 |
| 阴道 | C52 | 0 | 0.00 | 0.00 | 0.00 | 0.00 | 0.00 | 0.00 | 0 | 0.00 |

恶性肿瘤发病主要指标

| 男性 | | | | | 女性 | | | | | | |
|---|---|---|---|---|---|---|---|---|---|---|---|
| 粗率 (1/10⁵) | 中标率 (1/10⁵) | 世标率 (1/10⁵) | 累积率（%） | | 发病数 | 构成 （%） | 粗率 (1/10⁵) | 中标率 (1/10⁵) | 世标率 (1/10⁵) | 累积率（%） | |
| | | | 0–64 | 0–74 | | | | | | 0–64 | 0–74 |
| 0.00 | 0.00 | 0.00 | 0.00 | 0.00 | 0 | 0.00 | 0.00 | 0.00 | 0.00 | 0.00 | 0.00 |
| 0.66 | 0.31 | 0.37 | 0.05 | 0.05 | 2 | 0.50 | 1.35 | 0.79 | 0.84 | 0.09 | 0.09 |
| 0.00 | 0.00 | 0.00 | 0.00 | 0.00 | 0 | 0.00 | 0.00 | 0.00 | 0.00 | 0.00 | 0.00 |
| 0.00 | 0.00 | 0.00 | 0.00 | 0.00 | 1 | 0.25 | 0.68 | 0.29 | 0.31 | 0.04 | 0.04 |
| 0.00 | 0.00 | 0.00 | 0.00 | 0.00 | 0 | 0.00 | 0.00 | 0.00 | 0.00 | 0.00 | 0.00 |
| 0.00 | 0.00 | 0.00 | 0.00 | 0.00 | 0 | 0.00 | 0.00 | 0.00 | 0.00 | 0.00 | 0.00 |
| 1.98 | 1.42 | 1.36 | 0.08 | 0.21 | 1 | 0.25 | 0.68 | 0.62 | 0.42 | 0.04 | 0.04 |
| 0.00 | 0.00 | 0.00 | 0.00 | 0.00 | 0 | 0.00 | 0.00 | 0.00 | 0.00 | 0.00 | 0.00 |
| 0.00 | 0.00 | 0.00 | 0.00 | 0.00 | 0 | 0.00 | 0.00 | 0.00 | 0.00 | 0.00 | 0.00 |
| 9.90 | 6.44 | 6.41 | 0.32 | 0.82 | 1 | 0.25 | 0.68 | 0.52 | 0.50 | 0.00 | 0.13 |
| 31.03 | 20.14 | 20.58 | 0.87 | 1.82 | 9 | 2.23 | 6.09 | 4.15 | 4.03 | 0.26 | 0.35 |
| 0.00 | 0.00 | 0.00 | 0.00 | 0.00 | 6 | 1.49 | 4.06 | 2.56 | 2.62 | 0.17 | 0.38 |
| 9.24 | 5.88 | 5.84 | 0.29 | 0.70 | 12 | 2.97 | 8.12 | 5.69 | 5.16 | 0.35 | 0.47 |
| 13.86 | 8.86 | 8.82 | 0.55 | 0.82 | 13 | 3.22 | 8.80 | 5.28 | 5.25 | 0.27 | 0.45 |
| 2.64 | 1.90 | 1.78 | 0.00 | 0.18 | 2 | 0.50 | 1.35 | 0.61 | 0.69 | 0.00 | 0.00 |
| 32.35 | 20.23 | 20.67 | 1.37 | 2.44 | 16 | 3.96 | 10.83 | 6.45 | 6.78 | 0.17 | 0.63 |
| 1.32 | 0.77 | 0.82 | 0.09 | 0.09 | 1 | 0.25 | 0.68 | 0.52 | 0.56 | 0.00 | 0.09 |
| 5.94 | 4.44 | 3.59 | 0.10 | 0.23 | 12 | 2.97 | 8.12 | 4.59 | 4.49 | 0.14 | 0.33 |
| 0.00 | 0.00 | 0.00 | 0.00 | 0.00 | 1 | 0.25 | 0.68 | 1.11 | 0.65 | 0.05 | 0.05 |
| 8.58 | 5.38 | 5.60 | 0.30 | 0.80 | 2 | 0.50 | 1.35 | 1.03 | 1.06 | 0.00 | 0.22 |
| 61.40 | 38.70 | 39.32 | 2.08 | 4.30 | 70 | 17.33 | 47.39 | 30.05 | 29.76 | 1.34 | 3.57 |
| 0.66 | 0.54 | 0.52 | 0.00 | 0.13 | 2 | 0.50 | 1.35 | 0.81 | 0.77 | 0.05 | 0.05 |
| 7.26 | 4.72 | 4.76 | 0.26 | 0.70 | 4 | 0.99 | 2.71 | 1.85 | 1.88 | 0.05 | 0.23 |
| 0.00 | 0.00 | 0.00 | 0.00 | 0.00 | 0 | 0.00 | 0.00 | 0.00 | 0.00 | 0.00 | 0.00 |
| 1.32 | 1.01 | 0.94 | 0.00 | 0.09 | 1 | 0.25 | 0.68 | 0.49 | 0.38 | 0.00 | 0.00 |
| 0.00 | 0.00 | 0.00 | 0.00 | 0.00 | 0 | 0.00 | 0.00 | 0.00 | 0.00 | 0.00 | 0.00 |
| 0.00 | 0.00 | 0.00 | 0.00 | 0.00 | 0 | 0.00 | 0.00 | 0.00 | 0.00 | 0.00 | 0.00 |
| 0.00 | 0.00 | 0.00 | 0.00 | 0.00 | 2 | 0.50 | 1.35 | 0.81 | 0.86 | 0.04 | 0.13 |
| 0.00 | 0.00 | 0.00 | 0.00 | 0.00 | 58 | 14.36 | 39.26 | 26.64 | 25.01 | 1.89 | 2.72 |
| 0.00 | 0.00 | 0.00 | 0.00 | 0.00 | 1 | 0.25 | 0.68 | 0.49 | 0.38 | 0.00 | 0.00 |
| 0.00 | 0.00 | 0.00 | 0.00 | 0.00 | 0 | 0.00 | 0.00 | 0.00 | 0.00 | 0.00 | 0.00 |

续表

| 部位 | ICD-10 | 男女合计 | | | | | | | 发病数 | 构成(%) |
|---|---|---|---|---|---|---|---|---|---|---|
| | | 发病数 | 构成(%) | 粗率(1/10⁵) | 中标率(1/10⁵) | 世标率(1/10⁵) | 累积率(%) 0-64 | 累积率(%) 0-74 | | |
| 子宫颈 | C53 | 20 | 2.63 | 6.68 | 4.84 | 4.26 | 0.35 | 0.46 | 0 | 0.00 |
| 子宫体 | C54 | 15 | 1.97 | 5.01 | 3.43 | 3.38 | 0.21 | 0.48 | 0 | 0.00 |
| 子宫,部位不明 | C55 | 0 | 0.00 | 0.00 | 0.00 | 0.00 | 0.00 | 0.00 | 0 | 0.00 |
| 卵巢 | C56 | 14 | 1.84 | 4.68 | 3.68 | 3.23 | 0.23 | 0.32 | 0 | 0.00 |
| 其他的女性生殖器 | C57 | 2 | 0.26 | 0.67 | 0.39 | 0.39 | 0.04 | 0.04 | 0 | 0.00 |
| 胎盘 | C58 | 0 | 0.00 | 0.00 | 0.00 | 0.00 | 0.00 | 0.00 | 0 | 0.00 |
| 阴茎 | C60 | 1 | 0.13 | 0.33 | 0.15 | 0.16 | 0.02 | 0.02 | 1 | 0.28 |
| 前列腺 | C61 | 7 | 0.92 | 2.34 | 1.62 | 1.63 | 0.02 | 0.29 | 7 | 1.97 |
| 睾丸 | C62 | 0 | 0.00 | 0.00 | 0.00 | 0.00 | 0.00 | 0.00 | 0 | 0.00 |
| 其他的男性生殖器 | C63 | 0 | 0.00 | 0.00 | 0.00 | 0.00 | 0.00 | 0.00 | 0 | 0.00 |
| 肾 | C64 | 13 | 1.71 | 4.35 | 3.26 | 3.01 | 0.15 | 0.44 | 5 | 1.40 |
| 肾盂 | C65 | 3 | 0.39 | 1.00 | 0.59 | 0.60 | 0.02 | 0.07 | 1 | 0.28 |
| 输尿管 | C66 | 1 | 0.13 | 0.33 | 0.16 | 0.19 | 0.02 | 0.02 | 0 | 0.00 |
| 膀胱 | C67 | 14 | 1.84 | 4.68 | 2.91 | 2.86 | 0.18 | 0.27 | 10 | 2.81 |
| 其他的泌尿器官 | C68 | 0 | 0.00 | 0.00 | 0.00 | 0.00 | 0.00 | 0.00 | 0 | 0.00 |
| 眼 | C69 | 0 | 0.00 | 0.00 | 0.00 | 0.00 | 0.00 | 0.00 | 0 | 0.00 |
| 脑,神经系统 | C70-C72 | 21 | 2.76 | 7.02 | 5.47 | 5.17 | 0.29 | 0.54 | 9 | 2.53 |
| 甲状腺 | C73 | 105 | 13.82 | 35.09 | 28.40 | 23.84 | 2.05 | 2.10 | 20 | 5.62 |
| 肾上腺 | C74 | 2 | 0.26 | 0.67 | 0.41 | 0.36 | 0.02 | 0.02 | 1 | 0.28 |
| 其他的内分泌腺 | C75 | 0 | 0.00 | 0.00 | 0.00 | 0.00 | 0.00 | 0.00 | 0 | 0.00 |
| 霍奇金病 | C81 | 0 | 0.00 | 0.00 | 0.00 | 0.00 | 0.00 | 0.00 | 0 | 0.00 |
| 非霍奇金淋巴瘤 | C82-C85;C96 | 4 | 0.53 | 1.34 | 1.00 | 1.03 | 0.02 | 0.15 | 3 | 0.84 |
| 免疫增生性疾病 | C88 | 1 | 0.13 | 0.33 | 0.16 | 0.19 | 0.02 | 0.02 | 1 | 0.28 |
| 多发性骨髓瘤 | C90 | 4 | 0.53 | 1.34 | 0.67 | 0.71 | 0.08 | 0.08 | 2 | 0.56 |
| 淋巴样白血病 | C91 | 0 | 0.00 | 0.00 | 0.00 | 0.00 | 0.00 | 0.00 | 0 | 0.00 |
| 髓样白血病 | C92-C94 | 1 | 0.13 | 0.33 | 0.23 | 0.20 | 0.02 | 0.02 | 0 | 0.00 |
| 白血病,未特指 | C95 | 12 | 1.58 | 4.01 | 4.02 | 4.62 | 0.30 | 0.30 | 3 | 0.84 |
| 其他的或未指明部位 | O&U | 18 | 2.37 | 6.02 | 3.99 | 3.88 | 0.29 | 0.46 | 8 | 2.25 |
| 所有部位合计 | ALL | 760 | 100.00 | 254.02 | 173.23 | 166.40 | 9.98 | 17.78 | 356 | 100.00 |
| 所有部位除外 C44 | ALLbC44 | 757 | 99.61 | 253.02 | 172.47 | 165.73 | 9.98 | 17.73 | 354 | 99.44 |
| 人口数 | POPU | 299 189 | | | | | | | 151 467 | |

| 男性 | | | | | 女性 | | | | | | |
|---|---|---|---|---|---|---|---|---|---|---|---|
| 粗率 (1/10^5) | 中标率 (1/10^5) | 世标率 (1/10^5) | 累积率(%) | | 发病数 | 构成 (%) | 粗率 (1/10^5) | 中标率 (1/10^5) | 世标率 (1/10^5) | 累积率(%) | |
| | | | 0 - 64 | 0 - 74 | | | | | | 0 - 64 | 0 - 74 |
| 0.00 | 0.00 | 0.00 | 0.00 | 0.00 | 20 | 4.95 | 13.54 | 9.74 | 8.57 | 0.70 | 0.92 |
| 0.00 | 0.00 | 0.00 | 0.00 | 0.00 | 15 | 3.71 | 10.15 | 6.89 | 6.80 | 0.42 | 0.95 |
| 0.00 | 0.00 | 0.00 | 0.00 | 0.00 | 0 | 0.00 | 0.00 | 0.00 | 0.00 | 0.00 | 0.00 |
| 0.00 | 0.00 | 0.00 | 0.00 | 0.00 | 14 | 3.47 | 9.48 | 7.39 | 6.49 | 0.45 | 0.64 |
| 0.00 | 0.00 | 0.00 | 0.00 | 0.00 | 2 | 0.50 | 1.35 | 0.79 | 0.79 | 0.08 | 0.08 |
| 0.00 | 0.00 | 0.00 | 0.00 | 0.00 | 0 | 0.00 | 0.00 | 0.00 | 0.00 | 0.00 | 0.00 |
| 0.66 | 0.30 | 0.32 | 0.04 | 0.04 | 0 | 0.00 | 0.00 | 0.00 | 0.00 | 0.00 | 0.00 |
| 4.62 | 3.28 | 3.30 | 0.04 | 0.57 | 0 | 0.00 | 0.00 | 0.00 | 0.00 | 0.00 | 0.00 |
| 0.00 | 0.00 | 0.00 | 0.00 | 0.00 | 0 | 0.00 | 0.00 | 0.00 | 0.00 | 0.00 | 0.00 |
| 0.00 | 0.00 | 0.00 | 0.00 | 0.00 | 0 | 0.00 | 0.00 | 0.00 | 0.00 | 0.00 | 0.00 |
| 3.30 | 2.35 | 2.41 | 0.09 | 0.44 | 8 | 1.98 | 5.42 | 4.18 | 3.63 | 0.22 | 0.43 |
| 0.66 | 0.38 | 0.29 | 0.00 | 0.00 | 2 | 0.50 | 1.35 | 0.84 | 0.94 | 0.05 | 0.14 |
| 0.00 | 0.00 | 0.00 | 0.00 | 0.00 | 1 | 0.25 | 0.68 | 0.32 | 0.38 | 0.05 | 0.05 |
| 6.60 | 4.17 | 3.93 | 0.31 | 0.40 | 4 | 0.99 | 2.71 | 1.61 | 1.75 | 0.05 | 0.14 |
| 0.00 | 0.00 | 0.00 | 0.00 | 0.00 | 0 | 0.00 | 0.00 | 0.00 | 0.00 | 0.00 | 0.00 |
| 0.00 | 0.00 | 0.00 | 0.00 | 0.00 | 0 | 0.00 | 0.00 | 0.00 | 0.00 | 0.00 | 0.00 |
| 5.94 | 5.64 | 5.25 | 0.31 | 0.44 | 12 | 2.97 | 8.12 | 5.31 | 5.12 | 0.28 | 0.65 |
| 13.20 | 9.38 | 8.43 | 0.69 | 0.78 | 85 | 21.04 | 57.54 | 48.00 | 39.73 | 3.45 | 3.45 |
| 0.66 | 0.45 | 0.45 | 0.04 | 0.04 | 1 | 0.25 | 0.68 | 0.33 | 0.26 | 0.00 | 0.00 |
| 0.00 | 0.00 | 0.00 | 0.00 | 0.00 | 0 | 0.00 | 0.00 | 0.00 | 0.00 | 0.00 | 0.00 |
| 0.00 | 0.00 | 0.00 | 0.00 | 0.00 | 0 | 0.00 | 0.00 | 0.00 | 0.00 | 0.00 | 0.00 |
| 1.98 | 1.47 | 1.49 | 0.03 | 0.21 | 1 | 0.25 | 0.68 | 0.52 | 0.56 | 0.00 | 0.09 |
| 0.66 | 0.31 | 0.37 | 0.05 | 0.05 | 0 | 0.00 | 0.00 | 0.00 | 0.00 | 0.00 | 0.00 |
| 1.32 | 0.73 | 0.72 | 0.07 | 0.07 | 2 | 0.50 | 1.35 | 0.61 | 0.69 | 0.09 | 0.09 |
| 0.00 | 0.00 | 0.00 | 0.00 | 0.00 | 0 | 0.00 | 0.00 | 0.00 | 0.00 | 0.00 | 0.00 |
| 0.00 | 0.00 | 0.00 | 0.00 | 0.00 | 1 | 0.25 | 0.68 | 0.47 | 0.41 | 0.03 | 0.03 |
| 1.98 | 1.83 | 1.92 | 0.13 | 0.13 | 9 | 2.23 | 6.09 | 6.32 | 7.47 | 0.47 | 0.47 |
| 5.28 | 4.16 | 3.93 | 0.25 | 0.47 | 10 | 2.48 | 6.77 | 3.74 | 3.75 | 0.33 | 0.46 |
| 235.03 | 155.19 | 154.17 | 8.41 | 17.03 | 404 | 100.00 | 273.49 | 192.41 | 179.74 | 11.61 | 18.59 |
| 233.71 | 154.18 | 153.23 | 8.41 | 16.94 | 403 | 99.75 | 272.81 | 191.91 | 179.35 | 11.61 | 18.59 |

147 722

表 38　勃利县 2016 年

| 部位 | ICD - 10 | 男女合计 | | | | | | | 死亡数 | 构成（%） |
|---|---|---|---|---|---|---|---|---|---|---|
| | | 死亡数 | 构成（%） | 粗率（1/10⁵） | 中标率（1/10⁵） | 世标率（1/10⁵） | 累积率（%） | | | |
| | | | | | | | 0 - 64 | 0 - 74 | | |
| 唇 | C00 | 0 | 0.00 | 0.00 | 0.00 | 0.00 | 0.00 | 0.00 | 0 | 0.00 |
| 舌 | C01 - C02 | 2 | 0.41 | 0.67 | 0.49 | 0.48 | 0.02 | 0.09 | 2 | 0.70 |
| 口 | C03 - C06 | 0 | 0.00 | 0.00 | 0.00 | 0.00 | 0.00 | 0.00 | 0 | 0.00 |
| 唾液腺 | C07 - C08 | 0 | 0.00 | 0.00 | 0.00 | 0.00 | 0.00 | 0.00 | 0 | 0.00 |
| 扁桃腺 | C09 | 0 | 0.00 | 0.00 | 0.00 | 0.00 | 0.00 | 0.00 | 0 | 0.00 |
| 其他的口咽 | C10 | 0 | 0.00 | 0.00 | 0.00 | 0.00 | 0.00 | 0.00 | 0 | 0.00 |
| 鼻咽 | C11 | 1 | 0.20 | 0.33 | 0.23 | 0.23 | 0.02 | 0.02 | 1 | 0.35 |
| 喉咽 | C12 - C13 | 0 | 0.00 | 0.00 | 0.00 | 0.00 | 0.00 | 0.00 | 0 | 0.00 |
| 咽,部位不明 | C14 | 2 | 0.41 | 0.67 | 0.41 | 0.41 | 0.02 | 0.08 | 1 | 0.35 |
| 食管 | C15 | 13 | 2.66 | 4.35 | 2.41 | 2.49 | 0.26 | 0.26 | 13 | 4.55 |
| 胃 | C16 | 36 | 7.38 | 12.03 | 7.27 | 7.50 | 0.27 | 0.73 | 31 | 10.84 |
| 小肠 | C17 | 0 | 0.00 | 0.00 | 0.00 | 0.00 | 0.00 | 0.00 | 0 | 0.00 |
| 结肠 | C18 | 14 | 2.87 | 4.68 | 2.89 | 3.01 | 0.11 | 0.36 | 5 | 1.75 |
| 直肠 | C19 - C20 | 13 | 2.66 | 4.35 | 2.67 | 2.78 | 0.11 | 0.34 | 6 | 2.10 |
| 肛门 | C21 | 8 | 1.64 | 2.67 | 1.50 | 1.60 | 0.07 | 0.18 | 4 | 1.40 |
| 肝脏 | C22 | 99 | 20.29 | 33.09 | 20.55 | 20.87 | 1.13 | 2.51 | 65 | 22.73 |
| 胆囊及其他 | C23 - C24 | 1 | 0.20 | 0.33 | 0.26 | 0.26 | 0.00 | 0.06 | 0 | 0.00 |
| 胰腺 | C25 | 23 | 4.71 | 7.69 | 5.08 | 4.77 | 0.13 | 0.45 | 9 | 3.15 |
| 鼻,鼻窦及其他 | C30 - C31 | 0 | 0.00 | 0.00 | 0.00 | 0.00 | 0.00 | 0.00 | 0 | 0.00 |
| 喉 | C32 | 9 | 1.84 | 3.01 | 1.88 | 1.93 | 0.11 | 0.27 | 8 | 2.80 |
| 气管,支气管,肺 | C33 - C34 | 176 | 36.07 | 58.83 | 36.73 | 36.85 | 1.67 | 4.64 | 112 | 39.16 |
| 其他的胸腔器官 | C37 - C38 | 2 | 0.41 | 0.67 | 0.48 | 0.46 | 0.02 | 0.08 | 2 | 0.70 |
| 骨 | C40 - C41 | 6 | 1.23 | 2.01 | 1.50 | 1.39 | 0.02 | 0.17 | 4 | 1.40 |
| 皮肤的黑色素瘤 | C43 | 1 | 0.20 | 0.33 | 0.45 | 0.38 | 0.02 | 0.02 | 0 | 0.00 |
| 其他的皮肤 | C44 | 2 | 0.41 | 0.67 | 0.42 | 0.46 | 0.02 | 0.07 | 1 | 0.35 |
| 间皮瘤 | C45 | 0 | 0.00 | 0.00 | 0.00 | 0.00 | 0.00 | 0.00 | 0 | 0.00 |
| 卡波氏肉瘤 | C46 | 0 | 0.00 | 0.00 | 0.00 | 0.00 | 0.00 | 0.00 | 0 | 0.00 |
| 周围神经,结缔,软组织 | C47;C49 | 0 | 0.00 | 0.00 | 0.00 | 0.00 | 0.00 | 0.00 | 0 | 0.00 |
| 乳房 | C50 | 14 | 2.87 | 4.68 | 3.31 | 3.06 | 0.17 | 0.33 | 0 | 0.00 |
| 外阴 | C51 | 0 | 0.00 | 0.00 | 0.00 | 0.00 | 0.00 | 0.00 | 0 | 0.00 |
| 阴道 | C52 | 0 | 0.00 | 0.00 | 0.00 | 0.00 | 0.00 | 0.00 | 0 | 0.00 |

恶性肿瘤死亡主要指标

| 男性 | | | | | 死亡数 | 构成 | 女性 | | | | |
| 粗率 (1/10⁵) | 中标率 (1/10⁵) | 世标率 (1/10⁵) | 累积率(%) 0-64 | 累积率(%) 0-74 | | (%) | 粗率 (1/10⁵) | 中标率 (1/10⁵) | 世标率 (1/10⁵) | 累积率(%) 0-64 | 累积率(%) 0-74 |
|---|---|---|---|---|---|---|---|---|---|---|---|
| 0.00 | 0.00 | 0.00 | 0.00 | 0.00 | 0 | 0.00 | 0.00 | 0.00 | 0.00 | 0.00 | 0.00 |
| 1.32 | 0.99 | 0.97 | 0.04 | 0.18 | 0 | 0.00 | 0.00 | 0.00 | 0.00 | 0.00 | 0.00 |
| 0.00 | 0.00 | 0.00 | 0.00 | 0.00 | 0 | 0.00 | 0.00 | 0.00 | 0.00 | 0.00 | 0.00 |
| 0.00 | 0.00 | 0.00 | 0.00 | 0.00 | 0 | 0.00 | 0.00 | 0.00 | 0.00 | 0.00 | 0.00 |
| 0.66 | 0.45 | 0.45 | 0.04 | 0.04 | 0 | 0.00 | 0.00 | 0.00 | 0.00 | 0.00 | 0.00 |
| 0.00 | 0.00 | 0.00 | 0.00 | 0.00 | 0 | 0.00 | 0.00 | 0.00 | 0.00 | 0.00 | 0.00 |
| 0.66 | 0.30 | 0.32 | 0.04 | 0.04 | 1 | 0.50 | 0.68 | 0.52 | 0.50 | 0.00 | 0.13 |
| 8.58 | 4.78 | 4.94 | 0.51 | 0.51 | 0 | 0.00 | 0.00 | 0.00 | 0.00 | 0.00 | 0.00 |
| 20.47 | 12.76 | 13.34 | 0.44 | 1.28 | 5 | 2.48 | 3.38 | 1.97 | 1.91 | 0.09 | 0.19 |
| 0.00 | 0.00 | 0.00 | 0.00 | 0.00 | 0 | 0.00 | 0.00 | 0.00 | 0.00 | 0.00 | 0.00 |
| 3.30 | 2.31 | 2.20 | 0.00 | 0.31 | 9 | 4.46 | 6.09 | 3.52 | 3.84 | 0.23 | 0.41 |
| 3.96 | 2.60 | 2.55 | 0.12 | 0.35 | 7 | 3.47 | 4.74 | 2.68 | 2.93 | 0.09 | 0.34 |
| 2.64 | 1.73 | 1.73 | 0.05 | 0.27 | 4 | 1.98 | 2.71 | 1.25 | 1.45 | 0.10 | 0.10 |
| 42.91 | 27.16 | 27.21 | 1.65 | 3.13 | 34 | 16.83 | 23.02 | 13.77 | 14.37 | 0.60 | 1.88 |
| 0.00 | 0.00 | 0.00 | 0.00 | 0.00 | 1 | 0.50 | 0.68 | 0.52 | 0.50 | 0.00 | 0.13 |
| 5.94 | 4.33 | 4.00 | 0.09 | 0.36 | 14 | 6.93 | 9.48 | 5.78 | 5.50 | 0.17 | 0.54 |
| 0.00 | 0.00 | 0.00 | 0.00 | 0.00 | 0 | 0.00 | 0.00 | 0.00 | 0.00 | 0.00 | 0.00 |
| 5.28 | 3.45 | 3.49 | 0.18 | 0.49 | 1 | 0.50 | 0.68 | 0.32 | 0.38 | 0.05 | 0.05 |
| 73.94 | 46.93 | 47.23 | 2.12 | 6.00 | 64 | 31.68 | 43.32 | 26.86 | 26.84 | 1.22 | 3.31 |
| 1.32 | 0.97 | 0.92 | 0.03 | 0.16 | 0 | 0.00 | 0.00 | 0.00 | 0.00 | 0.00 | 0.00 |
| 2.64 | 2.06 | 1.86 | 0.00 | 0.22 | 2 | 0.99 | 1.35 | 0.99 | 0.96 | 0.03 | 0.13 |
| 0.00 | 0.00 | 0.00 | 0.00 | 0.00 | 1 | 0.50 | 0.68 | 0.94 | 0.79 | 0.05 | 0.05 |
| 0.66 | 0.51 | 0.55 | 0.00 | 0.09 | 1 | 0.50 | 0.68 | 0.32 | 0.38 | 0.05 | 0.05 |
| 0.00 | 0.00 | 0.00 | 0.00 | 0.00 | 0 | 0.00 | 0.00 | 0.00 | 0.00 | 0.00 | 0.00 |
| 0.00 | 0.00 | 0.00 | 0.00 | 0.00 | 0 | 0.00 | 0.00 | 0.00 | 0.00 | 0.00 | 0.00 |
| 0.00 | 0.00 | 0.00 | 0.00 | 0.00 | 14 | 6.93 | 9.48 | 6.64 | 6.12 | 0.35 | 0.66 |
| 0.00 | 0.00 | 0.00 | 0.00 | 0.00 | 0 | 0.00 | 0.00 | 0.00 | 0.00 | 0.00 | 0.00 |
| 0.00 | 0.00 | 0.00 | 0.00 | 0.00 | 0 | 0.00 | 0.00 | 0.00 | 0.00 | 0.00 | 0.00 |

续表

| 部位 | ICD-10 | 男女合计 | | | | | | | 死亡数 | 构成（%） |
|---|---|---|---|---|---|---|---|---|---|---|
| | | 死亡数 | 构成（%） | 粗率（1/10⁵） | 中标率（1/10⁵） | 世标率（1/10⁵） | 累积率（%） | | | |
| | | | | | | | 0-64 | 0-74 | | |
| 子宫颈 | C53 | 12 | 2.46 | 4.01 | 3.03 | 2.81 | 0.20 | 0.29 | 0 | 0.00 |
| 子宫体 | C54 | 2 | 0.41 | 0.67 | 0.40 | 0.43 | 0.02 | 0.07 | 0 | 0.00 |
| 子宫,部位不明 | C55 | 0 | 0.00 | 0.00 | 0.00 | 0.00 | 0.00 | 0.00 | 0 | 0.00 |
| 卵巢 | C56 | 5 | 1.02 | 1.67 | 1.12 | 1.01 | 0.05 | 0.12 | 0 | 0.00 |
| 其他的女性生殖器 | C57 | 5 | 1.02 | 1.67 | 1.06 | 1.15 | 0.07 | 0.16 | 0 | 0.00 |
| 胎盘 | C58 | 0 | 0.00 | 0.00 | 0.00 | 0.00 | 0.00 | 0.00 | 0 | 0.00 |
| 阴茎 | C60 | 0 | 0.00 | 0.00 | 0.00 | 0.00 | 0.00 | 0.00 | 0 | 0.00 |
| 前列腺 | C61 | 1 | 0.20 | 0.33 | 0.26 | 0.26 | 0.00 | 0.06 | 1 | 0.35 |
| 睾丸 | C62 | 0 | 0.00 | 0.00 | 0.00 | 0.00 | 0.00 | 0.00 | 0 | 0.00 |
| 其他的男性生殖器 | C63 | 0 | 0.00 | 0.00 | 0.00 | 0.00 | 0.00 | 0.00 | 0 | 0.00 |
| 肾 | C64 | 1 | 0.20 | 0.33 | 0.15 | 0.16 | 0.02 | 0.02 | 1 | 0.35 |
| 肾盂 | C65 | 2 | 0.41 | 0.67 | 0.42 | 0.46 | 0.02 | 0.07 | 0 | 0.00 |
| 输尿管 | C66 | 0 | 0.00 | 0.00 | 0.00 | 0.00 | 0.00 | 0.00 | 0 | 0.00 |
| 膀胱 | C67 | 5 | 1.02 | 1.67 | 1.17 | 1.25 | 0.00 | 0.14 | 2 | 0.70 |
| 其他的泌尿器官 | C68 | 0 | 0.00 | 0.00 | 0.00 | 0.00 | 0.00 | 0.00 | 0 | 0.00 |
| 眼 | C69 | 0 | 0.00 | 0.00 | 0.00 | 0.00 | 0.00 | 0.00 | 0 | 0.00 |
| 脑,神经系统 | C70-C72 | 13 | 2.66 | 4.35 | 3.55 | 3.29 | 0.22 | 0.28 | 7 | 2.45 |
| 甲状腺 | C73 | 2 | 0.41 | 0.67 | 0.31 | 0.35 | 0.04 | 0.04 | 1 | 0.35 |
| 肾上腺 | C74 | 2 | 0.41 | 0.67 | 0.41 | 0.36 | 0.02 | 0.02 | 1 | 0.35 |
| 其他的内分泌腺 | C75 | 0 | 0.00 | 0.00 | 0.00 | 0.00 | 0.00 | 0.00 | 0 | 0.00 |
| 霍奇金病 | C81 | 0 | 0.00 | 0.00 | 0.00 | 0.00 | 0.00 | 0.00 | 0 | 0.00 |
| 非霍奇金淋巴瘤 | C82-C85;C96 | 3 | 0.61 | 1.00 | 0.64 | 0.66 | 0.04 | 0.09 | 1 | 0.35 |
| 免疫增生性疾病 | C88 | 0 | 0.00 | 0.00 | 0.00 | 0.00 | 0.00 | 0.00 | 0 | 0.00 |
| 多发性骨髓瘤 | C90 | 0 | 0.00 | 0.00 | 0.00 | 0.00 | 0.00 | 0.00 | 0 | 0.00 |
| 淋巴样白血病 | C91 | 0 | 0.00 | 0.00 | 0.00 | 0.00 | 0.00 | 0.00 | 0 | 0.00 |
| 髓样白血病 | C92-C94 | 0 | 0.00 | 0.00 | 0.00 | 0.00 | 0.00 | 0.00 | 0 | 0.00 |
| 白血病,未特指 | C95 | 5 | 1.02 | 1.67 | 2.37 | 2.35 | 0.14 | 0.18 | 1 | 0.35 |
| 其他的或未指明部位 | O&U | 8 | 1.64 | 2.67 | 1.79 | 1.78 | 0.09 | 0.24 | 7 | 2.45 |
| 所有部位合计 | ALL | 488 | 100.00 | 163.11 | 105.23 | 105.26 | 5.11 | 12.47 | 286 | 100.00 |
| 所有部位除外 C44 | ALLbC44 | 486 | 99.59 | 162.44 | 104.81 | 104.80 | 5.08 | 12.40 | 285 | 99.65 |
| 人口数 | POPU | 299 189 | | | | | | | 151 467 | |

| 男性 | | | | | 死亡数 | 构成 | 女性 | | | | |
|---|---|---|---|---|---|---|---|---|---|---|---|
| 粗率 | 中标率 | 世标率 | 累积率(%) | | | | 粗率 | 中标率 | 世标率 | 累积率(%) | |
| (1/10⁵) | (1/10⁵) | (1/10⁵) | 0-64 | 0-74 | | (%) | (1/10⁵) | (1/10⁵) | (1/10⁵) | 0-64 | 0-74 |
| 0.00 | 0.00 | 0.00 | 0.00 | 0.00 | 12 | 5.94 | 8.12 | 6.17 | 5.72 | 0.41 | 0.59 |
| 0.00 | 0.00 | 0.00 | 0.00 | 0.00 | 2 | 0.99 | 1.35 | 0.81 | 0.86 | 0.04 | 0.13 |
| 0.00 | 0.00 | 0.00 | 0.00 | 0.00 | 0 | 0.00 | 0.00 | 0.00 | 0.00 | 0.00 | 0.00 |
| 0.00 | 0.00 | 0.00 | 0.00 | 0.00 | 5 | 2.48 | 3.38 | 2.23 | 2.01 | 0.11 | 0.23 |
| 0.00 | 0.00 | 0.00 | 0.00 | 0.00 | 5 | 2.48 | 3.38 | 2.15 | 2.34 | 0.14 | 0.33 |
| 0.00 | 0.00 | 0.00 | 0.00 | 0.00 | 0 | 0.00 | 0.00 | 0.00 | 0.00 | 0.00 | 0.00 |
| 0.00 | 0.00 | 0.00 | 0.00 | 0.00 | 0 | 0.00 | 0.00 | 0.00 | 0.00 | 0.00 | 0.00 |
| 0.66 | 0.54 | 0.52 | 0.00 | 0.13 | 0 | 0.00 | 0.00 | 0.00 | 0.00 | 0.00 | 0.00 |
| 0.00 | 0.00 | 0.00 | 0.00 | 0.00 | 0 | 0.00 | 0.00 | 0.00 | 0.00 | 0.00 | 0.00 |
| 0.66 | 0.30 | 0.32 | 0.04 | 0.04 | 0 | 0.00 | 0.00 | 0.00 | 0.00 | 0.00 | 0.00 |
| 0.00 | 0.00 | 0.00 | 0.00 | 0.00 | 2 | 0.99 | 1.35 | 0.84 | 0.94 | 0.05 | 0.14 |
| 0.00 | 0.00 | 0.00 | 0.00 | 0.00 | 0 | 0.00 | 0.00 | 0.00 | 0.00 | 0.00 | 0.00 |
| 1.32 | 1.02 | 1.09 | 0.00 | 0.18 | 3 | 1.49 | 2.03 | 1.28 | 1.37 | 0.00 | 0.09 |
| 0.00 | 0.00 | 0.00 | 0.00 | 0.00 | 0 | 0.00 | 0.00 | 0.00 | 0.00 | 0.00 | 0.00 |
| 0.00 | 0.00 | 0.00 | 0.00 | 0.00 | 0 | 0.00 | 0.00 | 0.00 | 0.00 | 0.00 | 0.00 |
| 4.62 | 4.90 | 4.35 | 0.22 | 0.35 | 6 | 2.97 | 4.06 | 2.18 | 2.21 | 0.21 | 0.21 |
| 0.66 | 0.30 | 0.32 | 0.04 | 0.04 | 1 | 0.50 | 0.68 | 0.32 | 0.38 | 0.05 | 0.05 |
| 0.66 | 0.45 | 0.45 | 0.04 | 0.04 | 1 | 0.50 | 0.68 | 0.33 | 0.26 | 0.05 | 0.05 |
| 0.00 | 0.00 | 0.00 | 0.00 | 0.00 | 0 | 0.00 | 0.00 | 0.00 | 0.00 | 0.00 | 0.00 |
| 0.00 | 0.00 | 0.00 | 0.00 | 0.00 | 0 | 0.00 | 0.00 | 0.00 | 0.00 | 0.00 | 0.00 |
| 0.66 | 0.31 | 0.37 | 0.05 | 0.05 | 2 | 0.99 | 1.35 | 0.99 | 0.96 | 0.03 | 0.13 |
| 0.00 | 0.00 | 0.00 | 0.00 | 0.00 | 0 | 0.00 | 0.00 | 0.00 | 0.00 | 0.00 | 0.00 |
| 0.00 | 0.00 | 0.00 | 0.00 | 0.00 | 0 | 0.00 | 0.00 | 0.00 | 0.00 | 0.00 | 0.00 |
| 0.00 | 0.00 | 0.00 | 0.00 | 0.00 | 0 | 0.00 | 0.00 | 0.00 | 0.00 | 0.00 | 0.00 |
| 0.00 | 0.00 | 0.00 | 0.00 | 0.00 | 0 | 0.00 | 0.00 | 0.00 | 0.00 | 0.00 | 0.00 |
| 0.66 | 0.45 | 0.45 | 0.04 | 0.04 | 4 | 1.98 | 2.71 | 4.36 | 4.32 | 0.23 | 0.32 |
| 4.62 | 3.30 | 3.24 | 0.13 | 0.45 | 1 | 0.50 | 0.68 | 0.29 | 0.31 | 0.04 | 0.04 |
| 188.82 | 122.91 | 122.85 | 5.89 | 14.78 | 202 | 100.00 | 136.74 | 88.04 | 88.17 | 4.34 | 10.20 |
| 188.16 | 122.40 | 122.30 | 5.89 | 14.68 | 201 | 99.50 | 136.07 | 87.71 | 87.79 | 4.29 | 10.16 |

147 722

# 鸣　谢

　　《2019黑龙江省肿瘤登记年报》编委会对各肿瘤登记处的工作人员在本年报出版过程中给予的大力协助,尤其在数据整理、补充、审核等方面做出的贡献表示感谢! 同时感谢编写组成员在年报撰写工作中付出的辛苦努力!

　　黑龙江省各肿瘤登记处名单如下:

**黑龙江省各肿瘤登记处名单**

| 地区 | 肿瘤登记处 | 登记处所在单位 | 成员名单 | | | |
|------|-----------|--------------|------|------|------|------|
| 哈尔滨市 | 哈尔滨市 | 哈尔滨市疾病预防控制中心 | 杨　超 | 兰　莉 | 关云凤 | |
| 牡丹江市 | 牡丹江市 | 牡丹江市疾病预防控制中心 | 黄丽勃 | 李治国 | | |
| 哈尔滨市 | 道里区 | 哈尔滨市道里区疾病预防控制中心 | 王　欣 | 康　娟 | 杨媛媛 | 张希羽 |
| 哈尔滨市 | 南岗区 | 哈尔滨市南岗区疾病预防控制中心 | 王　驰 | 于　波 | 单晓丽 | 王威娜 |
| 哈尔滨市 | 香坊区 | 哈尔滨市香坊区疾病预防控制中心 | 李欲哲 | 高艳丽 | | |
| 哈尔滨市 | 尚志市 | 尚志市疾病预防控制中心 | 姜　欣 | 陈　峰 | | |
| 哈尔滨市 | 五常市 | 五常市疾病预防控制中心 | 艾厚田 | 周　锐 | 田伟成 | |
| 佳木斯市 | 同江市 | 同江市疾病预防控制中心 | 齐明军 | 于　洋 | | |
| 七台河市 | 勃利县 | 勃利县疾病预防控制中心 | 张长山 | 綦云龙 | | |
| 牡丹江市 | 西安区 | 牡丹江市西安区疾病预防控制中心 | 邱　红 | | | |
| 牡丹江市 | 爱民区 | 牡丹江市爱民区疾病预防控制中心 | 王路思 | | | |
| 牡丹江市 | 东安区 | 牡丹江市东安区疾病预防控制中心 | 常　蓉 | | | |
| 牡丹江市 | 阳明区 | 牡丹江市阳明区疾病预防控制中心 | 姚　琳 | | | |
| 牡丹江市 | 海林市 | 海林市疾病预防控制中心 | 龙　江 | 余　斌 | | |